JN441694

張仲景 藥物學

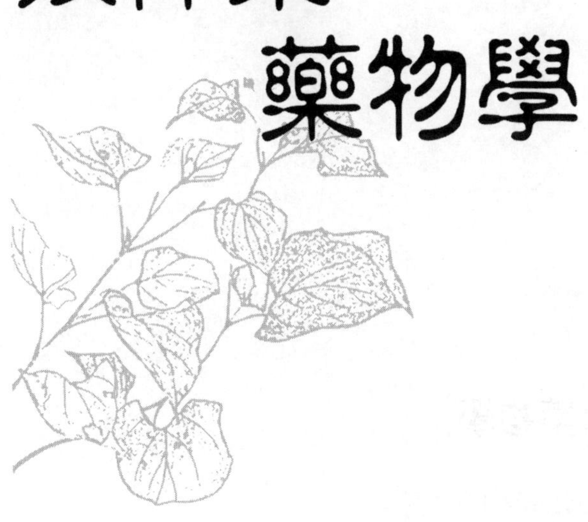

임진석

경희대학교 한의과대학 및 동 대학원 졸업(한의학 박사)

前 경원대학교 한의과대학 교수

現 중경한의원 원장

저서로는 『國譯本經疏證』, 『國譯活人書』, 『추상한의학』, 『臨床溫病學特講』, 『成人病特講』, 『黃帝內經概論』 등이 있다.

張仲景 藥物學

2008년 7월 5일 초판 1쇄 발행

지 은 이 | 周禎祥, 丁艷蕊, 郝建新

옮 긴 이 | 임진석

펴 낸 이 | 이경은

펴 낸 곳 | 대성의학사

주　　소 | 경기도 고양시 일산동구 정발산동 1210 일산빌딩 501호

전　　화 | 031) 918-3444

팩　　스 | 031) 918-0108

출판등록 | 2007년 11월 1일(제406-2007-000063호)

홈페이지 | www.medibook.co.kr

ISBN 978-89-88895-58-0 93510

값 45,000원

張仲景 藥物學

周禎祥 외 2인 지음 / 임진석 옮김

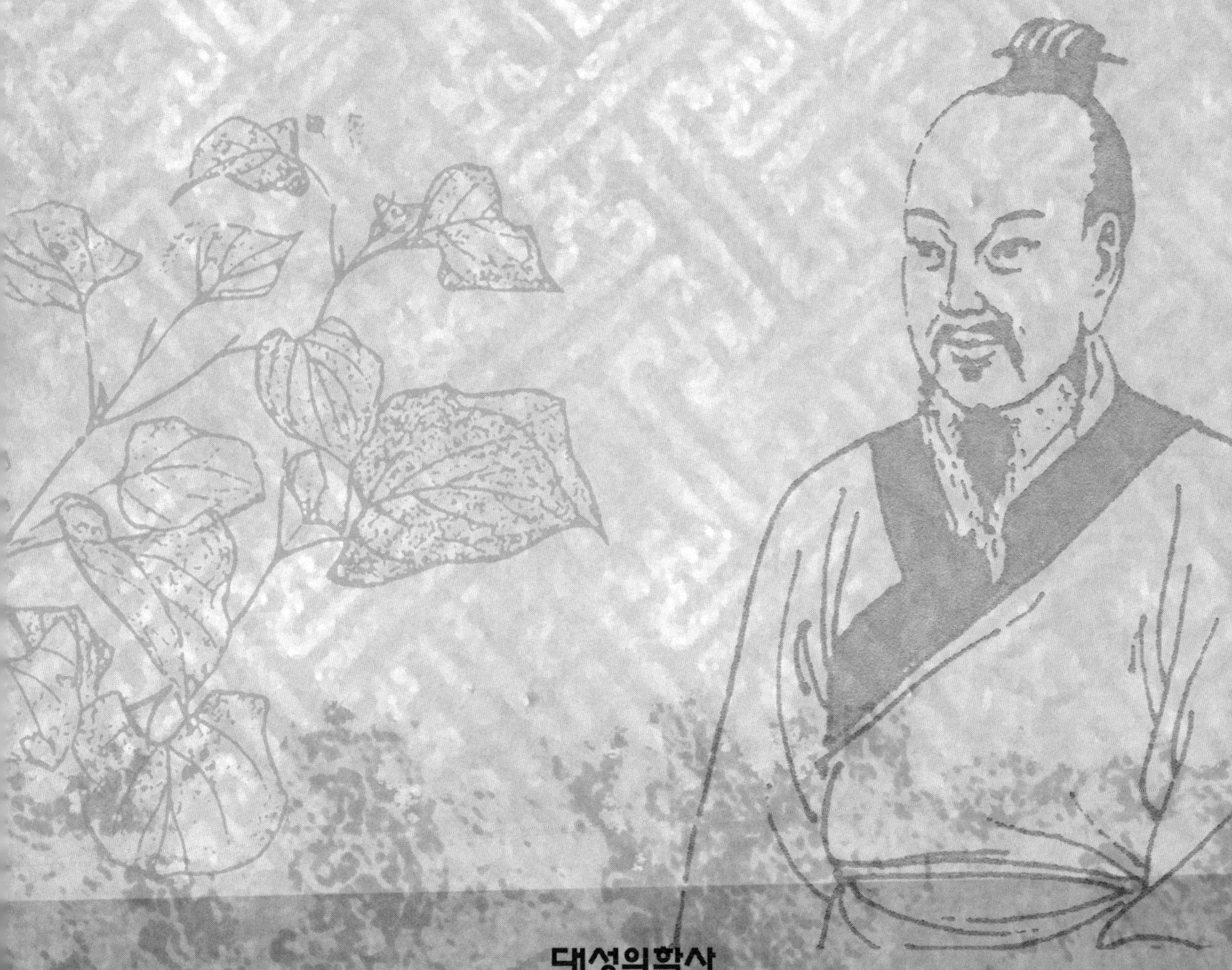

대성의학사

역자 서문

본서는 3세기 초 張仲景의 저술로 알려진 『傷寒論』, 『金匱要略』에서 사용된 156종 약물의 효능, 주치, 용량, 용법, 사용상 주의 그리고 현대연구 결과를 제시하고 있다.

『傷寒論』, 『金匱要略』의 관점에서 약물을 해설하였으므로 이 책의 제목을 『張仲景 藥物學』이라고 하였는데, 독자들도 여타 본초서와 차이점을 느낄 수 있을 것이다. 이 책은 각 약물의 이해뿐 아니라 『傷寒論』, 『金匱要略』에 내재한 張仲景의 의학관을 이해하는 데에 도움이 될 수 있을 것이다.

흔히 한의학의 특징을 辨證論治라고 한다. 그리고 약물을 처방할 때 이를 바탕으로 하지 않으면 한의학이 아니라고 주장하는 경향이 있다. 그러나 역자는 이 책을 통하여 각 약물을 특효약 개념으로 활용할 수 있는 실마리를 발견할 수 있었다. 독자들에게도 큰 도움이 있기를 바란다.

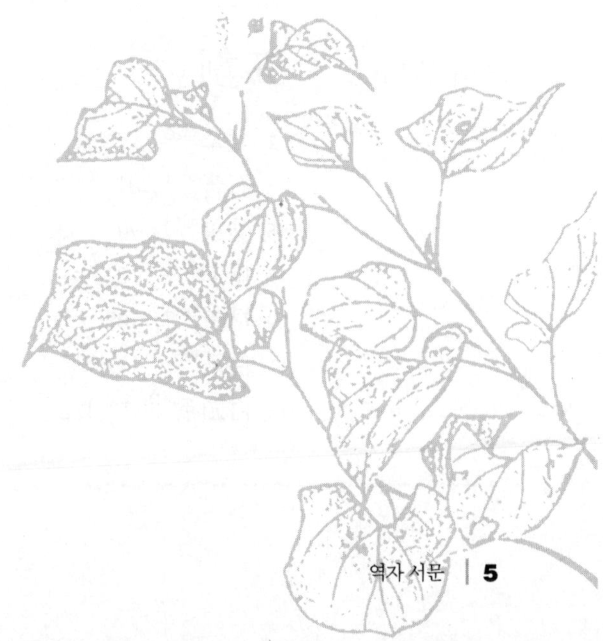

차 례

第九章 十劃

第十章 十一劃

第十一章 十二劃

第十二章 十三劃

第十三章 十四劃 以上

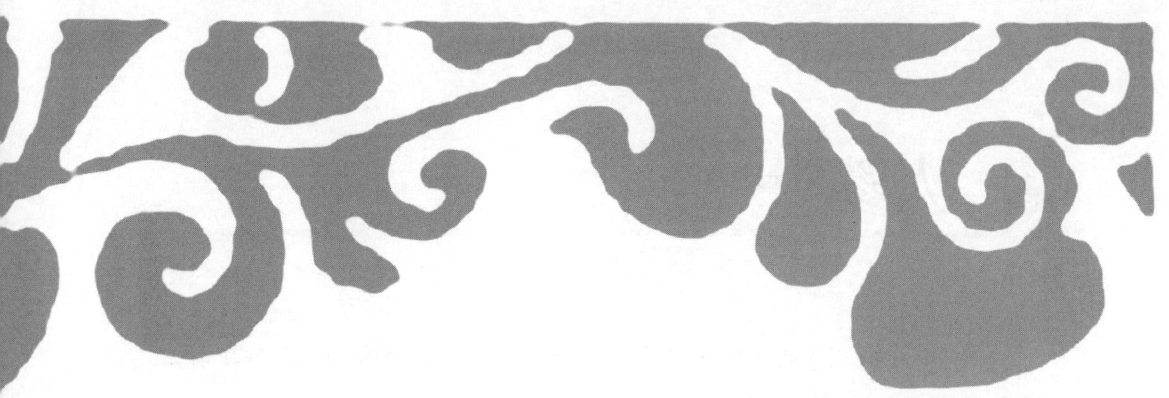

第一章

二劃

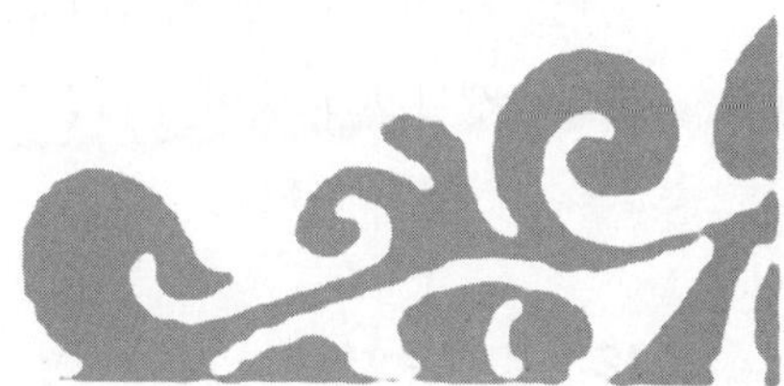

四逆加人蔘湯 茯苓四逆湯 通脈四逆湯加人蔘 등은 모두 인삼으로 원기를 크게 보하고 虛脫을 구한다. 그리고 乾薑, 附子와 배합하여 陽이 亡하고 飮이 고갈하여 생기는 四肢厥冷, 汗出, 脈微 등 위급한 증후를 치료한다. 『本草經疏』에서 "거의 끊어지려는 양기를 회복하고, 빠른 시간에 虛邪를 물리친다."고 하였고,『本草正』에서는 "陽氣가 허하고 고갈된 환자를 언제 그랬냐 싶게 회복시킨다."라고 하였고,『本草新編』에서는 "인체가 금방 기가 없어지려 하고, 피가 순식간에 없어지고, 精이 찰나에 사라지고, 양기가 조석으로 끊어지려 할 때 다른 약물들은 힘이 모자라서 구할 수 없다. 이때 인삼을 1~2냥 혹은 4~5냥을 한 번에 달여서 복용하면 구할 수 있다."라고 하였다.

1 人蔘 인삼

오가과(五加科) 식물로 인삼의 뿌리이다. 맛은 달고 약간 쓰며 성질은 약간 따듯하다. 脾經, 肺經으로 들어간다.

1) 효능 · 주치

① 기를 북돋아 허탈을 막는다[益氣固脫]

四逆加人蔘湯, 茯苓四逆湯, 通脈四逆湯加人蔘 등은 모두 인삼으로 원기를 크게 보하고 虛脫을 구한다. 그리고 乾薑, 附子와 배합하여 陽이 亡하고 飮이 고갈하여 생기는 四肢厥冷, 汗出, 脈微 등 위급한 증후를 치료한다.

『本草經疏』에서 "거의 끊어지려는 양기를 회복하고, 빠른 시간에 虛邪를 물리친다."고 하였고, 『本草正』에서는 "陽氣가 허하고 고갈된 환자를 언제 그랬냐 싶게 회복시킨다."라고 하였고, 『本草新編』에서는 "인체의 기가 금방 없어지려 하고, 피가 순식간에 없어지고, 精이 찰나에 사라지고, 양기가 조석으로 끊어지려 할 때 다른 약물들은 힘이 모자라서 구할 수 없다. 이때 인삼을 1~2냥 혹은 4~5냥을 한 번에 달여서 복용하면 구할 수 있다."라고 하였다.

이처럼 인삼은 益氣固脫하는 효능이 분명하다. 『景岳全書』의 獨蔘湯은 인삼을 많이 써서 "모든 氣虛, 氣脫 …… 虛證으로 위중한 상황"을 구제하였는데, 이것이 가장 좋은 방증이다.

② 진을 생성하여 갈증을 그친다[生津止渴]

중경의 『傷寒論』에서 白虎加人蔘湯의 모든 조문에서 "渴"이라고 밝혔지만, 도리어 白虎湯 조문에는 "渴"이 없다. 따라서 "口渴"은 인삼을 가하는 지표며, 인삼이 津을 생성하여 갈증을 그치는 효능이 있음은 두말할 필요도 없다. 『名醫別錄』에서는 "止消渴"이라 하였고, 『醫學啓源』에서는 "갈증을 그치고 진액을 생성한다."고 하였다. 『本草經疏』에서는 "消渴은 津液이 부족한 징후다. 기가 회복되면 津液이 생기고, 津液이 생기면 갈증은 저절로 그친다."고 하였다. 『本草思辨錄』에서도

"인삼의 효능은 허를 보하는 것인데, 갈증을 그치게 하는 것도 보하는 것이다."라고 하였다.

이처럼 인삼이 津을 생성하여 갈증을 그치게 하는 효능은 기를 보하는 데에서 출발한다. 기가 왕성해지면 津이 생기고 진액이 정상으로 퍼지면 갈증이 해소된다.

③ 정기를 북돋아 허약을 보한다[扶正補虛]

『圖經本草』에서 "두 사람을 달리게 하였다. 한 사람은 인삼을 머금고 한 사람은 아무것도 없이 3~5리를 뛰게 했다. 그러자 그냥 뛴 사람은 숨이 심하게 차지만 인삼을 머금은 사람은 숨결이 고르다."라고 하였다. 이처럼 인삼이 기를 보하는 효능을 충분히 실증할 수 있다.

『本草思辨錄』에서는 중경의 처방을 열거하고 인삼이 虛弱을 보하는 효능이 광범위하다고 설명하면서 "補脾할 때는 理中丸, 黃連湯을, 補胃할 때는 大半夏湯, 甘草瀉心湯을, 補肺胃할 때는 竹葉石膏湯을, 補肝할 때는 烏梅丸, 吳茱萸湯을, …… 그리고 기타 薯蕷丸 溫經湯에서 보하는 효능을 일일이 열거할 수 없다. 이처럼 인삼이 보하는 효능이 광범위하지 않은가?"라고 하였다.

『本草經疏』에서는 "인삼은 오장을 보한다. 대체로 내장은 다섯이지만 생기가 흘러서 통하면 하나다. 眞氣를 보하면 오장을 다 보하는 것이다."라고 하였다. 『本草害利』에서도 인삼에 대해 "본성이 기를 담당한다. 장부의 기가 허한 환자를 모두 보할 수 있다."고 하였다. 이와 같이 임상에서 인삼은 확실히 허를 보하고 정기를 북돋아 항병력을 증강한다.

④ 마음을 진정하고 두뇌를 좋게 한다[安神益智]

『神農本草經』에서 인삼에 대해 "오장을 보하고 정신을 안정하며 불안으로 심장이 두근거리는 증상을 그치고 …… 두뇌를 좋게 한다(開心益智)."라고 하였다. 『藥性論』에서도 인삼을 "오장육부를 보하고 중초를 보호하며 정신을 지키고 …… 사려과다로 꿈자리가 뒤숭숭할 때 가해서 쓴다."라고 하였다. 『本草匯言』에서는 "놀라서 가슴이 두근거리고 건망증에 정신이 불안할 때 인삼으로 안정시킨다."라고 하였다. 이처럼 安神益智하는 인삼의 효능은 실은 虛를 보해서 나타나는 효과임을 알 수 있다. 따라서 인삼은 환자가 허약하여 정신이 불안한 경우에 적합하다. 후세에 歸脾湯, 天王補心丹으로 心神不安, 健忘, 怔忡, 不眠, 多夢 등을 치료하는데, 처방

속 인삼은 모두 이 효능을 활용한 것이다.

이 밖에 정기는 허하고 사기가 실한 증세에 중경은 사기를 몰아내는 약재에 인삼을 배합하여 扶正祛邪하는 목적을 달성했다. 예를 들어 桂枝人蔘湯으로 "太陽病에서 外症이 없어지지 않은 상태에서 …… 설사가 그치지 않는 증상"을 치료하였고, 桂枝新加湯으로 "땀을 낸 후 신체가 아프고 맥상이 沈遲한 환자"를 치료하였다. 처방 중에 인삼은 계지와 협력하여 기를 보하여 표증을 해소하는[益氣解表] 효시가 되었다.

兪嘉言은 "傷寒病에 걸렸을 때 인삼을 넣어야 할 때가 있다. 發汗할 때 원기가 아주 왕성하면, 이를 계기로 외부의 사기를 몰아낸다. 만약 환자의 원기가 허약하면 약이 외부로 갈 때 中焦의 기가 부족하게 된다. 정도가 약하면 사기가 반만 나오며 반은 나오지 못하고 머물러 신체가 곤궁해지고, 정도가 심하면 사기가 원기를 따라서 깊이 빠져들어 계속 열이 오른다. 따라서 허약한 환자는 반드시 發表藥에 인삼을 넣어서 약에 힘을 실어 한 번에 사기가 나오게 해야 한다. 이것은 보양하려는 것은 결코 아니다."라고 하였다.

또 旋覆代赭湯은 "心下가 막힌 듯하고 딱딱하며[心下痞硬] 계속 트림하는 증세"를 치료하고, 厚朴生薑半夏甘草人蔘湯은 "발한 후 복부 창만"을 치료한다. 『本草思辨錄』에서는 "心痞에는 인삼이 가장 부적절하다. 그러나 旋覆花, 生薑, 半夏와 같이 쓰면 痞證을 흩는 데에 쓸 수 있다. 腹脹에는 인삼이 가장 부적절하다. 그러나 厚朴과 生薑, 半夏를 같이 쓰면 人蔘도 脹滿을 없애는 데에 쓸 수 있다."고 하였다.

또 "인삼을 넣거나 빼는 것은 관계가 아주 중요하다. 장중경의 법은 엄격하였다. 후인들이 이해하면 효과가 있고, 이해하지 못하면 효과가 없을 것이다."고 하였다. 장중경이 인삼을 쓰면서 처방 구성이 지극히 엄격하고 배합에 규칙이 있어서 표준 모델이 될 수 있음을 알 수 있다.

2) 용량 · 용법

중경은 인삼을 모두 35처방에 응용하였다.

① 용량 : 최대 용량은 4냥, 최소 용량은 1냥이다. 보통 용량은 2~3냥이었다. 현재 임상에서 상용량은 5~10g이다. 만약 虛脫症을 구하려면 대량(15~30g)을 써야 한다.

② 포제 : 중경은 밝히지 않았다. 현재는 가공 방법이 여러 가지며 生曬參, 紅參, 白參, 參鬚로 구분하기도 한다. 이 중 채취 후 蘆頭를 제거하고 세정하여 햇볕에 말린 것을 生曬參이라 하고, 끓는 물에 담가 익힌 후 설탕물에 담갔다 꺼내어 햇볕에 말린 것을 糖參(백삼이라고 부르기도 한다)이라 하며 익혀서 햇볕에 말리거나 불에 쬐어 말린 것을 紅蔘이라 하고, 가는 뿌리를 根鬚라고 한다. 품질은 生曬蔘, 紅參이 가장 좋고, 白蔘이 다음이며, 參鬚가 다음이다. 生曬參은 氣陰不足에 적합하고, 紅參은 氣弱陽虛에 적합하고, 백삼은 生曬參과 효능은 같지만 약력이 약하다.

③ 용법 : 중경은 탕이나 환제로 복용하였다. 현재는 인삼만 문화(文火 : 약한 불)로 따로 달여서 즙을 만들고, 이것을 다른 약물을 달인 데에 넣어서 복용한다. 虛脫症을 치료할 때는 달인 액을 여러 번 나누어 관으로 주입한다.

3) 사용주의

① 實證, 熱證으로 正氣가 허하지 않은 경우는 금한다. 『本草疏證』에서 "인삼은 열이 심하지만 허한 경우에만 쓸 수 있다. 實證에는 쓰지 못한다."고 하였다. 『藥品化義』에서는 "脾胃熱證, 肺의 火邪, 가래가 심한 해수천식, 출혈 초기, 胸膈의 갑갑함과 통증, 噎膈, 便秘, 기생충과 積聚에는 모두 복용할 수 없다."고 하였다. 『本草害利』에서는 더 상세하게 설명했다. "實證과 熱證이 있을 때 만약 인삼을 잘못 복용하면 길을 끊고 막아서 實證을 더 실하게 하는 폐단이 생긴다. 이러한 상황은 어떤 약으로도 해소하지 못한다. 경전에서 이르기를 實證을 더 실하게, 虛證을 더 허하게 하여 부족함을 더 손상하고 지나친 증상을 더 보하면 이는 의사가 사람을 죽이는 것이다. 조심하지 않을 수 있겠는가!"라고 하였다.

② 藜蘆와 상반하고, 五靈脂를 꺼린다. 蘿菔子도 꺼린다.

③ 인삼을 복용하고 차를 마시거나 무를 먹으면 안 된다. 藥力에 영향을 미치기 때문이다.

④ 인삼을 복용하고 배가 차오르면 무를 달여서 마신다.

4) 현대연구

① 성분약리

뿌리에는 gisenoside Ⅰ ~Ⅵ를 함유하고, 휘발유(essential oil)가 약 0.05% 있다. 이 밖에 파낙시놀(Panaxynol), panax acid, 식물 steroid, choline(비타민B 복합체의 하나), 포도당, fructose, maltose, sucrose, 비타민 B_1 · B_2, nicotin acid 등이 있다.[1]

약리연구에 의하면, 인삼은 두뇌와 신체의 활동 능력을 높이고 피로를 회복한다. 유해 자극에 대한 신체의 방어 능력을 높이고 적응력을 강화한다. 그리고 신체의 면역 기능을 증강하며 심장 기능을 조절하고, 혈관을 확장하거나 수축하고, 혈압을 조절하여 쇼크를 방지한다. 이 밖에 인삼에는 부신피질과 性腺을 자극하는 작용이 있다.[2]

② 현대응용

a. 관상동맥질환 : 인삼 ginsenoside(당의정 1정당 50mg, 1회 1정)로 294례를 치료하였다. 대조군 88례는 placebo(전분 1정)을 투여하였다. 모두 하루 3회 경구 복용하였다. 2개월 동안 치료한 결과 인삼을 복용한 군은 노화현상이 현저하게 개선되었고 협심증에 총 유효율이 44.6%였으며, 대조군과 비교하여 P〈0.01로서 아주 현저한 차이가 있었다.[3]

b. 고혈압과 동맥경화증 : 인삼 流浸膏를 1회에 20방울씩 1일 2회 경구 복용한다. 고혈압, 심근의 영양불량, 관상동맥경화, 협심증, 신경성 심장병, 심장판막 결손에 모두 유효하였다. 복약 후 자각 증상이 분명히 개선되었고, 호흡곤란과 협심통이 줄었으며, 두통 불면증이 경감하거나 소실하였다.[4]

이 밖에 인삼은 급성호흡기능부전[5], 자궁경관미란[6], 천식[7], 발기부전, 신경쇠

1 江蘇新醫學院, 中藥大辭典(上篇). 上海人民出版社, 1977:29
2 王筠默, 中藥藥理學, 上海科學技術出版社, 1985:103
3 趙熙灼, 中藥藥理與臨床, 1991;(5):34
4 王本祥, 吉林醫藥, 1983;(5):54
5 馬恩慶等, 中西醫結合雜誌, 1982;(4):224
6 玄明淑, 中醫雜誌, 1983;(11):39
7 張鏡祥等, 中西醫結合雜誌, 1983;(1):8

약, 간염[8] 등에도 응용할 수 있다.

③ 부작용

장기간 혹은 과량으로 인삼을 복용하면 불면증, 활력저하, 두통, 심계항진, 혈압상승, 성기능감퇴, 체중감소 등 부작용이 있다.

8 王本祥, 藥學學報, 1965;(7):477

2 人尿인뇨

건강한 사람의 소변이다. 보통 10세 이하의 아동 소변이 좋다. 그래서 "童便"이라고 부르기도 한다. 맛은 짜고 성질은 차갑다. 肺經, 肝經, 腎經으로 들어간다.

1) 효능 · 주치

① 양을 끌고 음으로 들어간다[引陽入陰]

白通加猪膽汁湯은 陰盛戴陽證으로 약성이 뜨거운 약을 복용 후 생기는 거부 반응을 치료한다.

중경은 白通湯에 인뇨를 가했는데, 이를 "짠맛과 차가운 약성으로 하부로 달리는 오줌과 맛이 쓰고 성질이 차가우면서 매끄러운 猪膽은 음성적이고 차가운 성질을 따른다. 그래서 生薑과 附子의 맵고 뜨거운 성질을 하부로 이끈다(錢天來)."라고 하였다. 이처럼 인뇨는 장을 陰으로 끌고 들어가서 陰을 부수어 장을 회복하는(破陰回陽) 목적을 달성한다.

『本草疏證』에서 "중경은 맥상이 미약하고 설사할 때 白通湯을 투여하였다. 설사가 그치면 당연히 맥상이 왕성해져야 한다. 그런데 도리어 사지가 식고[厥逆], 구역질은 없는데 갑갑증이 있다면 이는 상부로 장이 떠올라 溫性 藥劑와 합해서 火氣가 생긴 것이고, 하부는 더욱 허해져서 떠오른 장이 더 치성하게 된 것이다. 下焦의 陰이 역행하면 약간 寒凉한 약물로 보좌할 수 있는데, 이것이 바로 白通湯에 인뇨를 가하는 뜻이다."라고 하였다.

중경은 원방 아래에 "만약 猪膽이 없어도 그대로 쓸 수 있다."라고 하였다. 즉 이 처방은 인뇨가 주요 역할을 담당하고 있으며 引陽入陰하는 힘이 크다는 것을 설명하는 것이다.

② 지혈하고 어혈을 없앤다[止血消瘀]

『本草綱目』에서 "소변은 피와 같은 종류다. 그래서 맛이 짜고 피 속으로 다니며 血病을 치료한다."고 하였다. 책에서 "제반 허증으로 생기는 吐血, 衄血, 客血에 반드시 아이 오줌을 쓰며 효과가 아주 신속하다." 고 하였다.

『醫學纂要』에서는 "소변출혈, 제반 타박상으로 혈액 순환에 문제가 생겨서 인사불성[血悶欲死]일 때 소변을 주입하면 바로 깨어난다. 출산하자마자 술에 섞어서 마시면 과다 출혈로 생기는 어지럼증[血暈上攻]을 막을 수 있다. 어혈로 통증이 있을 때 오줌의 짠맛은 어혈을 흩어버리며 효과가 아주 빠르다." 고 하였다. 『本草思辨錄』에서는 오줌을 "출산할 때 출혈로 생긴 어지럼증[血暈]과 과로로 기침하면서 肺에서 피가 나올 때 吐血, 衄血 …… 타박상에 신기한 효험이 있다." 고 하였다. 이처럼 오줌은 지혈하고 어혈을 없애는 좋은 효능이 있다.

2) 용량 · 용법

중경은 인뇨를 白通加猪膽汁湯 1처방에만 썼다.

① 용량 : 처방에서 용량은 5합이다. 현재 상용량은 1~2잔이다.

② 용법 : 건강한 사람(아동 소변이 더욱 좋다)의 소변을 받아서 쓴다. 처음 오줌이 나오기 시작할 때와 끝날 때 나오는 부분을 버리고 중간 부분 소변만 취한다. 따듯하게 마시거나 탕약에 넣어서 복용한다.

3) 사용주의

『本草經疏』에서 "脾胃가 虛寒하거나 설사하거나 陽虛로 火氣가 없거나 소화 불량에는 쓰지 않는다." 고 하였다.

4) 현대연구

① 성분약리

오줌의 주요 성분은 요소(Urea), 염화나트륨, 칼륨(K), 인(P) 등이다. 약리연구에 의하면 남성의 오줌에서 채취한 일종의 단백 가수분해효소를 "유로키나제(urokinase)" 라고 부르는데 혈압강하, 항암작용이 있다.[9]

9 王輝武等, 中藥新用, 科學技術文獻出版社, 1990:1

② 현대응용

a. 각종 출혈 : 신선한 아이 소변 10ml, 묵은 초 10ml에 흰 설탕을 적당량 넣고 녹여서 한 번에 복용한다. 1일 2~3회 복용하며, 피가 그친 후 효과를 확실히 유지하기 위해 절반 분량으로 1~2일 더 복용한다. 38례를 치료한 결과 치유 36례였으며, 지혈 시간은 평균 1.9일이었다.[10]

b. 손상으로 생긴 血腫 : 童便 結晶粉을 1회 0.5~1.5g씩 매일 2~3회 온수나 탁주[黃酒]에 타서 복용한다. 5일을 한 치료 기간으로 한다. 급성 손상으로 인한 血腫 90례를 치료한 결과 완치 77.4%, 현저한 효과 22.2%, 유효율 4%로서 전부 유효하였다.[11]

이 밖에 인뇨포단(人尿泡蛋)은 麻疹을 예방하고, 임신한 여성의 소변은 은설병[銀屑病; 牛皮癬]을 치료하고, 자신의 소변을 주사하면 볼거리[시선염(腮腺炎)]를 치료한다.[12]

10 胡建華, 新中醫, 1988;(3):36
11 黃炳良等, 中國醫藥學報, 1987;(1):20
12 江蘇新醫學院, 中藥大辭典(上册), 上海人民出版社, 1977:28

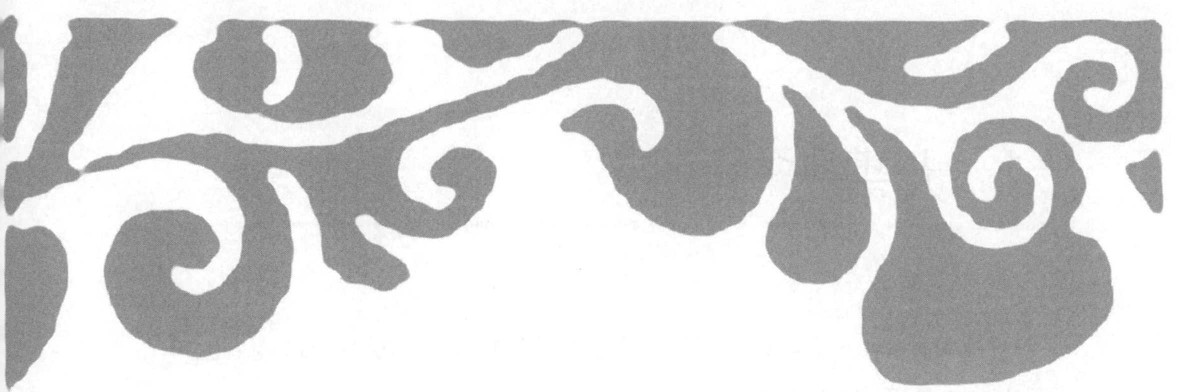

第 二 章

三劃

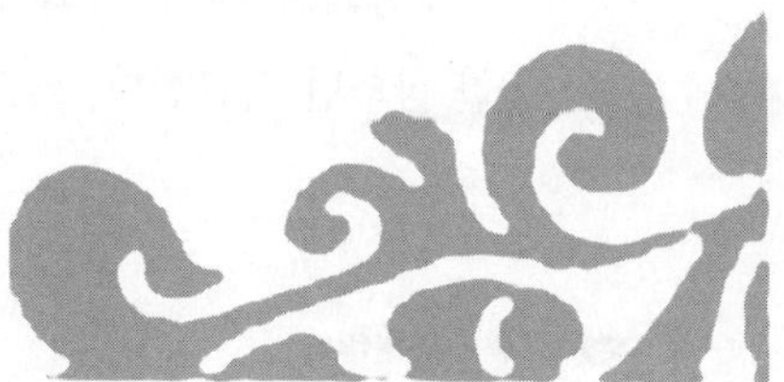

小柴胡湯, 大柴胡湯, 柴胡加芒硝湯 등 和解하는 처방과 半夏瀉心湯, 甘草瀉心湯, 生薑瀉心湯, 旋覆花代赭湯 등 위를 편안하게 하는 처방에 모두 대추가 있다. 그리고 薯蕷丸에 대추를 100개 썼다. 모두 대추의 補中益氣하는 효능을 취한 것이다. 『本經』에서 대추가 "中焦를 안정하고 脾를 튼튼하게 하며 …… 기운 부족을 보한다."고 하였다. 『名醫別錄』과 『本草再新』에서 모두 "補中益氣 한다."고 하였다. 孟詵은 "익혀서 먹으면 腸胃를 보하고 중초를 튼튼하게 하고 기를 보하는 제일 좋은 약이다."라고 칭송하였으며, 『本草綱目』에서는 "대추는 脾藏의 과일로서 脾病에 먹는 것이 좋다."고 하였다.

1 大棗대조

서리과(鼠李科) 식물로 대추나무의 건조한 성숙 과실이다. 맛은 달고 성질은 따듯하다. 脾經, 胃經으로 들어간다.

1) 효능 · 주치

① 중초를 보하고 기를 북돋는다[補中益氣]

小柴胡湯, 大柴胡湯, 柴胡加芒硝湯 등 和解하는 처방과 半夏瀉心湯, 甘草瀉心湯, 生薑瀉心湯, 旋覆花代赭湯 등 위를 편안하게 하는 처방에 모두 대추가 있다. 그리고 薯蕷丸에 대추를 100개 썼다. 모두 대추의 補中益氣하는 효능을 취한 것이다.

『本經』에서 대추가 "中焦를 안정하고 脾를 튼튼하게 하며 …… 기운 부족을 보한다."고 하였다. 『名醫別錄』과 『本草再新』에서 모두 "補中益氣 한다."고 하였다. 孟詵은 "익혀서 먹으면 腸胃를 보하고 중초를 튼튼하게 하고 기를 보하는 제일 좋은 약이다."라고 칭송하였으며, 『本草綱目』에서는 "대추는 脾藏의 과일로서 脾病에 먹는 것이 좋다."고 하였다.

② 피를 생성하고 정신을 안정한다[養血安神]

"부인들이 臟躁症으로 인해 심리적으로 불안하여 기뻐했다가 분노했다가 하면서 자주 울려고 하여 마치 신들린 듯한 증상"을 치료하는 甘麥大棗湯에 대추가 있다. 이때 대추는 『長沙藥解』에서 "맛과 질이 진하여 補血에 장점이 있지만 補氣에는 부족하다."라는 효능을 쓰는 것이다.

『本經』에서 대추는 "신체의 中氣가 부족하여 심하게 놀라는 증상을 치료한다."고 하였다. 『本草匯言』에서는 "놀라서 가슴이 두근거리고[驚悸怔忡], 건망증, 정신불안, 정신이 혼미하며 제정신을 찾지 못하며 …… 이는 心과 脾의 元神이 부족하고 손상하여 생기는 증상에 속한다. 이는 반드시 대추로 치료해야 한다."고 하였다.

『本經疏證』에서는 "대추는 놀람을 치료한다. 다만 實證 중 虛하거나 虛證으로 虛한 상태만 치료한다. 虛證에 實함이 있으면 치료하지 못한다. 그리고 實證 중에

實함이 있을 때는 말할 것도 없다." 고 하였다. 이처럼 대추는 피를 생성하고 정신을 안정시키는 효능이 있다.

③ 약성을 조화한다[調和藥性]

『本經』에서 "百藥을 조화한다." 고 하였다. 장중경은 이를 근거로 유독한 약물을 쓸 때 항상 대추를 배합하여 독성, 강렬한 성질, 부작용을 완화하였다. 十棗湯, 葶藶大棗瀉肺湯, 皀莢丸 등에서 대추를 쓴 것은 이러한 뜻이다.

④ 陰을 북돋아 營을 조화한다[益陰和營]

중경은 대추를 쓸 때 항상 生薑과 배합하여 營衛를 조화하였다. 이에 대해서는 『本經疏證』에 상세하게 나와 있다. 여기서 "대추를 쓰는 의미는 두 가지다. 모두 營衛와 유관하다. 첫째, 외부에서 營衛가 사기에 막힌 경우다. 이것은 열어서 내보내야 한다. 그런데 發散이 지나치면 營衛가 새어 나올 염려가 있다. 그래서 麻黃劑에 대추를 넣어 지나친 작용을 방지했다. 둘째, 내부에서 營衛가 사기에 막힌 경우다. 이것은 보하여 營衛에 도달해야 한다. 그런데 보하면 옹색하게 할 우려가 있다. 그래서 人蔘劑에 대추를 가하여 잘 도달하게 한다.

외부로 새지 않게 막을 때는 힘이 균등해야 한다. 그래서 대추의 분량을 계지와 시호를 법대로 하였고 내부로 도달하게 도울 때는 속을 조화하는 힘이 우세해야 하는데 그래야 나중에 외부로 잘 도달하기 때문이다. 그래서 생강보다 대추를 많이 썼다. 이것이 생강과 대추의 양을 조절하는 임기응변이다. 여기서 대추의 효능을 더 잘 알 수 있다." 라고 하였다.

2) 용량 · 용법

중경은 대추를 모두 65처방에 응용하였다.

① 용량 : 대량은 30개, 소량은 4개를 썼다. 보통 용량은 12개다. 현재 상용량은 3~12매, 혹 10~30g이다.

② 포제 : 일반적으로 대추를 쓴 처방에서 중경은 "쪼갠다[擘][1]" 라고 주해하였다. 즉 대추를 칼로 갈라서 유효 성분이 잘 우러나오게 한 것이다. 현재도 이 방법을 따른다. 이 밖에 棗膏나 棗肉을 썼다.

③ 용법 : 대부분 탕제에 넣어서 응용했다.

3) 사용주의

① 옆구리 밑이 그득하고 결릴 때[脇下痞硬]는 쓰지 않는다. 중경은 小柴胡湯에서 "만약 옆구리 아래가 痞硬하면 대추를 뺀다."고 하였다. 脇下痞硬은 少陽에 사기가 있는 상태다. 대추는 맛이 달아서 막히고 그득하게 한다. 그래서 쓰지 않는다.

② 肺寒으로 발생한 해수에는 쓰지 않는다. 小柴胡湯에서 "만약 기침하면 인삼, 대추, 생강을 뺀다."고 하였다. 肺寒으로 기가 역행하여 기침할 경우에 대추는 맛이 달고 옹체하여 肺氣가 宣降하는 데에 불리하다. 그래서 뺀다.

③ 뱃속이 그득한 경우[中滿]에는 쓰지 않는다. 『本草害利』에서 "대추는 단맛이 몹시 강하다. 단맛은 뱃속을 그득하게 하여 脾藏을 힘들게 한다. 그래서 中滿이 된다."고 하였다. 이때는 복용하지 않는다. 그리고 모든 風痰, 熱痰, 치통에도 적합하지 않다. 소아 疳病에도 금한다.

4) 현대연구

① 성분약리

대추에는 단백질, 당류, 有機酸, 점액질, 비타민 등이 있다. 현대 약리연구에 의하면 대추에는 혈청 콜레스테롤(serum cholesterol)을 강하하고, 혈청 총단백(albumin)과 백혈구를 증가하며, 항알러지, 항암, 진정, 최면, 혈압하강, 심근수축력증강, 면역기능을 조절하는 작용이 있다.[2]

② 현대응용

a. 자색반[紫癜; purpura] : 생대추 10개를 씻어서 매일 3회 내복한다. 紫癜이 전부 소실할 때까지 복용한다. 6례를 치료한 결과 전부 유효하였다. 紫癜이 소실하

1 檗; 쪼갤 벽.
2 王輝武, 中藥新用, 科技文獻出版社重慶分社, 1990:8

는 시간은 평균 4일이었다.[3]

b. 潰瘍病 : 대추 500g을 쪄서 껍질과 씨를 벗기고 신선한 生薑 120g을 찧어서 즙을 낸다. 花椒 60g을 갈아서 분말한다. 흑설탕 260g을 볶아서 태운다. 이것을 항아리에 넣고 뚜껑을 막아서 흙 속에 매입했다가 7일 후 꺼내어 서늘한 음지에 보관한다. 매일 3회 식전 30분에 1숟가락씩 복용하며, 1주일을 한 치료 기간으로 한다. 65례를 관찰한 결과 치유 52예, 호전 13례로서 모두 유효하였다.[4]

c. 內痔出血 : 대추 90g, 硫黃 30g을 사기그릇에(철 그릇도 가능하다) 담아서 같이 볶는다. 연기가 오르면서 불이 붙을 때까지 계속 저어준다. 대추가 전부 까맣게 되면 식힌 후 분말한다. 매일 3회 3g씩 식전 30분에 따듯한 물에 타서 복용한다. 소아는 체중에 따라 적당히 복용량을 줄인다. 6일을 한 치료 기간으로 하였다. 277예를 관찰한 결과 대변출혈이 멎거나 현저하게 감소한 경우가 225예였다. 나머지는 변화가 없었다.[5]

d. 輸血 과민반응 예방 : 대추 10~20개, 地膚子, 炒荊芥 각 9g을 진하게 달여서 30ml로 만든다. 수혈 15~30분 전에 복용한다. 수혈할 때마다 반응이 있었던 재생불량성빈혈 환자 5예를 관찰하였다. 모두 46회 수혈하였다. 결과는 3분의 2의 환자가 반응이 없었고, 있어도 비교적 덜했다.[6]

이 밖에 만성 위축성위염[7], 피부암[8]에도 응용할 수 있다.

3 高平等, 上海中醫藥雜誌, 1962;(4):22
4 陳友宏, 四川中醫, 1987;(6):16
5 唐山市中醫院, 河北新醫藥, 1976;(3,4):77
6 李啓謙, 浙江醫學, 1960;(2):44
7 許自誠等, 中西醫結合雜誌, 1990;(9):59
8 顧鬆華等, 中西醫結合雜誌, 1986;(3):146

2 大黃 대황

요과(蓼科) 식물인 掌葉大黃, 唐古特大黃 혹은 藥用大黃의 근경이다. 맛은 쓰고 성질은 차갑다. 脾經, 胃經, 大腸經, 肝經, 心經으로 들어간다.

1) 효능 · 주치

① 사하하고 덩어리를 부순다[瀉下攻積]

대황은 맛이 쓰고 성질이 차갑다. 그래서 "腸胃를 흔들어 씻어내고 묵은 것을 몰아내고 새롭게 한다[蕩滌腸胃, 推陳致新]."(『本經』), "腸胃의 實熱을 내보내서 마르고 응결한 상태를 뚫는다."(『醫學衷中參西錄』)라고 하여 腑를 뚫고 攻下하는 중요한 약으로서 본래 "將軍"으로 불렀다. 그래서 "변비를 전문적으로 치료하고"(『醫學啓源』) 아울러 "實熱로 마르고 응결하여 潮熱로 생기는 譫語"(『名醫別錄』)를 치료한다.

예를 들어 세 가지 承氣湯(調胃, 大, 小承氣湯)은 대황을 위주로 胃腸의 實熱이 내부에 응결한 상황을 흔들어 씻어내며, 麻子仁丸은 건조한 열로 津이 없어져서 생기는 변비를 치료한다. 大黃附子湯은 寒實이 內結한 변비를 치료한다. 이러한 처방은 모두 대황으로 瀉下하고 덩어리를 부순다.

② 혈액의 신진대사를 촉진하고 어혈을 없앤다[活血祛瘀]

대황은 血分으로 들어가서 "瘀血을 하부로 내보낸다."(『本經』). 혈이 정제하여 생기는 여러 질환에 새로 생긴 어혈이든 묵은 어혈이든 모두 활용한다. 下瘀血湯은 "뱃속 乾血이 배꼽 밑에 붙은 증상"을 치료하고, 抵當湯은 방광에 혈이 쌓여 "아랫배가 심하게 경직하며 미친 듯한 증상"을 치료하고, 大黃蟅蟲丸은 乾血로 "두 눈(눈자위)이 검게 변하고 피부가 딱딱하고 거칠게 일어나는 증상[甲錯]"을 치료하는데, 이들 처방은 모두 대황과 桃仁을 배합하여 혈속의 어혈정체[瘀滯]를 몰아낸다.

『醫碥』에서는 "혈이 망행하고 어혈이 쌓이는 모든 증상에는 혈액순환을 촉진하고 어혈을 없애는 桃仁과 대황을 반드시 써야 한다. 왜냐하면 傷寒病의 瘀血은 다시 經으로 돌아가지 못하며, 없애지 않으면 쌓여 있다가 질병을 일으키기 때문이다."라고 하였다. 중경의 의도를 깊이 이해한 것이다.

③ 火氣를 사하고 피를 식힌다[瀉火凉血]

대황은 쓴맛과 차가운 성질로 하강한다. 그래서 타오르는 火氣를 아래로 배설한다. 大黃甘草湯은 胃熱이 상충하여 생기는 胃反으로 "먹으면 바로 토하는 증상"을 치료하고, 瀉心湯은 熱邪가 막히고 치성하여 "吐血, 衄血하는 증상"을 치료하는데, 모두 대황의 瀉火, 凉血, 止血하는 작용을 응용한 것이다.

『醫學衷中參西錄』에서 "胃氣를 하강하고 止血하는 약물 중 대황이 가장 중요하다."고 하였다. 또 대황은 "胃熱을 하강하고 胃氣를 끌어내려 吐血, 衄血을 잘 치료한다."고 하였다. 『血證論』에서는 대황은 "止血하면서 瘀血을 머무르지 못하게 하는 점에 특히 절묘하다."고 하였다.

임상적으로 대황은 상부소화관 出血에 탁월한 효과가 있다.

④ 濕熱을 식혀서 내보낸다[淸瀉濕熱]

『本草正』에서 "대황은 성질이 신속하고 빠르게 움직이며, 곧바로 下焦로 도달한다. …… 소변을 통하여 濕熱을 끌어낸다."고 하였다. 그래서 黃疸을 없애는 효능이 있다. 茵蔯蒿湯, 梔子大黃湯, 大黃硝石湯 등은 모두 대황을 쓰고 있다.

중경은 茵蔯蒿湯에서 "소변이 잘 나와야 한다. 소변이 皂莢汁처럼 새빨갛게 나오는데, 하룻밤이 지나면 배가 꺼지고 黃疸을 일으키는 성분이 소변으로 나온다."라고 하였다. 이때 대황의 작용은 攻下가 아니라 소변으로 濕熱을 제거하는 것임을 알 수 있다. 濕熱이 빠져 나오면 黃疸은 저절로 낫는다.

2) 용량 · 용법

중경은 대황을 모두 30처방에 응용했다. 용량을 언급한 것은 23처방이다. 주해에서 炮製를 밝힌 것은 10처방이다.

① 용량 : 최대 6냥, 최소 1냥이다. 보통 용량은 4냥이다. 攻下할 때는 용량이 많고, 다른 증상을 겸하거나 熱을 瀉下할 때는 용량이 적다. 瘀血을 없앨 때는 병세를 보고 용량을 결정했다. 병세가 급하면 용량이 많고, 병세가 완만하면 용량이 적다.

현재 임상에서 상용량은 3~12g이다.

② 포제 : 대황은 술로 씻어서 쓰는 경우와 生用하는 경우로 나눈다. 『湯液本草』에서 "대황은 …… 쓴맛이 나고 하부로 배설하는 성질이 강하다. 술로 조절하면 높은 곳까지 보낼 수 있다. 만약 어떤 물건이 높은 곳에 있어서 발이 닿지 않는다면 반드시 활로 쏘아야 얻을 수 있다. 따라서 太陽陽明과 正陽陽明은 承氣湯을 쓸 때 모두 술에 담갔다가 썼다. 少陽陽明은 하부에 있는 經으로서 小承氣湯에서는 酒浸하지 않았다. 雜方에서는 生用하거나 쪄서 쓰기도 하여 법제가 한결 같지 않다."고 하였다.

『古今名醫方論』에서는 "生用하면 기가 예리하여 잘 순행하고, 익히면 기가 순하여 부드럽다."고 하였다. 『藥典』 규정에 의하면 대황의 포제는 4종류다. 生大黃은 瀉下하는 힘이 강하고, 酒大黃은 活血 祛瘀하고, 熟大黃은 瀉火 解毒하고, 大黃炭은 凉血, 化瘀, 止血한다. 현재 임상에서 모두 이렇게 활용한다.

③ 용법 : 주로 끓는 물에 담갔다가 복용하거나[泡服], 다른 약물보다 나중에 넣어 달이거나[後下], 같이 달이는 세 가지 방법을 쓴다.

大黃黃連瀉心湯에서는 대황을 끓는 물에 담갔다가 복용하는데, 이는 熱을 식혀서 痞症을 해소하려는 것이지 설사를 유발하여 實證을 없애려는 것은 아니다. 大承氣湯에서는 대황을 마지막에 넣는다[後下]. 이는 강한 瀉下 작용을 얻으려는 것이다. 小承氣湯에서는 대황을 다른 약과 같이 달인다. 이는 瀉下 작용을 완만하게 하려는 것이다.

『醫學衷中參西錄』에서 "대체로 맛과 기가 모두 진한 약물은 오래 달이면 안 된다. 특히 대황이 그렇다. 그리고 대황은 끓는 물에 넣었다 빼면 질이 부드러워진다. 그리고 한두 번만 끓이면 성분이 모두 추출된다. 따라서 다른 약과 같이 달일 때는 나중에 넣어야 한다. 만약 단방으로 쓸 때는 끓인 물에 담갔다가 바로 건져내고 복용하면 된다. 분말로 복용할 때는 1돈만 먹어도 4돈을 끓여 먹는 것과 효능이 같다."고 하였다.

3) 사용주의

① 脾虛하면 신중히 응용한다. 중경은 "太陰이 병들어 脈이 약하고 계속 대변이 무른 경우에는 대황과 芍藥을 써야 할 경우에도 용량을 줄여야 한다. 왜냐하면 胃

氣가 약하면 쉽게 영향을 받기 때문이다.”고 하였다.

『本草正義』에서 대황을 “맛이 몹시 써서 胃氣를 아주 잘 손상한다. 胃가 약한 사람이 먹으면 섭취량이 줄고 식욕이 없어진다. 진짜 濕熱이 쌓이고 뭉친 경우가 아니면 함부로 쓸 수 없다.”고 하였다. 脾胃가 허약한 사람은 대황을 신중히 써야 한다.

② 腸癰으로 이미 화농한 환자는 신중히 써야 한다. 중경은 大黃牧丹皮湯 조문에서 “이미 膿이 생겼으면 攻下하면 안 된다.”라고 하였다. 다만 밑에서 또 “膿이 있으면 瀉下해야 한다.”라고 하였다. 현재 임상적으로 腸癰은 化膿 여부와 무관하게 모두 대황을 쓸 수 있다.

③ 대황은 강력하게 瀉下하고 瘀血을 내보내는 약물이다. 현대 임상에서 임신이나 생리 중에는 대황을 신중히 쓰거나 금한다. 또 대황의 색소가 乳汁으로 배설되어 수유 중 아기들이 원인 불명으로 설사하기도 한다. 따라서 수유 중 여성도 대황은 부적절하다.

4) 현대연구

① 성분약리

주성분은 Anthraquinone 유도체로서 Chrysophanol, Emodine($C_{15}H_{10}O_5$), Physcion, Aloe-emodine, Rhein, Senoside A, B, C, D, E 등이 있다. 약리작용은 주로 사하, 지혈, 利膽, 항균, 췌장분비촉진, 지질강하, 체중감소, 항종양, 항노화 등이다.[9]

② 현대응용

a. 상부소화관출혈 : 생대황 분말이나 정제(알약)를 1회 3g씩 하루 2~4회 경구복용한다. 1300례가 넘는 임상 관찰 결과 止血하는 유효율이 95%이상이었다. 止血시간은 최소 5시간, 최장 5일로서 평균 32시간에서 2.1일이었다. 대황은 상부소화관 출혈에 虛實을 막론하고 모두 유효하였다.[10]

9 陰健等, 中藥現代硏究與臨床應用, 學苑出版社, 1993:61
10 周禎祥等, 中國中西醫結合脾胃雜誌, 1994;2:67

b. 급성췌장염 : 생대황 30～60g을 물에 달여서 1～2시간마다 하루 5～8회 복용한다. 對症 치료를 겸했다. 모두 266례를 관찰한 결과 완치 259례, 무효 7례, 총 유효율 97%였다.[11]

c. 급성담낭염 : 대황(30～60g)을 달여서 1～2시간마다 5～6회 배변할 때까지 복용한다. 복통이 줄어들면 점차 복용량을 줄인다. 10례를 치료한 결과 복약 후 1～2일에 자각 증상이 경감하였고, 효과가 복합 처방 못지않았다.[12]

d. 급성황달형간염 : 생대황 50g(소아는 용량을 줄인다)을 달여서 200ml로 만들어 매일 1회씩 한 번에 다 복용한다. 6일 동안 계속 복용하는 것이 한 치료 기간이다. 80례를 치료한 결과 黃疸이 소실하는 총 유효율이 98.81%에 달했으며, 肝機能이 정상으로 회복되는 총 유효율이 95%에 달했다.[13]

e. 장폐쇄증 : 생대황을 분말하여 1회 9g씩(노인과 소아는 용량을 2분의 1로 줄인다) 1일 2회 끓인 물에 타서 복용하거나 胃管으로 주입하였다. 44례를 치료한 결과 일반적으로 1～3회 약을 쓰고 4～24시간 내에 환자들이 방귀가 나오고 변이 나와서 제반 증상이 소실하고 胃機能이 회복되었다.[14]

f. 수술 후 복부창만 : 생대황 분말 30g을 300ml 온수에 타서 관장하였다. 90례를 관찰한 결과 현저한 효과 69례, 호전 17례, 무효 4례였다.[15]

g. 출혈성 괴사성 장염 : 생대황 24～30g을 매일 2～3회 달여서 복용한다. 14례를 관찰한 결과 완치가 11례였다. 일반적으로 복약 2～6일 후 복통이 현저히 완화되고, 중독 증상이 개선되었으며, 대변이 점차 묽게 변했다.[16]

11 焦東海, 上海中醫藥雜紙, 1990;(7):1
12 焦東海, 陝西中醫藥, 1980;(3):13
13 吳才賢等, 中西醫結合雜誌, 1984;(2):88
14 陳加龍, 陝西中醫, 1984;(8):33
15 趙紼波, 河南中醫, 1991;(4):35
16 周建宣, 福建中醫藥, 1985;(1):36

h. 충수고름집[闌尾膿腫; appendical abscess] : 대황 분말 200g, 氷片 10g을 쌀식초에 개어서 부은 곳에 붙이고 1~2일에 한 번씩 갈아준다. 겸하여 항생제를 정맥 주사한다. 81례를 관찰한 결과 현저한 효과 68례, 호전 3례, 악화 10례로서, 총 유효율이 89.4%였으며, 양약만으로 치료한 군보다 치료 효과가 우수하였다.[17]

i. 화농성 편도선염 : 생대황 6~9g을 끓는 물 150~250ml에 담갔다가 복용한다. 2시간 후 이 약물을 다시 1회 담갔다가 복용한다. 48시간 내에 편도선의 膿이 줄어든 환자가 21례, 소실한 환자가 6례, 72시간 내에 줄어든 환자가 5례, 소실한 환자가 21례, 72~96시간 내에 줄어든 환자가 2례, 소실한 환자가 5례로서 총 유효율이 100%였다.[18]

j. 유행성이하선염 : 생대황 3~4g을 분말하여 식초에 개어서 환부에 붙인다. 하루 1~2회 시행한다. 26례를 치료한 결과 완치 14례, 호전 12례였으며, 보통 치료 3일에 유효하였다.[19]

k. 배란기능장애 : 대황을 불에 쬐어 말려서 분말하여 캡슐에 넣는다. 1회 1g씩 하루 2회 생리가 완전히 끝난 후 복용한다. 3~6개월 계속 복용하여 70례를 치료하였다. 배란 51례, 유효 16례, 무효 3례였다.[20]

l. 高脂血症 : 대황 분말 1~1.5g을 하루 3~4회에 나누어 복용한다. 30일 치료 후 다시 검사한 결과 21례에서 콜레스테롤이 평균 30mg% 줄었고, 22례에서 중성지방이 평균 44mg% 줄었다. 10례에서 30일 계속 복용한 결과 콜레스테롤과 중성지방이 각각 평균 233mg%, 338mg%에서 197mg%, 163mg%로 하강하였다. 치료 2단위(1달이 한 단위)에서 지질강하 효과가 비교적 좋았다.[21]

17 賀文仔, 上海中醫藥雜紙, 1991;(7):31
18 孫紹民, 中西醫結合雜誌, 1987;(5):495
19 蘇日俊, 中西醫結合雜誌, 1990;(11):693
20 劉宛華, 中醫雜誌, 1990;(4):34
21 游金銀, 福建中醫藥, 1983;(1):19

m. **만성전립선염** : 생대황 50g에 물 400ml를 타서 200ml가 남도록 달인다. 이것으로 회음부를 훈증하고 씻는다. 약물이 식으면 수건을 담갔다가 회음부를 마찰하여 씻는다. 그리고 국부 안마를 병행한다. 60례를 치료한 결과 완치 56례, 현저한 효과 3례, 무효가 1례였다.[22]

이 밖에 대황은 신기능쇠약,[23] 화상,[24] 비만,[25] 담석증,[26] 유선염,[27] 폐경,[28] 소아 식욕부진,[29] 대상포진[30] 등 많은 질환에 응용할 수 있다.

③ 부작용

대황은 독성이 비교적 낮고 안전 계수가 비교적 높다. 일부 환자는 복용 후 복통, 설사, 구토, 피부발진이 생기기도 하는데, 보통 경미하여 특별한 조치는 필요 없다.[31] 보고에 의하면 흰쥐에게 3~9개월 계속 투여하면 갑상선이 腫瘍性으로 변하고 肝組織에 퇴행성 변화 등이 나타날 수 있다고 하였다. 이처럼 대황은 장기 복용이 적절하지 않다.

22 鄧聲華, 浙江中醫雜誌, 1992;(11):488
23 吳光華, 河北中醫, 1984;(1):54
24 伍俊華, 湖北中醫雜誌, 1984;(3):21
25 華寶芬, 上海中醫藥雜紙, 1991;(6):32
26 徐鬆珍, 四川中醫, 1989;(7):29
27 肖伍華, 四川中醫, 1987;(5):25
28 張玉紅, 實用中西醫結合雜誌, 1991;(4):227
29 吳敏 等, 中醫雜誌, 1991;(12):18
30 馬傳項(마전욱), 上海中醫藥雜紙, 1983;(6):16
31 周禎祥等, 中國中西醫結合脾胃雜誌, 1994;2:67

3 大戟 대극

대극과(大戟科) 식물인 대극 혹은 천초과(茜草科) 식물인 紅芽大戟의 뿌리이다. 맛은 맵고 성질은 차가우며 유독하다. 肺經, 脾經, 腎經으로 들어간다.

1) 효능 · 주치

① 강렬한 瀉下 작용으로 물을 몰아낸다[峻下逐水]

“대극은 陰毒한 성질이 있으며 강력한 소통[峻利] 약물 중에 으뜸이다.”(『本經逢源』)라고 하였고, “그래서 남는 물기를 몰아낸다.”(『本草經疏』)고 하였다.

十棗湯은 懸飮을 치료한다. 이 처방은 大戟, 甘遂, 芫花로 水飮이 머무른 부위에 바로 도달하여 공격하며, 대추는 中焦를 안정하고 여러 약물을 조화한다.

장수이(張樹義)는 『本經』에서 “대극은 十二經에 물기가 있어서 배가 차오르고 갑자기 아프며 덩어리[積聚]가 있는 증상을 치료한다고 하였다. 十二經에 물기가 있고 적취가 생기면 외부는 붓고 내부는 차올라서 급성 통증이 생긴다. 그러나 신체가 충실하고 사기가 실한 경우가 아니면 함부로 투여할 수 없다.”라고 하였다. 대극은 瀉下하는 힘이 강하여 實證 浮腫이 아니면 함부로 투여하지 못한다.

② 붓기를 없애고 응결을 흩는다[消腫散結]

『本草圖經』에서 대극은 “두드러기[隱疹]와 風毒으로 생기는 종아리 부종을 치료한다.”라고 하였고, 『本草經疏』에서는 “목과 겨드랑이의 癰腫을 흩어버린다.”라고 하였다. 최근 대극으로 계란을 달여서 임파선결핵(『中草藥新醫療法資料選編』)과 편도선염(『中草藥新醫療法處方集』)을 치료하였는데, 이는 모두 消腫散結하는 효능이다.

2) 용량 · 용법

중경은 대극을 十棗湯 1처방에만 썼다.

① 용량 : 十棗湯에서 용량을 밝히지 않았다. 현재 상용량은 1.5~3g이다.

② 포제 : 중경은 밝히지 않았다. 현재는 대부분 醋로 달이거나 醋로 볶아서 쓴다. 이렇게 하면 독성이 줄어든다.

③ 용법 : 전탕하거나 환제, 산제에 넣는다.

3) 사용주의

『本草經集註』에서 "감초와 相反한다."고 하였고, 『本經逢源』에서 "脾胃肝腎이 虛寒하여 陰水가 차오를 때 대극을 쓰면 바로 사망한다. 반드시 이 점에 주의해야 한다."고 하였다. 대극은 陰寒한 부종과 임신부는 금하고 甘草와 相反한다.

4) 현대연구

① 성분약리

euphorbon, alkaloidal organic acid, free-anthraquinone 화합물 0.56%와 結合性蒽醌類化合物 0.25%가 있다. 항균, 사하, 이뇨, 자궁흥분 등 많은 작용이 있다.[32]

② 현대응용

a. 급만성 腎炎으로 인한 부종 : 대극 500g을 분말하여 캡슐에 넣는다. 1캡슐의 무게는 0.3g이다. 하루 2회 0.45~0.6g씩 격일로 공복에 온수로 복용한다. 6~9회를 한 치료 기간으로 한다. 모두 60례를 치료한 결과 모두 분명히 부종이 해소되었으며, 소변 이상도 상당히 개선되었다.[33]

32 郭曉莊, 有毒中草藥大辭典, 天津科技飜譯出版公社, 1992:243
33 江蘇新醫學院, 中藥大辭典(上冊), 上海人民出版社, 1977:108

b. 만성인후염 : 紅大戟 3g을 입에 머금는다. 하루 2회 시행한다. 54례를 치료한 결과 완치 24례, 현저한 효과 21례, 유효 6례, 무효 3례였다.[34]

c. 狂躁型(mania) 정신분열증(schizophrenia) : 신선한 紅大戟 全草 500g을 300ml가 되도록 달여서 한 번에 복용한다. 토하고 설사한 후 狂症이 줄어들면 다음 날 계속 250g을 달여서 복용한다. 狂症이 가라앉은 후 죽을 먹여 조리한다. 12례를 치료하였고, 5년 이상 추적한 결과 재발이 없었다.[35]

34 李治方, 江西中醫學, 1987;(4):3

35 余惠民, 廣西中醫藥, 1987;(4):9

4 土瓜根 토과근

호로과(葫蘆科) 식물인 王瓜의 뿌리이다. 맛은 쓰고 성질은 차갑다. 心經, 脾經, 膀胱經으로 들어간다.

1) 효능 · 주치

① 혈액을 활성하고 어혈을 없앤다[活血祛瘀]

土瓜根散은 토과근이 주 약물로서 "帶下, 생리불순, 아랫배의 그득한 통증, 한 달에 두 번 나타나는 생리 장애"를 치료한다. 『金匱要略心典』에서 "한 달에 생리가 두 번 출현함"은 여전히 "뚫린 듯하면서 안 뚫리고 그치려 해도 안 그치는" 상황이며, "小腹滿痛은 생리불순의 증거다."라고 풀이하였다. 따라서 이 증상에 나타나는 생리불순은 바로 瘀血로 유발된 것이다.

치료는 血液을 활성하고 瘀血을 없애야 한다. 土瓜根散에서 토과근은 "쓴맛과 차가운 성질로 活血하여"(『本草述』) "대체로 모두 뚫린 듯하지만 실제는 안 뚫린 증후"(『本經疏證』)를 치료하는 것이다. 그래서 군약이 된다. 그리고 芍藥, 桂枝, 䗪蟲을 배합하고 또 술로 약력을 움직여서 어혈을 몰아내면 생리가 저절로 조절된다.[36]

② 고름을 내보내고 악창을 없앤다[排膿消癰]

『名醫別錄』에서 토과근은 "제반 邪氣 熱結, 鼠瘻를 치료하고, 惡瘡과 정체한 피를 흩는다."고 하였다. 『日華子本草』에서는 排膿이라고 하였으며 『本草經疏』에서

36 토과근은 현재 별로 쓰지 않는다. 丹皮, 丹參, 桃仁 등으로 대용한다. 桂枝茯苓丸에 䗪蟲을 가해도 좋다. 생리를 조절하는 大法은 어떤 질환으로 생리가 불순하면 그 질병을 먼저 치료해야 한다. 질병이 치료되면 생리는 저절로 정상이 된다. 생리불순으로 병이 생기면 먼저 생리불순을 조절하면 병도 낫는다. 이는 瘀血로 생기는 생리불순이다. 따라서 瘀血을 치료하는 것이 위주다. 어혈이 없어지면 월경도 정상이 된다. 金匱要略學習參考資料, 人民衛生出版社, p. 561

는 鼠瘻癰腫을 치료한다고 하였다. 또 『福建民間草藥』에서 토과근으로 초기 癰腫을 치료하였고, 『閩東本草』에서 睾丸腫大를 치료하였으며, 「江西民間草藥驗方」에서 咽喉腫痛과 편도선염을 치료하였다.

2) 용량 · 용법

중경은 토과근을 土瓜根散 1처방에만 썼다.

① 용량 : 土瓜根散에서 토과근의 용량은 3냥이다. 현재 상용량은 4.5~9g이다 (신선한 약은 두 배를 쓴다). 외용할 때는 적당량을 쓴다.

② 용법 : 현재는 탕제에 넣는다. 신선한 약물을 찧어서 환부와 국부에 붙이기도 한다.

3) 사용주의

『本草從新』에서 "實熱이 옹체한 증상에 적합하다. 조금이라도 虛證이 있으면 절대 함부로 투여할 수 없다."라고 하였다. 임상에서는 脾胃가 허약하거나 임신부는 조심해서 쓰거나 금한다.

4) 현대연구

① 성분약리

단백질, arginine, starch, choline을 함유한다.[37] 약리연구는 미상이다.

② 현대응용

a. 만성인후염 : 토과근 60g을 잘게 썰어서 30%의 알코올 500ml에 2~5일 담가서 용액을 준비한다. 이 용액을 8×12cm 패드에 떨어뜨리고 목 앞에는 양극을, 목 뒤에는 음극을 연결하고 3~5mA 전원을 연결하여 하루 1회 20분씩 자극한다. 며칠

37 江蘇新醫學院, 中藥大辭典(上冊), 上海人民衛生出版社, 1977:310

계속하는 방법으로 40례를 치료하였는데, 상당한 효과가 있었으며 부작용은 없었다.[38]

b. 진통작용 : 토과근을 얇게 썰어 한 번에 1~2푼씩 씹어서 삼킨다. 하루 몇 차례 시행한다. 외상통증, 수술 후 통증, 위장 동통 등 65례를 치료하였는데, 48례에서 통증이 그쳤으며, 11례에서 통증이 줄었다. 보통 약물 치료 후 5~30분에 효과가 나타났고, 약효 지속은 30분에서 72시간이었다.[39]

38 江蘇新醫學院, 中藥大辭典(上册), 上海人民出版社, 1977:310
39 江蘇新醫學院, 中藥大辭典(上册), 上海人民出版社, 1977:310

5 山茱萸 산수유

산수유과(山茱萸科) 식물인 산수유의 果肉이다. 棗皮라고 하기도 한다. 맛은 달고 시며 성질은 따듯하다. 肝經, 腎經으로 들어간다.

1) 효능 · 주치

① 간과 신장을 보한다[補益肝腎]

중경은 산수유를 腎氣丸에 응용하여 "신체가 허약하고 과로로[虛勞] 생기는 요통, 아랫배가 당기고 아픈 증상[少腹拘急], 소변불리"를 치료하였다.

『本草逢原』에서 "중경의 八味丸에 산수유가 있다. 腎氣가 보충되면 닫아서 저장하는[봉장(封藏)] 기능에 힘이 생기고, 肝陽이 자양되면 소설작용에 이상이 없어진다. 乙癸는 근원이 같기 때문이다. 그래서 산수유를 쓴 것이다."라고 하였다.

『雷公炮炙論』에서 산수유는 "元氣를 북돋는다."라고 하였고, 『名醫別錄』에서 "陰을 강화하고 精을 보충한다."라고 하였고, 『藥品化義』에서 "肝을 보하고 양기를 돕는 약품."이라고 하였다. 또 『本經疏證』에서 "陰에서는 陰을 조화하여 陽이 넘치지 않게 하고, 陽에서는 陽을 지켜서 소모되지 않게 한다."라고 하였다.

이처럼 산수유는 陰도 보하고 또 陽도 보하여 肝腎을 평이하게 보하는 약품이며, 肝腎이 허한 모든 증상에 적합하다.

② 새어 나오는 증세를 수렴하여 막는다[收斂固澁]

산수유는 中焦를 보하며 收斂性이 있어서 신체가 허하여 새어 나오는 증세에 광범하게 응용한다. 『本草新編』에서 "새벽 설사증을 치료하려면 산수유 2냥을 분말하여 쌀밥으로 환약을 만들어 잠들기 전에 복용한다. …… 3일이면 설사가 저절로 멎는다. 대개 새벽 설사는 腎氣가 허해서 생기는데, 산수유는 腎水를 보하고 수렴하는 성질이 있다. 한 약물에 두 작용이 있어서 치료되는 것이다."라고 하였다.

『醫學衷中參西錄』에서 "산수유는 元氣를 아주 잘 수렴하며 기운을 차리게 하는데, 이런 효능은 滑脫을 수렴하는 데에서 나온다."고 하였다. 또 "인체의 元氣 허탈은 모두 肝이 허해서 생긴다. …… 산수유는 땀을 수렴하면서 또 간을 잘 보한다. 그래서 간이 몹시 허하여 元氣가 소진된 환자가 복용하면 아주 좋다."고 하였다.

임상에서 산수유는 遺精, 小便失禁, 崩漏, 帶下에도 좋은 효과가 있다.

2) 용법 · 용량

중경은 산수유를 腎氣丸 1처방에만 썼다.

① 용량 : 腎氣丸에서 산수유의 용량은 4냥이다. 현재 상용량은 6~15g이다. 대량으로 30g까지 쓸 수 있다.

② 포제 : 중경은 『雷公炮炙論』에서 "산수유는 …… 씨를 빼고 껍질을 쓴다. 씨앗[核]은 精을 새어나가게 하기 때문에 먹으면 안 된다."라고 하였다. 현재 임상에서도 대부분 이를 따른다. 『澠水燕談錄』에서는 "산수유는 骨髓를 보한다. 씨는 성질이 따듯하고 떫어서 정기를 간직하여 새지 않게 한다. 그래서 骨髓를 보한다. 현재 육질만 쓰고 핵은 버리는데, 이는 고인들의 의도가 아니다."라고 하였다.

③ 용법 : 달여서 내복한다. 환제나 산제로 쓰기도 한다.

3) 사용주의

산수유는 따뜻한 성질로 보하고 수렴한다. 그래서 命門의 火氣가 치성하거나 본래 濕熱이 있거나 소변이 불리한 환자는 금한다.

4) 현대연구

① 성분약리

Cornin, tannin, 몰식자산, 사과산, 비타민과 휘발성 성분이 있다.[40] 혈당강하, 이뇨, 혈압강하, 항균, 복수를 일으키는 암세포를 죽이는 작용 등이 있다.[41]

40 陰健 等, 中藥現代研究與臨床應用, 學苑出版社, 1994:96
41 王輝武 等, 中藥新用, 科技文獻出版社重慶分社, 1990:17

② 현대응용

a. 肩凝症 : 산수유 35g을 매일 1첩씩 물에 달여 2회에 나누어 복용한다. 증상이 호전된 후 용량을 10~15g으로 줄여서 전탕하거나 차 대신 뜨거운 물에 담갔다가 복용한다. 그리고 증세에 따라 가감한다. 29례 치료한 결과 현저한 효과 6례, 호전 3례였으며, 보통 4~5첩을 복용하면 바로 효과가 나타나기 시작했다.[42]

b. 재발성 구강궤양 : 마른 산수유 400g을 분말하고 묵은 식초 200ml를 준비한다. 잠들기 전에 분말 10g을 묵은 초에 개어 풀처럼 만들어 양쪽 발바닥 涌泉穴에 붙인 뒤 다음날 아침에 씻어낸다. 10일을 한 치료 기간으로 하여 4단위 동안 계속 시행하고 각각 10일씩 간격을 둔다. 92인을 치료하였는데, 현저한 효과 26례, 유효 54례, 무효가 12례였다.[43]

42 宋糜, 中醫雜誌, 1984;(11):35
43 劉智敏, 新中醫, 1992;(3):16

6 小麥 소맥

화본과(禾本科) 식물인 소맥의 성숙한 과실을 말린 것이다. 맛은 달고 성질은 서늘하다. 心經, 脾經, 胃經으로 들어간다.

1) 효능 · 주치

① 심을 자양하고 정신을 안정시킨다[養心安神]

甘麥大棗湯[44]은 "婦人藏躁"를 치료하는데, 여기서 소맥은 心陰을 자양하여 心神을 안정시킨다.

『內經』에서 "심장병 환자는 麥을 먹는 것이 좋다."라고 하였다. 『本草再新』에서는 "心을 자양한다."라고 하였다. 또 『金匱要略論注』에서 "肝陰의 客熱을 조화하고 心液을 자양한다."고 하였다. 그래서 藏躁症에 복용하면 도움이 된다. 아울러 감초와 대추를 같이 써서 "臟氣를 자양하고 조급함을 그친다."(『金匱要略心典』)고 하였다.

이 처방은 약물이 3가지뿐이다. 약물이 너무 묽어 보여서 별 효능이 없어 보이지만, 배합이 적당하여 분명한 효과가 있다. 다만 약력이 화평하므로 반드시 장기 복용해야 한다. 當歸, 白芍藥, 白茯神, 酸棗仁 등을 적당히 가하면 효과가 더욱 좋다.

② 비장을 강화하여 중초를 편안케 한다[健脾和中]

『本草拾遺』에서 "밀가루 식품은[小麥麵] 허를 보하며 인체를 살찌우고, 腸胃를 강화하고, 기력을 높인다."고 하였고, 『本草再新』에서는 "비장을 강화한다[健脾]."라고 하였다.

44 婦人藏躁, 喜悲傷欲哭, 象如神靈所作, 數欠伸, 甘麥大棗湯主之(甘草, 小麥, 大棗).

厚朴麻黃湯[45]에서 "소맥은 健脾和中하며 五味와 같이 정기를 수렴하여 안정한다."(『金匱要略心典』)고 하였다. 중경은 白朮散에서 "만약 구역질하면 식초 물에 복용하며, 그래도 낫지 않으면 小麥汁을 복용한다."고 하였다. 이처럼 소맥은 健脾和中하여 구토를 그치는 효능이 있다.

③ 혈액을 흩어서 진통한다[散血止痛]

중경은 이 효능은 말하지 않았지만, 『本草綱目』에서 "散血止痛"이라고 하였고, 『本草再新』에서 "活血"이라고 하였다. 『聖惠方』에서는 초와 섞어서 달여 풀로 만들어 乳癰에 발랐고, 『本草綱目』에서 小麥麵을 癰腫外傷에 붙였으며, 『千金方』에서 梔子末을 넣고 기름에 개어서 화상으로 생긴 瘡에 발랐다. 이처럼 소맥을 외용하면 散血止痛하는 효능이 있다.

2) 용법・용량

중경은 소맥을 甘麥大棗湯과 厚朴麻黃湯 2방에 응용했다.

① 용량 : 두 처방에서 소맥의 용량은 모두 2승이다. 현재 상용량은 30~60g이다. 외용할 때는 적당량을 쓴다.

② 용법 : 甘麥大棗湯은 세 약물을 같이 달여서 복용하고, 厚朴麻黃湯은 "먼저 소맥을 끓여서 익히고 건더기를 건져낸 후 나머지 약을 넣는다."고 하여 소맥을 먼저 달여야 한다고 하였다.

3) 현대연구

① 성분약리

종자에는 전분, 단백질, 당류, 지방, 거친 섬유소 등이 있다.[46] 약리연구는 미상이다.

45 咳而脈浮者, 厚朴麻黃湯主之(후박, 마황, 석고, 행인, 반하, 건강, 세신, 오미자, 소맥).
46 江蘇新醫學院, 中藥大辭典(上册), 上海人民出版社;1977:240

② **현대응용**

a. **외과감염증** : 묵은 소맥 2근에 물을 3근 붓고 3일을 담가놓은 후 찧어서 여과하여 건더기를 제거한다. 액을 걸러서 침전한 후 침전물을 햇볕에 말린 뒤 약한 불로 노랗게 될 때까지 가열한 다음 곱게 분말한다. 초에 개어서 풀처럼 만들어 환부에 붙인다. 수천 예를 관찰한 결과 유효율이 90% 이상이었다.[47]

이 밖에 소아회충병[48], 정신분열증[49] 등에도 응용한다.

47 江蘇新醫學院, 中藥大辭典(上册), 上海人民出版社;1977:240
48 羅銀明, 四川中醫, 1983;(1):59
49 周長發, 浙江中醫雜誌, 1982;(6):273

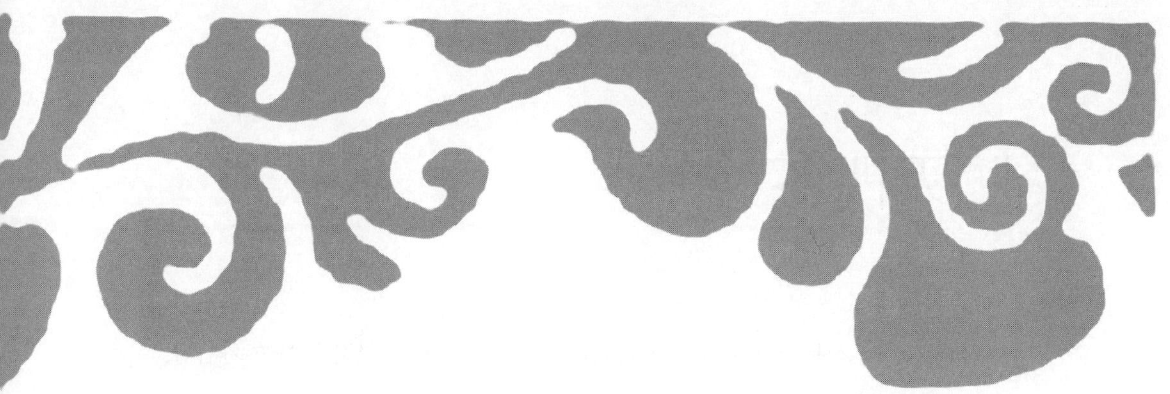

第 三 章

四劃

『本草匯言』에서 "천문동은 潤燥滋陰하여 화기를 내리고 폐를 식히는 약이다. 肺腎의 화로 마르는 증상을 통합 치료한다. 예를 들어 肺痿로 肺葉이 타서 痿癰이 생기고 吐血 해수하며 煩渴하고 이것이 腎消로 전이하여 생기는 骨蒸勞熱 등 여러 증상에 반드시 쓴다."고 하였다. 『儒門事親』의 三才丸은 인삼과 생지황을 배합하여 기침을 치료하였고, 『素問病機保命集』에서 天門冬丸은 맥문동과 생지황을 배합하여 부인의 喘息, 手足煩熱, 骨蒸盜汗, 口乾引飮을 치료하였고, 『醫學正傳』의 天門冬膏는 血虛肺燥로 피부가 갈라지는 증상과 肺痿로 기침하고 膿血이 나오는 증상 등을 치료하였다. 이는 모두 천문동의 滋陰潤燥하는 효능을 쓰는 것이다.

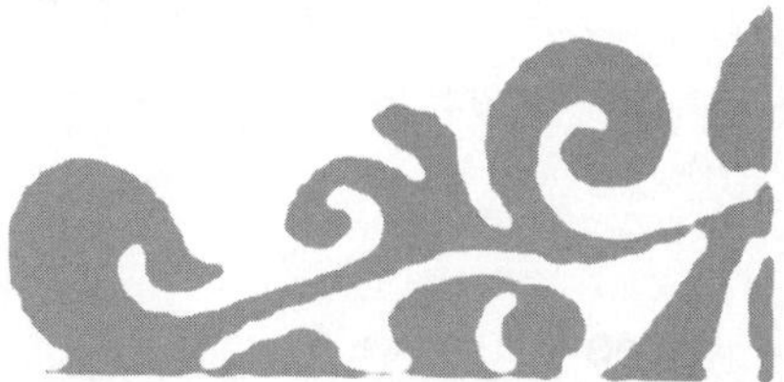

1 天門冬 천문동

백합과(百合科) 식물인 천문동의 塊根이다. 맛은 달고 쓰며 성질은 아주 차갑다. 肺經, 腎經으로 들어간다.

1) 효능 · 주치

① 폐를 식히고 화기를 내린다[淸肺降火]

『長沙藥解』에서 "傷寒의 麻黃升麻湯은 天門冬으로 厥陰傷寒을 치료하였다. 심하게 瀉下한 후 인후가 좋지 않고 膿血을 토하며 계속 설사하는 경우에 火逆을 식히고 咽喉를 좋게 하며 肺癰을 치료하고 膿血을 나오게 한다."고 하였다. 『本草綱目』에서는 "淸金降火"라고 하였고, 『本草衍義』에서 "肺熱을 치료하는 효능이 많다."고 하였다. 중경은 黃芩과 같이 썼는데, 淸肺하는 힘이 더욱 커진다.

② 陰氣를 자양하여 메마름을 윤택하게 한다[滋陰潤燥]

『本草匯言』에서 "천문동은 潤燥滋陰하여 화기를 내리고 폐를 식히는 약이다. 肺腎의 화로 마르는 증상을 통합 치료한다. 예를 들어 肺痿로 肺葉이 타서 痿癰이 생기고 吐血 해수하며 煩渴하고 이것이 腎消로 전이하여 생기는 骨蒸勞熱 등 여러 증상에 반드시 쓴다."고 하였다.

『儒門事親』의 三才丸은 인삼과 생지황을 배합하여 기침을 치료하였고, 『素問病機保命集』에서 天門冬丸은 맥문동과 생지황을 배합하여 부인의 喘息, 手足煩熱, 骨蒸盜汗, 口乾引飮을 치료하였고, 『醫學正傳』의 天門冬膏는 血虛肺燥로 피부가 갈라지는 증상과 肺痿로 기침하고 膿血이 나오는 증상 등을 치료하였다. 이는 모두 천문동의 滋陰潤燥하는 효능을 쓰는 것이다.

③ 장을 자윤하여 통변한다[潤腸通便]

『本草正義』에서 "천문동은 비후하고 기름기가 많다. …… 순전히 부드럽고 윤택함으로 액을 자양하는 효능이다."라고 하였다. 그래서 潤燥滑腸하여 장이 마르고 진액이 메말라 생기는 변비를 치료한다.

『長沙藥解』에서는 "陽明傷寒病 환자가 土氣가 마르고 水氣가 없어지면 腸胃가 타서 마르고, 瘟疫으로 반진이 새기는 환자가 營熱이 내부에 울체하면 臟腑가 타오른다. 이러한 막힌 상태는 반드시 承氣湯類를 써야 한다. 그러나 아직 마르고 응결한 상태가 심하지 않다면 金氣를 식히고 열을 배설하며 水氣를 자양하여 장을 매끄럽게 하면 근본 원기가 손상을 받지 않으므로 대황을 쓰는 것보다 낫다. 또 瘡瘍으로 열이 심하고 대변이 굳어져 막히면 천문동을 대량으로 술에 달여서 뜨겁게 마셔도 좋다."라고 하였다.

또 『本草蒙筌』에서 "대변이 굳어 딱딱하게 굳은 상태를 적셔주며, 이 효능은 분명하다."고 하였다. 『方氏家珍』에서 천문동으로 노인의 대장이 마르고 응결하여 안 나오는 증상을 치료하였다. 麥門冬, 當歸, 麻子仁, 生地黃을 배합하고 끓인 꿀로 고아 膏로 만들어 매일 아침저녁으로 끓인 물에 10찻숟가락씩 타서 복용하면 유효하다.

2) 용량 · 용법

중경은 천문동을 麻黃升麻湯 1방에만 썼다.

① 용량 : 원방 용량은 6수(銖[1])다. 현재 상용량은 6~15g이다.

② 포제 : 중경은 "去心"하라고 하였다. 『修事指南』에서는 "去心하면 煩이 생기지 않는다."라고 하였다. 임상적으로 그냥 복용해도 心煩이 생기는 경우가 없다. 그래서 최근에는 대부분 去心하지 않는다.

③ 용법 : 탕제에 넣는다. 졸여서 膏로 만들거나 환제, 산제에 넣기도 한다.

3) 사용주의

『長沙藥解』에서 천문동은 "성질이 차갑고 매끄러우면서 습하여 脾胃를 아주 잘 상하게 하고 장에서 설사를 유발한다. 양이 허하고 음이 왕성하며 土氣가 습하여 변이 무른 환자는 금한다."라고 하였다. 『本草衍義』에서도 "맛이 써서 오로지 사하고 수렴하지 않는다. 寒氣가 많은 사람은 복용을 금한다."라고 하였다. 脾胃가 虛寒하고 식사량이 적으며 변이 묽은 사람은 금한다.

1 銖; 무게 단위 수. 1냥의 1/24.

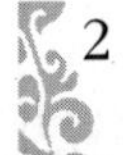

2 天雄 천웅

부자(附子) 혹은 초오두(草烏頭) 중에서 형태가 길고 가는 것을 말한다. 또 부자가 여러 해 子根이 생기지 않고 한 뿌리로만 자라서 길고 큰 것을 말한다. 맛이 맵고 성질은 뜨거우며 有毒하다.

1) 효능 · 주치

① 화기를 돋구고 양기를 돕는다[益火助陽]

중경은 桂枝加龍骨牡蠣湯 뒤에 天雄散을 제시했지만 어떤 병을 치료하는지는 말하지 않았다. 『方藥考』에서 "이는 양을 보하고 음을 거두는 처방으로서 남자의 失精 腰膝冷痛을 치료한다."고 하였는데, 이 설을 따를 만하다.

『金匱要略方論』에서는 "천웅 한 처방은 순수하게 中焦의 양기를 溫補하는 것이 위주며, 겸하여 腎精을 수렴한다. 다만 처방에서 천웅과 계지는 모두 맵고 약성이 뜨거워 데워서 발산하는 약물이므로 脾腎의 陽虛로 인한 失精이 아닌 경우에는 함부로 사용하면 안 된다."고 하였다.

또 『本草求眞』에서 "천웅은 下焦 命門의 陽虛를 보한다."고 하였고, 『本經逢源』에서 "천웅은 순수한 양의 본성을 갖추어 命門 三焦를 보하고 陽精을 북돋고 腎氣를 강화하는데, 附子보다 힘이 강하다."라고 하였다. 천웅은 益火助陽하는 효능이 강하다.

② 風邪를 몰아내고 寒邪를 발산하며 순환부전을 없앤다[驅風散寒蠲痺]

『本經』에서 "大風, 寒濕痺, 歷節痛을 주치하고, …… 筋骨을 강화하며 몸을 가볍게 해서 잘 움직이게 한다."라고 하였다. 『藥性論』에서는 "冷痺"를 치료한다고 하였고, 『本草求眞』에서 "風寒濕으로 인한 痺證을 치료하는 약품에 속한다."라고 하였다. 또 『聖濟總錄』에 기록된 天雄丸은 風濕痺, 皮肉不仁, 骨髓疼痛으로 인한 참을 수 없는 통증을 치료하는데, 보통 附子, 桂枝 乾薑, 防風과 같이 쓴다.

2) 용량 · 용법

중경은 천웅을 天雄散 1방에만 썼다.

① 용량 : 원방 중 용량은 3냥이다. 현재 상용량은 2~6g이다.

② 포제 : 천웅은 유독하다. 중경은 주해에서 炮用하라고 밝혔으며, 현재 대부분 그렇게 하고 있다. 『雷公炮炙論』에서는 "천웅을 쓸 때는 반드시 炮하여 껍질과 끝의 밑 부분을 없애고 쓴다."고 하였다.

③ 용법 : 달여서 쓰고 환제나 산제로 쓰기도 한다.

3) 사용주의

천웅은 맛이 맵고 약성이 뜨거우며 유독하므로 용량을 많이 쓰면 안 된다. 陰虛陽盛하거나 임신부인 경우에는 금한다.

3 五味子 오미자

목란과(木蘭科) 식물인 오미자의 성숙한 과실이다. 맛은 시고 성질은 따듯하다. 肺經, 腎經, 心經으로 들어간다.

1) 효능 · 주치

① 폐를 수렴하여 기침을 그친다[斂肺止咳]

중경은 해수를 치료할 때 반드시 오미자를 썼다. 모두 肺氣를 수렴하는 작용을 활용한 것이다. 『本草經疏證』에 그 내용이 자세히 나와 있다. "오미자가 치료하는 증상은 『傷寒』에서는 '咳逆' 만 말했지만 『金匱要略』에서는 '上氣' 도 같이 말했다. 예를 들어 射干麻黃湯에서는 咳而上氣 喉中水鷄聲이라 하였고, 小靑龍加石膏湯에서는 咳逆上氣 煩躁而喘이라고 하였다. 대개 상한에는 상한의 법칙이 있다. 太陽, 少陽, 少陰을 막론하고 '咳' 가 있을 때는 모두 오미자와 乾薑을 가했다. 그리고 雜病에는 雜病의 체제가 있다. 咳而脈浮는 厚朴麻黃湯으로 치료하는데, 이 한마디에 전체 책의 커다란 뜻이 통하고 있다. 『金匱要略』에서 脈沈에 오미자를 쓴 경우가 있는가? 대개 오미자는 원래 陽속의 陰氣만 수렴할 뿐이며, 나머지 증상에는 적합하지 않다."고 하였다.

또 "오미자는 肺氣를 腎으로 돌려보낸다. 이것이 해수를 없애는 길을 여는 것이다. 없애는 길이 깨끗해지면 기가 식어서 하강한다. …… 그래서 小靑龍湯, 小柴胡湯, 眞武湯, 四逆散에서 咳嗽를 겸하면 모두 오미자를 썼다."고 하였다.

『本草求原』에서 "오미자는 해수를 치료하는 중요한 약이다. 風寒咳嗽, 傷寒咳嗽, 勞傷咳嗽, 腎水虛嗽, 腎火虛嗽, 火嗽喘促에 맥이 浮虛하며 눌렀을 때 파 잎처럼 속이 빈 듯이 약한 경우 모두 쓴다. 선현들은 외감병에 오미자를 너무 빨리 쓰면 급하게 기를 수렴할 염려가 있다고 의문을 품었지만, 이것은 중경이 咳嗽에 小靑龍湯을 쓴 사실을 모르고 하는 말이다. 그러나 반드시 細辛과 乾薑을 같이 써서 風寒을 올려 흩으면서 오미자로 수렴하였다. 이렇게 하면 상승과 하강이 제대로 되어 해수가 저절로 그친다."라고 하였다.

이처럼 오미자는 肺氣를 수렴하여 기침을 그치게 하므로 많은 종류의 해수에 광범하게 응용하며 外感內傷, 寒咳 熱嗽를 막론하고 배합만 적당하면 모두 효과가 있다.

② 腎을 자양하고 정기를 수렴하며 설사를 그친다[滋腎澀精止瀉]

『本草備要』에서 오미자의 효능을 滋腎水, 强陰澀精, 住瀉라고 하였다. 『醫學入門』의 五味子膏는 단방으로 夢遺滑脫을 치료하였고, 『世醫得效方』의 桑螵蛸丸은 精滑不固를 치료하였고, 『證治準繩』의 四神丸은 脾腎虛寒으로 생기는 새벽 설사를 치료하였고, 『本事方』의 五味子散은 腎瀉를 치료하였다.

③ 기를 북돋고 津을 생성하며 땀을 수렴한다[益氣生津斂汗]

오미자의 효능은 『本經』에서 主益氣라고 하였고, 『本草備要』에서 益氣生津, 斂汗이라고 하였다. 『本草匯言』에서는 "폐로 들어가 津을 생성하고 근원을 구제하는데 도움이 있다."고 하였다. 예를 들어 『外臺秘要』의 黃芪湯, 『醫學衷中參西錄』의 玉液湯에서 모두 黃芪와 오미자를 같이 써서 消渴多飮症을 치료하였고, 『千金方』의 生脈散은 인삼, 맥문동과 같이 써서 熱氣로 氣陰을 상하고 신체가 피곤하며 땀이 많고 心悸에 脈이 허한 증상을 치료하였다.

2) 용량 · 용법

중경은 오미자를 모두 9방에 썼다.

① 용량 : 앞 처방들의 용량은 모두 반 升이다. 현재 상용량은 2~6g이다.

② 용법 : 탕제에 넣거나 단 음료수로[糖漿] 쓴다.

3) 사용주의

『本草正』에서 "寒邪를 받은 초기에는 금한다. 너무 빨리 수렴하여 흩어지지 못할 염려가 있기 때문이다. 간이 왕성하여 신물이 올라오면 금한다. 木이 土를 손상하게 조장할 염려가 있기 때문이다."라고 하였다. 『本草經疏』에서는 "痧疹 초기, …… 폐에 실열이 있을 때 모두 금한다."고 하였다.

4) 현대연구

① 성분약리

과실에는 휘발유가 약 3%, 종자에는 지방유가 약 33% 있다. 또 강장제의 유효성분인 schizandrin이 있다.[2] 중추 흥분, 간장 보호, 혈관 이완, 강심, 항균, 간당원 분해촉진 작용이 있다.[3]

② 현대응용

a. 바이러스성 간염 : 오미자 분말을 1회에 3g씩 하루 3회 복용한다. 무황달형 전염성 간염 102례를 치료한 결과, 치유 65례, 현저한 효과 13례로서 유효율이 85.3%에 달했다.[4]

b. 신경쇠약 : 오미자 40g을 50%의 알코올 20ml에 담갔다가 하루 한 번씩 흔들어 10일 후 여과하고, 찌꺼기를 다시 1회 담갔다가 합한다. 다시 증류수를 같은 양을 타서 복용한다. 1회 25ml를 하루 3회 복용하며, 1회 치료 과정에 총 용량이 100ml를 넘지 않게 한다. 73례를 치료하여 완치 43례, 호전 13례, 치료 중단이 16례, 무효 1례였다.[5]

이 밖에 급성 세균성 이질과 장염, 潛在型 克山病(Keshan desease) 등을 치료한다.[6]

2 江蘇新醫學院, 中藥大辭典(上册). 上海人民出版社, 1977:386
3 王輝武等, 中藥新用, 科學文獻出版社重慶分社, 1986:48
4 解放軍空軍廣州醫院傳染科, 中草藥通訊, 1972;(4):35
5 王利田, 上海中醫藥雜紙, 1956;(3):31
6 하얼빈의대, 中西醫結合研究論文集, 1961;(3):57

4 王不留行 왕불류행

석죽과(石竹科) 식물인 脈藍菜의 성숙한 종자이다. 맛은 쓰고 성질은 평이하다. 肝經, 胃經으로 들어간다.

1) 효능 · 주치

① 혈액순환을 촉진하여 창을 없앤다[行血消瘡]

王不留行散[7]은 "病金瘡"(金瘡은 칼, 도끼, 창, 탄환 등 금속성 기계로 손상된 외과 질환을 말한다)을 치료한다. 여기서 왕불류행이 주약이며 혈맥을 순행하여 지혈, 진통, 消瘡하는 효능이 있다.

『本草求眞』에서 "왕불류행은 성질이 내달려서 안주하지 못한다. …… 즉 氣味가 모두 疏泄이 강한데, 어떻게 지혈할 수 있는가? 어떤 책에서는 또 止血하고 진통하며 金瘡을 치료한다고 하였는데, 이는 行血하는 뜻과 서로 모순된다고 생각할 수 있다. 그런데 瘀血이 움직이지 않을 때 왕불류행은 순행하고, 출혈이 그치지 않을 때 왕불류행은 止血한다. 이는 멈추는 작용이 아니다. 소통하여 퍼뜨리면 상처에서 피가 계속 흘러내리지 않고 각 經으로 흩어지기 때문에 피가 저절로 멎고 통증이 안정되는 것이다. 반드시 그쳐야만 그치는 것이 아니다."라고 하였다. 그래서 『本經』에서 왕불류행이 "主金瘡, 止血逐痛한다."고 하였다. 외과의 좋은 약물이다.

② 생리를 잘 나오게 하고 유즙 분비를 촉진한다[通經下乳]

중경은 이 효능은 말하지 않았다. 『日華子本草』에서 왕불류행은 "부인들의 생리불순과 難産"을 치료한다고 하였다. 『本草綱目』에서는 "민간에 穿山甲과 왕불류행을 부인들이 먹으면 유즙이 잘 나온다는 말이 있다. 이를 통해 약성이 잘 순행하고 머무르지 않음을 알 수 있다."라고 하였다. 임상에서는 돼지 족발과 같이 써서 산후 유즙이 안 나오는 증세를 치료하는데, 아주 효과적이다.

7 王不留行, 蒴藋細葉, 桑白皮 燒存性. 甘草, 川椒, 黃芩, 乾薑, 芍藥, 厚朴. 분말하여 복용.

2) 용량 · 용법

중경은 왕불류행을 王不留行散 1방에만 썼다.

① 용량 : 원방의 용량은 10푼이다. 현재 임상에서 상용량은 6~10g이다.

② 포제 : 중경은 원방 약물 아래에 "8월 8일에 채취한다."고 기록하였다. 그리고 또 뒤에 "약성이 남아 있게 태워야 하며, 재가 될 정도로 지나치게 태우면 안 된다.", "100일 동안 그늘에서 말린다."고 하였다. 현재 각지에서 모두 볶아서[炒爆] 약에 넣는다.

3) 사용주의

『本草經疏』에서 "임신부는 복용하지 말라."고 하였다. 『本草匯言』에서 "출혈병, 자궁출혈에 반드시 모두 금한다."고 하였다.[8]

4) 현대연구

① 성분약리

많은 종류의 saponin 그중에서도 왕불유행 사포닌, isosaponaretin 등을 함유한다. 그리고 starch, 脂肪, 단백질 등이 있다.[9] 항암, 진통, 자궁수축, 항혈액응고 등 많은 약리 작용이 있다.[10]

② 현대응용

a. 대상포진 : 왕불류행을 약한 불에 황갈색이 될 때까지 쬐어서 말린다. 타면 안 된다. 곱게 분말하여 달걀흰자에 풀처럼 개어 환부에 바른다. 하루 3회 시행한다. 36례를 치료한 결과 전부 완치되었다.[11]

8 金匱에서는 "産後亦可服"이라 하였음.
9 顔正華 等, 中藥學, 北京中醫學院, 1979:384
10 翁維良, 中西醫結合雜誌, 1987;(3):191
11 王巧雲 等, 成都中醫學院學報, 1987;(2):23

b. 혈소판감소성 자색반 : 왕불류행을 이혈에 붙인다. 주 혈은 脾, 肝, 胃이며 肺, 口, 皮質下, 三焦 등을 배합한다. 75%의 알코올을 써서 면봉으로 귀를 소독하고 1분 동안 안마하여 국부가 충혈되게 한다. 환자가 작열감이 생기면 王不留行子를 접착포에 올려놓고 이혈에 붙이는데, 환자가 귀에서 뜨겁게 붓는 듯한 느낌이 있으면 取穴이 잘 된 것이고, 그렇지 않으면 정확하게 取穴하지 못한 것이다. 매일 스스로 3~5회씩 1분 동안 누르고 격일로 1회씩 양쪽 귀에 교대로 시행한다. 30례를 치료한 결과 완치 20례, 현저한 효과 7례, 유효 3례였다.[12]

이 밖에 王不留行子를 이혈에 붙여서 담낭염, 담석증,[13] 근시[14] 등을 치료하였다.

12 劉昌華, 山西中醫, 1986;(4):22
13 塍凱(승개) 等, 中西醫結合雜誌, 1986;(2):11
14 周玉冰, 浙江中醫雜誌, 1983;(2):64

5 升麻 승마

모간과(毛茛科) 식물인 大三葉升麻와 興安升麻 또는 승마의 근경이다. 맛은 달고 매우며 성질은 약간 차갑다. 脾經, 胃經, 肺經, 大腸經으로 들어간다.

1) 효능 · 주치

① 청열해독[淸熱解毒]

중경은 升麻鱉甲湯[15]으로 "얼굴에 비단무늬처럼 붉은 반점이 있고, 인후가 아프며, 피고름을 뱉는" 陽毒을 치료하였고, 雄黃과 蜀椒를 빼 "얼굴이 푸르고 맞은 것처럼 전신이 아프고 인후가 아픈" 陰毒을 치료하였다.

陰陽毒은 疫毒으로 생긴 질환이다. 여기서 승마는 "百毒을 해소하고 溫疾障邪를 물리친다."(『本經』)는 작용을 한다. 王晋三은 "승마는 陽明과 太陽 두 經으로 들어간다. 승마는 더러움을 몰아내 온갖 사기를 물리치고, 모든 독을 풀고, 溫癘陽二病을 통치한다. …… 승마와 감초를 배합하여 淸熱解毒한다."라고 하였다.

후세에 승마로 많은 熱毒症을 치료하였다. 예를 들어 『仁齋直指方』에서 승마를 달여서 뜨거울 때 마시는 방법으로 "胃熱齒痛"을 치료하였고, 『千金方』에서 黃連과 같이 써서 "口熱生瘡"을 치료하였고, 『藥性論』에서 "癰腫을 치료한다."고 하였고, 『日華子本草』에서 "游風腫毒"을 치료하였다. 그래서 王好古는 "熱家에 좋은 약"이라고 하였는데, 이는 淸熱解毒하는 효능을 설명한 것이다.

② 양기를 올린다[升陽擧陷]

『藥品化義』에서 "승마는 맑은 기를 잘 끌어올린다. …… 補中益氣湯에서 승마는 脾의 근원을 고무하는 오묘한 작용이 있어서 맑은 양기를 상승하고 탁한 음기를 하강한다."라고 하였다. 『本草匯言』에서는 "여러 약물을 써도 상승하지 못할 때 승

15 升麻, 當歸, 蜀椒, 甘草, 雄黃, 鱉甲.

마만이 상승할 수 있다."라고 하였다. 또 『本草正義』에서 "脾胃가 허하고 약해져서 清氣가 하부로 처져서 생기는 만성 설사, 만성 이질, 탁한 물질이 흘러내림, 자궁출혈, 帶下, 腸風, 임질, 만성 치질, 脫肛 등의 증상 중에 濕熱이 막고 응결한 경우가 아니면 清陽을 끌어올려야 하는데, 승마가 아니면 안 된다. 그리고 柴胡는 승마를 돕는다. 益氣하고 升陽하는 東垣의 여러 처방은 모두 이러한 의의를 쓴 것이다."라고 하였다.

③ 발산하여 發疹을 없앤다[發表透疹]

『本草正義』에서 "승마는 陽明肌腠의 風邪를 발산하고 체표로 나와서 땀을 내는데 약력이 아주 크다. 오로지 表邪가 鬱滯하고 막힌 증상에 적합하다."라고 하였다. 또 "風寒으로 인한 머리 꼭대기의 두통을 없애는데, 오로지 風寒에만 적합하다."라고 하였다. 이것은 승마에 비교적 강하게 발표하는 힘이 있음을 말하는데, 이 발표하는 힘으로 斑疹을 나오게 한다.

『本草新編』에서 斑疹은 "內熱이 심하여 겉으로 나오는데, 皮毛가 너무 견고하여 빠져 나오지 못하는" 상태에서 발생하기 때문에 승마를 써야 한다고 하였다. 또 "승마는 원래 斑疹을 없애는 약이 아니다. 斑疹을 없애려면 반드시 內熱을 해소해야 한다. 해열 약물에 玄參, 麥門冬, 黃芩, 黃連, 梔子 등이 있다. 그런데 玄參, 麥門冬, 黃芩, 黃連, 梔子는 하행하기만 하고 외부로 달리지 못한다. 그러므로 반드시 皮毛로 끌어내는 승마의 힘을 빌려야 斑疹이 없어진다."라고 하였다. 升麻葛根湯[『閻氏小兒方論』], 升麻湯(『滇南本草』) 등 斑疹을 치료하는 처방은 모두 발진을 뽑아내는[투진(透疹)] 작용을 쓰는 것이다.

2) 용량 · 용법

중경은 승마를 升麻鱉甲湯과 麻黃升麻湯 2방에 썼다.

① 용량 : 升麻鱉甲湯에서는 2냥, 麻黃升麻湯에서는 1냥 1푼을 썼다. 일반적으로 清熱解毒할 때는 용량이 조금 많고, 發表升陽할 때는 양이 적다. 현재 상용량은 3~6g이다.

② 포제 : 현재 승마는 生用과 炙用으로 나눈다. 보통 發表透疹하고 解毒할 때는 生用하고, 양기를 들어 올릴 때는 炙用한다.

3) 사용주의

중경은 따로 밝히지 않았지만, 승마는 올려서 발산하는[升散] 힘이 강하다. 『本草經疏』에서 "모든 吐血, 鼻衄, 가래 많은 기침, 陰虛火動, 腎經不足, 氣逆嘔吐, 驚悸怔忡, 癲狂 등의 질병에는 모두 금한다."라고 하였다.

4) 현대연구

① 성분약리

승마 알카로이드 cimicifugine, 살리실산, tannin, resin, caffeic acid, ferulic acid 등이 있다.[16] 해열, 체온강하, 소염, 진통, 항경련, 항균, 심박동수 감소, 혈압강하 등의 작용이 있다.[17]

② 현대응용

a. 자궁탈수 : 승마 4g(분말)과 계란 1개. 먼저 계란 윗부분에 콩알만한 구멍을 뚫고 분말을 속에 넣고 저어서 섞는다. 그런 다음 흰 종이를 물에 적셔서 구멍을 막은 뒤 쪄서 익힌 후 껍질을 없애고 먹는다. 아침과 저녁에 1회씩 10일을 한 치료 기간으로 하며, 2일 휴식한다. 120례를 치료하였고, 이환 기간은 반년에서 10년이었다. 3단위를 치료하여(30일 정도) 104례를 치료하였고, 현저한 효과가 12례, 무효가 4례였다.[18]

b. 위하수 : 승마와 枳殼을 각 15g씩 물에 달여서 하루 2회에 나누어 복용한다. 그리고 증상에 따라 가감하여 3개월을 한 치료 기간으로 한다. 50례를 치료하여 완치 10례, 현저한 효과 9례, 유효 24례, 무효 7례였다.[19]

이 밖에 잇몸질환,[20] 바이러스성간염,[21] 유행성감기[22]를 치료한다.

16 江蘇新醫學院, 中藥大辭典(上册), 上海人民出版社, 1977:451
17 王輝武等, 中藥新用, 科技文獻出版社重慶分社, 1990:50
18 李治方, 四川中醫, 1986;(11):47
19 屠森(도삼) 等, 上海中醫藥雜紙, 1987;(12):25
20 徐渭橋, 浙江中醫雜誌, 1982;(8):368
21 方藥中, 遼寧中醫雜誌, 1981;(5):32
22 傅汝霖, 浙江中醫藥, 1978;(1):24

6 文蛤 문합

렴합과(簾(帘)蛤科) 동물인 문합의 패각이다. 현재는 海蛤殼[23]으로 불린다. 맛은 짜고 성질은 평이하다. 肺經, 腎經으로 들어간다.

1) 효능 · 주치

① 열을 식히고 습기를 잘 내보낸다[淸熱利濕]

중경은 문합을 세 곳에 응용했는데 모두 "口渴"을 치료하였다. 이것은 水飮이 쌓여서 津液이 올라가지 못해서 생긴 갈증이다. 문합은 정체한 水濕을 움직이고 下焦의 濕熱을 식힌다. 정체한 飮이 흩어지고 濕熱이 식으면 口渴이 저절로 낫는다. 『湯液本草』에서 "能利水"라고 하였고, 『長沙藥解』에서 "肺[金]를 식히고 利水하여 煩渴을 없앤다."라고 하였고, 또 『本草匯言』에서는 "陽道를 막은 水濕을 分利한다. 중경은 寒氣로 열이 울체되었을 때 문합으로 표부 사이의 水氣를 분리하였다. 따라서 문합은 淸熱消飮하는 가벼운 약재임을 알 수 있다."라고 하였다.

② 痰을 없애고 단단한 것을 부드럽게 한다[消痰軟堅]

『本草匯言』에서 "化痰軟堅하는 약이다."라고 하였다. 『長沙藥解』에서는 "軟堅消痞", 『本草綱目』에서 "消積聚"라고 하였다. 또 『藥性本草』에서는 "목덜미 아래 혹[項下癭瘤]"을 치료하였고, 『證治準繩』의 含化丸에서 海藻 昆布와 같이 써서 癭氣를 치료하였다. 현재 임상에서는 보통 痰核, 瘰癘, 癭瘤 등을 치료한다.

2) 용량 · 용법

중경은 문합을 文蛤散과 文蛤湯 2방에 썼다.

23 海蛤殼; 얕은 바다에서 산출되어 붙여진 이름.

① 용량 : 중경은 5냥을 썼다. 현재 상용량은 10～15g이다.

② 용법 : 湯劑에 넣는다. 환제나 산제로 쓰기도 한다.

3) 사용주의

『本草經疏』에서 “邪熱과 痰이 응결한 질병에 적합하다. 氣虛하고 寒性인 경우에는 쓰지 않는다.”라고 하였다.

7 水蛭 수질

환절동물(環節動物)인 水蛭科의 螞蟥, 水蛭 그리고 柳葉螞蟥 등을 전체 건조한 것이다. 맛은 짜고 쓰며 성질은 평이하며 약간 독이 있다. 肝經으로 들어간다.

1) 효능 · 주치

① 어혈을 없앤다[破血逐瘀]

중경은 抵當湯, 抵當丸, 大黃䗪蟲丸 세 처방의 주치를 "血症이 분명하다.", "血이 있는 것이다.", "내부에 乾血이 있다."라고 하여 모두 破血逐瘀하는 작용을 설명하고 있다.

『本草匯言』에서 "惡血과 瘀血을 몰아내는 약이다."라고 하였고, 『醫學衷中參西錄』에서 "破血藥 중에서 효능이 제일이다."고 하여 瘀血疾患에 광범하게 응용하였다.

『本草匯言』에서 "중경의 처방 중 大黃䗪蟲丸에 넣어 乾血, 骨蒸, 皮膚甲錯, 咳嗽成勞를 치료하였고, …… 抵當湯과 抵當丸에 넣어 상한의 少腹硬滿 小便自利 發狂하여 蓄血證에 속하는 증상을 치료하였다."라고 하였다.

임상에서는 흔히 虻蟲, 桃仁, 大黃과 같이 쓴다. 『本草經疏』에서 "(수질은) 효능이 虻蟲과 비슷하다. 그래서 중경의 처방에 종종 병행하였다."라고 하였는데, 두 약을 같이 쓰면 효능을 높아진다. 『絳雪園古方選注』에서 수질이 "인솔하여 桃仁이 攻血하고 大黃이 下熱하여 無情한 血結을 부순다."라고 하였다. 중경의 오묘한 약물 배합을 후학이 본받은 것이다.

② 혈을 흡수하여 腫을 없앤다[吸血消腫]

『本草經百種錄』에서 "수질은 사람의 피를 가장 좋아한다."고 하였다. 그래서 수질을 쓰면 흡혈하는 힘으로 腫을 없애서 癰腫丹毒을 치료한다. 외국의 보고에 의하면 살아 있는 수질을 귀 뒤쪽에 있는 유양돌기에 붙여서 피를 빨게 하여 고혈압과 뇌혈액 순환장애을 치료하여 유효하였다고 한다.

2) 용량 · 용법

중경은 수질을 大黃蟅蟲丸, 抵當湯, 抵當丸 3방에 썼다.

① 용량 : 大黃蟅蟲丸에서 100매, 抵當湯에서 30개, 抵當丸에서 20개다. 현재는 달여서 쓸 때는 3~6g, 산제로 쓸 때는 0.3~0.5g을 쓴다.

② 포제 : 중경은 모두 "熬"라고 주해하였다(한나라 때의 '熬'는 물에 넣고 가열하여 졸이는 것이 절대 아니다. 이는 약물을 그릇 안에 넣고 볶는 것으로서 현재의 '乾焦'에 해당한다). 『太平聖惠方』에서 "약간 노랗게 볶는다."라고 하였고, 『聖濟總錄』에서는 "微炒黃"이라고 하였다. 현재 清炒法, 滑石粉炒法, 砂炒法 등 포제법이 있다.

③ 용법 : 탕제에 넣거나, 환산제로 복용한다.

3) 사용주의

『本草經疏』에서 수질이 "낙태하는 경우는 독성이 파혈작용을 잘하기 때문이다."라고 하였다. 그래서 『本草品匯精要』에서는 "임신 중에는 복용하지 말라."고 하였다.

4) 현대연구

① 성분약리

단백질을 함유한다. 신선한 수질의 타액에는 히루딘(hirudin)이 있는데, 이것은 수질이 인체의 피를 빨 때 분비되는 일종의 항혈액응고 성분이다. 약리연구에 의하면 수질에는 항혈액응고, 혈관확장, 혈액점도강하, 임신억제 등 많은 작용이 있다.[24]

② 현대응용

a. 뇌출혈 : 수질 분말을 1일 3회, 1회 3g, 4주 복용을 1치료 단위로 한다. 10례를 치료한 결과 완치 4례, 현저한 효과 6례였다.[25]

24 郭曉莊, 有毒中草藥大辭典, 天津科技飜譯出版公司, 1992:128
25 尹寶光等, 中西醫結合雜誌, 1986;(7):407

b. 뇌혈전 : 수질 분말을 1일 3회, 1회 3g 복용하였다. 20례를 치료하였는데, 5주 후 분명한 호전이 17례, 호전이 1례, 무효가 2례로서 총 유효율이 90%였다. 복약 기간 중 독성으로 인한 부작용이 없었다.[26]

c. 고지혈증 : 수질 분말을 매일 저녁 3~5g을 복용하며, 30일을 한 치료 기간으로 한다. 25예를 치료한 결과 콜레스테롤 강하 유효율이 77%였고, 중성지방 강하 유효율이 91%였고, β-지단백 유효율이 79.1%였다.[27]

d. 肺心病 : 수질 분말을 1회 1g씩 하루 3회 복용하며 2주를 1치료 기간으로 한다. 치료군 63례에 전통적인 요법의 수질 분말을 가하고, 대조군 67례에는 수질 분말을 가하지 않았다. 결과는 두 군에서 유효율이 95%와 77.6%로 차이가 있었고, 사망률도 0.5%와 22.4%로 달랐다. 치료군은 증상이 개선되었고, 혈액분석과 혈액점조도 甲皺(nail fold)微循環 방면이 대조군보다 우수하였다(P〈0.05).[28]

이 밖에 수질은 관상동맥질환,[29] 신장증,[30,31] 角膜瘢翳[32] 등을 치료하는 데에 응용할 수 있다.

26 毛俊雄等, 四川中醫, 1986;(9):46
27 鄭君莉, 鐵道醫學, 1985;(3):139
28 洪用森等, 浙江中醫雜誌, 1982;(3):101
29 陶宗玲等, 天津醫藥, 1980;(4):238
30 신장증(Nephrotic sysdrom, Nephrosis); 신사구체 상피세포의 퇴행성변화로 심한 단백뇨, 저알부민혈증, 부종 등 증후군으로 소아에서 다발한다. …… 원인불명으로 신사구체 모세혈관벽의 투과력이 증가하여 소변으로 단백질 소실이 많아지는 것이 특징이다. 『기초의학』, p 219
31 王達平等, 山西醫藥雜誌, 1988;(1):50
32 王達平等, 山西醫藥雜誌, 1988;(1):50

8 巴豆 파두

대극과(大戟科) 식물인 파두의 성숙한 종자이다. 맛은 맵고 성질은 뜨겁고 강한 독성이 있다. 胃經, 大腸經으로 들어간다.

1) 효능 · 주치

① 한기를 데우고 음을 몰아낸다[溫寒逐飮]

三物小白散은 "寒實結胸, 無熱證者"를 치료한다. 여기서 寒實은 차가운 물과 냉기가 응결한 痰飮을 말한다. 따라서 寒實結胸은 寒痰과 冷飮이 흉격에 뭉쳐서 胸脇이나 心下가 딱딱하고 그득하고 아픈 증상이다. 寒實結胸을 치료하려면 辛烈한 약을 써서 차가운 물기를 열어 대사하며, 강하게 공격하는 약물을 써서 응결을 부수어야 한다.

파두는 아주 맵고 뜨거우며 약성이 강렬하여 寒氣를 공격하고 飮을 몰아내므로 寒實結胸을 치료하는 데 적합하다. 그리고 桔梗과 貝母는 함께 胸中의 結滯를 열어서 痰을 없앤다. 이들을 散劑로 만들어 쓰면 차갑고 실한 사기를 심하게 훑어 내릴 수 있다.

『本草匯言』에서 "파두는 臟腑를 흔들어 씻어내고 閉塞를 열어서 소통하는 약이다. 左氏는 이 약물은 맛이 아주 맵고 수렴하며 기운은 아주 뜨겁다. 또 성질이 강하고 맹렬하여 빗장을 부수고 완고하게 자리 잡은 것을 뽑는데, 牽牛子와 大黃보다 효능이 크다. 정체를 무너뜨리고 實證을 몰아내는데 힘이 芒硝와 大戟보다 낫다. 그래서 유형한 것이 머물러 부착하고 오랫동안 물러나지 않는 질환을 모두 물리친다."고 하였다. 이는 모두 따듯한 성질로 심하게 瀉下하고 飮을 몰아내는 효능을 설명한 것이다.

② 차가운 덩어리를 강하게 사하한다[峻下寒積]

『本草通玄』에서 "파두는 강한 陽과 雄錳한 성질이 있으며 빗장을 부수어 문을 여는 힘이 있다. …… 파두와 대황은 모두 攻下하는 약제다. 다만 대황은 성질이 냉하여 腑病으로 열이 많은 경우에 적합하고, 파두는 성질이 뜨거워 臟病으로 寒氣가 많은 경우에 적합하다." 고 하였다.

파두가 寒積을 峻下함은 말하지 않아도 알 수 있다. 『外臺』의 走馬湯, 三物備急丸 등의 처방에 모두 파두를 쓰는데, 이는 寒積을 峻下하는 효능을 활용한 것이다.

③ 담을 없애고 목구멍을 편하게 한다[祛痰利咽]

喉痺, 痰涎이 기도를 막은 증상, 호흡촉박이 심해 질식하여 죽을 것 같은 증상에 응용한다. 예를 들어 『千金方』에서 파두 단방으로 위독한 喉痺를 앓으면서 단지 餘氣만 있는 경우를 치료하였다. 『百一選方』에서 파두와 白礬을 분말한 후 물에 개어서 주입하거나 목구멍에 불어넣어 喉痺를 치료하였다.

최근에는 파두와 朱砂를 분말하여 고루 섞은 다음 미간에 붙여 白喉를 치료한다. 또 巴豆霜을 목구멍에 불어넣어 白喉 혹은 후두염으로 유발된 咽喉閉塞를 치료한다.

2) 용량 · 용법

중경은 파두를 三物小白散 1방에만 썼다.

① 용량 : 원방에는 1푼을 썼는데, 현재는 0.1~0.3g을 쓴다. 외용할 때는 적당한 양을 쓴다.

② 포제 : 중경은 "껍질과 심을 제거하고 검게 볶아서 기름처럼 되도록 간다(去皮心, 熬黑, 硏如脂)."라고 하였다. 현재는 대부분 '霜'으로 만들어 쓰며 '巴豆霜'이라고 한다. 포제법은 다음과 같다. 먼저 巴豆仁을 깨끗하게 씻고 갈아서 진흙처럼 만든다. 그런 다음 속은 종이로 싸고 겉은 베로 단단하게 싼 후 쪄서 익히고 나서 압착하여 기름을 뺀다. 이러한 과정을 몇 차례 거쳐서 약물이 푸석 푸석하게 가루가 될 때까지 한다. 이때 주의할 점은 점성이 남아서 뭉치지 않게 한다. 또 파두를 미세 분말하여 함량을 측정하는 방법도 있는데, 지방유 함량을 측정하여 전분을 적당량 섞어서 함유량을 18~20%가 되게 한다.

③ 용법 : 환제나 산제에 넣는다. 파두는 독성이 커서 내복에는 신중을 기해야 한다. 그래서 『藥典』에도 외치법만 기재되어 있다.

3) 사용주의

① 허약자는 쓰지 않는다. 『本草匯言』에서 "진실로 기운이 왕성하고 힘이 좋은 사람이 아니면 함부로 쓰지 않는다. 중경이 말하기를, 환자를 살피지 않고 함부로 써서 天眞을 소모하여 인체의 진액이 고갈하고 흉부에 열이 나서 입이 마르며 잔류 독성이 없어지지 않고 다른 병이 생긴다. 이것이 파두의 분명한 피해다."라고 하였다. 『本草通玄』에서도 "노인과 수척하고 허약한 사람들은 결코 함부로 투여하지 않는다. 바로 화가 생긴다."라고 하였다.

② "寒積이 없는 환자는 쓰지 않는다."(『本草衍義補遺』)

③ 巴豆霜으로 만들어 소량만 쓴다. 『本草匯言』에서 "탕제, 산제, 환제 모두 가볍게 함부로 투여하지 않는다. 부득이 급성 증상이 있을 때, 맵고 뜨거운 약성으로 공격하고 길을 뚫는 힘을 빌리는 것이다. 반드시 끓여서 익힌 다음 눌러 기름을 짜서 써야 한다. 1리(厘)[33] 정도만 쓰면 되고 많이 쓰면 안 된다."고 하였다.

④ 중경은 三物小白散 처방에서 "설사가 나오지 않으면 뜨거운 죽을 한 그릇 먹는다. 설사가 과도하게 나오면서 그치지 않으면 차가운 죽을 한 그릇 먹는다."라고 하였다. 『傷寒直解』에서 "파두는 성질이 몹시 뜨겁다. 그래서 뜨거운 죽을 먹으면 열을 조장하여 설사가 나오게 하고, 차가운 죽을 먹으면 열을 억제하여 설사가 그친다."라고 하였다. 이는 파두는 열을 얻으면 사하작용이 심해지고, 냉기를 얻으면 설사를 그치게 하는 작용을 설명하는 말이다. 임상에서는 병세를 살펴 써야 한다.

⑤ 임신부는 쓰지 않으며, 牽牛子를 相畏한다.

4) 현대연구

① 성분약리

종자에는 croton oil이 34~57% 함유되어 있다.[34] 이 밖에 일종의 독성 球蛋白이 있는데, 이를 파두독소(crotin)라고 한다.[35] 파두유를 반 방울에서 한 방울만 경구 복용해도 구강과 목구멍, 그리고 위에 작열감이 생기며 최토작용이 있다. 장에서

33 리(厘):1냥의 1/1,000.
34 Teseng S S et al. J Org Chem, 1977;42(23):3645
35 CA, 1982:97:179970

분해되어 파두산(tiglic acid)이 나오는데, 장 점막을 자극하여 염증을 유발하고 분비를 증가하며 연동을 촉진하여 30분에서 3시간 내에 극렬한 복통과 裏急後重을 야기한다.[36] 이 밖에 항균 항종양,[37,38] 진통[39] 등 약리작용이 있다.

② 현대응용

a. **아구창(鵝口瘡)**[40] : 파두 1g, 수박씨 0.5g을 같이 넣고 간 다음 참기름으로 갠다. 이것을 작게 덩어리로 만들어 印堂穴에 붙이고 15초 후에 뗀다. 하루 1회, 계속 2회 실시한다. 190례를 치료하여 치유 90%, 유효 7.9%, 무효 2.1%였다.[41]

b. **乳腺增殖** : 솥에 黃蠟 120g을 넣고 녹인 후 여기에 巴豆仁 120g을 넣어 진한 황색이 될 때까지 볶는다. 황납액은 걸러서 버리고 巴豆仁만 대나무 체에 펼쳐 놓은 후 황납액이 마르면 쓴다. 매일 5알을 세 번으로 나누어 따듯하게 끓인 물에 타서 복용한다. 1달을 1치료 단위로 하고, 그 사이에 10일씩 휴식한다. 458례를 관찰한 결과 3례는 암으로 전이하였고, 나머지는 모두 완치되거나 기본적으로 나았다.[42]

c. **담교통(膽絞痛; 담석증으로 인한 급성 통증)** : 巴豆仁을 분쇄하여 캡슐에 넣는다. 한 번에 100mg을 복용하며, 소아는 용량을 줄인다. 3~4시간에 한 번씩 시원하게 설사가 날 때까지 복용한다. 24시간 이내에 400mg을 초과하지 않게 한다. 100례를

36 Sollmann T.A Manual of pharmacology, 1975;(8):214
37 重慶醫學院第一附屬醫院, 微生物學報, 1960;(11):52
38 青島市醫藥科學研究所腫瘤組, 中醫藥研究參考, 1979;(2):48
39 Hitchens JH et al. Arch Int Pharmacodyn, 1976;169(2):284
40 아구창(鵝口瘡 thrush): 진균의 일종인 백색칸디다 등에 의해 감염된 질환. 주로 구강점막에 생긴다. 진균(곰팡이) 일종인 백색칸디다 Candida albicans 등에 의해 감염된 질환. 주로 구강점막에 생긴다. 회백색이나 크림빛 얼룩을 띠며 우유의 탁한 찌꺼기처럼 보이고, 잘 닦이지만 미끄럽고 빨갛게 짓무른 자리가 남는다. 아구창과 비슷한 증상을 보이는 다른 병변으로 세균이나 바이러스에 의해 걸리는 것도 있다. 저항력이 약하고 영양실조에 걸린 유아, 특히 미숙아나 중증환자가 걸리기 쉽다. 치료에는 암포테리신 B · 나이스타틴 등 항진균제의 액제 및 연고 · 트로키제 · 유액(乳液) 등을 국소적으로 사용하거나 내복을 병용하기도 한다. 탄산수소나트륨수 또는 10만 배 겐티아나바이올렛 등으로 양치질하는 방법도 있다. 병실이나 병의(病衣) 등을 철저히 소독하면 효과가 있다—야후사전.
41 林長喜等, 中西醫結合雜誌, 1987;(9):548
42 吳運蒼, 河南中醫, 1983;(3):35

치료한 결과 모두 만족할 효과가 있었다.[43]

d. 장마비 혹은 가스로 인한 복부창만 : 巴豆仁 혹은 껍질을 5~15g을 깨끗이 씻은 후 물을 500ml 가하여 약한 불에 달인다. 김이 오를 때 환자한테 증기를 들이마시게 한다. 하루 1~3회, 1회에 5~10분 정도 시행한다. 보통 하복부 수술 환자는 바로 다음날 할 수 있고, 상복부 수술 환자는 수술 후 2~3일에 시행한다. 114례를 치료한 결과 유효율이 100%였다.[44]

e. 개선(疥癬)[45] : 파두인 분말, 참기름, 식초를 섞어서 풀처럼 만든다. 1회에 2~3g씩 양쪽 손바닥에 놓고 약 기운을 3회에 걸쳐 깊이 들이마신다. 그리고 약을 양쪽 무릎에 바르고 양 손바닥으로 무릎의 피부가 빨갛게 열이 날 때까지 문지른다. 매일 저녁 1회 시행하며 5~7일을 1치료 단위로 한다. 47례를 치료하여 모두 나았다.[46]

이 밖에 장폐쇄증,[47] 膽道蛔蟲症,[48] 癌腫,[49] 안면신경마비[50] 등에 모두 좋은 효과가 있다.

③ 부작용

파두는 독성이 크고 설사를 유발하여 임신신부가 복용하면 유산을 일으킬 수 있다. 또한 피부점막에 강렬한 자극작용이 있어서 급성 피부염을 일으키고, 잘못 먹으면 구강염, 인후염, 극렬한 복통 설사를 유발할 수 있다. 巴豆油 20방울을 먹고 사망한 사례도 보고되어 있다.

43 朱守黨, 河北中醫, 1990;(4):10
44 李幼德等, 中西醫結合雜誌, 1989;(12):713
45 개선(疥癬): 개선충(진드기목 개선충과의 기생충. 몸길이는 0.3~0.4mm. 발은 원뿔형이며 굵고 짧다. 몸에는 가는 가로주름무늬가 있다. 사람의 피부에 기생하며, 암컷은 피부각질층에 구멍을 파서 살고 그 속에 알을 낳는다. 수컷은 체표의 작은 구멍에 서식한다)의 기생으로 일어나는 전염성 피부병. 옴이라고도 한다. 처음에는 좁쌀 크기의 구진(丘疹)이 생기고, 회백색 또는 황백색의 가는 선이 보인다. 이것은 개선충의 침입로인데 그 가운데 작고 하얀 점으로 된 충체가 보인다. 구진이 진행하면 습진이나 농가진(膿痂疹)이 생기기 쉽다. 긁으면 악화된다. 치료는 황제(黃劑)의 연고나 약욕(藥浴)이 효과적이다—야후사전.
46 陶子迷, 廣西中醫藥, 1987;(6):24
47 羅建雄, 湖南中醫雜誌, 1986;(6):55
48 劉武榮, 中西醫結合雜誌, 1988;(8):502
49 焦中華, 山東中醫學院學報, 1990;(5):38
50 陳文孝, 山東中醫學院學報, 1989;(4) 29

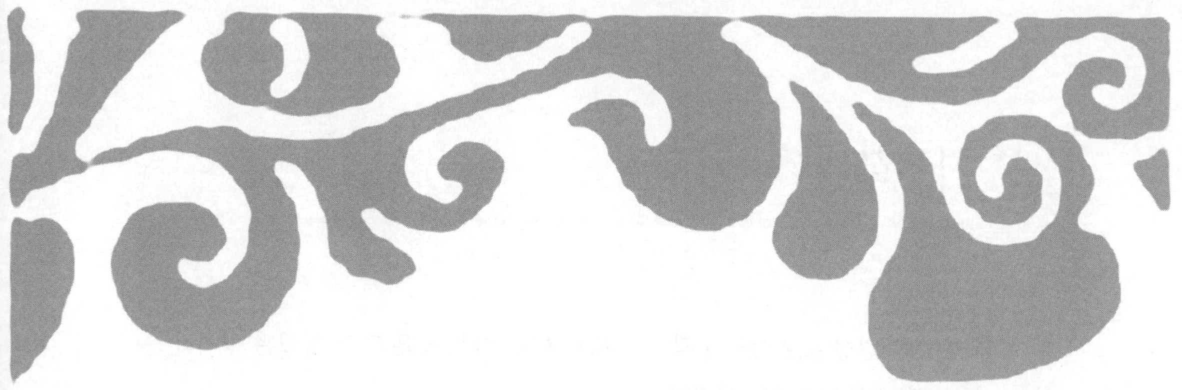

第四章

五劃

감초는 補中益氣하고 脾胃를 조화하는 상용 약물이다. 예를 들어 중경의 炙甘草湯에서는 감초를 군약으로 "脈結代, 心動悸"를 전적으로 치료하였고, 甘草瀉心湯에서 감초를 넣어 "胃中虛"로 생기는 "심하가 갑갑하고 딱딱하며 그득한 증세[心下痞硬而滿]"를 치료하였고, 小建中湯에서 감초를 넣어 "상한 2, 3일에 가슴이 두근거리면서 갑갑한 증상"을 치료하였는데, 모두 補氣和中하는 효능을 활용한 것이다.

1 甘草 감초

두과(豆科) 다년생 초본식물인 감초의 根과 根莖이다. 맛은 달고 성질은 평이하다. 心經, 肺經, 脾胃經으로 들어간다.

1) 효능 · 주치

① 기를 보하고 중초를 안정한다[補氣和中]

감초는 補中益氣하고 脾胃를 조화하는 상용 약물이다. 예를 들어 중경의 炙甘草湯에서는 감초를 군약으로 "脈結代, 心動悸"를 전적으로 치료하였고, 甘草瀉心湯에서 감초를 넣어 "胃中虛"로 생기는 "심하가 갑갑하고 딱딱하며 그득한 증세[心下痞硬而滿]"를 치료하였고, 小建中湯에서 감초를 넣어 "상한 2, 3일에 가슴이 두근거리면서 갑갑한 증상"을 치료하였는데, 모두 補氣和中하는 효능을 활용한 것이다.

후세에 『大明本草』에서 "五勞七傷을 보하며 모든 허약성 질환과 놀라서 두근거리는 증상[驚悸]을 치료한다."고 하였고, 『本草正』에서 "調和하고 補하는 효능이 있다."고 하였고, 『藥性論』에서 "虛하면서 熱이 많은 모든 경우에 가해서 쓴다."라고 효능을 분명히 밝혔으며 『本草匯言』에서는 더욱 명확하게 "脾胃를 강화하여 中氣허약을 튼튼히 하고, 음양을 화합하여 부조한 營衛를 조화한다."고 밝혔다. 모두 실제적인 경험담이다.

② 가래를 삭여 기침을 그친다[化痰止咳]

감초는 肺와 胃經으로 들어간다. 그래서 "상부에서는 가래를 삭혀서 기침을 그치고, 중부에서는 脾胃를 조화한다."(『實用藥性字典』)고 하였다. 예를 들어 퍼지고 하강하는 肺의 기능이 실조하여 肺氣가 상역하는 천식을 치료하는 麻黃湯, 외부에 한기가 있고 내부에 飮이 있는 증상을 치료하는 小青龍湯, 痰飮咳嗽를 치료하는 苓甘五味薑辛湯, 肺痿로 "涎沫을 토하는 증상"을 치료하는 甘草乾薑湯, "火逆上氣하여 인후가 안 좋은 증상"을 치료하는 麥門冬湯 등의 처방에서 모두 감초의 化痰止咳

하는 효능을 쓰는 것이다.

③ 경직을 완화하고 통증을 그친다[緩急止痛]

감초는 경직을 완화하고 진통하는 요약이다. 임상에서 상용한다. 芍藥甘草湯은 "종아리 경직[脚攣急]"을 치료하는 명방으로서, 간을 부드럽게 하고 경직을 완화하여 비복근 경련을 치료한다. 烏頭湯은 감초를 활용하여 "동통으로 굴신이 안 되며", "당겨서 돌아눕지도 못하는 증상"을 치료한다. 기타 甘草附子湯, 四逆散, 小建中湯 등 통증을 치료하는 여러 처방들은 각각 附子, 白朮, 柴胡, 白芍, 桂枝 등의 약물과 같이 쓰지만, 목적은 모두 緩急止痛하는 감초의 효능을 쓰는 것이다. 예를 들어 甘草附子湯은 "관절에 열이 나면서 아프고 당겨서 굴신하지 못하는 증상"을 치료하고, 小建中湯은 "뱃속의 통증"을 치료한다.

④ 火氣를 없애고 해독한다[瀉火解毒]

중경은 "少陰病에 걸려서 2, 3일에 목구멍이 아픈 환자는 甘草湯을 쓸 수 있다."고 하였다. 이 처방은 少陰으로 열이 침입하여 생기는 咽痛을 감초만으로 치료하는데, 바로 瀉火解毒하는 효능을 쓰는 것이다. 또 排膿湯, 王不留行散, 濕熱下痢를 치료하는 葛根黃芩黃連湯, 黃芩湯, 身熱發黃을 치료하는 梔子柏皮湯 등의 처방도 모두 감초의 瀉火解毒하는 효능을 쓰는 것이다.

이러한 중경의 인식을 바탕으로 후세 의가들은 감초의 이러한 효능을 더 밝혀서 "解百藥毒", "모든 草木蟲魚鳥獸의 독을 푼다."라고 하였다. 장석순은 더 확실하게 "粉甘草는 성질이 평이하며 따듯하지 않다. 解毒淸火하는 데에 더욱 좋다."라고 하였다.

⑤ 津을 발생하여 갈증을 그친다[生津止渴]

『名醫別錄』에서 감초가 "갈증을 그친다."고 하였다. 이러한 효능은 津을 생성하기 때문에 나타난다. 중경은 감초로 生津止渴하는 처방을 많이 썼다. 白虎加人蔘湯은 "傷寒, …… 갈증으로 물을 마시려는 한다."는 증상을 치료하였고, 竹葉石膏湯은 "상한병이 나은 후 몸이 쇠약해지고 기운이 없으며 기운이 치밀어 토하려 한다."는 증상을 치료하였는데, 모두 감초로 위를 보호하고 진액을 생성하는 것이다. 이 중 白虎加人蔘湯은 淸熱, 生津, 止渴하고, 竹葉石膏湯은 生津, 益氣 養胃에 중점이 있다.

일본인 의사 花村訓充은 감초의 주 효능을 "메마름을 윤택하게 한다(潤涸燥)."라고 하여 "『傷寒』과 『金匱』에서 배합한 처방을 두루 보면, 發汗하거나 瀉下 혹은 수분 흡수장애 등 직접적인 상황과 傷寒이나 虛勞 등 간접적인 상황까지 원인은 다양하지만 어쨌든 진액이 부족하면 모두 감초를 썼다."라고 하였다.

⑥ 여러 약물을 조화한다[調和諸藥]

調和諸藥이란 해독하는 약이면서 한편으로 사나운 약품이 正氣를 손상하지 못하게 하는 것이다. 중경은 감초를 써서 사하제의 강한 성질을 완화하였다. 예를 들어 熱結을 부드럽게 瀉下하고 胃를 조절하고 中焦를 안정시키는 調胃承氣湯이다. 또 데우는 약물에 감초를 써서 生薑, 附子, 烏頭의 건조하고 뜨거운 성질을 완화하였다. 또 陰寒內盛하고 陽氣가 쇠미한 증상을 치료하는 四逆湯과 脾胃虛寒을 치료하는 理中湯도 있다.

공격하는 약물에 감초를 쓰면 中焦를 완화하고 虛를 보하는 효능이 있다. 예를 들어 虛 중에 實證을 수반한 大黃蟅蟲丸證 등이다.

寒冷한 약제에 감초를 쓰면 지나치게 苦寒한 약성이 양기를 손상하는 일을 방지한다. 예를 들어 白虎湯, 黃芩湯, 大黃甘草湯 등이다.

『本草經疏』에서 말하기를 중경의 "두 책에서 전체 처방이 250가지인데, 감초를 쓴 것이 120방이다. 감초가 치료하는 질병이 많은 게 아니라 여러 처방에 반드시 감초를 배합해야 비로소 병세에 맞는다."라고 하였다. 『湯液本草』에서도 "왜냐하면 草石을 조화하여 모든 독을 해소하기 때문이다."라는 설이 있다.

2) 용량 · 용법

두 책에서 감초는 모두 125처방에 썼는데, 이는 중경 처방의 3분의 1에 해당한다.

① 용량 : 최대량은 5냥(橘皮竹茹湯)이고, 甘草瀉心湯, 炙甘草湯, 芍藥甘草湯은 모두 4냥씩 써서 益氣强心하거나 回陽救逆했다. 기타 처방은 대부분 1~3냥을 썼다. 현재는 전통적으로 6~10g이며, "心動悸"를 치료할 때는 30g 이상을 쓰기도 한다.

② 포제 : 중경은 生甘草와 炙甘草 두 종류로 나누어 썼다. 대체로 淸熱瀉火하고

解毒祛邪할 때는 生用하고, 補中益氣하고 調和諸藥할 때는 蜜炙하여 정기를 돕는 효능을 증강하였다. 예를 들어 炙甘草湯에서는 蜜炙하였고, 甘草湯, 桔梗湯에서는 生用하였다. 현재 보통 봄과 가을에 캐서 잔뿌리와 수염뿌리를 제거하고 외피를 제거하거나 절편하여 햇볕에 말린 후 生用하거나 蜜炙하여 쓴다.

③ 용법 : 습관적으로 중경은 감초를 쓸 때 "㕮咀"한 후 다른 약과 합하여 달이거나 분말하여 다른 약과 합해서 散劑로 복용하게 하였다. 또는 거칠게 분말하여 다른 약과 합해서 달여 복용했다. 현재는 대부분 탕제에 넣거나 환제나 산제로 복용한다.

3) 사용주의

① 감초는 막이 달아서 濕을 조장하고 기를 壅滯하여 배를 더부룩하게 만든다. 그래서 濕이 심하여 가슴이 갑갑하고 배가 차오르며 구토하는 경우에는 조심해서 쓰거나 쓰지 않는다. 『湯液本草』에서 "단맛은 배를 그득하게 만든다. 그래서 배가 그득한 환자는 단맛을 먹지 않는다. 단맛은 완화하고 기를 옹체하므로 배가 그득한 사람은 적합하지 않다."라고 한 말과 같다. 중경이 "알코올 탐닉자는 단맛을 좋아하지 않기 때문이다."라고 하였는데, 이것은 오랫동안 음주하여 濕熱이 심한 사람들은 맛이 달아서 氣를 옹색하는 약품이 적합하지 않음을 말하는 것이다.

② 水飮, 瘀血, 燥屎內結 등 형태가 있는 사기가 체내에 가득 차고 정기가 쇠약하지 않거나 氣機가 막혀서 급히 사하해야 할 경우에는 감초를 조심스럽게 쓰거나 쓰지 않는다. 예를 들어 茵蔯蒿湯, 十棗湯, 大小承氣湯, 大陷胸湯, 抵當湯, 五苓散, 己椒藶黃丸, 猪苓湯 등 여러 처방들에서 중경은 모두 감초를 쓰지 않았다. 만약 정기가 허하여 힘이 없어서 "心下痞"하거나 "腹脹滿"하면 감초를 쓴다. 예를 들어 旋覆代赭湯, 厚朴生薑半夏甘草人蔘湯 등이 바로 그렇다.

③ "十八反歌訣"에 "藻戟遂芫俱戰草"라고 기록되어 있다. 그러나 중경은 半夏甘草湯에서 감초와 甘遂를 같이 써서 相反相成하는 효과를 응용하였다. 그러나 임상에서는 주의해서 어쨌든 같이 쓰는 것을 피하여 불량한 반응이 생기지 않도록 해야 한다.

4) 현대연구

① 성분약리

감초는 주로 일종의 tri-terpenoidal saponine인 glycyrrhizin과 glycyrrhetinic acid, glycyrrhetic acid를 함유하고, flavonoid 화합물인 liquiritine, isoliquiritine, liquiritigenin이 있고, 기타 berniarine, 여러 종류의 아미노산, biotin이 있다.

약리연구에 의하면, 부신피질호르몬(glucocorticoid)과 유사한 작용이 있고,[1] 소염, 면역억제, 항궤양 그리고 경련해소, 해독, 진해거담, 지질강하, 항종양, 간보호, 진통, 항경련 그리고 해열 작용 등이 있다.[2]

② 현대응용

a. 산후 뇌하수체전엽 기능감퇴증 : 생감초 15~30g, 인삼 6g을 陽虛하면 附子 10g(먼저 달인다)을 가한다. 하루 1첩씩 2~6개월을 한 치료 단위로 한다. 아울러 적당히 가감하기도 하고 소량씩 수혈도 한다. 9례를 치료하여 완치 3례, 기본치료 5례였다. 또 분만 시 대출혈로 쇼크를 수반했던 5례에 분만 후 바로 생감초 10~15g, 인삼 3~6g, 대추 10매를 달여 하루 1첩씩 복용하였다. 나중에 산후 뇌하수체전엽 기능감퇴증이 한 건도 발생하지 않았다.[3]

b. 유행성 B형뇌염 : 아동 환자에게 모두 4~7일 동안 glycyrrhizin 2ml/kg/day를 10% 포도당 250ml에 타서 정맥으로 주입하였다. 그 결과 치유되거나 호전이 각 36례로서 95%에 달했다. 이 중 중증형, 극히 중증형 12례에서 치유되거나 호전이 10례였다. 해열된 시간은 3~12일이었다.[4]

c. 에디슨병[阿狄森氏病][5] : 감초 유침고(流浸膏) 3~5ml를 하루 3회 복용한다. 25

1 감초의 부신피질호르몬 유사작용 기전은 첫째, 부신 중 비타민C 함량을 낮추어 부신피질호르몬 합성을 촉진한다. 둘째, glycyrrhetinic acid의 구조가 부신피질호르몬 구조와 유사하여 경쟁적 길항작용으로 부신피질호르몬의 간장 내 대사를 방해하여 간접적으로 부신피질호르몬의 혈중 농도가 높아져 생긴다. 셋째, 구조의 유사성으로 인한 glycyrrhizin의 직접적인 작용 등이다—한약약리학, p.435

2 江蘇新醫學院, 中藥大辭典(上册), 上海科技出版社, 1986:567

3 雷震用等, 中華醫學雜誌, 1975;(10):718

4 姚文虎等, 新藥與臨床, 1991;(2):72

~40일 동안 단방으로 복용한 33례와 부신피질호르몬을 같이 복용한 16례에서 모두 분명한 치료 효과가 있었다. 경증인 경우는 복약 후 바로 유효하였다.[6]

d. 위십이지장궤양 : 1회에 감초 유침고 15ml를 하루 4회, 6주 연속 복용하였다. 100례를 치료한 결과 이 중 92%가 호전되었다.[7] 또 다른 보고에 의하면, 生胃酮[甘草次酸琥珀半脂二鈉鹽]을 복용하여(20일을 한 치료 단위로 하고 가장 길어야 60일을 초과하지 않았다) 60례를 치료한 결과 총 유효율이 98.33%였다.[8]

e. 바이러스성 간염 : glycyrrhizin으로 B형 간염 330례를 치료하였는데, 총 유효율이 77%였고, HBAg가 음성으로 전환된 비율이 44.8%였다.[9] 강력녕(强力寧) 주사액(한 앰플이 20ml이며, glycyrrhizin이 40mg 함유된다)을 40~80ml씩 포도당에 가하여 정맥주사 했다. 1일 1회 평균 90일 걸렸다. 만성 B형 간염 34례를 치료한 결과 현저한 효과가 23례, 유효 10례, 무효 1례로서 총 유효율이 97%였다.[10]

f. 만성 비특이성궤양성 결장염 : 생감초 30g을 물에 달여서 2회에 나누어 복용한다. 20일을 한 치료 단위로 하고, 동시에 유당려(硫糖鋁) 가루에 5%의 전분을 가하거나 혹은 아라비아고무를 적량 넣어 20%의 교로 만들어 잠자기 전에 관장하여(매일 1회, 1회에 40ml) 단기에 비교적 좋은 효과가 있었다.[11]

g. 부정맥 : 炙甘草, 紅花, 苦參을 1.6 : 1 : 1 비율로 정제하여 한 알이 0.5g이 되도록 알약을 만든다. 1회에 1알씩 하루 3회, 4주를 한 치료 단위로 한다. 45례를 치료한 결과 현저한 효과가 15례, 유효가 17례였다.[12] 또 生甘草, 炙甘草, 澤瀉를 각 30g씩 매일 1첩을 달여서 아침, 저녁으로 나누어 복용한다. 심실성빈맥 23례를 치료하여 모두 양호한 효과를 거두었다. 적으면 3첩, 많으면 12첩이었다.[13]

5 부신기능저하질환.
6 葉維法等, 白求恩醫科大學學報, 1978;(4):54
7 李仕梅等, 中華內科雜誌, 1960;(3):226
8 張萬岾(장만호) 等, 第一軍醫大學學報, 1983;(1):53
9 高加其, 中藥通報, 1987;(9):60
10 張鳳菊等, 山西醫藥雜誌, 1991;(1):13
11 紀樹娟等, 陝西中醫, 1980;(6):7
12 洪秀才, 浙江中醫雜誌, 1983;91):29
13 麥小苔等, 北京中醫學院學報, 1983;(2):24

h. 혈소판감소성 자색반 : 감초를 달인 약을(하루 12~20g) 아침, 저녁으로 나누어 복용한다. 15~20일 동안 계속 복용하고 최장 52일까지 하였다. 복용을 중단한 후 재발하는 환자는 다시 계속 이 처방을 복용하였다. 22례를 치료한 결과 현저한 효과 8례, 양호한 효과 8례, 호전 2례, 무효 4례였다. 유효한 경우는 3~4일 복용에 출혈이 정지하고, 혈소판이 상승하였다.[14]

i. 비복근경련 : 감초를 졸인 약제를 10~15ml씩 1일 3회 복용한다. 3~6일 동안 복용하고 비복근 경련 254례를 치료하여 현저한 효과가 있는 환자가 241례로서 94.8%에 달했다.[15]

j. 식중독 : 생감초 9~15g을 물에 달여서 2시간 내에 3~4회 나누어 복용한다. 극소수 발열 환자는 黃連 가루 1g을 타서 복용한다. 중증은 감초를 30g으로 늘려서 300ml로 진하게 달여서 3~4시간마다 100ml씩 胃管으로 주입하고, 상황에 따라 胃腸을 세척하고 水液을 공급한다. 烏梅蛋白을 잘 못 먹어 중독된 환자 53명, 山荔枝 중독 197명, 불결한 오리구이 식중독 204명을 치료하였는데, 모두 충분한 효과가 있었다.[16]

k. 만성인염 : 생감초 10g을 끓는 물에 담갔다가 차로 대용한다. 중증은 3~5개월 동안 복용하고, 경증은 1~2개월을 복용한다. 38례를 치료하여 완치 34례, 호전 4례였다.[17]

l. 피부병 기타 : 감초자(甘草鋅) 분으로 피부궤양을 치료하고,[18] 감초 달인 약으로 手足癬,[19] 혈전성 정맥염,[20] 寒冷型 · 多型 紅斑[21] 등에 모두 비교적 좋은 효과가 있다.

14 錢伯璽(전백새), 浙江中醫雜誌, 1988;(2):78
15 李志殆等, 中華外科雜誌, 1961;94):354
16 黃銳尙, 新中醫, 1985;(2):25
17 宋運忠, 雲南中醫學院學報, 1983;(1):20
18 左子平, 中醫藥學報, 1989;(5):38
19 鄭五巧等, 實用中西醫結合雜誌, 1990;(3):183
20 張斫生(장작생), 中華外科雜誌, 1959;(10):1029
21 汝麗娟, 浙江中醫雜誌, 1984;(3):117

2 甘遂 감수

대극과(大戟科) 다년생 초본식물로 감수의 塊根이다. 맛은 쓰고 달며 성질은 차갑고 유독하다. 肺經, 腎經, 大腸經으로 들어간다.

1) 효능 · 주치

① 飮을 몰아내고 물을 배설한다[逐飮瀉水]

감수는 飮과 물을 몰아내는[逐飮瀉水] 중요한 약이다. 중경의 十棗湯은 懸飮으로 "心下가 그득하게 차오르며 옆구리 밑으로 당기고 아픈 증상"을 치료하고, 大陷胸湯은 "熱證과 實證인 結胸으로 맥이 沈緊하고 심하가 아프며, 누르면 돌처럼 딱딱한 증상"을 치료한다. 甘遂半夏湯은 留飮으로 "맥은 伏하고, 설사는 시원하게 나오지만 心下는 계속 단단하고 그득한 증상"을 치료한다. 이 처방들에서 감수는 모두 逐飮瀉水하는 효능이 있다.

『神農本草經』에서 감수는 "大腹疝瘕, 腹滿, 頭面浮腫, 留飮宿食"을 치료한다고 하였고, 『藥性論』에서 "12종 水疾을 배설하고, 痰水를 없앤다."고 하였다. 『本草綱目』에서는 "腎經과 經脈의 수분을 배설하고, 각기 음낭의 부종을 치료한다."고 하였다. 또 『聖惠方』에서 감수 반 냥에 黑豆 등을 가하여 "급성 전신 부종과 천식"을 치료하여 효과적이었다.

이처럼 역대 의가들이 모두 감수의 逐飮瀉水하는 효능을 인지하였다. 감수는 흉협부, 복부, 피하의 수분을 잘 배설하는 것으로 알려졌다.

② 부종을 없애고 응결을 흩는다[消腫散結]

『金匱 · 婦人雜病篇』에서 "여성의 아랫배가 불룩하게 붓고 소변이 잘 나오지 못하면서 갈증은 없다. 출산 후 생기는 이러한 질환은 물과 피가 자궁에 응결한 것이다. 이때 大黃甘遂湯[22]으로 치료한다."고 하였다.

22 大黃, 甘遂, 阿膠

이처럼 물과 피가 자궁에 뭉쳐서 "아랫배가 불룩하게 붓는다." 면 腫毒이 이미 형성된 것이다. 이때 대황과 감수를 썼는데, 감수에 消腫散結하는 효능이 있기 때문이다. 『儒門事親』에서 감수로 "偏腫" 을 치료했고, 楊永良이 주편한 『中草藥』에서는 감수에 "消腫散結" 하는 효능이 있음을 인정하고 분말하여 붙이는 방법으로 "癰腫瘡毒" 을 치료하였다.

③ 공하하여 배변한다[攻下通便]

감수는 大腸經으로 들어간다. 그래서 利尿할 뿐 아니라 通腑하여 熱結便秘를 잘 치료한다. 『聖惠方』에서 감수를 분말하고 꿀로 제환하여 복용함으로써 대소변 불통을 치료했다. 『醫學衷中參西錄』에서 감수로 "腸에 묵은 음식이 뭉쳐서 내려가지 못하여 오랫동안 대변을 보지 못하는 증상" 을 치료했다.

최근 임상에서는 감수에 다른 약물을 배합하여 수술 후 상복부 압통, 발열, 변비 등 제반 증상을 치료하기 위해 攻下通便하는 효능을 활용했다.

2) 용량 · 용법

중경이 감수를 쓴 처방은 5가지다. 甘遂半夏湯, 大陷胸湯, 大陷胸丸, 十棗湯, 大黃甘遂湯이다.

① 용량 : 감수를 쓴 5처방 중에서 "큰 것 3매" 와 2냥을 쓴 곳이 각 1방이고, 3방은 "一錢匕" 다. 최근 『藥典』에서는 달여서 복용하는 양을 0.5~3g으로 규정하였다. 현재 상용량은 0.5~1.5g이다. 외용은 적당량을 쓴다.

② 포제 : 중경은 언급하지 않았지만, 현재 『藥典』에 의하면 생용, 醋製, 煮甘遂 그리고 煨甘遂 4종류로 나눈다. 生用하면 독성이 비교적 심하고 사하력이 맹렬하여 정기를 쉽게 손상한다. 일반적으로 醋製와 炙甘遂, 煨甘遂를 상용한다.

③ 용법 : 감수의 유효 성분은 물에는 잘 녹지 않으므로 환제나 산제가 적당하다. 혹은 캡슐에 넣기도 한다. 용량은 많이 쓰면 안 된다. 生用으로 외부에 붙일 때는 용량이 많아도 된다.

3) 사용주의

① 감수는 오로지 물을 몰아내기 위해 쓰며 공하력이 가장 맹렬하여 부작용이 크다. 따라서 정기가 왕성하고 사기가 실한 환자가 아니면 금한다. 즉 심한 실증에 나타나는 부종에만 잠깐 응용하고 오래 복용하지 않는다. 성질이 신속하고 예리하여 眞元을 크게 손상하므로 脾胃가 허약한 환자는 조심스럽게 쓰고, 임신부는 금한다.

② 선인들이 『十八反』에서 "藻戟芫遂俱戰草"라고 하였다. 그러나 중경은 半夏甘草湯에서 감수와 감초를 같이 써서 痰飮을 몰아내는 준열한 약제로 삼았고, 이것이 감수와 감초를 같이 쓰는 시조가 되었다. 그러나 임상에서는 여전히 주의해서 불상사가 생기지 않도록 해야 한다.

4) 현대연구

① 성분약리

三萜類化合物, palmitic acid, citric acid, oxalic acid, tannin, resin, 右旋葡萄糖, sucrose, 전분(starch), 비타민 B_1을 함유한다.[23]

동물의 장관을 자극하고 장의 연동을 증가하여 설사를 유발하는 약리 작용이 있다.[24]

② 현대응용

a. 소변불통 : 감수 30g을 미세 분말하여 병에 넣어 준비한다. 쓸 때는 감수 10g과 적당량의 밀가루, 麝香(氷片으로 대용해도 된다)을 약간 넣고 따듯하게 끓인 물로 개어서 풀처럼 만들어 中極穴(배꼽 아래 4촌)에 2촌 정도 둥글게 붙인다. 보통 30분이 지나면 소변이 나온다. 효과가 없으면 계속 붙여놓거나 붙인 곳에 열을 가한다. 원인이 각기 다른 소변불통 8례를 치료한 결과 1회 붙였을 때 배뇨한 경우가 5례, 2회

23 周金黃等, 中藥藥理學, 上海科學技術出版社, 1986:49
24 呂廣振, 中藥學, 山東科學技術出版社, 1988:79

붙였을 때 배뇨한 경우가 2례, 2회 붙이고 다시 가열하여 배뇨한 경우가 1례였다.[25] 앞 방법을 배꼽에 붙이시 하반신 마비 환자의 소변저류를 치료할 수 있다.[26]

b. 삼출성흉막염 : 많은 보고가 있다. 張志民은 감수와 大戟, 芫花를 갈아서 복용하여 이 병을 치료하여 좋은 효과를 보았다.[27]

c. 간경화 복수와 신장염 부종 : 보통 갈아서 타서 복용한다. 용량은 적게 시작해서 늘리며, 정기를 손상하지 않을 정도로 써야 한다. 腹水와 浮腫에 비교적 효과적이다. 그리고 正氣를 돕는 大棗, 黨參, 黃芪 등을 같이 써서 정기 손상을 방지한다. 白芷, 白芥子, 半夏 등과 같이 肺兪, 膈兪 등 경혈에 붙이면 천식 재발을 예방할 수 있다. 그리고 감초를 같은 양을 분말하여 배꼽에 붙이면 瘧疾을 예방할 수 있다.[28,29]

25 江蘇新醫學院, 中藥大辭典(上册), 上海科學技術出版社, 1986:575
26 山東昌邑縣醫院, 醫藥科技資料, 1977; (2):10
27 張志民, 浙江中醫雜誌, 1958; (3):35
28 中醫研究員廣安門醫院, 中西醫結合雜誌, 1984; (1) 59
29 范璘, 江蘇中醫, 1965;(12):40

3 石膏석고

광석의 일종으로 含水硫酸 칼슘이다. 맛은 맵고 달며 성질은 아주 차갑다. 肺經, 胃經으로 들어간다.

1) 효능 · 주치

① 열을 식히고 화기를 없앤다[淸熱瀉火]

陽明病으로 신체 외부와 내부에 모두 열이 있는 증상을 치료하는 白虎湯에 응용한 석고에 대해 후세 의가들의 논술이 아주 자세하다.

장석순은 『醫學衷中參西錄』에서 "처방에서 석고를 중용하여 주약으로 하였는데, 맵고 서늘한 약성과 질은 무겁고 기가 가벼운 점을 쓴 것이다. 석고는 해열 작용만 우수한 것이 아니라 내부에 쌓인 열을 몰아내어 끊임없이 모공으로 펴져 나오게 한다."고 하였고, 또 "陽明 胃腑의 實熱을 식히는 聖藥이다."고 하였다.

『本草思辨錄』에서 "白虎湯證으로 표리가 모두 뜨거우면 비록 아직 血分으로 들어가서 腑實한 상태는 아니지만 陽明氣分의 열이 이미 몹시 심하게 얽혀 있다. 그래서 맵고 달며 성질이 차가운 석고를 써야 속에서 겉으로 퍼지면서 얽힌 세력을 흩어버린다. 그렇지 않고 열이 어떻게 없어지고 땀이 어떻게 그치겠는가?"라고 하였다.

종합하면, 석고는 서늘하면서 발산하여 "식히고 흩는[淸解] 성질"을 갖추고 있어서 陽明經에 열이 치성한 증상에 君藥으로 쓰지 않는 경우가 없다. 중경은 항상 知母를 배합하였는데, 이렇게 하면 淸熱瀉火하는 힘이 더욱 커진다.

② 肺胃의 熱을 식힌다

석고는 몹시 차갑고 肺와 胃經으로 들어가서 肺胃의 熱邪를 식힌다. "땀을 흘리면서 숨찬[汗出而喘] 증상"을 치료하는 麻黃杏仁甘草石膏湯에서, 麻黃은 폐를 선발하여 숨참을 그치고 석고는 폐의 열을 식혀서 배설하면서 麻黃의 따듯한 성질을 억제한다. 그래서 이 두 약을 같이 쓰면 肺熱을 식히면서 퍼뜨리고 숨참을 그치고 기침을 그치는 약제가 된다. 현재도 열성 천식을 치료하는 좋은 처방이다.

그리고 胃火를 잘 식혀서 배설하므로 『珍珠囊』에서 석고로 "陽明頭痛을 그친다."라고 하였고, 『保壽堂經驗方』에서는 석고로 "胃의 火氣로 생긴 치통"을 치료하였다.

③ 새 살을 생기게 하고 상처를 아물게 한다[生肌斂瘡]

중경의 책에는 이 작용을 언급하지 않았다. 후세에 대부분 불에 달구어 법제하여[煆製] 물이나 불에 덴 화상이나 瘡瘍이 오랫동안 헌 상태로 지속하거나 칼 같은 것에 입은 상처가 아물지 않을 때 외용하였다. 예를 들어 『肘後方』에서 절구질로 분말하여 외부에 붙여서 "湯火爛瘡"을 치료하였고, 『醫宗金鑑』의 九一丹은 黃靈藥과 같이 분말하여 환부에 뿌려서 "疔瘡潰破"를 치료하였다.

석고는 불에 달구면 淸熱作用이 줄어들고 성질이 수렴하는 쪽으로 변하여 生肌斂創하는 효능이 생겨서 외과의 상용품이 된다.

2) 용량 · 용법

중경은 석고를 모두 16방에 썼다.

① 용량 : 최대 용량은 1근이고, 최소량은 2푼이다. 이 중 淸熱瀉火할 때는 대부분 중용하였다. 현재 상용량은 15~60g이다. 외용할 때는 적당량을 쓴다.

② 포제 : 중경은 석고를 모두 生用하였다. 그리고 "碎", "면에 싼다[綿裹]."라고 하였다. 『本草綱目』에서는 "고대에는 쳐서 콩알만하게 부순 다음 비단에 싸서 탕에 넣고 달였다."라고 풀이하였다. 이 설을 따를 만하다. 현재 석고는 生用과 煆用으로 나눈다. 淸熱瀉火할 때는 대부분 生用하고, 生肌斂瘡할 때는 대부분 煆用한다.

③ 용법 : 湯劑에 넣을 때는 먼저 달이고, 外用할 때는 불로 달군 후 분말한다.

3) 사용주의

① 脾胃가 虛寒한 환자는 쓰지 않는다. 『醫學啓源』에서 석고에 대해 "胃를 식혀서 입맛을 떨어뜨린다. 그래서 뱃속에 열이 심한 경우가 아니면 함부로 쓰지 않는다."라고 하였다. 그래서 『本草經疏』에서 "脾胃가 몹시 약하면 쓰지 말라."고 경고하였다.

② 陰虛內熱證에는 복용하지 않는다. 석고는 맵고 달며 大寒하여 肺胃 氣分의 實熱을 식혀서 푸는 작용이 강하다. 그래서 實熱證이 아닌 경우에 함부로 쓰면 안 된다."라고 하였다.

4) 현대연구

① 성분약리

주성분은 hydro calcium sulfate($CaSO_42H_2O$)이다. 이 밖에 점토, 모래, organic substance, sulfide, 鐵(Fe), 마그네슘(Mg) 등이 있다. 중요한 약리 작용으로는 해열, 혈당강하, 진정, 진경, 면역기능 향상 등이 있다.[30]

② 현대응용

a. 유행성감기 : 생석고를 찧어서 자기나 약탕기에 넣고 물을 500ml 부어 50ml 가 될 때까지 달인다. 모두 4회를 달이며 각각 한 시간 이상 달인다. 약물에 설탕을 넣어도 된다. 1세 이상은 하루 200g, 1세 이하는 하루 100g씩 투여하여 영아의 유행성감기 131례를 치료하였다. 1일 내에 해열된 환자가 37례, 2일에 해열된 환자가 78례, 3일에 해열된 환자가 9례, 3례는 약물을 다 복용하지 않아서 효과가 없었다. 치료율이 97.71%에 달했다.[31]

b. 유행성B형 뇌염 : I호는 생석고 100g, 生地黃, 黃連, 連翹, 玄參, 知母 각 20g, 水牛角, 乳香 각 50g, 銀花 30g, 竹葉 10g, 大青葉, 梔子, 赤芍藥, 黃芩 각 15g이며, II호는 생석고 200g, 水牛角 75g, 銀花, 生地黃 각 50g, 大青葉, 板藍根 각 30g, 連翹, 蟬蛻, 鉤藤, 知母, 鬱金, 石菖蒲, 生甘草 각 20g이다. 경증과 중증에는 I 호를 쓰고, 중증과 폭발형에는 II호를 쓴다. 25례를 치료하여 완치가 18례, 호전이 5례, 무효가 2례였다.[32]

c. 치통 : 생석고 45g, 細辛 4.5g을 물에 달여서 복용한다. 風火로 인한 치통 14

30 周金黃, 中藥藥理學, 上海科技出版社, 1986:58
31 楊作詩, 中國農村醫學, 1982;(6):17
32 王瑱廷(왕욱정)等, 吉林中醫藥, 1984;(3):16

례, 胃火로 인한 치통 24례를 치료하였는데, 전부 완치되었다.[33]

d. 주사비(酒皻鼻) : 생석고, 生石灰를 같은 양으로 갈아서 분말한다. 체로 치고 유발로 갈아서 병에 넣어 준비한다. 사용할 때 먼저 환부를 맑은 물로 씻고 약 가루에 소주를 적당량 쳐서 풀처럼 만들어 붙인다. 하루 1회, 보통 3회 연속 시행한다. 국부의 피부가 손상된 경우는 하지 않는다. 酒皻鼻 12례를 치료하였는데, 모두 완치되었다.[34]

e. 충수염[闌尾炎] : 생석고 500g, 오동나무기름[동유(桐油)] 150g을 깨끗한 그릇에 담아서 계속 뒤섞어 밀가루 덩어리처럼 만들어 준비한다. 확진된 환자는 바로 오동나무 기름과 석고를 섞어서 만든 약재를 복부에 직접 붙인다. 단순한 충수염은 맥버니포인트를 중심으로 압통 범위 바깥 5~10cm까지 붙이고, 화농성 충수염은 보통 압통 범위 바깥 5~10cm까지 붙이고, 미만성 복막염 환자는 위로는 검상돌기, 측면은 액와 정중선, 아래는 치골 결합까지 붙인다. 붙이는 두께는 약 2cm가 적당하다. 약을 붙인 후 비닐과 천으로 싸둔다. 24시간마다 한 번씩 갈아준다. 기본적인 증상이 나아도 3~5일은 계속한다. 약을 붙이면서 증상에 따라 양약으로 대증치료한다. 이 방법으로 220례를 치료하였는데, 유효율이 91%에 달했다.[35]

f. 급성장염 : 생석고, 寒水石, 滑石 각 30g을 두 번 달이고 섞어서 맑은 부분만 여러 번 나누어 복용한다. 경증은 24시간에 한 첩, 설사와 구갈이 심하면 24시간에 2~3첩 복용한다. 결과는 완치가 55례로 89%, 호전이 7례로서 4%, 무효가 13례로서 7%였다.[36]

g. 만성궤양성결장염 : 생석고 100g, 雲南白藥 2g, 프로카인 2%를 끓인 물 250ml에 넣고 골고루 섞는다. 궤양성직장염, S字결장염 환자는 왼쪽 측와위로, S字결장 위쪽에 병변이 있으면 우측 측와위로 눕는다. 22~28호 항문관으로 깊이 15~

33 賈元博, 山西中醫, 1986;2(3):29
34 張桂寶, 廣西中醫藥, 1983;(3):23
35 董富銀, 中西醫結合雜誌, 1988;8(9):569
36 李乃庚, 江蘇中醫雜誌, 1986;7(5):8

30cm까지 집어넣는다. 최소 30분 후에 이 약물을 주입한다. 7~10일을 한 치료 기간으로 한다. 치료기간 사이에 4일 휴식한다. 결과는 현저한 효과 59례, 양호한 예가 28례, 그럭저럭 괜찮다는 환자가 10례, 무효가 3례로서 총 유효율이 97%였다.[37]

h. 小兒肺門 림프절 결핵 : 생석고 10, 粉甘草 3, 주사 1 비율로 미세 분말하여 병에 넣어 준비해 둔다. 3~6세는 1회에 2g, 7~9세는 3g, 10~13세는 4g, 13세 이상은 4.5g씩 하루 3회 복용한다. 20례를 치료하여 모두 유효하였다. 평균 치료 일수는 45일이다.[38]

i. 혈관폐쇄성 혈관염 : 생석고 250g을 분말하고 桐油(오동나무기름) 100ml를 가하여 풀처럼 만들어 환부에 붙이고 싸둔다. 하루 1회 교환한다. 만약 헐었으면 상처를 편평하게 편다. 약을 교환할 때는 따듯하게 끓인 소금물(약 15%)로 씻는다. 겨울철에는 桐油가 끈끈해지므로 석고 분말과 섞을 때 여러 번 젓는다. 질이 변하여 효과에 영향을 미치고 피부염을 유발할 염려가 있으므로 절대 가열해서 녹이면 안 된다. 상처가 헌 경우에도 효과적이었다.[39]

j. 급성 외과 염증 : 생석고 3, 桐油 1 비율로 섞어서 외용약을 만든다. 외과의 급성 염증 침윤기, 임파선염, 봉와직염, 丹毒 환자 126례를 치료하였다. 이 방법은 절개하여 배출할 필요가 없다. 다만 이미 화농하거나 국부에 궤양이 있으면 적합하지 않다.[40]

k. 급성염좌 : 생석고 粉末 150g, 신선한 무 50g(黃瓜나 三黃散으로 대치할 수 있다)을 찧어서 풀처럼 만든다. 관절과 손상된 근육 부위에 붙인다. 발바닥 뼈 골절로 생기는 血腫 등 환부에 12~24시간 붙인다. 필요한 경우에는 중복하여 약을 쓴다. 발목 염좌, 인대손상, 완관절 염좌 각 2례에 붙인 후 30~240분에 통증이 줄거나 소실하였고, 1~8회에 나았다. 다만 血腫이 있는 경우는 치료 기간이 비교적 길었다.[41]

37 唐德晰, 四川中醫, 1988;6(4):43
38 徐祖德, 新中醫, 1983;(12):15
39 張樟進, 上海中醫藥雜誌, 1984;(2):24
40 張慧航等, 中華外科雜誌, 1960:(4)
41 王崇國等, 福建中醫藥, 1981

l. 大關節病 : 하루 2회 석고 분말을 1～3g 복용한다. 大關節病 환자 600례를 치료하여 유효율이 80%이상이었다.[42]

m. 기타 질환 : 석고를 채워 넣는 방법으로 골수염과 골결핵으로 뼈가 결손된 환자 12례를 치료하였다. 혈중 칼슘이 조기에 많이 상승하고, 骨痂가 많이 출현하고 골화 과정이 빨라져서 전부 치유되었다.[43] 徐榮成 등은 熟石膏 60g, 製爐甘石 30g, 黃升, 輕粉, 枯礬 각 6g, 靑黛 12g, 煆龍骨 20g을 분말하여 화상 후기에 잔류한 궤양 27례를 치료하였는데, 전부 완치되었다.[44]

煆石膏를 위주로 외용하여 화학적 화상 환자 37례를 치료하였다. 3례가 다른 곳으로 입원한 외에 나머지는 모두 완치되었다.[45]

42 臨汾地區衛生局, 山西醫藥, 1973;(4):17
43 李桂田等, 中華外科雜誌, 1961;9(9):657
44 徐榮成等, 中西醫結合雜誌, 1986;(4):243
45 張秀蘭, 中西醫結合雜誌, 1986;(5):305

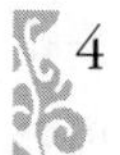

4 石葦 석위

수용골과(水龍骨科) 다년생 초본식물인 廬山石葦와 柄石葦의 葉片이다. 맛은 쓰고 달며 성질은 약간 차갑다. 肺經과 膀胱經으로 들어간다.

1) 효능 · 주치

① 물을 잘 내보내서 소변불리를 치료한다[利水通淋]

중경은 鼈甲煎丸에서 이 약을 응용하여 瘧疾로 유발된 肝脾腫大, 脇下痞塊를 치료했다. 병리는 瘀血이 막고 응결한 데에 겸하여 水飮이 내부에 정체한 것이다. 중경은 석위의 성질이 하강하여 사하하며 이뇨하여 부종을 없앤다고 간주했다. 다른 약과 같이 쓰면 견고함을 무르게 하고 癥을 없애며 물을 배설하고 瘀血을 몰아내는 작용이 생긴다.

또 석위는 성질이 寒涼하여 熱性 小便不利와 浮腫에 적합하다. 그래서 『神農本草經』에서 "석위는 勞熱邪氣, 五癃閉不通을 치료하며, 소변이 나오는 물길을 순조롭게 한다."라고 하였다. 『長沙藥解』에서는 "석위는 金을 식히고 열을 배설하며, 利尿하여 물이 막힌 상태를 연다."라고 하였고, 『日華子本草』에서는 "淋病遺尿를 치료한다."고 하였다. 이처럼 석위는 利水通淋하는 요약이다.

② 피를 식히고 지혈한다[凉血止血]

중경은 이 효능은 말하지 못했지만 후세에 많이 응용했다. 『千金方』의 石葦散은 芍藥과 蒲黃을 배합하여 血淋을 치료하였고, 『本草綱目』에서 석위 단미로 崩中漏下, 血淋의 제 증상을 치료하였고, 석위를 "자궁출혈[崩漏]을 치료하는 중요한 약"이라고 하였다. 현재는 대부분 다른 지혈약과 배합하여 熱證에 속하는 吐血, 衄血, 崩中漏下를 치료한다.

③ 가래를 삭여서 기침을 그친다[化痰止咳]

석위는 맛이 쓰고 하강하여 폐를 식히고 가래를 삭여서 기침을 그치게 한다.

『聖濟總錄』에서 석위에 檳榔을 배합하여 "해수 치료"에 유효하였고, 후세에 "淸肺氣", "治痰火", "淸金泄熱"한다는 설이 나왔다. 현재는 대부분 黃芩, 魚腥草를 배합하여 肺熱咳嗽를 치료한다.

2) 용량 · 용법

석위는 鼈甲煎丸 1처방에만 응용했다.

① 용량 : 석위의 용량은 원방에서는 아주 적어서 3분이다. 이는 현재 0.3~0.6g에 해당한다. 현재 상용량은 10~30g이다.

② 포제 : 중경은 "去毛"하라고 하였다. 현재는 茸毛를 깨끗하게 쓸어내고 다시 절단하여 햇볕에 말렸다가 쓴다.

③ 용법 : 중경은 환제에 넣어서 썼다. 현재는 달여서 쓰거나 산제로 한다.

3) 사용주의

① 陰津이 부족한 환자는 쓰지 않는다. 『得配本草』에서 "眞陰이 허한 환자는 금한다."라고 하였다. 그렇지 않으면 더 陰液을 손상한다.

② 『本草從新』에서 "濕熱이 없으면 투여하지 말라."고 하였다. 이 설은 따를 만하다.

4) 현대연구

① 성분약리

saponin, 苗醌類, flavonoid, tannin을 함유한다. 황색포도상구균[46], 변형간균, 대장간균에 정도가 다르게 억제하는 작용이 있다. 이 밖에 항암작용이 있다.[47]

46 金黃色葡萄球菌 staphylococus aureus
47 廣東中醫學院, 中醫方藥學, 廣東人民出版社, 1973:317

② 현대응용

a. 기관지천식 : 4~9세는 매일 石葦全草 5전을 쓰고, 10~15세는 1냥, 16세 이상은 1.5냥을 쓴다. 물을 1000ml 가하여 달여서 300ml를 만든다. 뜨거울 때 冰糖 1냥을 가하여 3회 나누어 복용한다. 3일이 한 치료 기간이다. 11례를 관찰한 결과 복약 후 천식이 소실한 환자가 7례, 경감 2례, 무변화 2례였다.[48]

b. 만성기관지염 : 盧山石葦 1.5냥, 江剪刀草 1냥을 달여서 진한 즙을 만들어 불에 쬐어 말린 다음 분말하고 적당히 당분을 가한다. 1일 3회 끓인 물에 타서 복용한다. 10일을 한 치료 기간으로 한다. 모두 278례를 치료하였는데, 유효 200례(72%)였다. 이 중 단기간에 억제된 경우가 13례, 현저한 효과가 51례(23%)였다. 대다수 환자가 복약 2~3일 후에 효과가 있었다.[49]

c. 급만성신염과 신우신염

- 전탕액 : 柄石葦 20片 정도(2~3g에 해당)에 물을 500~1000ml 가하고 매일 1첩씩 2회 나누어 복용한다. 끓인 물에 담갔다가 차처럼 마셔도 된다.
- 알약 : 1정에 생약 0.5g을 함유한다. 1회 2~3알씩 하루 3회 복용한다. 급성 신사구체신염 환자 39례를 치료하였는데, 36례가 유효하였다. 그리고 신우신염 20례를 치료하였는데, 17례가 유효하였다. 복약 2~3일 후 소변량이 늘었고, 부종이 점차 없어졌다. 만성 신사구체신염에는 보통 3개월 전후를 한 치료 기간으로 하였고, 만성 사구체신염은 10일 전후를 치료기간으로 하였다.[50]

48 江蘇新中醫學院, 中藥大辭典(上册), 上海科學技術出版社, 1986:581
49 江蘇新醫學院, 中藥大辭典(上册), 上海科學技術出版社, 1986:581
50 江蘇新醫學院, 中藥大辭典(上册), 上海科學技術出版社, 1986:581

5 艾葉애엽

국화과(菊花科) 다년생 灌木狀 초본식물인 쑥[艾]의 葉片이다. 맛은 쓰고 매우며 성질은 따듯하다. 肝經, 脾經, 腎經으로 들어간다.

1) 효능 · 주치

① 溫經止血

『金匱要略 · 驚悸吐衄下血篇』에서 "吐血이 그치지 않으면 柏葉湯[51]으로 치료한다."고 하였고, 『婦人妊娠篇』에서는 부인의 자궁 출혈과 유산 후 下血 등 증상에 膠艾湯[52]을 썼다. 두 처방은 모두 애엽의 溫經止血하는 효능을 쓴 것이다.

『藥性論』에서 애엽이 "대량 자궁출혈[崩漏]을 그치고, 태아를 안정하여 복통을 그친다."라고 하였고, 또 "赤白痢와 오장의 痔疾로 나타나는 下血을 그친다."라고 하였다. 『食療本草』에서 "金瘡, 崩中"을 치료한다고 하였고, 『世醫得效方』에서는 애엽으로 "복통, 여성의 下血"을 치료하였다. 또 『養生必用方』에서는 애엽에 乾薑, 阿膠를 배합하여 "여러 날 그치지 않는 여성의 자궁출혈"을 치료하였다.

이들은 모두 애엽에 溫經止血하는 효능이 있음을 설명한다. 최근에는 衝任脈이 虛寒해서 생기는 월경과다, 崩漏, 衄血, 吐血을 치료한다.

② 調經安胎

애엽은 氣血을 조절하여 태아를 안정한다. 『金匱 · 婦人妊娠病篇』에서 "임신 중에 뱃속이 아프면 胞阻가 된다. 이는 膠艾湯으로 치료한다."라고 하였다. 胞阻란 임신 기간 중 下血하고 복통을 수반하는 것이다. 이것은 혈액이 아래로 새어 나오기 때문에 자궁으로 들어가서 태아를 기르지 못하여 정상적인 생장발육을 방해하는

51 柏葉, 乾薑, 艾.
52 川芎, 阿膠, 甘草, 艾葉, 當歸, 芍藥, 乾地黃.

것이다. 이를 "胞漏", "漏胞"라고 부르기도 한다.

膠艾湯에서 애엽은 溫經하고 자궁을 데워서 태아를 편안하게 한다. 『藥性本草』에서 애엽이 "복통을 그쳐서 安胎한다."라고 하였고, 『肘後方』에서는 임신 중에 "갑작스런 태동불안이나 복통"을 치료한다고 하였다. 이는 모두 애엽의 調經安胎하는 효능이다.

③ 한기를 흩어서 통증을 그친다[散寒止痛]

『本草正』에서 "애엽은 十二經을 소통하며, 특히 肝脾腎의 약물이다. 속을 잘 데우고 냉기를 쫓고, 습을 없애며, 피 속의 기를 순행하여 기속의 정체를 치료한다. 대개 여성의 血氣가 차가워서 정체한 경우에 가장 적합하다."라고 하였다.

『補缺肘後方』에서 애엽으로 "갑작스런 심통"을 치료하였고, 『衛生簡易方』에서 "脾胃의 冷痛"을 치료하였고, 『聖濟總錄』에서 "氣痢腹痛"을 치료하였다. 『本草綱目』에서 "艾附丸은 心腹의 冷痛을 치료하고 여성의 제반 질환을 치료하는 데 탁월한 효능이 있다."라고 하였다. 중경이 만든 柏葉湯, 膠艾湯도 애엽을 이용하여 散寒止痛하는 것이다.

④ 濕을 말려서 가려움을 없앤다[燥濕止癢]

중경은 이 효능은 말하지 않았다. 후세에 애엽을 외용하여(씻는 방법) 濕을 말리고 살충하여 가려움을 그쳤다. 주로 濕疹으로 인한 소양증에 좋은 효과가 있다. 『名醫別錄』, 『本草正義』에서 모두 "濕熱로 벌레가 생기는 질환"을 치료한다고 하였다. 현재는 대개 애엽에 다른 외용약을 합하여 濕疹, 瘡瘍을 치료한다.

2) 용량 · 용법

애엽은 柏葉湯과 膠艾湯 두 처방에만 썼다.

① 용량 : 柏葉湯에서 용량은 "세 주먹[三把]"으로 약 9g 전후다. 膠艾湯에서 용량은 3냥으로 약 12g이다. 외용은 적당량을 쓴다.

② 포제 : 이 약물은 艾葉(잡질을 제거하고 줄기를 없애고 체에 쳐서 흰 부분을 없앤 것), 艾絨(햇볕에 말리고 깨끗하게 한 애엽을 갈아서 융(絨)처럼 만든다. 줄기와 葉柄을 없애고 체에 쳐서 흰 부분을 없앤다), 艾炭(말린 애엽을 솥에 넣고 강한 불로 70%정도 흑색으로 볶는다. 초

를 뿌려서 섞은 후 쇠로 만든 체에 쳐서 남은 것을 다시 볶는다. 이것을 서늘하게 하여 다시 불붙지 않게 한다. 3일 후 서정한다) 세 종류가 있다.

③ 용법 : 중경은 모두 탕제로 썼다. 현재는 전탕하며 외용하기도 한다. 『本草正』에서 "날것을 찧어서 즙을 쓰거나, 익혀서 전탕하거나, 뜨겁게 볶아서 찜질하면 경락을 소통한다. 또 주머니에 담아서 배꼽과 무릎을 찜질하기도 한다. 내복이나 외용에 그냥 쓰거나 익혀서 쓰거나[表裏生熟] 다 적합하다."라고 하였다. 참고할 만하다.

3) 사용주의

① 중경은 애엽을 단지 虛寒한 血證을 치료하는 두 처방에만 썼다. 그래서 熱性 血證에는 당연히 금한다.

② 『本經逢源』에서 "陰虛火旺, 血燥生熱 그리고 본래 失血한 환자는 금한다." 고 하였고, 『本草備要』에서는 "血熱로 생긴 질환에는 금한다." 고 하였다.

4) 현대연구

① 성분약리

휘발유(volatile oil, essential oil), artemisia alcohol, camphor, borneol 등이 있다. 진해, 평천, 항알러지 작용이 있다.[53]

② 현대응용

a. 만성간염, 간경화 : 애엽으로 주사액을 만든다. 1ml당 생약 0.5g이 해당한다. 매일 4ml씩 근육 주사하며, 모두 1~2개월 동안 치료한다. 치료 기간 중 동시에 간을 보호하는 약물을 투여한다. 123례를 치료하였다. 이 중 遲延性 간염 환자 39례에서 단기 치유가 1례, 현저한 효과가 19례, 호전 6례였다. 간경화 환자 15례 중에서 현저한 효과 3례, 호전 4례, 무효 8례였다. 총 유효율이 92%에 달했다.[54]

53 呂廣振, 中藥學, 山東科學技術出版社, 1988:143
54 吉林市第二醫院, 新醫學, 1974;(2):83

b. 류머티스관절염 : 애엽 주사액을 혈 자리에 주사하여 "痺證"(관절염)을 치료한다. 보법으로 각 혈 자리에 0.5~1ml, 사법으로 각 혈 자리에 1~4ml씩 주입한다. 모두 100례를 치료한 결과 치유 48례, 현저한 효과 21례, 호전 31례로서 전부 유효하였다.[55]

c. 폐결핵으로 생긴 천식 : 10%의 艾葉液을 1회에 30ml씩, 하루 3회 식전 30분에 복용한다. 임상적으로 30례를 관찰하였다. 모두 동시에 異煙肼를 복용하여 肺源性 심장병을 병발한 환자가 심장 쇠약이 나타날 때 毒毛旋花甙을 가하여 치료했다. 대개 1~1.5개월 艾葉液을 복용하였다. 31례를 치료한 결과 숨참과 기침이 줄어들었고, 喘鳴이 소실하였다. 나머지 6례는 비교적 차도가 있거나 무효였다. 이 경험으로 통하여 肺에 심한 섬유 증식이나 폐기종이 없는 환자는 치료 효과가 비교적 좋았음이 증명되었다.[56]

d. 만성기관지염 : 乾艾葉 500g 또는 신선한 애엽 1000g을 씻어서 잘게 썰고 4000ml 물에 46시간 담가둔다. 이것을 달인 후 여과하여 3000ml를 얻고 조미제와 방부제를 적당히 넣는다. 하루 3회, 1회에 30~60ml씩 복용한다. 혹은 주사제를 만들어 매일 2회, 2~4ml씩 근육 주사한다. 154례를 치료하여 단기간 억제가 된 경우가 6례, 현저한 효과가 21례, 호전 81례에, 무효 46례였다.[57]

e. 하루 걸러 발작하는 학질 : 乾艾葉 0.5~1냥을 잘게 썰어서 약한 불에 2시간 전후 달인다. 이것을 여과한 후 설탕을 가하여 발작하기 전 2시간에 전부 마신다. 2일 연속 복용한다. 53례를 치료하여 증상 억제에 유효율이 89% 이상이었다. 매일 1냥을 쓴 경우의 효과가 더 좋았다.[58]

f. 십이지장충으로 인한 피부염 : 십이지장충 유충으로 국부에 감염 증상이 있을 때 24시간 내에 직경 1.5cm의 쑥봉으로 국부에 뜸질을 한다. 皮疹이 많고 범위가

55 張瑞文, 四川中醫, 1987;(2):46
56 江蘇新醫學院, 中藥大辭典(上册), 第一版, 上海科學技術出版社, 1986:56
57 江蘇新醫學院, 中藥大辭典(上册), 第一版, 上海科學技術出版社, 1986:56
58 江蘇新醫學院, 中藥大辭典(上册), 第一版, 上海科學技術出版社, 1986:56

넓은 피부염에는 환부를 나누어 일일이 뜸질한다. 106례를 치료하였다. 소양감 소실이 77례, 여전히 소양감이 있는 경우가 28례, 심하게 가려운 경우가 1례였다. 환자는 대개 저녁에 뜸질하면 소양감이 그치고 바로 잠들었으며, 다음날 아침에 소양감이 소실하였다.[59]

g. 대하 : 乾艾葉 5돈을 달여서 찌꺼기를 제거하고 계란 2개를 탕에 넣어 끓인 후 계란과 탕을 먹는다. 5일 동안 계속한다.[60]

h. 사마귀[尋常疣] : 신선한 애엽으로 국부를 문지른다. 하루 몇 차례씩 저절로 떨어질 때까지 계속한다. 12례를 치료하였다. 가장 빠를 때는 3일, 가장 길게는 10일에 저절로 떨어졌다.[61]

i. 소양증 : 애엽, 千里光 각 30g을 물에 진하게 달여서 환부를 각각 15분씩 씻는다. 하루 1회 시행한다. 습진과 피부염으로 유발된 피부소양증 20례를 치료하였는데, 18례가 완치되었다.[62] 이 밖에 애엽에 蒼耳子를 가하여 피부소양증과 노인성 소양증을 치료하여 유효하였다는 보고가 있다.[63,64]

j. 黃水瘡 : 묵은 애엽 50g, 껍질이 있는 杏仁 30g을 준비한다. 애엽에 물 1500ml를 가하여 환부를 씻는다. 다시 杏仁을 약한 불에 껍질이 검게 될 때까지 태운다. 그런 다음 杏仁을 꺼내어 찧어서 환부에 바른다. 하루 3~4회 시행한다. 5례를 치료하여 4례가 완치되었다.[65]

k. 과민성(알러지성)비염 : 艾葉油丸을 하루 3회 2알씩 복용한다. 40일이 한 치료기간이다. 알러지성비염 15례를 치료하여 전부 유효하였다.[66]

59 浙江, 科技簡報(醫藥衛生部分), 1972;(11):27
60 江蘇新醫學院, 中藥大辭典(上册), 第一版, 上海科學技術出版社, 1986:56
61 江蘇新醫學院, 中藥大辭典(上册), 第一版, 上海科學技術出版社, 1986:56
62 余士根, 浙江中醫雜誌, 1984;(3):141
63 首沖, 新中醫, 1986;(10):45
64 朱春年, 新中醫, 1988;(9):14
65 周作玉, 四川中醫, 1983;(2):34
66 陸建華等, 浙江中醫雜誌, 1980;(5):220

6 白朮 백출

국과(菊科) 다년생 초본식물인 백출의 根莖이다. 맛은 쓰고 달며 성질은 따듯하다. 脾經과 胃經으로 들어간다.

1) 효능 · 주치

① 기를 보하고 비장을 튼튼하게 한다[補氣健脾]

백출은 補氣健脾하는 중요한 약이다. 그래서 중경은 脾氣가 부족한 증상에 자주 응용하였다. 예를 들어 苓桂朮甘湯, 甘草乾薑茯苓白朮湯, 白朮散, 五苓散, 桂枝去桂加茯苓白朮湯 등이다.

脾는 後天의 근본으로서 음식물을 운화하는 臟이다. 그래서 脾胃의 氣가 허하면 運化하는 힘이 없어서 배가 차오르고 별로 먹지 못하며 입맛이 떨어진다. 脾臟이 허하여 물과 진액이 제대로 퍼지지 못하면 수분이 정체하고 쌓여서 변이 묽어지고 부종이 생기며 소변이 시원하게 나오지 않는다. 이러한 경우에 脾臟이 회복되면 모든 증상들이 저절로 낫는다.

『本草匯言』에서 "백출은 脾胃를 북돋아서 濕을 흩고 痺證을 없애며 음식을 소화하여 더부룩함을 없애는 중요한 약이다. 脾臟이 허하여 기능이 약할 때 백출이 보하고, 胃가 허하여 음식을 받지 못할 때 백출이 받아들이게 한다. 그래서 과로로 몸이 약해져서 사지가 노곤하고 설사가 계속되며 멈추지 않을 때 이를 脾陽이 함몰하였다고 하는데 …… 이상 여러 증상을 백출로 총괄적으로 치료할 수 있다."라고 하였다.

② 습을 말리고 이뇨한다[燥濕利水]

백출은 脾臟을 보하는 장점만 있는 게 아니라 濕을 말리고 利尿한다. 그래서 백출은 脾虛로 運化作用이 약해져서 水分이 정체한 증상에 중경이 우선 선택하는 약물 중 하나다. 예를 들어 五苓散, 桂枝去桂加茯苓白朮湯, 眞武湯, 茯苓戎鹽湯 등의 처방들이다. 주 증상은 소변불리 혹은 浮腫이며 이를 백출로 濕을 말리고 이뇨한다.

또 중경은 茯苓桂枝白朮甘草湯으로 "心下逆滿, 氣上衝心, 脈沈緊"을 치료하였고, 桂枝去桂加伏苓白朮湯으로 "여전히 桂枝湯證이 남아 있고, 땀은 없으면서 명치 밑이 그득하고 약하게 아픈 증상"을 치료하였다. 이때도 백출로 土氣를 보하여 물을 억제하였다. 脾氣를 왕성하게 하여 水氣를 저절로 변화하게 하려는 의의가 있다.

『金匱 · 黃疸病篇』에 실린 茵蔯五苓散은 熱보다 濕에 치중된 황달을 치료하는데, 이 처방에서 백출은 中焦를 강화하여 水濕을 운화하고 울결한 濕熱을 흩는다. 淸熱燥濕하는 茵陳을 도와서 濕을 없애고 열이 식으면 황달이 저절로 낫는다. 『本草通玄』에서 "백출은 脾胃를 보하는 약이다. …… 土氣가 왕성하면 운화작용이 강화된다. 그래서 식사를 못하거나 음식이 정체하거나 痰積이 있는 환자에게 모두 쓸 수 있다. 土氣가 왕성하면 濕을 이겨낸다. 그래서 痰飮이 있거나, 腫滿이 있거나, 濕痺가 있는 환자한테 다 쓸 수 있다. 土氣가 왕성하면 淸氣가 잘 상승하여 精微가 올라가고, 濁氣가 잘 하강하여 음식물 잔재가 잘 내려간다. 그래서 토하고 설사하는 증상에 빠질 수 없는 약물이다."라고 하였다.

백출은 향기가 강렬하고 맛이 달면서 진하여 성질이 순수한 陽에 해당하며, 濕을 억제하여 痺證을 없애는 약물이다. 그래서 중경은 風濕을 치료할 때 모두 백출을 썼다. 예를 들어 麻黃加朮湯, 桂枝去桂加白朮湯, 甘草附子湯, 防己黃芪湯 등이다. 모두 백출로 風濕을 없앴으며 祛風勝濕하는 효능이 있음이 확실하다.

또 脾는 痰을 만드는 근원이다. 脾臟을 보하는 약품은 脾의 運化作用을 돕는다. 脾가 運化하면 痰濕이 생기지 않아서 증상이 점차 없어진다. 그래서 중경은 매번 백출로 痰을 없애서 어지럼증을 치료하였다. 예를 들어 茯苓桂枝白朮甘草湯은 "心下가 치밀어 그득하고, 기운이 가슴으로 치받치며, 일어나면 어지러운 증상"을 치료하였다. 眞武湯은 "가슴 아래가 두근거리며 머리가 어지럽고 신체가 후들거려서 넘어질 듯한 증상"을 치료하였다. 澤瀉湯은 "支飮으로 유발되는 현기증"을, 五苓散은 "몸이 야윈 사람이 배꼽 아래가 펄떡거리며 침을 흘리면서 머리가 어지러운 증상"을 치료하였다.

中醫學에서 "痰 없이 어지러움을 유발하는 경우는 없다."라는 설이 있다. 이는 痰이 없어지면 어지럼증은 저절로 없어진다는 말과 같다. 바로 『本經疏證』에서 "백출은 어지럼증을 치료한다. 그런데 현기증 자체를 치료하는 게 아니라 痰과 물을 치료할 뿐이다 ……."라고 말한 것과 같다.

③ 태아를 안정하고 잘 기른다[安胎養胎]

『金匱要略 · 婦人姙娠病篇』의 白朮散[67], 當歸散[68] 두 처방은 모두 백출을 쓰며 安胎養胎하는 약물이다. 『本草匯言』에서 "黃芩과 병용하면 安胎하고 기를 조절한다."라고 하였고, 『本草崇原』에서도 "安胎에 효과적이다."라고 하였다. 후세에 安胎할 때 백출을 항상 응용하였는데, 이 경험은 중경에서 기원한다.

④ 대변을 윤택하게 해서 내보낸다[通潤大便]

중경은 『傷寒論』에서 "…… 만약 환자가 대변이 단단하고 소변이 정상이면 桂枝附子去桂加白朮湯으로 치료한다."고 하였다. 여기서 백출의 작용은 潤腸通便하는 것이다. 최근 임상에서 백출을 대량으로(60g 이상) 써서 변비(특히 습관성 변비와 노인성 변비)를 치료하는데, 아주 양호한 효과가 있다. 『本草通言』에서 백출이 "탁한 기를 잘 하강하여 음식 찌꺼기를 내려 보낸다."라고 말한 것과 같다.

⑤ 체표를 강화하여 땀을 그친다[固表止汗]

중경의 防己黃芪湯은 "風濕(혹은 風水)으로 몸이 무겁고 땀을 흘리며 바람 쏘이기를 싫어하는 환자"를 치료한다. 甘草附子湯은 "風과 濕이 뭉쳐서 관절에 煩熱이 나면서 아프고 땀을 흘리며 숨이 찬 환자"를 치료한다. 모두 固表止汗하는 효능을 응용한 것이다.

후세에 『本草經疏』, 『本草求眞』, 『本草正義』에서 모두 "止汗", "有汗能收"라고 하였다. 『千金方』에서는 백출 단방으로 "自汗不止"를 치료하였고, 『全幼心鑒』에서는 백출을 위주로 하고 小麥과 黃芪를 가하여 "노인과 소아의 虛寒"을 치료하였다. 『世醫得效方』에서는 防風, 黃芪를 배합한 玉屛風散으로 固表益氣止汗하였는데, 지금까지 널리 임상에 활용된다.

2) 용량 · 용법

중경은 백출을 모두 29처방에 응용했다.

67 姙娠養胎, 白朮, 川芎, 蜀椒, 牡蠣.
68 當歸, 黃芩, 芍藥, 川芎, 白朮.

① 용량 : 최대량은 8냥으로서 현재 24g에 해당한다. 當歸散, 天雄散이다. 최소량은 7돈 반 또는 18수, 6수다. 五苓散에서는 18수였다. 현재 상용량은 10~30g이다

② 포제 : 중경은 백출의 포제법을 말하지 않았다. 현재는 증상을 근거하여 生白朮, 炒白朮(약한 불에 노랗게 볶는다), 土炒白朮(백출 100근에 복룡간 분말 20근을 가하여 볶고 체에 쳐서 흙을 걸러낸다) 세 가지를 쓴다. 일반적으로 생용하면 除濕하거나 통변하는 효과가 크고, 볶아서 쓰면 健脾作用이 강화된다. 그래서 利尿하여 浮腫을 없애고 固表止汗하며 風濕痺痛을 치료할 때는 대부분 生用하고, 脾胃를 강화하고 안정할 때는 볶아서 쓴다.

③ 용법 : 중경은 탕제와 산제로 많이 썼다. 현대에는 대부분 탕제로 하며 환제로 내복하기도 한다.

3) 사용주의

① 백출은 달고 성질이 따듯하다. 단맛은 中焦의 膨滿을 조장할 염려가 있다. 그래서 脾胃가 실하고 腹滿한 환자는 쓰지 않는다. 理中丸 처방 아래에서 "腹滿한 환자는 백출을 빼고 附子 1매를 넣는다."라고 하였다. 이 경우에 백출을 다시 투여하면 脹滿이 더 심해질 수 있다.

② 백출은 맛이 쓰다. 그러므로 陰虛內熱 환자는 陰津을 손상할 염려가 있으므로 쓰지 않는다.

4) 현대연구

① 성분약리

휘발유(volatile oil, essential oil)를 함유한다. 휘발유의 주성분은 atractylol과 atractylone이다. 그리고 비타민 A를 함유한다. 보간, 이담, 경련해소, 이뇨, 항균, 항응고, 혈당강하, 혈관확장, 항종양 그리고 신체면역력을 높이는 작용이 있다.[69]

[69] 陰健等, 中藥現代研究與臨床應用, 學苑出版社, 1994:241

② 현대응용

a. 간장질환 : 백출은 肝硬化腹水를 치료한다. 30~60g을 쓴다. 舌苔가 끈적거리거나 엷으면서 脾虛하여 濕에 막힌 지표가 있는 환자는 炒白朮을 쓴다. 혓바닥이 붉게 빛나면서 津이 부족하고 벗겨져 있으면 眞陰이 부족한 증후로서 生白朮을 쓴다. 증상에 따라 처방을 선택하고 상응 약물을 응용하여 비교적 좋은 효과를 얻었다.[70]

b. 소아가 침을 흘리는 증상 : 생백출 10g을 잘게 썰어서 작은 그릇에 넣고 물을 가한다. 그런 다음 쪄서 즙을 내어 설탕을 약간 섞어 나누어 복용한다. 영유아가 침을 흘리는 증상에 유효하였다.[71]

c. 메니에르증후군 : 麩炒白朮, 澤瀉, 炒薏苡仁을 각 30g씩 매일 1첩씩 물에 달여서 3회에 나누어 복용한다. 메니에르증후군을 방지하는 데 항상 좋은 효과가 있었다.[72]

d. 변비 : 백출 60g, 생지황 30g, 승마 3g을 하루 1첩씩 물에 달여 복용한다. 변비 환자 16례를 치료하였다. 1첩을 복용하고 11례가 유효하였다. 이 밖에 백출 단방 60g으로 21례를 치료하였는데, 16례가 유효하였고, 5례는 무효였다.[73] 또한 이 처방으로 부인과 수술 후 변비 환자 50례를 치료하였는데, 이 중 36례가 1첩을 복용한 후 바로 배변을 시작하였다.[74]

e. 만성요통 : 백출 30g, 穿山甲 6g에 白酒 100ml(약재가 완전히 잠길 정도로)를 붓고 뚜껑을 덮는다.[75] 가열하여 끓기 시작하면 불을 줄이고 30분 정도 약하게 끓인다. 약물 액을 따라내고 남은 찌꺼기로 다시 앞의 방법으로 다시 끓인다. 이렇게 두 번 끓인 액을 합하여 아침, 저녁으로 나누어 복용한다. 매일 1첩씩 2~3일 동안 계

70 曹克允等, 安徽中醫學院報, 1984;(2):25
71 文濟邦, 江蘇中醫, 1965;(12):1
72 彭連章, 湖北中醫雜誌, 1983;(4):20
73 劉珂, 福建中醫藥, 1981;(1):36
74 范光華等, 新醫藥雜誌, 1979;(6):27
75 沈志忠, 江蘇中醫, 1988;9(2):15

속 복용한다. 만성요통에 寒濕을 받거나 과로하면 심해지는 환자 24례를 치료하였다. 만족할 만한 효과가 있었다.[76]

f. 만성장염 : 백출 20g, 鷄內金 12g을 노랗게 볶고 분말한 후 체에 쳐서 준비한다. 사과 1개를 껍질 채 기왓장에 올려놓고 약한 불에 익힌다. 나중에 껍질과 씨를 빼내고 과육 50g을 취하여 절구로 짓이긴다. 앞에 분말한 약과 혼합하여 풀처럼 만들어서 매일 15g씩 하루 4회 복용한다. 영아설사 환자 45례를 치료하였다. 완치 25례, 유효 14례, 무효 6례였다. 총 유효율은 80%였다.

g. 기타 질환 : 백출 단방을 물에 달여 복용하여 백혈구 감소증을 치료하였는데, 유효하였다.[77]

76 李毅, 中級醫刊, 1982;(6):57
77 陳慧中, 軍事醫學簡訊, 1977;(2):5

7 白前백전

라마과(蘿摩科) 다년생 초본식물인 柳葉白前과 芫花葉白前의 根莖과 根이다. 맛은 맵고 달며 성질은 평이하다. 肺經으로 들어간다.

1) 효능 · 주치

① 기를 하강하여 기침을 그친다[降氣止咳]

백전은 肺를 瀉하고 上逆을 하강한다. 그래서 임상에서 중요한 진해제다.

중경은 澤漆湯으로 "咳而脈沈"을 치료하였는데, 澤漆, 白前, 黃芩, 半夏 등 약물로 氣를 하강하여 기침을 그쳤다. 『本草正義』에서 "백전은 肺를 전문적으로 치료하는 약물로서 咳嗽를 치료하고 氣를 하강하는 주요 약물이다."라고 하였고, 『本草綱目』에서 "降氣下痰"이라고 하였고, 『本草備要』에서 "瀉肺"한다고 하였다. 『本草逢原』에서는 "백전은 白薇에 비해 약간 따듯하고, 細辛에 비해 약간 평이하다. 전적으로 肺 구멍 속의 風水를 거두어 전적으로 肺를 배설한다."라고 하였다. 이 약물이 止咳에 장점이 있음을 알 수 있다. 또 『醫學心悟』에서 백전을 위주로 止嗽散을 만들었는데, 이것이 임상에서 止咳降肺하는 상용 처방이 되었다.

② 가래를 삭이고 천식을 안정한다[化痰平喘]

중경은 이 작용은 말하지 못했다. 『本草綱目』에서 "가래를 내리고 氣를 하강한다."고 하였고, 또 "太陰藥이다. 肺氣가 實證으로 막혀서 가래가 있을 때 적합하다."라고 하였다. 『名醫別錄』에서는 "胸脇으로 逆上하는 기, 해수상기를 치료한다."고 하였다. 현재 임상에서 가래가 많은 기침이나 氣喘을 수반한 환자에게 상용한다.

2) 용량 · 용법

백전은 중경의 처방에서 단지 澤漆湯 1처방에만 응용했다.

① 용량 : 澤漆湯에서 백전의 용량은 5냥으로서 현재 12~15g에 상당한다. 현재 상용량은 5~10g이다.

② 포제 : 중경은 말하지 않았지만, 『雷公炮製論』에서 "백전을 쓸 때에는 먼저 감초물에 하룻밤 담가둔 후 꺼내어 두발을 제거하고 불에 쬐어 말려서 쓴다."라고 하였다. 현재는 맑은 물을 배어들게 하였다가 잘게 썰어서 말려 쓰기도 하고 밀자하기도 한다.

③ 용법 : 중경은 백전을 "㕮咀"한 후에 다른 약과 같이 달이라고 하였다. 현재는 탕제에 넣어 약으로 쓴다.

3) 사용주의

氣虛하거나 氣가 근원으로 돌아가지 못하여 欬逆上氣하거나 咳嗽氣逆하는 환자는 금한다. 『本草經疏』에서 "氣虛氣不歸源 …… 禁用."이라고 하였다. 임상에서 보면 백전은 많이 쓰면 안 된다. 많이 쓰면 오심, 구토로 괴롭다.

4) 현대연구

① 성분약리

柳葉白前에는 saponin을, 芫花白前은 triterpenoid saponin을 함유한다. 모두 거담작용이 있다.[78]

78 呂廣振, 中藥學, 山東科學技術出版社, 1988:167

8 白蜜백밀

밀봉과(蜜蜂科) 中華蜜蜂 혹은 이태리벌이 벌집에 양성한 糖類物質이다. 맛은 달고 성질은 평이하다. 脾經, 肺經, 大腸經으로 들어간다.

1) 효능 · 주치

① 대변을 윤택하게 하여 통변한다[潤腸通便]

백밀은 바로 蜂蜜이다. 때문에 潤腸通便에 유효하다. 『傷寒論』에서 "陽明病으로 땀을 흘릴 때 만약 발한하고 소변이 잘 나오면 이는 내부 진액이 고갈한 상태다. 비록 대변이 단단해도 攻下하면 안 된다. 스스로 변을 보고 싶을 때까지 기다리고 끓인 꿀로 유도하여 내보낸다."라고 하였다.

『本草綱目』에서 "장중경이 陽明燥結로 생기는 大便不通을 치료하면서 활용한 蜜煎導法은 진실로 千古의 神方이다."라고 하였다. 후세에 腸이 메마르고 津이 없어서 생기는 변비를 치료할 때 항상 중경의 치법을 본받았다. 특히 노년, 허약자, 열병 후 津을 손상하여 생기는 변비에 더 적합하다.

또 중경이 만든 麻子仁丸은 脾約으로 인한 변비를 치료하는데, 이 처방에도 "꿀로 반죽하여 환을 짓는다."는 방법을 썼다. 이 방법 역시 꿀로 腸을 윤택하게 하고 건조함을 자양하여 완만하게 대변을 내보내는 것이다.

백밀은 潤腸하면서 또 기생충을 몰아낸다. 중경이 "체내에 회충이 있으면 침을 토하고 심장이 아프며, 이따금 발작이 일어나면 독약으로도 그치지 않는다. (이때) 甘草粉蜜湯으로 치료한다."고 하였다. 현재는 백밀과 生薑汁을 복용하여 회충으로 인한 腸閉塞을 치료한다.

② 기를 보하고 음을 자양한다[補氣養陰]

『神農本草經』에서 백밀이 "오장의 부족함을 안정하고 益氣補中한다."고 하였고, 『別錄』에서 "脾氣를 기른다."고 하였으며, 『本草綱目』에서 "臟腑를 윤택하게 한다."고 하였고, 『本草蒙筌』에서 "꿀로 구우면 단맛으로 완화하고 기를 북돋는다.”라고 하였다. 모두 백밀에 補裨益氣하고 滋陰潤燥하는 효능이 있음을 설명하는 말이다.

중경은 大半夏湯으로 “胃反嘔吐”를 치료하였는데, 여기서 백밀은 胃를 보하고 滋陰하여 陽明의 메마름을 윤택하게 하여 구토를 그치는 것이 목적이다. 그리고 백밀 1승을 쓰는 豬膚湯은 “下利咽痛, 胸滿心煩”을 치료하는데, 여기서도 백밀은 滋陰하여 목구멍을 좋게 하려는 것이다. 후세에 꿀로 만성 咽炎을 치료하는 것은 이를 근거로 한다.

③ 뜨거운 약의 독을 해소한다[解烈藥毒]

중경은 준열한 약을 쓸 때 항상 꿀로 제환했다. 예를 들어 抵當丸, 皂莢丸, 大陷胸丸 등이다. 『金匱 · 痰飮咳嗽篇』에서 甘遂半夏湯은 胃에 飮邪가 정체한 痰飮病을 치료하는데, 여기서 꿀 반 되를 약즙에 같이 달여서 복용하여 甘遂의 준열한 성질을 완화했다. 烏頭湯은 관절병을 치료하는데, 여기서 꿀은 烏頭의 독성을 완화하는 것이다.

『類聚方廣義』에서 “半夏甘遂湯의 오묘함은 꿀에 있다. 만약 꿀을 쓰지 않으면 효과가 없을 뿐 아니라 어지럼증이 유발된다. 古法을 따르는 것이 마땅하다.”라고 하였다. 그래서 『神農本草經』에도 꿀이 “止痛解毒하며 식초와 섞는다.”라는 설이 있다. 최근에 백밀로 川烏, 附子 중독 환자를 살려내는 것도 이러한 예에 속한다.

④ 부패를 방지하고 살균한다[防腐殺菌]

중경이 만든 처방 중에서 꿀로 제환하는 약물(현재는 간략하게 ‘蜜丸’이라고 부른다)은 20여 가지가 있다. 꿀은 준열한 약물을 해독하는 작용 외에 補益하고 맛을 좋게 하고 부패를 방지하는 작용이 있다. 왜냐하면 꿀은 고농도의 환경을 조성하여 미생물이 생장하기에 부적합하다. 그래서 防腐殺菌하는 것이다.

2) 용량 · 용법

백밀은 맛이 달고 성질이 평이하며 무독하다. 蜜로 환약을 제조하는 것 외에 8처방이 있다. 豬膚湯, 大半夏湯, 甘草粉蜜湯, 蜜煎導法, 大陷胸丸, 烏頭湯, 烏頭煎, 甘遂半夏湯이다.

① 용량 : 『金匱』에서 최대량은 2승이다. 大烏頭煎이다. 『傷寒論』에서 최대량은 1승이다. 豬膚湯이다. 『金匱』에서 최소량은 4냥이다. 甘草粉蜜湯이다. 『傷寒論』에서 최소량은 2합이다. 大陷胸丸이다. 현재 통상 내복량은 15~30ml다. 외용할 때는 적당량을 쓴다.

② 용법 : 중경은 백밀을 蜜煎導法 외에 대부분 환제로 썼고 탕제 혹은 膏劑로 쓰거나 타서 복용했다.

3) 사용주의

① 고대문헌에서 모두 "밀은 파[蔥]와 상반한다."고 하였다. 최근 보고에 의하면 지원자 5명이 파와 蜜丸을 각각 30g을 복용했지만 뚜렷한 독성 반응은 나타나지 않았다. 향후 임상에서 더 고증해 보아야 한다.

② 脾胃의 濕熱로 배가 차오르고 설사를 하며 감염성 질환으로 表證이 있는 환자는 신중히 써야 한다. 『本草經疏』에서 꿀에 대해 "생것은 성질이 차갑고 매끄러워 설사를 유발한다. 大腸이 허하여 음식을 제대로 소화하지 못하는 환자는 적합하지 않다. 구역질이 잦거나 알코올 남용자는 적합하지 않다. 배가 그득한 蠱脹病에는 적합하지 않다. 濕熱로 脚氣를 앓을 때는 쓸 수 없다."라고 하였다.

4) 현대연구

① 성분약리

주성분은 fructose와 glucose로서 전체의 70%에 달한다. 또 sucrose, maltose, dextrin, gum과 질소화합물, carboxyl, essential oil, 色素, wax, 植物殘片[79], yeast, enzymes, inorganic salts 등을 소량 함유한다. 밀에는 보통 비타민을 소량 함유하고 있는데, 이 중 A, C, D, choline B_2, niacin, pantothenic acid, biotin, folic acid, B_6, K 등이 있다. 질소화합물 중에는 단백질, peptone, 아미노산, invertase, catalase, amylase 등 효소류와 乙醯膽鹼[80]이 있다. 회분에는 마그네슘(Mg), 칼슘(Ca), 칼륨

79 植物殘滓 debris
80 乙醯膽鹼 acetycholine, ACh

(K), 나트륨(Na), 유황(S), 인(P)과 미량원소인 철(Fe), 망간(Mn), 동(Cu), 니켈(Ni) 등이 있다. 유기산 중에는 citric acid, malic acid, succinic acid, acetic acid 등이 있다.[81]

② 현대응용

a. 위십이지장궤양 : 20례를 관찰하였다. 치료 후 15례에서 음영이 소실하였고, 3례는 호전되었다(평균 32일 소요). 18례는 통증이 완전히 소실하였고, 2례는 경감하였다. 통증 소실 시간이 가장 빠르면 6일이었으며 평균 22.2일이었다.[82,83,84]

b. 화상 : 면적이 작은 1~2도 화상은 상처를 청결하게 처리한 후 면봉으로 꿀을 찍어서 고르게 바른다(너무 두껍거나 얇으면 안 된다). 초기에는 매일 2~3에서 4~5회 시행하고, 딱지가 생기면 매일 1~2회 시행한다. 85례를 관찰한 결과 1~2도 화상은 보통 꿀을 바른 2~3일 후 상처에 투명한 딱지가 앉고, 6~10일에 딱지가 저절로 떨어지고 새로운 상피가 완전히 재생하였다.[85,86,87]

c. 凍傷, 凍瘡 : 2도 이상의 염증과 분비물이 있는 동상을 치료했다. 익힌 벌꿀과 바셀린을 같은 분량으로 연고를 만들어 베에 얇게 바른다. 환부를 먼저 청결히 하고 이것을 환부에 2~3층 덮는다. 그리고 묶어서 고정한다. 보통 2~3회 시행 후 통증과 염증이 점차 소실하였고, 3~7차에 완치되었다.[88]

d. 궤양과 외상 : 오랫동안 아물지 않는 만성궤양에 실험적으로 10% 꿀즙으로 상처를 씻은 후 순수한 꿀을 묻힌 거즈를 환부에 붙이고 묶어 놓는다. 격일로 1회씩 교환한다. 하지 궤양 2례를 치료하였는데, 1주일 후 새살이 나오고, 약 2개월에 나았다. 이 밖에 매독성 궤양 환자 1례를 치료하였지만 결과는 무효였다. 피부와 근육

81 江蘇新醫學院, 中藥大辭典(下册), 上海科學技術出版社, 1986:2481
82 江蘇新醫學院, 中藥大辭典(下册), 上海科學技術出版社, 1986:2481
83 邱友文, 浙江中醫雜誌, 1980;(2):94
84 賓楚賢等, 湖南衛生雜誌, 1959;(12):41
85 江蘇新醫學院, 中藥大辭典(下册), 上海科學技術出版社, 1986:2481
86 周繼紅, 湖南中醫學院學報, 1985;(3):45
87 楊運生, 湖北中醫雜誌, 1986;(2):16
88 江蘇新醫學院, 中藥大辭典(下册), 上海科學技術出版社, 1986:2481

의 외상에는 10% 꿀즙으로 상처를 씻은 후 꿀을 발라서 묶어놓고 감염을 방지하여 나았다.[89]

e. 피부염 : 과민성 피부염과 습진 등에 蜂蜜 100ml와 산화아연 10g과 전분 20g을 가하여 연고를 만들어서 바른다. 붉은 반진이 사라지고 삼출물이 줄었으며 소양감이 소실하였다.[90]

f. 각막궤양과 안검염 : 蜂蜜로 5%의 안약을 만들어 눈에 넣는다. 각막궤양 환자 29례를 치료하여 치유 22례, 호전 4례, 무효 3례였다. 보통 약을 쓴 지 1~2일에 궤양 진행이 멈추고 궤양면이 깨끗해지고 투명도가 증가하였으며 침윤된 가장자리가 소실하였다.[91]

g. 비염, 비강염 : 만성비염에 蜂蜜 40%를 이온투입법으로 하여 치료하였다. 하루 1회, 전류 강도 1~5mA, 시간 15~20분, 14회를 1치료 기간으로 하였다. 2치료 기간 후 1개월 휴식하고 다시 치료를 진행하였다. 50례 환자를 14~24회 치료 후 11례가 완치되었고, 18례가 호전되었으며, 11례가 경감하였고, 10례는 무효였다.[92] 蜂蜜을 바르는 방법으로 위축성비염을 치료할 수 있다.[93]

h. 기타 : 고혈압에 수반한 변비,[94] 해수천식[95]에도 유효하다.

89 江蘇新醫學院, 中藥大辭典(下册), 上海科學技術出版社, 1986:2481
90 江蘇新醫學院, 中藥大辭典(下册), 上海科學技術出版社, 1986:2481
91 江蘇新醫學院, 中藥大辭典(下册), 上海科學技術出版社, 1986:2481
92 江蘇新醫學院, 中藥大辭典(下册), 上海科學技術出版社, 1986:2481
93 楊福岳, 中醫雜誌, 1964;(11):2
94 河北科技報資料室, 河北科技報, 1982;(7):17
95 李賢, 陝西中醫函授, 1985;(4):封四

9 白魚백어

의어과(衣魚科) 곤충을 말린 것으로 衣魚라고 부르기도 한다. 맛은 달고 담담하다. 足太陽膀胱經으로 들어간다.

1) 효능 · 주치

① 이뇨하여 소변불리를 치료한다[利水通淋]

『金匱』에서 "小便不利에 …… 滑石白魚散, 茯苓戎鹽湯으로 치료한다."라고 하였다. 滑石白魚散은 백어에 滑石, 頭髮을 같은 분량으로 분말하여 소변불리를 치료하며, 利水通淋하는 효능을 응용한다. 『神農本草經』에서는 백어가 "임질을 치료한다[療淋]."고 하였고, 『別錄』에서 "淋疾을 치료하고 流産한다[療淋墮胎]."라고 하였다. 모두 利水通淋하는 효능을 말한 것이다. 현재 백어는 血淋을 치료하는 데 우수하다고 인정한다. 다만 임상에서는 별로 상용하지 않는다.

② 風邪를 없애고 해독한다[祛風解毒]

『神農本草經』에서 백어로 "小兒中風項强"을 치료하였고, 『本草綱目』에서 "小兒臍風撮口 …… 風痛, 口生重舌"을 치료하였다. 『救急方』에서는 癲癎을 치료한다고 하였고, 『千金翼方』에서 解毒熄風하는 효능이 있다고 하였다. 그런데 『傷寒論』과 『金匱要略』에는 이러한 효능에 대한 기록은 없다.

2) 용량 · 용법

백어는 단지 滑石白魚散 1처방에만 활용했다.

① 용량 : 위 처방에서 백어의 용량은 2분이다. 현재 1일 용량으로 1g 전후다.

② 용법 : 위 처방은 산제다. 후세에 보통 산제로 쓰거나 탕제에 넣는다.

3) 사용주의

① 백어는 고인들이 "대추와 같이 먹지 말라. 그렇지 않으면 요통을 유발하거나 열이 올라서 瘡이 생긴다."라고 하였다.

②『日華子本草』에서 "瘡癧이 있는 환자는 먹으면 안 된다. 심하면 화농한다." 라고 하였다.

10 白薇 백미

라마과(蘿摩科) 다년생 초본식물인 白薇, 蔓生白薇의 根과 根莖이다. 맛은 쓰고 짜며 성질은 차갑다. 胃經과 肝經으로 들어간다.

1) 효능 · 주치

① 피를 식히고 열을 내린다[凉血退熱]

중경은 백미에 竹茹, 石膏, 桂枝, 甘草를 배합하여 竹皮大丸을 만들어 "여성이 출산으로 신체가 허약해지고 마음이 혼란하고 구역질하는[煩亂嘔逆] 증상"을 치료했으며, 또 "熱이 있으면 백미를 두 배 쓴다."라고 하였다. 이는 피를 식히고 몸이 찌는 듯한 虛熱을 식히는 백미의 효능을 활용한 것이다.

『要藥分劑』에서 백미가 "虛火를 식히고, 血熱을 없앤다."고 하였고, 『本草述』에서 "瘈瘲虛煩을 치료한다."고 하였다. 『現代實用中藥』에서는 더 구체적으로 "급성 열병 중기와 말기에 타는 듯한 發熱症과 쇠약성 질환에서 나타나는 消耗熱, 肺結核으로 나타나는 骨蒸潮熱 등에 청량한 자음효과가 있으며, 또 소변이 줄면서 붉거나 肺熱咳嗽에도 응용한다."라고 하였다.

② 이뇨하여 소변불리를 치료한다[利尿通淋]

후세에는 백미로 利尿通淋하였다. 『千金方』에서 백미에 白芍藥을 같이 분말하여 타서 복용하여 血淋과 熱淋을 치료하였고, 『名醫別錄』에서 "水氣를 내린다."고 하였고, 『本草綱目』에서 "風溫 …… 熱淋, 遺尿, 外傷出血을 치료한다."고 하였다. 현재는 熱淋, 血淋에 다용하여 치료 효과가 현저하다.

『南方主要有毒植物』에서는 "신염, 폐결핵, 요로감염, 부종을 치료한다."는 기록이 있다.

③ 淸熱解毒

백미는 해독하여 瘡을 치료하는 효과가 있다. 瘡癰腫毒, 咽喉腫癰, 金瘡, 독사나

蟲毒에 의한 손상 등에 잘 활용한다. 내복하거나 찧어서 붙인다. 『儒門事親』에서 "외상으로 계속 출혈하는 증상을 치료한다."고 하였고, 『貴州草藥』에서 붙여서 瘰癧을 치료하였다. 『本草新編』에서는 "백미는 殺蟲한다. …… 백미를 불에 태우면 파리와 이를 없앤다. 물로 바르면 옴을 치료하고 瘡을 아물게 한다."고 하였다.

2) 용량 · 용법

중경은 백미를 竹皮大丸 1처방에만 썼다.

① 용량 : 竹皮大丸에서 용량은 비교적 적어서 1분이다. 현재 상용량은 3~10g 이다.

② 용법 : 竹皮大丸은 丸劑다. 후세에 산제, 환제, 탕제로 썼다. 외용할 때는 많이 써도 괜찮다.

3) 사용주의

氣分에 熱이 있거나 血分에 熱이 없으면 신중히 써야 한다. 血虛에는 금기다. 『本草從新』에서 "血熱에 적합하며, 血虛에는 금기다."라고 하였다.

4) 현대연구

白薇醇,, 揮發油(valatile oil), cardiac glycoside를 함유한다. 신장염 초기와 중기 증상을 개선한다.[96]

96 呂廣振, 中藥學, 山東科學技術出版社, 1988:72

11 白蘞 백렴

포도과(葡萄科) 다년생 덩굴식물인 백렴의 塊根이다. 맛은 쓰고 매우며 성질은 약간 차갑다. 心經, 胃經, 肝經으로 들어간다.

1) 효능 · 주치

① 혈을 활성하여 응결을 흩는다[活血散結]

중경은 "虛勞", "風氣百疾"을 치료하는 薯蕷丸에서 백렴을 활용했다. 山藥과 협력하여 健脾益氣하고 活血散結하고 消風止痛하는 효능이 있다. 『本經逢源』에서 "백렴은 성질이 차갑고 해독한다. 종기와 瘡瘍에 붙여서 흩어버리는 효능이 있다. 맛이 맵기 때문이다. …… 『金匱』의 薯蕷丸에서 응용했는데, 전적으로 맵고 서늘한 성질로 응결을 흩어서 누적된 風氣百疾을 해소한다."고 하였다.

② 해독하여 종기를 아물게 한다[解毒斂瘡]

『神農本草經』에서 백렴이 "癰腫疽瘡을 치료하며, 응결한 기를 흩어서 통증을 멈춘다."라고 하였다. 李杲는 "모든 腫毒을 없애며, 붙여서 종기를 치료한다."고 하였다. 『本經逢源』에서 "백렴은 성질이 차갑고 해독하여 腫瘡瘍에 붙인다. 이는 해독하는 효능이 있는데 맛이 맵기 때문이다."라고 하였다. 『藥性論』에서는 "얼굴의 疣瘡을 치료한다."고 하였다. 또 『普濟方』에서 백렴에 "黃芩과 烏頭를 배합하여 癰腫을 치료한다."고 하였다. 이는 모두 해독하여 붓기를 내리고[解毒消腫], 종기를 아물게 하고 새살을 생기게 하는[斂瘡生肌] 효능을 말한다. 실제 역대로 瘡家의 요약이었다.

이 밖에 백렴은 濕熱을 식혀서 내보내고 기를 조절하여 피를 활성하는 효능이 있다. 그래서 후세에 백렴으로 서혜부의 疝症을 치료하여 빠른 효과가 있었다. 그리고 백렴은 狼牙毒을 해소하고 또 외상, 타박상, 腸風痔瘻, 血痢도 치료하였는데, 이는 凉血活血, 化瘀生新하는 효능을 활용한 것이다.

2) 용량 · 용법

중경은 백렴을 薯蕷丸 1처방에만 썼다.

① 용량 : 薯蕷丸에서 백미의 용량은 2분이다. 지금의 0.3~0.5g에 해당한다. 현재 상용량은 내복할 때는 5~10g이며, 외용은 적당량을 쓴다.

② 용법 : 중경은 환제로 썼다. 최근에는 절편하여 달여서 복용하거나 갈아서 외용한다.

3) 사용주의

① 脾胃가 虛寒하거나 實火가 없는 환자는 적합하지 못하다. "癰腫이 이미 헌 상태는 적합하지 못하다."(『本草經疏』), "陰疽로 색깔이 담담하고 융기하지 않으며 胃가 약하면 적합하지 못하다."(『本草逢原』)라고 하였다.

② 烏頭類 약물과 같이 쓰지 못한다. 『本草經集註』에서 "反烏頭"라고 하였다.

4) 현대연구

① 성분약리

plegm과 starch 등을 함유한다. 물 추출약재는 시험관 내에서 同心性毛癬菌과 Microsporum audouini, 서혜부와 홍색표피선균 등 피부진균에 각각 억제하는 작용이 있다.[97]

② 현대응용

a. 외과 염증 : 白蘞塊根에서 껍질을 벗겨내고 갈아서 분말한다. 3냥(용량은 염증 면적에 따라 가감한다)을 끓인 물로 반죽한 후 75~80%의 알코올을 가해서 풀처럼 만들어 환부에 붙인다. 매일 1회 나을 때까지 한다. 癤, 癰, 봉와직염, 淋巴結炎, 각종 염증성 종괴 등 급성감염증 초기에 현저한 효과가 있다. 모두 31례를 관찰하였는

97 呂廣振, 中藥學, 山東科學技術出版社, 1988:63

데, 증세가 위급하고 전신 반응이 심해서 항생제를 쓴 경우 외에 다른 약물은 쓰지 않았나. 약을 붙인 후 통증이 줄고 염증이 신속하게 흡수되거나 퍼지지 않았다. 보통 2~3일이면 나았다.[98]

b. 염좌 : 백렴 2개에 소금을 약간 친 다음 찧어서 환부에 붙인다. 모두 80례를 치료하여 66례가 유효하였다. 어떤 경우는 4일 치료하고 부종이 빠지고 통증이 줄어서 나았다.[99]

c. 皮膚皸裂 : 백렴에 白芨, 大黃, 氷片을 배합하여 미세 분말하고 꿀에 개어 붙인다. 皮膚皸裂에 비교적 양호한 효과가 있었다.[100,101]

98 江蘇新醫學院, 中藥大辭典(上册), 上海科學技術出版社, 1986:692
99 江蘇新醫學院, 中藥大辭典(上册), 上海科學技術出版社, 1986:692
100 曾沖, 黑龍江中醫藥, 1985;(6):48
101 曾沖, 福建中醫藥, 1985;91):63

12 白芍 백작

모랑과(毛筤科) 다년생 초본식물인 芍藥의 뿌리이다. 맛은 쓰고 시며 성질은 약간 차갑다. 肝經, 脾經으로 들어간다.

1) 효능 · 주치

① 陰을 수렴하여 營을 조화한다[斂陰和營]

중경은 太陽中風證으로 陽脈이 浮하고 陰脈이 弱하며 頭痛, 身體痛, 發熱惡寒, 自汗 등의 表虛證을 桂枝湯으로 치료하였다. 桂枝湯에서 桂枝는 經脈을 데우고 風邪를 흩어서 表證을 해소하고, 芍藥은 陰氣를 보충하여 營氣를 수렴하고, 甘草, 乾薑, 대추는 中焦를 데우고 脾를 강화한다. 이러한 약물들이 같이 작용하여 陰氣를 자양하고 陽氣와 화합하여 營衛를 조화하고 살결을 풀며 땀을 내는 효능을 발휘한다.

또 傷寒의 太陽表證이 풀리지 않아서 목덜미와 등이 뻣뻣한 증상에는 瓜蔞桂枝湯을 쓰는데, 이 처방은 白芍藥에 桂枝, 瓜蔞를 배합하여 營衛를 조화하고 風邪를 흩어 絡을 조화한다. 『傷寒論』 太陽病篇의 처방과 증상을 통해 고찰하였을 때 백작의 작용은 斂陰和營에서 벗어나지 않는다.

② 경직을 완화하여 진통한다[緩急止痛]

芍藥甘草湯은 "종아리 경직"을 치료하고, 桂枝加芍藥湯은 "배가 차오르고 수시로 아픈 증상"을 치료하고, 小建中湯은 "뱃속의 급성 통증"을 치료하고, 桂枝加大黃湯은 "大實痛"을 치료한다. 모두 芍藥 6냥을 군약으로 썼다.

桂枝新加湯은 "身疼痛"을 치료하고, 膠艾湯은 "腹中痛"을 치료하는데, 芍藥 용량은 4냥이다.

小柴胡湯, 通脈四逆湯, 防己黃芪湯, 白朮散 4처방은 모두 腹中痛에 芍藥을 가했는데, 모두 경직을 완화하여 진통하는 芍藥의 효능을 활용했다.

『醫學心悟』에서 "芍藥으로 복통을 치료하는 것은 중경의 치법이지만 실제는 秦

漢 이전에 역대 성인들이 전해온 치법이다."라고 하였다. 芍藥으로 복통을 치료하는 것은 원류가 멀고 효과도 현저함을 알 수 있다.

③ 肝을 풀어서 脾와 조화한다[疏肝和脾]

四逆散은 陽氣가 鬱滯하고 퍼지지 못하여 발생하는 "少陰證, 四逆"을 치료하는데, 이는 疏肝解鬱하는 효능을 활용한 것이다. 桂枝加芍藥湯은 "太陽病을 앓고 있는데, 의사가 오진하여 瀉下하여 배가 차오르고 아픈 증상"을 치료하는데, 여기서는 和脾止痛하는 효능을 활용한 것이다.

또 通脈四逆湯의 복용법에서 "뱃속이 아프면 파를 빼고 芍藥 2냥을 가한다."라고 하였고, 小柴胡湯 가감법에서 "뱃속이 아프면 黃芩을 빼고 芍藥을 가한다."라는 구절이 있다. 防己黃芪湯 처방 아래에서도 "胃 속이 불편하면 芍藥 3분을 가한다."라고 하였고, 小建中湯은 虛勞로 속이 급하며 뱃속이 아픈 증상을 치료하는데 이때도 백작을 많이 썼다.

이처럼 백작은 疏肝하고 氣機를 조절하며, 또 硬直을 완화하여 진통한다. 氣機가 제대로 작용하고 脾胃가 조화하면 통증과 제반 증상이 점차 없어진다.

④ 혈액순환을 촉진한다[通利血脈]

鱉甲煎丸은 瘧母를 치료하고, 大黃蟅蟲丸은 乾血勞를 치료하고, 枳實芍藥散은 産後 腹痛, 煩滿, 不眠을 치료하며, 桂枝芍藥知母湯은 관절병을 치료한다. 이상 여러 처방의 증상은 모두 氣血이 瘀滯한 증후며 이때 모두 芍藥을 썼다. 그래서 芍藥이 혈액순환을 촉진하여[通血脈] 營衛를 조화함으로써 氣滯血瘀한 증상을 잘 치료함을 알 수 있다.

『神農本草經』에서 백작이 "血痺를 없애고 견고한 積을 부순다."고 하였고, 『本草經疏』에서 "혈이 정체한 질환에 백작을 활용하는 것은 맛이 쓰고 평이하며 문제가 있는 혈을 없애기 때문이다."라고 하였다. 이 질환에 백작이 혈액순환을 촉진함을 알 수 있다. 현재 혈액을 활성화하여 瘀血을 없애는 데에는 赤芍藥을 많이 쓴다.

⑤ 열을 식히고 痢疾을 그친다[淸熱止痢]

중경의 黃芩湯은 太少가 합병한 "嘔吐下痢"를 치료한다. 이것은 후세에 痢疾을 그치는 원조방이 되었다. 『素問病機保命集』에서 芍藥을 군약으로 芍藥湯을 조제하여 내부 大腸에 濕熱이 응체하여 "痢疾에 피고름이 나오고 裏急後重한 증상"을 치료한 것도 이를 근거한 것이다. 『醫學啓源』에서 "瀉痢를 그친다."고 한 것도 이 효능을 지칭한다.

⑥ 태아를 안정하여 자궁출혈을 그친다[安胎止漏]

膠艾湯은 "여성의 자궁출혈이나 유산 후 下血"을 치료하고, 當歸芍藥散은 "임신 중 괴로운 뱃속의 통증"을 치료한다. 그리고 當歸散은 "임신 중 상복한다."는 처방이다. 이들 처방에서 芍藥은 다른 약물에 비해 용량이 많다. 그래서 백작에 安胎止漏하는 효능이 있음을 알 수 있다.

『大明本草』에서 "여성의 모든 질환, 임신 전후 제반 질환"을 치료한다고 하였고, 『實用藥性字典』에서 "임신 전후 제반 질환을 치료하여 부인과의 좋은 약재다."라고 하였다. 이는 중경이 백작으로 安胎止痛하는 치법과 부합한다.

이 밖에 백작에는 滋陰하여 肝을 평정하는 효능이 있다.

2) 용량 · 용법

『傷寒』과 『金匱』에서 백작을 응용한 처방은 54처방에 달한다. 이 중 『傷寒』에 30, 『金匱』에 24처방이 있다.

① 용량 : 최대는 6냥으로서 현재의 20g에 해당한다. 小建中湯, 桂枝加芍藥湯 등이다. 최소량은 5분 반으로서 현재의 1~2g에 해당하며, 鱉甲煎丸이다. 현재 상용량은 10~30g이다.

② 포제 : 여러 처방에서 "썰어서 쓴다[㕮咀]."라고 말했지만 포제 방법은 없다. 生芍藥을 썼다. 현재는 증세에 따라 生用하거나 酒炒하거나 그냥 炒해서 쓴다. 平肝潛陽할 때는 生用하고, 養血斂陰和營할 때는 炒해서 쓴다.

③ 용법 : 중경은 백작을 환제, 산제, 탕제로 썼다. 현재도 이를 따른다.

3) 사용주의

① 胸中에 陽氣가 부족하여 가슴이 그득하거나[胸滿], 心陽이 허하여 잘 놀라거나[驚悸] 불안해하면 쓰지 않는다. "中焦가 차가워서 설사하거나 뱃속의 冷痛에는

금하고(『本草經疏』), "下痢하면서 순전히 피가 나오면 금한다."(『得配本草』)라고 하였다.

② 전인들은 『十八反』에서 "諸參辛芍反藜蘆"라고 하였다. 백작은 藜蘆와 상반한다.

4) 현대연구

① 성분약리

paeoniflorin, paeonole, paeonin, albiforin, oxypaeoniflorin, benzoulpaeoniflorin, paeoni-florigenone, benzoic acid, β−sitosterol, gallotannin을 함유한다. 아울러 휘발유, 지방유, 樹脂, 당, 전분, 점액질, 단백질과 三萜類 성분이 있다.

소염, 항균, 항바이러스, 혈관확장, 간장 보호, 경련해소, 혈전억제, 산소부족에 견디는 능력, 진통 그리고 면역을 증강하는 작용이 있다.[102]

② 현대응용

a. 근육성 경련증후군 : 杭芍 30~60g, 炙甘草 10~15g을 하루 1첩씩 달여서 3회에 나누어 복용한다. 상지 근육통에는 桂枝와 伸筋草를 가하고, 하지 근육통에는 續斷, 牛膝을 가하고, 어깨와 등, 목의 근육통에는 葛根, 川芎을 가하고, 흉부와 옆구리 근육통에는 柴胡와 桔梗을 가하고, 복부 근육통에는 佛手, 白朮을 가한다. 32 환자한테 6일 투약한 전후에 임상 증상이 소실하였다.[103]

b. 얼굴 근육 경련 : 백작 45g, 炙甘草 10g을 물에 달여서 하루 1첩씩 2회 나누어 복용한다. 연속하여 2개월 복용하여 32례를 치료하였다. 억제(증상소실, 복용 중단 후 연속 3개월 관찰하여 재발이 없는 환자) 2례(6.3%), 현저한 효과(경련 횟수가 75%이상 현저히 감소한 경우)가 16례(50%에 달한다), 유효(경련 횟수가 50%이상 감소한 경우)가 5례(15.6%에 달한다)였으며, 무효(경련 횟수가 50%미달)가 9례(28.1%에 달한다)로서 총 유효율이 71.9%였다.[104]

102 陰健等, 中藥現代研究與臨床應用, 學苑出版社, 1994:247
103 吳祖文, 雲南中醫雜誌, 1991;12(1):20
104 李華, 中西醫結合雜誌, 1991;11(1):43

c. 不安腿 증후군 : 백작, 감초 각 15g에 물을 3그릇 붓고 1그릇이 되도록 달여서 해질 무렵 1회 복용하고 2시간 후 다시 1회 복용한다. 모두 54례를 치료하여 완치 48례, 현저한 효과가 있지만 재발한 환자가 6례로서 총 유효율이 100%였다.[105]

d. 진통 : 1회에 芍藥, 甘草 주사액(작약과 감초 용량을 4 : 1로 한다. 2ml에 생약 5g을 함유한다)을 4ml씩 근육 주사한다. 주사 후 30분에 동통이 줄거나 소실하여 괴로움이 없어지고 신음과 불안이 사라져 유효하였다. 허증 통증 환자 124례를 치료하여 유효 105례로서 84.67%에 달했고, 실증 통증 환자 51례를 치료하여 유효 26례로서 50.98%에 달했다.[106]

e. 발꿈치 뼈 증식 : 生白芍, 炒白芍, 生赤芍, 生甘草, 炙甘草를 각 30g, 증세가 심하면 玄胡索 30g을 가한다. 노년으로 신체가 허약한 환자는 生地黃과 熟地黃을 15g씩 가한다. 이상 약물을 3회 달여서 1000ml로 만든다. 고루 섞어서 4회로 나누어 하루 밤, 낮으로 따듯하게 모두 복용한다. 복약 4~8일에 완치되어 발꿈치의 통증이 소실하였고, 2년 이내에 재발이 없었다.[107]

f. 바이러스성 간염 : 백작 21g, 감초 14g으로 과립제 100g을 만든다. 성인은 30g을 하루 2회 복용하고, 12세 이하는 절반으로 줄인다. 치료기간은 급성 황달형 간염은 45일, 급성B형 무황달형 간염은 60일, 만성간염은 3~6개월로 한다. 급성 황달형 간염 환자 81례에서 치유 72례, 호전 5례, 무효 4례로서 치료율이 88.9%였다. 급성 B형 무황달형 간염 환자 46례에서 치유 37례, 호전 4례, 무효 5례로서 치료율 80.4%였다. 만성지연성 간염 환자 14례에서 치유 10례, 호전 1례, 무효 2례였다.[108]

g. 습관성변비 : 生白芍 24~40g, 生甘草 10~15g을 물에 달여서 복용한다. 일반적으로 가감은 필요 없다. 보통 2~4일 복용 후 시원하게 배변하였고, 배변 후 다시 변이 굳어지지 않았다. 만약 완고한 변비에는 계속하여 매주 하루씩 복용하면 계속

105 杜豁然(두활연), 河北中醫, 1994;(4);14
106 王左等, 上海中醫雜誌, 1983;(4):14
107 王耀*, 河南中醫, 1990;10(2):30
108 梁炳銀等, 上海中醫藥雜誌, 1989;(6):4

대변이 시원하게 나온다. 氣虛하면 白朮을 24~32g 가하고, 陰寒이 응체하면 附子를 10~15g 가하고, 陰虛血燥하면 阿膠를 9~15g 가하고, 血虛하고 寒證에 치우치면 當歸를 9~15g 가한다. 氣滯를 겸하면 麥芽 10g을 가하고, 肝氣가 왕성한 고혈압에는 감초를 빼고 代赭石을 20~30g 가하며, 혈압이 높으면서 濕이 많으면 甘草를 빼고 半夏와 陳皮를 가한다. 모두 60여명을 치료하여 신속한 효과가 있었다.[109]

h. 천식 : 白芍藥 30g, 甘草 15g을 미세하게 분말하여 1회 30g에 끓인 물 100~150ml(다시 3~5분 끓이기도 한다)를 가하여 맑은 약물을 따듯하게 복용한다. 35례를 치료하여 복약 30~120분 경과 후 현저한 효과 8례, 유효 23례였고, 2시간 이후에도 무효한 환자가 4례였다.[110]

i. 백일해 : 生白芍, 夏枯草 각 150g을 깨끗하게 씻어서 물에 2회 달여서 500ml를 만든다. 이것을 100ml까지 농축한다. 그리고 白果仁과 川貝母 각 150g을 압착하여 분말하고 농축액과 혼합하고 건조한 후 다시 압착하여 미세한 분말을 만들어 캡슐에 넣는다. 1일 3회, 2세 이하는 1회에 0.5g, 2~3세는 1g, 3세 이상은 1.5g을 복용한다. 76례는 경련성 해수기였고, 65례는 항생제나 中藥으로 치료하였으나 무효한 환자였다. 앞의 방법으로 치료한 결과는 치유 69례, 무효 7례였다. 복용기간은 3~16일이었고, 대부분 6~9일에 완치되었다.[111]

j. 당뇨병 : 감초와 백작을 추출하여 정제를 만든다. 1알에 生甘草가 약 0.66g, 生白芍이 약 3.3g 함유한다. 1회에 4~8알을 1일 3회 복용한다. 이 약만 복용하여 180례를 치료하였다. 모두 1개월 이상 식이요법을 시행하고 증세가 안정되면 약을 공급하였다. 보통 3개월 이상 복용하였다.

214례를 관찰하여 현저한 효과 4례, 유효 67례, 호전 12례, 무효 47례였다. 총 유효율은 74.8%로서 백작에 일정한 혈당안정 작용이 있음이 밝혀졌다.[112]

109 王文士, 中醫雜誌, 1983;(8):79
110 李富生, 中醫雜誌, 1987;28(9):66
111 劉純, 黑龍江醫藥, 1981;(4):40
112 王宗根, 中西醫結合雜誌, 1986;6(10):593

k. 위십이지장궤양 : 백작 200g, 감초 150g, 氷片 15g, 白胡椒 20g을 같이 분말하여 하루 3회 5g씩 식전 30분에 복용한다. 연속 2개월 치료 후 조사하였다. 낫지 않으면 다시 2회 치료하였다. 완치 86례, 현저한 효과 5례, 무효 4례로서 유효율이 96.2%였다.[113]

이 밖에 백작은 복수, 경련증에 비교적 좋은 효과가 있다.[114,115]

113 張治愈, 黑龍江中醫藥, 1992;(1):26
114 丁俊杰, 遙寧中醫雜誌, 1982;98):35
115 沈慶法, 遙寧中醫雜誌, 1981;(9):20

13 白頭翁백두옹

모랑과(毛茛科) 다년생 초본식물인 백두옹의 뿌리이다. 맛은 쓰고 성질은 차갑다. 大腸經으로 들어간다.

1) 효능 · 주치

① 청열해독하고 피를 식히며 이질을 그친다[淸熱解毒, 凉血止痢]

중경은 백두옹을 淸熱解毒하고 凉血止痢하는 요약으로 보았다. 이것을 君藥으로 白頭翁湯, 白頭翁加甘草阿膠湯을 만들어 "熱痢下重", "下痢欲飮水", "産後虛極下利"를 치료하였다. 후세에 濕熱毒痢에 항상 백두옹을 주 약물로 써서 확실히 좋은 효과를 거두었다. 『藥徵』에서 "백두옹은 熱痢下重을 치료한다."고 하였고, 『藥性論』에서도 "腹痛과 赤白痢를 그친다."고 하였다. 『聖惠方』에서는 백두옹을 위주로 白頭翁丸을 만들어 "休息痢"를 치료하고, 白頭翁散을 만들어 "小兒熱毒下痢"를 치료하였다.

② 학질을 끊고 帶下를 치료한다[截瘧, 止帶]

중경은 이 효능을 말하지 않았지만 『神農本草經』에서 백두옹을 "溫瘧 …… 寒熱 …… 을 치료한다."고 하였고, 『本草匯言』에서도 백두옹을 爲主로 학질을 치료하여 유효하였다. 이 밖에 열을 식히고 濕을 말려서 黃色, 帶下를 치료한다.

2) 용량 · 용법

『傷寒論』과 『金匱』에서 백두옹을 쓴 처방은 둘이다. 白頭翁湯과 白頭翁加甘草阿膠湯이다.

① 용량 : 두 처방 모두 용량은 모두 2냥이다. 이는 현재 용량으로 6~15g 전후다. 현재 상용량은 10~20g이다.

② 포제 : 중경은 말하지 않았다. 현재는 보통 雜質을 제거하고 씻어서 햇볕에

말려서 사용한다.

③ 용법 : 중경은 모두 탕제로 썼다. 현재도 대부분 탕제로 내복한다. 외용할 때는 전탕하여 환부를 씻는다.

3) 사용주의

백두옹은 熱毒下痢의 요약이다. 虛寒으로 下痢하는 경우는 신중히 써야 한다. 『本草從新』에서 "血分에 熱이 없으면 금한다."라고 하였다.

4) 현대연구

① 성분약리

saponin을 9% 함유한다. 가수분해하면 triterpenoid saponin, 포도당, rhamnose 그리고 알려지지 않은 당분이 나온다. 아울러 anemonin을 함유한다. 뿌리를 제외한 전초에는 okinalin, okinalein을 함유한다. 최근 연구에 의하면 백두옹에는 많은 새로운 triterpenoid類 saponin을 함유하는데, 근원은 대부분 白樺腦다. 이것은 먼저 27-羥甘白樺酸으로 분리된다. 항아메바원충, 항균, 항바이러스와 강심작용이 있다.[116]

② 현대응용

a. 급성 세균성 설사 : 苦翁片(1정당 무게는 0.3g이며, 白頭翁, 苦參이 생약으로 각 2g에 해당한다)을 1일 2회, 1회에 6정씩 복용한다. 동시에 TMP 0.1g을 같이 복용한다. 연속해서 7일 복용한다. 苦翁片을 약물과민시험을 한 결과 분명한 항균작용이 증명되었다. 게다가 광범위 항균효과를 높이는 약재인 TMP를 같이 쓰면 임상에서 치료효과가 더 믿을 만하다고 증명되었다. 가격이 저렴하며 독성부작용이 없다. 항생제 사용을 줄일 수 있다.[117]

116 陰健等, 中藥現代研究與臨床應用, 學苑出版社, 1994:245
117 楊懷印等, 山東中醫雜誌, 1985;(2):27

b. 아메바설사 : 백두옹 50%를 달인 약재를 하루 5~10ml씩 3회 복용하며, 총량은 60~300ml까지 한다. 26례를 치료하여 전부 치유되었다.[118]

c. 치통 : 백두옹 全草 2000g을 달여서 추출하여 과립제 100포를 만든다. 하루 1~3회, 1~2포씩 타서 복용한다. 風火로 인한 치통 환자 31례를 치료하였다. 완치(복용 후 15~30분에 효과가 나타나기 시작하여, 1~3회 약을 쓰면 통증이 그치고 부종이 소실하였다)가 25례, 유효(복용 3회 후 통증이 경감) 5례, 무효 1례였다.[119]

d. 경부 림프결핵 : 매일 백두옹 30g을 물에 달여서 4회에 나누어 복용한다. 瘰癧 환자 30례 이상을 치료하여 좋은 효과가 있었다.[120]

e. 유행성시선염(볼거리) : 신선한 백두옹 20g, 계란 3개를 준비한다. 먼저 백두옹을 몇 차례 끓인 후 계란을 약 속에 넣는다. 이때 휘적거리면 안 된다. 그리고 계란이 흩어지지 않게 한다. 계란이 익은 후 계란을 건져내고, 약 잎사귀를 걷어낸다. 계란은 먹고 약물은 마신다. 그런 다음 환자가 약간 땀을 흘리도록 한다. 보통 1첩이면 낫는다. 증상이 심하면 다음날 다시 1첩을 복용한다. 필자는 이 방법으로 유행성시선염을 치료하였는데, 모두 나았다.[121]

f. 기능성 자궁출혈 : 백두옹 90g, 地榆, 흰 설탕 각 60g. 그리고 증에 따라 가감한다. 기능성 출혈질환 106례를 치료하였는데, 유효율이 93.4%였다.[122]

g. 소화성궤양 : 백두옹 210g, 생황기 105g, 봉밀 280g으로 시럽을 500ml 만들어 하루 20ml씩 3회 나누어 복용한다. 식전 뜨거운 물에 타서 복용하며, 3개월 동안 지속한다. 치료 후 방사선 검사로 확진했다. 완치 51례, 호전 84례, 무효 12례였다.[123]

118 明安昭, 新中醫藥, 1969;(10):11
119 劉磊(류뢰), 中國醫院藥學雜誌, 1987;7(9):391
120 謝自成, 四川中醫, 1987;(5):33
121 呂廣振等, 山東中醫雜誌, 1986;(5):47
122 枳先庚, 湖北中醫雜誌, 1987;(4):22
123 尤仲偉, 江蘇中醫雜誌, 1982;3(4):18

h. 신경성피부염 : 신선한 백두옹 잎사귀를 끓였다가 식힌 물에 담가서 건조하지 않게 한다. 약으로 쓸 때 잎사귀를 부드럽게 문질러서 즙액이 배어나오게 한다. 그리고 손상한 피부에 평평하게 붙이고, 그 위를 베 두 겹으로 덮고 손으로 가볍게 누른다. 5분 후 작열하는 통증을 느끼고, 20분 후 통증이 소실하고 나면 벗겨낸다. 신경성피부염 107례를 치료하였는데, 완치 66례, 현저한 효과 3례, 유효 12례, 무효 6례였다.[124]

i. 기타 질병 : 백두옹은 外科의 癤腫,[125] 風熱眼病,[126] 鞭毛蟲과 트리코모나스로 유발한 泄痢,[127] 地方性 甲狀腺腫,[128] 蠶豆病을[129] 치료한다. 原白頭翁素를 정맥 주사하여 肺癌과 黑色素瘤 등에 분명한 효과가 있었다.[130]

124 河南洛陽礦山機械廠職工醫院, 新醫學, 1975;(12):57
125 張仁守, 中醫雜誌, 1966;(2):38
126 廣東中醫學院, 新中醫, 1973;(12):615
127 陳廣徵, 浙江中醫學院通訊, 1977;(12):615
128 榆樹縣地方病防治站, 地方病通訊(吉林省地方病第二防治所), 1973;(4):33
129 湄潭縣人民醫院科研小組, 醫藥資料(貴州省衛生局), 1973;(5):26
130 上海第17製藥廠, 醫藥工業, 1974;(6):3

14 白石脂 백석지

규산염류(硅酸鹽類)의 광물로 白陶土, 高嶺土라고 부르기도 한다. 맛은 달고 시며 성질은 평이하고 無毒하다.

1) 효능 · 주치

① 놀람을 진정하여 간질을 안정한다[鎭驚定癎]

風引湯은 "除熱癱癎" 한다. 중경은 원문 주해에서 "大人의 風引, 小兒의 驚癎瘈瘲이 하루 수십 번 발작하는 증상을 치료한다."고 하였다. 風引湯은 寒水石, 滑石, 赤石脂, 白石脂, 紫石英, 石膏 등 石藥을 모아서 熱을 식히고 風을 가라앉히며 놀람을 진정하여 癎疾을 안정시킨다. 여기서 백석지는 "오장의 驚悸不足과 心下煩을 치료한다."(『名醫別錄』), "심장을 안정하고 오장을 鎭定시켜 煩을 없애고 驚悸를 치료한다."(『日華子本草』)라고 하여 다른 약물들과 함께 熱을 식히고 風을 가라앉히며 癎疾을 안정하여 제반 증상을 소실하게 한다.

② 腸을 뻑뻑하게 하여 설사를 그친다[澁腸止瀉]

『珍珠囊』에서 "固脫"이라고 하였고, 『藥性論』에서 "澀大腸"이라 하였다. 임상에서 腸滑泄痢에 모두 응용할 수 있다. 『子母秘錄』에서는 백석지에 흰죽을 섞어서 공복에 복용하여 "小兒가 물처럼 설사하는데, 몸이 너무 여위어 탕약을 복용하기에 벅찬 경우"를 치료했다. 또 『百一選方』에서 白龍丸으로 "맑은 물처럼 그치지 않는 소아 설사"를 치료했다. 『外臺』에서는 백석지에 乾薑을 합해서 같이 복용하여 "冷痢에 소화불량과 白膿이 밤낮으로 그치지 않는 증상"을 치료하였는데, 이는 모두 澀腸하여 瀉痢를 그치는 효능을 쓴 것이다.

2) 용량 · 용법

중경은 백석지를 風引湯 1처방에만 썼다.

① 용량 : 원방에서 용량은 6냥이다. 현재 상용량은 10~15g이다. 외용은 적당량 쓴다.

② 용법 : 전탕하여 복용하며, 환제나 산제로 쓰기도 한다.

3) 사용주의

백석지는 시고 떫은 약품이다. 濕熱이 積滯한 환자는 적합하지 않다.

15 瓜蒂 과체

호로과(葫蘆科) 식물인 甛瓜의 瓜蒂다. 맛은 쓰고 성질은 차가우며 有毒하다. 胃經으로 들어간다.

1) 효능 · 주치

① 痰涎을 토해낸다[涌吐痰涎]

중경은 瓜蒂散으로 "가슴 속이 막힌 듯 단단하고, 기운이 咽喉로 치밀어 숨쉬기 힘든 증상"을 치료하였고, "이것은 가슴에 寒氣가 있는 것이다."라고 설명하는데, 실은 胸膈에 痰飮이 정체하여 유발된 증상이다.

『本草從新』에서 "과체는 맛이 쓰고 성질이 차갑고 약한 독이 있다. 陽明에서 吐하는 약으로서 風熱로 생긴 痰涎과 흉격 상부의 宿食을 토하게 하며, 上焦의 사기를 토하게 한다. 경전에서 '인체의 상부에 질환이 있을 때는 올려버리는 것이 순리적이다.' 라는 의의와 같다."고 하였다. 『傷寒論條辨』에서는 "과체는 쓰고 차가워서 완고한 潭을 토하여 흉격을 상쾌하게 한다."라고 하였고, 『傷寒附翼』에서 "催吐劑에서 제일 좋은 약품이다."라고 하였다.

그래서 중경은 瓜蒂散에서 과체를 군약으로 하였다. 그리고 쓰고 신맛이 있는 赤小豆와 맑게 해소하는 香豉를 배합하여 과체의 토하는 효능을 도왔다. 모든 宿食風痰이 膈上에 머문 경우에 모두 뿜어서 나오게 할 수 있다. 그래서 痰과 宿食이 나오면 기도가 뚫려서 제반 증상이 다 소실한다.

② 수분을 잘 흐르게 하여 없앤다[利濕消水]

一物瓜蒂湯은 "여름철에 냉수에 손상되어 물이 피부 속을 다녀서 생기는 太陽中暍로 신체가 무겁고 아프며 열이 오르는 증상"을 치료한다. 중경은 과체를 단방으로 "수분을 잘 흐르게 하여 없앤다."(『本草從新』)는 방법을 썼다. 『本草正』에서 "甛瓜蒂는 상승하면서 하강한다. 상승하면 토하고 하강하면 배설하여 水濕과 痰飮을 잘 몰아내어 부종과 수분으로 인한 膨滿을 없앤다. …… 下焦의 積聚를 모두 내려 보낸다. 왜냐하면 성질이 강하고 급하여 상부로 나오지 않으면 하부로 나오기 때문이다."라고 하였다.

『金匱要略心典』에서도 "과체는 맛이 쓰고 성질이 차갑다. 그래서 토하고 사하하여 몸통과 얼굴과 사지의 水氣를 없애며, 水氣가 없어지면 濕이 붙어있을 곳이 없어진다. 濕을 치료하지 않아도 저절로 풀린다."라고 하였다. 이 설명이 비교적 정확하다. 이를 통해 과체가 利水消濕함을 알 수 있다.

2) 용량 · 용법

중경은 과체를 瓜蒂散과 一物瓜蒂湯 2처방에만 썼다.

① 용량 : 湯에서 용량은 20개며, 산에서 용량은 1분이다. 현재 탕제에서 상용량은 2.5~5g이며, 환제와 산제에서 용량은 0.1~0.5g이다. 외용은 적당량을 쓴다.

② 포제 : 중경은 瓜蒂散의 주해에서 "과체를 노랗게 볶아서 약에 넣는다."고 하였다. 현재 보통 6~7월 사이에 아직 익지 않은 과실을 채취하여 과체만 잘라내어 그늘에서 말려둔다.

③ 용법 : 대부분 탕제에 넣거나 산제로 복용한다.

3) 사용주의

① 허약 체질이나 피를 많이 흘린 환자는 복용하지 않는다. 중경은 瓜蒂散 아래에서 "亡血, 虛弱者는 투여하지 말라."고 경고하였다.

② 증상이 소실하면 복용을 그친다. 중경은 과체를 쓸 때 "토하지 않으면 조금씩 증량하여 시원하게 토하면 복용을 중지한다."고 하여 과체로 토하게 할 때 과제를 점차 소량씩 증량하는 방법을 썼다. 그래서 시원하게 토하면 복용을 중지해야지, 과량 복용하여 정기를 손상하면 안 된다.

③ "胃가 약하면 쓰지 않는다. 병후나 산후에 깊이 주의해야 한다."(『本草衍義補遺』)

④ 임신부는 금한다.

4) 현대연구

① 성분약리

과체에는 melotoxin(甛瓜素)이 함유되어 있다. 동물실험에 의하면 甛瓜素를 복용한 후 구토와 하리 증상이 있었다. 甛瓜素는 胃의 감각신경을 자극한 후 반사적으로 구토중추를 흥분하게 하여 이러한 증상을 유발한다. 甛瓜蒂를 최토제나 이뇨제로 부르기도 한다.[131]

② 현대응용

a. 바이러스성 간염

- 복용법 : 미성숙한 甛瓜蒂(말린 것)를 입구가 작은 단지에 넣고 끓인 물 100ml를 넣어 10분 정도 담갔다가 가열한다. 입구에서 3~4분 정도 향기가 약하게 나올 때까지 기다렸다가 뚜껑을 단단히 막아둔다. 10일 후 3~4회 여과하고 3~4시간 고압 멸균한 후 복용하기 시작한다. 성인은 5ml, 소아는 적당히 양을 줄인다. 또는 生瓜蒂 50g, 玄胡索 650g, 公丁香 350g을 같이 곱게 분말하여 흰 설탕 350g, 전분 200g, 포도당 500g을 혼합하여 꿀로 환약을 만든다(1환에 과체 25mg을 함유한다). 하루 2회 반환씩, 소아는 양을 줄여서 복용한다.
- 비강흡입법 : 과체를 불에 노랗게 굽고 분말한다. 1포에 0.1~0.5g씩 포장한다. 쓸 때 1포를 4~6등분으로 나누어 새벽에 일어나서 공복에 20~30분 간격으로 흡입한다. 40분~1시간 정도 지나면 비강에서 노란 분비물이 나온다. 5~7일 간격으로 1포를 사용하며, 4포가 1치료 기간이다. 모두 151례를 치료하였다. 노년으로 허약하거나 소아는 瓜蒂汁이나 환약을 복용하게 하였고, 나머지는 모두 비강흡입법을 썼다. 중증환자는 다른 한약을 같이 써서 치료를 도왔다. 치유된 경우가 93.33%, 호전이 6.67%였다. 치료 중 부작용은 없었다. 그리고 신선한 과체를 달여서 복용하거나 과체 가루로 콧구멍을 막아도 간염에 좋은 치료 효과가 있었다.[132,133,134]

131 江蘇新醫學院, 中藥大辭典(上册), 上海科技出版社, 1986:756
132 江蘇新醫學院, 中藥大辭典(上册), 上海科技出版社, 1986:756
133 孟踐:吉林中醫藥, 1986;(3):12
134 上海傳染病總醫院, 新醫藥學雜誌, 1976;(9):42

b. 中風, 인사불성, 癲癎 : 瓜蒂散으로 風痰을 토하여 일정한 치료 효과가 있었다.[135]

135 唐祖宣, 浙江中醫雜誌, 1980;(11~12):556

16 瓜瓣 과판

호로과(葫蘆瓜) 식물인 冬瓜의 종자다. 白瓜子, 瓜子, 冬瓜仁으로 부르기도 한다. 맛이 달고 성질은 서늘하며 무독하다. 현재 습관적으로 冬瓜子를 쓴다. 肺經, 胃經, 大腸經, 小腸經으로 들어간다.

1) 효능 · 주치

① 痰을 없애고 배농한다[化痰排膿]

肺癰은 痰과 熱 그리고 온갖 불순물들[瘀濁]이 폐의 氣血을 腐敗하고 化膿하여 생긴다. 『金匱要略』에서 葦莖湯으로 치료했다. 葦莖湯은 葦莖, 桃仁, 薏苡仁에 冬瓜仁을 가해서 썼는데, 이것은 化痰排膿하기 위한 것이다. 陳修園이 "葦莖湯에서 葦莖으로 氣分에 응결한 熱을 해소하고, 桃仁으로 血分에 응결한 熱을 배설하고, 薏苡仁으로 利濕하여 응결의 근원을 밝힌다. 과판은 묵은 것을 없애고[排瘀] 熱이 응결한 길을 연다."라고 말한 것과 같다. 처방 아래에 "두 번 복용하면 고름 같은 것을 토한다."라고 하였는데, 이것은 肺癰이 없어졌음을 말한다.

② 소통하여 癰을 없앤다[通利消癰]

腸癰은 대부분 나쁜 濕熱毒이 大腸에서 옹체하고 응결함으로써 大腸의 기혈 순행을 막아서 화농하여 생긴다. 당연히 치료는 清利解毒하고 消癰排膿해야 한다. 중경은 항상 大黃牧丹皮湯으로 치료했다. 여기서 冬瓜仁은 "清熱毒癰腫"(『日華子本草』)하며, "뭉친 열을[積熱] 해소하고 大小腸을 순조롭게 한다."(『本草圖經』)는 효능이 있기 때문에 쓴 것이다.

大黃牧丹皮湯은 현재도 腸癰을 치료하는 유효한 처방이다. 중경이 항상 冬瓜仁으로 消癰排膿하였으며, 冬瓜仁에 이러한 장점이 있다.

2) 용량 · 용법

冬瓜仁은 葦莖湯과 大黃牧丹皮湯 2처방에 썼다.

① 용량 : 두 처방 모두 용량은 반 승이다. 현재의 24g에 해당하며, 용량이 비교적 많다. 현재 상용량은 15~30g이다.

② 포제 : 중경은 포제법을 상세히 말하지 않았다. 현재는 대부분 부수어 전탕하며, 간혹 약한 불에 노릇하게 볶아서 쓰기도 한다.

③ 용법 : 보통 달여서 내복한다. 분말하거나 고약으로 만들어서 바르기도 한다.

3) 사용주의

① 痰熱 實證에 응용한다. 그래서 만성 설사나 虛寒證에는 금한다.

② 『別錄』에서 "오랫동안 복용하면 中焦가 식는다."라고 하였다. 즉 장복하면 脾胃가 虛寒해지므로 오래 복용하면 안 된다.

4) 현대연구

① 성분약리

saponin 0.68%, 지방, 요소(urea), citrulline을 함유한다.[136]

② 현대응용

현재 과판 단미로 치료하는 질병은 별로 없다. 단방으로는 "腸癰을 치료하기에 약효가 부족하다."[137] 그래서 대개 다른 약물과 배합하여 쓴다. 千金葦莖湯으로 肺膿瘍을 치료하여 비교적 좋은 효과가 있었다.[138]

136 江蘇新醫學院, 中藥大辭典(上册), 上海科技出版社, 1986:761
137 柴中元等, 河南中醫, 1983;(5):18
138 滕縣中心人民醫院小兒科, 山東醫藥, 1978;(1):13

17 代赭石 대자석

삼방정계(三方晶系) 赤鐵礦의 광석이다. 주로 三氧化二鐵을 함유한다. 맛은 쓰고 성질은 차갑다. 肝經, 心經으로 들어간다.

1) 효능 · 주치

① 역행하는 기를 내린다[降逆下氣]

대자석은 胃氣上逆으로 생기는 嘔吐, 區域과 肺氣上逆으로 생기는 咳嗽喘息을 치료하는 상용약이다. 중경은 旋覆代赭湯으로 "상한병을 발한하고 토하거나 사하하여 나은 후 명치 밑이 답답하고 단단하며 트림이 없어지지 않는 증상"을 치료하였는데, 대자석의 降逆下氣하는 효능을 활용한 것이다. 滑石代赭湯도 降逆하여 胃를 안정한다.

『本經逢源』에서 "赭石은 무거운 특성으로 逆氣를 진압한다."라고 하였고, 『長沙藥解』에서 "트림이 없어지지 않는 증상은 대자석으로 胃氣를 하강하여 탁한 기를 내린다."고 하였다. 『御藥院方』에서는 대자석에 吳茱萸, 陳皮, 桃仁, 肉桂 등을 배합하여 "기운이 거꾸로 상충하여 숨 쉬는 길이 막혀서 안 통하는 증상을 치료한다."라고 하여 양호한 효과가 있다. 호흡하는 길이 막혀서 안 통하면 반드시 咳嗽하고 喘息한다. 그래서 대자석은 胃氣를 하강하면서 또 肺氣를 하강하여 咳逆을 치료한다.

② 肝을 안정하여 風을 멈춘다[平肝熄風]

중경은 이 효능을 말하지 않았지만, 후세에 대자석으로 平肝潛陽하여 定驚熄風하는 경우가 많았다. 『本草再新』에서 대자석이 "平肝降火"한다고 하였고, 『大明本草』에서 "小兒驚癎"을, 『仁齋直指方』에서 "急慢性驚風"을 치료한다고 하였다. 『醫學衷中參西錄』의 鎭肝熄風湯은 대자석에 龍骨, 牡蠣, 芍藥, 龜板 등을 배합하여 "肝木이 기능을 상실하여 風이 肝에서 일어나는 결과로 생기는 肝風眩暈, 두통 그리고 中風 등의 증상"을 치료하였다. 이것이 대자석의 平肝, 潛陽, 熄風하는 효능이다.

③ 피를 식히고 지혈한다[凉血止血]

대자석의 중요한 효능 중 하나는 血熱妄行으로 생기는 吐血, 衄血, 崩中, 漏下를 치료하는 것이다. 『藥性論』에서 "여성의 자궁출혈이 그치지 않는 증상[崩中淋瀝]"을 치료한다고 하였고, 『日華子本草』에서 "吐血, 衄血, 腸風痔瘻, 月經不止를 그친다."고 하였다. 『斗門方』에서는 대자석으로 吐血을 치료하였다. 불에 달군 후 외용하면 외상으로 인한 국부 출혈을 치료할 수 있다.

이 밖에 대자석은 火를 식히고 痰을 씻어낸다. 『醫學衷中參西錄』에서 赭石을 중용하여 "滌痰湯"을 만들어서 癲癎을 치료한 것이 그 예다. 또 대자석은 질이 무거워 아래로 떨어지므로 임신 금기약이다. 張錫純은 이러한 단점을 이롭게 활용하여 黨參과 當歸를 배합하여 "大順湯"을 만들어 難産을 치료했다. 이렇게 대자석은 무겁게 눌러서 유산하는 효능이 있다.

2) 용량 · 용법

중경은 대자석을 旋覆代赭湯과 滑石代赭湯 2처방에 활용했다.

① 용량 : 최대량은 旋覆代赭湯에서 1냥으로 현재의 10~15g에 해당한다. 최소량은 滑石代赭湯에서 탄환 크기 1매로서 현재의 3~6g에 해당한다. 현재는 10~30g을 사용한다. 최근의 의가 중 대자석을 중용한 사람은 張錫純을 들 수 있다. 그는 90g을 물에 달여 복용하였고, 30g을 갈아서 마셨다.

② 포제 : 중경은 "부수고 면에 싼다."고 하였다. 현재는 불에 빨갛게 달군 후 기름[酥]을 뿌리고 같이 분말한다.

③ 용법 : 『金匱』와 『傷寒』에서 모두 탕제로 썼다. 현재는 전탕하여 복용한다. 외용할 때는 불에 달군 훈 분말하여 지혈한다.

3) 사용주의

① 대자석은 맛이 쓰고 성질이 차갑다. 그러므로 脾虛하여 변이 묽거나 陽虛하여 부족한 환자는 신중히 써야 한다. 『本草經疏』에서 "하부가 虛寒하면 부적합하

다. 陽虛로 발기부전한 환자는 쓰지 않는다."고 하였다.

② 대자석은 질이 무거워 하부로 떨어진다. 『本草蒙筌』에서 "임신부는 금한다."고 하였다.

③ 대자석은 미량의 마그네슘과 비소를 함유한다. 그래서 長服하려면 비소 중독을 방지해야 한다.

4) 현대연구

① 성분약리

ferric acid(Fe_2O_3), sylvite, silicic acid, 鋁化物, 망간(Mn), 칼슘(Ca) 등을 함유한다.[139] 적혈구와 hemoglobin 생성을 진정하고 촉진하는 작용이 있다.[140]

② 현대연구

a. **癲狂** : 牛膝, 鬱金, 地龍을 배합하여 내복하여 癲狂에 유효하였다.[141]

b. **妊娠惡阻** : 參鬚, 黃芩, 半夏를 배합하여 심각한 입덧을 치료하였다.[142]

c. **천식** : 대자석에 止咳平喘藥을 배합하여 천식에 일정한 효과가 있었다.[143]

d. **치통** : 牛膝, 地黃, 檳榔, 香附를 배합하여 치통에 유효하였다.[144]

139 江蘇新醫學院, 中藥大辭典(上册), 上海科學技術出版社, 1983:660
140 呂廣振, 中藥學, 山東科學技術出版社, 1988:191
141 王煆華, 陝西中醫, 1985;(9):34
142 宋元源, 浙江中醫雜誌, 1982;(7):75
143 池繩業, 中醫雜誌, 1981;(5):75
144 彭繼煥, 中醫雜誌, 1981;(5):16

18 生薑 생강

강과(薑科) 다년생 초본식물인 생강의 根莖이다. 맛은 맵고 성질은 약간 따듯하다. 肺經, 脾經으로 들어간다.

1) 효능 · 주치

① 風寒을 흩어버린다[發散風寒]

생강은 風寒을 흩어서 表症을 해소하고 熱을 식히는 상용약이다. 『傷寒論』에서 大靑龍湯은 表寒裏熱證을 치료하고, 桂枝湯은 風寒表虛證을 치료하는데, 모두 생강의 맵고 따듯하게 발산하는 힘으로 表邪를 흩었다. 이 효능은 역대 모두 상세하게 논했다.

『本經』에서 "복용 후 땀이 나온다."고 하였고, 『別錄』에서 "傷寒으로 두통, 코막힘, 咳逆上氣를 치료한다."고 하였다. 『日用本草』에서는 "傷寒, 傷風, 頭痛을 치료한다."고 하였고, 『本草綱目』에서 "生用하면 發散한다."고 하였다. 현재는 寒氣를 흩어서 表證을 해소하는 약물에 항상 생강을 배합하여 風寒 감기를 치료하는데, 효과가 크다.

② 胃를 데워서 구역질을 그친다[溫胃止嘔]

생강은 맛이 맵고 성질이 따듯하며 또 中焦를 데워서 胃를 조화하여 上逆을 내려서 구역질을 그치는 효능이 있다. 胃가 차가워서 구토하거나 胃에 飮이 정체하여 구토하는 경우 항상 우선 선택하는 약물이다.

『金匱』의 澤漆湯, 小半夏湯은 "嘔吐로 음식이 내려가지 않는 증상"을 치료하고, 橘皮竹茹湯은 "嘔逆"을, 吳茱萸湯은 "식사 후 토하려는 증상"과 "구역질하면서 가슴이 그득한 증상"을, 旋覆代赭湯은 "噫氣不除"를, 生薑瀉心湯은 "트림으로 음식 냄새가 나는 증상[乾噫食臭]"을 치료했는데, 모두 생강의 溫胃止嘔하는 효능을 활용한 것이다.

중경이 생강을 쓴 경우를 분석하면, 胃를 데우고 上逆을 내려 구역질을 그칠 때에는 생강을 많이 썼다. 小半夏湯이다. 溫中補陽하고 陽氣를 소통하여 飮을 없애고 구역을 그치고 응결을 흩을 때는 生薑汁을 많이 썼다. 生薑半夏湯이다. 속을 데우고 陽을 보하며 胃를 조화하여 구역질을 그칠 때에는 乾薑을 썼다. 半夏乾薑散이다.

생강은 구역질을 잘 그치게 하는데, 이에 대한 설명이 아주 많다. 『名醫別錄』에서 "구토를 그친다."고 하였고, 『藥性論』에서 "中焦의 嘔逆으로 음식이 내려가지 않음을 치료한다."고 하였고, 『本草從新』에서 "생강즙은 …… 噎膈反胃를 치료하고, …… 불에 쪼인 생강은 中焦를 조화하여 구역을 그친다."고 하였다. 또 『千金方』에서 "생강은 구역질에 聖藥이다. 왜냐하면 매운 맛으로 흩어버리기 때문이다. 구역질은 氣가 역행하여 흩어지지 않는 상황이다. 생강은 陽을 순행하여 氣를 흩는다."라고 하였다. 일견이 있다.

③ 속을 데워서 음을 없앤다[溫中化飮]

생강은 맵고 따듯하여 飮과 痰을 없앤다. 『名醫別錄』에서 "痰을 없애고 氣를 순행한다."고 하였고, 『藥性論』에서 "水氣가 그득함을 없앤다."고 하였는데 이 효능을 지칭하는 것이다.

중경의 眞武湯은 少陰의 陽虛로 유발된 水邪 범람을 치료하고, 生薑瀉心湯은 寒水가 胃脘에 머물러 유발한 痞滿症을 치료하고, 越婢湯은 水氣를 발산하여 나오게 하는데, 이때 쓰는 생강은 모두 속을 데우고 飮과 痰을 없애는 것이다.

중경의 寒飮을 데워서 없애는 처방인 小青龍湯, 苓甘五味薑辛湯에는 모두 건강을 썼다.

④ 肺를 데워서 기침을 그친다[溫肺止咳]

『金匱』의 附方인 生薑甘草湯은 "肺痿로 기침하면서 痰涎을 계속 뱉는 증상"을 치료하는데, 이때 肺를 데워서 기침을 그친다. 중경이 생강으로 기침을 그친 처방은 아주 적지만, 후세에는 風寒이 肺를 침범하여 유발된 해수에 비교적 광범하게 응용하였다. 『名醫別錄』에서 "咳逆上氣"를 치료한다고 하였고, 『藥性論』에서 "下氣"하고, "생강과 건강을 같이 써서 기침을 치료한다."고 하였다.

⑤ 藥毒을 해소하여 푼다[和解藥毒]

『本草拾遺』에서 "生薑汁은 藥毒을 해소한다."라고 하였고, 『日用本草』에서 "菌

蕈(버섯류)과 제반 물질의 毒을 해소한다." 고 하였다. 『本草綱目』에서는 "야생 조류를 먹어서 생긴 喉痺症을 해독한다." 라고 하였다. 이처럼 생강의 해독작용이 이미 역대 의사한테 실천되고 증명되었다. 중경의 小半夏湯, 半夏加茯苓湯, 生薑半夏湯 등은 생강으로 半夏의 독을 해독하였으며 또 생강과 半夏의 협동작용을 발휘한다.

또 생강은 經을 데워서 寒氣를 흩고, 순행을 촉진하여 멈추지 않게 한다. 중경은 小建中湯과 黃芪建中湯에 생강을 가하여 "외부 증상으로 신체가 불편[不仁]하여 風痺 같은 증상" 을 치료했고, 當歸生薑羊肉湯으로 "寒疝腹痛", "脇痛裏急", "産後腹中㽱痛" 을 치료하는데, 散寒, 溫經, 止痛하는 것이다.

2) 용량 · 용법

중경은 생강을 모두 68처방에 활용했다. 생강을 널리 응용했음을 알 수 있다.

① 용량 : 최대용량은 生薑半夏湯과 當歸生薑羊肉湯으로서 1근이다. 현재의 112g에 해당한다. 최소량은 排膿湯으로 1냥이며 현재의 3g에 해당한다. 현재 상용량은 5~15g이다.

② 포제 : 보통은 절편하여 약에 넣는다. 즙을 쓰기도 한다. 『傷寒論』 37방 중에서 切片하라고 밝힌 것은 34방이고, 『金匱』에서 薑汁을 쓴 것이 2처방이다. 현재는 보통 風寒을 발산할 때는 생강편을 쓰고, 痰涎이 심하게 막히고 胃가 제대로 하강하지 못하여 구토할 때는 生薑汁이나 煨薑을 쓴다. 脾胃가 허약하여 水濕이 넘쳐오를 때는 生薑皮를 쓴다.

③ 용법 : 중경은 대부분 절편하여 약에 넣거나 즙을 내어 약에 넣었다. 현재는 보통 절편하여 약에 넣거나, 즙을 복용한다.

3) 사용주의

① 생강은 맵고 성질이 따듯하다. 그래서 陰虛內熱하거나 熱이 치성한 증상에는 쓰지 않는다. 『隨息居飮食譜』에서 "內熱에 陰虛하고 눈이 붉고, 목구멍이 아프며, 血證으로 瘡癰이 있고, 구토하고 설사하며 火氣가 있고, 몹시 무더운 여름, 열이 심한 천식, 임신전후, 痧脹, 유행병을 앓은 후, 痧痘 후에는 전부 쓰지 않는다." 라고 하였다.

② 心氣가 허하면 쓰지 않는다. 梁代 陶弘景은 생강을 상용하면 "心氣를 손상한다."고 하였다. 肺熱陰虛證에도 쓰지 않는다.

③ 眼疾과 痔疾에도 쓰지 않는다. 『本草綱目』에서 "생강을 오래 복용하면 열이 축적하여 눈이 병든다."고 하였고, 『本草求眞』에서도 "생강은 맛이 맵고 구멍으로 잘 뚫고 들어가서 순행을 촉진하며 머무르지 않는다. …… 다만 열이 축적하여 눈병이 나거나 치질이 생기면 절대 금한다."고 하였다.

4) 현대연구

① 성분약리

揮發油(valatile oil)를 함유한다. 휘발유는 주로 zingiberol과 zingiberene이다. 또 매운 맛의 gingerol과 zingiberone을 함유한다. 호흡과 혈관운동 중추에 고루 흥분작용이 있어서 혈액순환을 증진하고 발한을 촉진한다. gingerol은 소화액 분비를 촉진하여 식욕을 증강하고 아울러 간장보호, 이담, 진토, 항소염 작용이 있다. 생강즙은 시험관 내에서 음부 트리코모나스를 살균하는 작용이 있다.[145]

② 현대응용

a. 중증 구토 : 생강편을 內關穴에 붙이고, 傷濕止痛膏로 고정한다. 중증 구토 10여 례를 치료하여 양호한 효과를 얻었다.[146]

b. 십이지장궤양 : 신선한 생강 50g을 잘 씻어서 썰고 물 300ml를 넣어 30분간 달인다. 하루 3회 2일 복용한다. 위십이지장궤양 환자 10례를 치료하였다. 복약 후 설사와 위통이 경감하거나 소실하였고, 신물과 기아감도 호전되었다. 변비와 黑便도 정상으로 바뀌고 식욕도 증가하였다. 다만 根治가 되지 못하고 쉽게 재발하였다. 일부 환자는 비교적 오랫동안 胃가 막힌 듯한 감각이 있었다.[147]

c. 이질 : 신선한 생강 75g, 흑설탕 50g을 같이 찧어서 풀처럼 만든 것을 하루

145 呂廣振, 中藥學, 山東科學技術出版社, 1988:26
146 孫伯琴, 新中醫, 1986;(12):24
147 王浴生等, 中藥藥理與應用, 人民衛生出版社, 1983:320

용량으로 하여 3회에 나누어 복용한다. 50례를 관찰하였다. 芍藥湯과 신토마이신(syntomycin)을 투여한 두 군보다 효과가 좋았다.[148]

d. 차멀미 예방 : 동전 크기의 생강편을 차량 탑승 전에 內關穴(男左女右)에 붙이고, 테이프나 붕대 혹은 손수건으로 고정한다. 차멀미 환자 39례를 관찰한 결과 38례에서 차멀미 현상이 없었다.[149]

e. 야뇨증 : 생강 30g을 찧고, 炮附子 6g, 破故紙 12g을 같이 분말한 것을 합하여 고약처럼 만들어 배꼽에 채워 넣는다. 무균 처리한 베를 겹쳐서 고정한다. 下焦가 虛寒하여 생긴 소아 유뇨증 25례를 치료하였는데, 완치 20례, 현저한 효과 3례, 무효 2례였다.[150]

f. 급성 부고환염 : 커다란 묵은 생강을 맑은 물에 잘 씻어 두께 0.2cm로 고르게 절편한다. 1회에 6~10편씩 환부 음낭에 부착하고 베로 덮은 다음 음낭을 걷어놓는다. 매일 1~2회 교환하여 완치될 때까지 한다. 20례에서 약을 붙인 2일부터 자각적인 팽창하는 듯한 통증과 만져서 아픈 증상이 경감하였고, 3일째에 14례가 완치되었고, 4일 째에 10례가 완치되었다. 4례는 약을 붙인 후 5일에 완치되었다. 평균 치료기간이 3.7일이었다.[151]

g. 회충성 장폐색 : 생강 120g(아동은 줄인다)에서 즙을 짜내어 벌꿀 120g과 섞어 한 번에 다 복용하거나 30분에 걸쳐서 자주 전부 복용한다. 하루 1~2회 시행한다. 64례를 치료하여 閉塞를 해소한 유효율이 96.8%였고, 구충 유효율이 61.3%였다.[152]

h. 담도회충증 : 생강 150~200g의 껍질을 벗기고 즙을 낸 다음 벌꿀 60~100g과 섞어 한 번에 전부 먹는다. 하루 2~3회 시행하며, 소아는 양을 줄인다. 유효(1~

148 任克恭等, 山東醫刊, 1966;(6):29
149 潘紹逢, 大衆醫學, 1980;(9):7
150 紀延龍等, 江蘇中醫雜誌, 1984;(2):6
151 周迎寬, 江西中醫藥, 1990;(2):6
152 李育章, 湖南醫藥雜誌, 1981;(3):2

3회 복용하고 진통된 경우)가 98례, 무효가 4례였다.[153]

i. **류머티스관절염과 퇴행성관절염**

- 乾薑 50g, 蒼朮 10g, 當歸 15g의 비율로 처방하여 분말하고 체에 쳐서 95%의 알코올로 개어 풀처럼 만든다. 통증이 가장 뚜렷한 곳에 붙이고 베로 고정한다. 그리고 60~100와트 백열등을 2조로 쬔다. 거리는 환부에서 2~3촌 정도 둔다. 매일 1회 약 20~40분 시행한다. 3~45회 치료 후 완치 16례, 현저한 효과 1례, 호전 3례였다.[154]
- 신선한 생강으로 주사액을 만들어 경혈에 주사한다. 경혈은 상지는 外關, 曲池, 手三里, 至陰, 肩髃穴이고, 하지는 足三里, 外膝眼, 陽陵泉, 血海, 環跳를 선택한다. 교대로 사용할 수 있고 매일 혹은 격일로 1회 실시한다. 7회를 1치료 기간으로 하고 4~7일 후 다시 치료를 진행한다. 125례를 관찰하여 유효가 113례였다.[155]

j. **아동 고관절 활막염** : 생강 200g, 辣草 1개를 분쇄, 알이 굵은 소금 200g을 쇠솥에 넣고 강한 불로 뒤섞어 볶는다. 연기가 오르면 적당량의 소금을 넣고 약간 탈 정도가 되면 베주머니에 넣어 열 찜질한다. 환자를 엎드리게 하여 둔부에 20분씩 열 찜질하고, 바로 뉘어서 서혜부를 열 찜질한다. 식으면 다시 데워서 사용한다. 매일 2회 시행한다. 9례에서 2~4일 치료 후 효과가 있었다.[156]

k. **지루성 피부염** : 신선한 생강 250g을 찧어서 부수고 베로 싸서 즙을 짜낸 뒤 먼저 10%의 식염수로 환부를 씻고 닦아서 말린 후 면봉으로 생강즙을 찍어서 반복하여 환부에 바른다. 생강즙을 다 쓸 때까지 한다. 매주 1회 시행하는데, 보통 2~3회에 나았다. 국부가 감염된 환자는 複方新諾明을 하루 2회에 나누어 1g을 복용한다. 계속 5일 동안 복용하여 염증이 소실된 후 생강즙을 바른다.[157]

153 聆柳生, 廣西中醫藥, 1983;(6):15
154 陳兆新, 江蘇中醫, 1989;(4):27
155 陳忠鑑, 赤脚醫生雜誌, 1977;(11):13
156 耿林森, 中國中醫骨傷科雜誌, 1991;(2):14
157 紀同華, 四川中醫, 1987;(5):30

l. 급성염증 : 선인장 20g, 생강 10g을 준비한다. 먼저 선인장과 생강을 잘 씻어서 가시와 껍질을 벗겨낸다. 그런 다음 같이 찧어서 묽은 죽처럼 만들어 쓴다. 이것을 얇은 비닐막이나 바세린포에 고르게 펴고 염증 부위에 붙인다. 주위를 넓은 반창고 같은 것으로 고정하여 축축한 상태를 유지한다. 매일 1회 갈아붙인다. 급성 임파선염 환자 29례, 급성편도선염 환자 21례, 급성 이하선염 환자 14례, 옹종 12례, 외상성 종괴 6례 등 모두 82례를 치료한 결과 모두 나았다. 이 중 5일 이내 치유가 76례였다.[158]

m. 白癜風[백반증; vitiligo] : 生薑片으로 환부에서 열감이 날 때까지 문지른다. 하루 3~4회 시행하며 보통 2~3개월 지속한다. 효과는 확실하다.[159]

n. 치통 : 먼저 生竹葉을 달여서 진하게 농축한 후 생강을 찧어서 넣는다. 끓여서 여과하여 찌꺼기를 없애고 다시 끓이면서 서서히 흰 소금을 넣어 섞어서 졸여 말린다. 이것을 곱게 분말하고 蒼耳子仁 말과 고르게 섞는다. 이것으로 치통이 있을 때 조금씩 아픈 곳을 문지른다. 5회 시행해도 효과가 없으면 燈心에 참기름을 묻혀서 불을 붙여 귀의 상부 끝 부분을 한 번 지진다(왼쪽 치통은 오른쪽 耳尖, 오른쪽 치통은 왼쪽 耳尖). 가장 많으면 3회에 모두 효과가 있었다.[160]

o. 화상(물이나 불에 덴 상처) : 생강을 찧어서 즙을 낸 후 면봉 같은 것으로 환부에 바른다. 바로 진통작용이 있다. 이미 물집이 생기고 발갛게 부으면 염증을 가라앉히고 붓기가 내리며 물집이 없어진다. 수포가 이미 터지면 붙여도 자극이 없다. 경미한 화상에는 1회만 발라도 된다. 심한 화상에는 수시로 생강즙을 주입하여 36시간은 축축한 상태를 유지하고 멈추어야 한다. 이 방법으로 4~500례를 치료하였는데, 모두 유효하였다.[161]

p. 기타 치료 : 呃逆, 小兒風寒, 肺炎, 복통설사에 분명한 효과가 있다.[162,163]

158 衛田江等, 中西醫結合雜誌, 1990;10(8):478
159 李玉, 浙江中醫雜誌, 1966;(3):97
160 程爵棠(정작당), 上海中醫藥雜誌, 1983;(7):34
161 蔡良平, 新中醫, 1984;(2):22
162 祁琢, 浙江中醫雜誌, 1984;(2):68
163 呂秉義, 新中醫, 1985;(5):6

19 生梓白皮 생재백피

자위과(紫葳科) 식물인 梓(가래나무)의 根皮 혹은 樹皮의 靭皮 부분이다. 맛은 쓰고 성질은 차갑다. 膽經, 胃經으로 들어간다.

1) 효능 · 주치

① 濕熱을 식혀서 내보낸다[淸利濕熱]

중경은 "傷寒으로 내부에 瘀熱이 있으면 반드시 몸이 노랗게 된다. 이때 麻黃連軺赤小豆湯으로 치료한다."고 하였다. 여기서 재백피는 열을 식히고 濕을 내보낸다. 『長沙藥解』에서 "재백피는 맛이 쓰고 성질이 차가워서 열을 식히고 잘 내보낸다. 膽과 胃로 들어가서 濕熱을 배설하고, 濕熱이 배설되면 황달은 저절로 없어진다."고 하였다. 후세에 중경을 근거하여 재백피로 濕熱黃疸을 치료하여 유효하였다. 『訂正傷寒論』 주에서 "재백피가 없으면 茵陳으로 대용한다."라고 하였다. 이 설은 따를 만하다.

② 解毒殺蟲

『神農本草經』에서 재백피가 "熱을 주치하고, 三蟲을 없앤다."라고 하였고, 『別錄』에서 "三蟲을 없애고, 소아의 熱瘡, 신체와 머리의 熱과 煩症, 蝕瘡에 달여서 탕으로 치료한다 …….”라고 하였다. 『日華子本草』에서는 "달여서 씻는 방법으로 소아의 고열, 모든 瘡疥, 피부 소양을 치료한다."고 하였다. 이것으로 재백피를 외용하면 解毒殺蟲하고 瘡瘍을 치료함을 알 수 있다.

2) 용량 · 용법

중경은 재백피를 麻黃連軺赤小豆湯 1방에만 썼다.

① 용량 : 재백피 용량은 원방에서 1승이다. 현재 보통 내복량은 5~15g이다. 외용할 때는 적당히 늘려도 가능하다.

② 포제 : 중경은 원방에서 썰어서 썼다. 지금도 이 방법을 따른다.

③ 용법 : 달여서 내복한다. 외용할 때는 전탕하여 그 물로 씻는다. 또는 분말하여 환부에 개어서 바르기도 한다.

20 半夏 반하

천남성과(天南星科) 다년생 초본식물인 반하의 塊莖이다. 맛은 맵고 성질은 따듯하며 有毒하다. 脾經, 胃經, 肺經으로 들어간다.

1) 효능 · 주치

① 濕을 말리고 痰을 없앤다[燥濕化痰]

반하는 燥濕化痰해야 할 경우 우선 선택하는 약물이다. 중경은 小青龍湯으로 "咳逆倚息不得臥"를 치료하고, 射干麻黃湯으로 "咳逆上氣, 脈沈"을 치료하였는데, 모두 반하로 燥濕, 化痰, 散飮하였다. 痰飮만 없어지면 제반 증상은 전부 없어진다.

『藥性論』에서 반하는 "가슴 속에 그득한 痰을 없애고 肺氣를 하강하며 가래 섞인 해수를 치료한다."고 하였고, 『醫學啓源』에서는 "寒痰과 신체가 차갑고 찬 것을 마셔서 폐를 손상하여 기침하는 증상을 치료한다."고 하였다. 모두 일견이 있는 설명이다.

후세에 『和劑局方』에서 반하를 군약으로 二陳湯을 만들었는데, 지금까지 燥濕化痰의 대표 처방이다. 또 『金匱』의 瓜蔞薤白半夏湯은 "胸痺로 눕지 못하고 심통이 등까지 뻗치는 증상"을 치료하였는데, 여기서 반하는 맵고 따듯한 성질로 잘 소통하고 흩어서 脾와 肺로 들어가 응결한 기를 흩고 濕濁과 痰涎을 없앤다. 瓜蔞, 薤白과 합하면 상승하면서 하강하여 痰濕을 변화하여 陽을 소통할 뿐만 아니라 묵고 탁한 것들을 몰아내는 힘이 생긴다. 중경이 鼈甲煎丸에 반하를 넣어 瘧母를 치료한 의의도 이와 같다. 그래서 『名醫別錄』에서 반하의 효능을 "心腹과 胸膈에 痰과 熱이 그득하게 뭉친 것을 없애서 咳嗽上氣, 心下急痛堅痞, 時氣欬逆 …… 등을 치료한다."고 하였다.

② 上逆을 내려서 구토를 그친다[降逆止嘔]

반하는 上逆을 내려서 胃를 안정하는 중요한 약이다. 이는 중경이 많이 활용했다. 『金匱 · 水氣病篇』에서 "구토하는 환자는 본래 갈증이 있다. 갈증은 병이 나으려는 징조다. 그런데 도리어 갈증이 없는 것은 명치 밑에 支飮이 있기 때문이다. 이때 小半夏湯으로 치료한다."고 하였다. 또 "갑자기 구토하고 心下가 막힌 듯하며 격 사이에 물이 있어서 어지럽고 가슴이 두근거리면 小半夏加茯苓湯으로 치료한다."고 하였다. 『金匱·姙娠病篇』에서는 "임신 중 구토가 나오면서 토하지 못하면 乾薑人蔘半夏丸으로 치료한다."고 하였고, 『金匱·嘔吐噦下利病篇』에서 "헛구역질하면서 설사하면 黃芩加半夏生薑湯으로 치료한다."고 하였다. 또 『傷寒論』 172조에서 "太陽과 少陽이 같이 병들어 설사하면 黃芩湯을 투여한다. 만약 구토하면 黃芩加半夏生薑湯으로 치료한다." 등등의 여러 처방에서 모두 반하로 上逆을 하강하여 胃를 안정하여 구토를 그쳤다.

후세에 『藥性論』에서 반하를 "胃氣를 상승하고 脾臟을 강화하여 구토를 그친다."고 하였고, 『日華子本草』에서 "吐食反胃 藿亂轉筋을 치료한다."고 하였고, 『本草圖經』에서 "胃冷과 구토를 주치한다."고 하였다. 『本草綱目』에서는 "吐食反胃를 치료한다."고 하였다. 이러한 반하의 효능은 지금도 임상에 널리 응용된다.

③ 막힘을 해소하고 응결을 흩는다[消痞散結]

중경이 만든 세 가지 瀉心湯은 반하로 막힘을 없애고 응결을 흩는다. 세 처방 모두 매운맛으로 열고 쓴맛으로 하강하는[辛開苦降] 처방이며, 주 증상은 전부 "心下痞滿"이다. 약물도 대동소이하다. 다만 배오가 다를 뿐이다. 그래서 痞證도 허실에 따라 치료를 구분한다.

半夏瀉心湯은 반하가 군약이다. 그래서 응결을 열고 痞症을 사하하는 약제다. 막힘에[痞] 구토를 겸하고 있는데, 막힘이 심하고 구토는 가볍다. 腸鳴이 있으면서 구토하면 生薑瀉心湯을 쓴다. 이것은 生薑의 용량을 높여서 胃를 편안케 하고 막힘을 흩는 효능을 증강한 것이다. 甘草瀉心湯은 甘草를 중용했다. 그래서 "補胃除痞"하는 약이다.

이처럼 주치는 비록 차이가 있지만 모두 반하로 "心下痞滿"을 치료하며 消痞散結하는 효능을 활용했다. 『神農本草經』에서 반하가 "心下堅"을 치료한다고 하였고, 『醫學啓源』에서 "消腫散結"한다고 하였는데, 모두 이 효능을 말한 것이다.

痰을 없애면 응결이 흩어진다. 『金匱·婦人雜病篇』에서 "부인들이 목구멍 속에 구운 고기가 걸린 듯하면 半夏厚朴湯으로 치료한다."고 하였다. 이 증상은 氣機가 鬱結하여 痰이 凝滯하고 기가 응결하여 생긴다. 이 처방에서는 반하로 化痰散結하여 목구멍을 편하게 한다. 『傷寒論』에서 半夏散及湯으로 "少陰病으로 목구멍 속이 아픈 증상"을 치료했고, 苦酒湯으로 "목구멍 속에 생긴 瘡"을 치료하였는데, 모두 반하로 痰을 없애고 응결을 흩어서 인후를 편하게 하였다.

반하는 痰을 없애고 응결을 흩고 막힘을 해소하여 후세에 내복하거나 외용하여 癭瘤, 痰核, 瘰癧, 癰疽腫毒 등을 치료하였다. 『肘後方』에서 生半夏를 분말하여 癰疽와 發背 그리고 乳瘡을 치료하였고, 『外科小品』에서는 반하로 痔瘻를 치료했고, 昆布와 海藻, 浙貝母를 배합하여 癭瘤를 치료한 것이 그 예다.

2) 용량 · 용법

『傷寒』과 『金匱』에서 반하를 쓴 처방은 모두 42방, 49곳이다. 이 중 『傷寒』이 18방, 『金匱』가 24방이다.

① 용량 : 최대량은 4냥으로 현재 12g이다. 大半夏湯이다. 최소량은 1분으로서 현재의 0.1~0.5g에 해당한다. 鼈甲煎丸이다. 현재 상용량은 5~15g이다. 외용할 때는 신선한 약품을 적당량 쓴다.

② 포제 : 중경은 반하로 조제한 42처방 중에서 "完用"과 "破如棗核"이라고 주해한 것이 각각 1처방이다. 20처방에서 "씻는다"라고 하였는데 이 중 『傷寒』이 17방, 『金匱』가 3방이다. 그래서 당시 쓴 것은 生半夏임을 알 수 있다. 製半夏는 씻을 필요가 없기 때문이다. 일반적으로 "씻는다."는 것은 진흙이나 모래를 씻음을 말하며 약효와는 무관하다. 최근 사람들은 "生半夏는 본래 유해하다. 다만 한 번 삶거나 달여서 익히면 독성이 크게 줄어든다."라고 인정한다.

최근에는 生半夏, 薑半夏, 淸半夏, 法半夏, 半夏麴으로 나눈다. 습관적으로 淸半夏는 濕痰을 없애는 데에 낫고, 薑半夏는 嘔吐를 그치는데 낫고, 法半夏는 濕을 말려서 胃를 편안하게 하고, 半夏麴은 化痰消食에 다용하고, 生半夏는 외용한다고 인정한다.

③ 용법 : 전탕하거나 환제 또는 산제로 복용한다. 또 분말하여 외부에 바른다(술이나 초처럼).

3) 사용주의

① 구토와 갈증이 동반하는 질환에는 쓰지 않는다. 예를 들어 猪苓湯證인 咳而口渴, 五苓散證인 小便不利, 渴欲飮水, 水入則吐에는 적합하지 못하다. 小柴胡湯과 小靑龍湯에서도 갈증이 있으면 반하를 빼라고 하였다. 『傷寒藥性賦』에서 반하는 "津液을 태워버리므로 갈증이 있는 환자는 쓰지 못한다."라고 분명히 말했다.

② 嘔吐와 煩을 동반하는 환자는 쓰지 못한다. 小柴胡湯의 처방 아래에서 "胸中煩하면서 嘔吐하지 않으면 반하와 인삼을 뺀다."고 하였다.

③ 구역질 환자 중 癰膿이 있으면 쓰지 않는다. 중경은 "嘔家에 癰膿이 있으면 嘔吐를 치료할 수 없다. 고름이 다 없어지면 저절로 낫는다."고 주의하였다.

④ 모든 血證과 陰虛로 血과 津液이 부족하면 쓰지 않는다. 『藥性字典』에서 "반하는 脾胃의 약물이다. 咳嗽하고 痰을 토하고 虛熱로 吐血하고 가래 속에 피가 보이면, …… 반하를 금한다."라고 하였다.

⑤ 전인들은 반하는 烏頭와 같이 쓰지 못한다고 하였다(反烏頭).

⑥ 生半夏는 약한 불에 진하게 달여야 한다. 강한 불로 급하게 달이면 안 된다. 이렇게 해야 독성을 제거하여 입과 혀의 마비감 등 불량한 반응을 막을 수 있다.

⑦ 내복하여 中毒되면 生薑 30g, 防風 60g, 甘草 10g을 달여서 먼저 2분의 1을 머금고 나머지는 내복한다. 혹은 식초 30~60g에 생강즙을 조금 가하여 내복하거나 입에 머금는다.

4) 현대연구

① 성분약리

반하 塊莖에는 揮發油(valatile oil), 소량의 지방, starch, nicotinic plegm, aspartic acid(ASP), glutamic acid, arginine(Arg), β−aminobutyric acid 등 amino acid와 β−sitosterol, choline, 胡蘿蔔甙, 3,4−dihydroxy formaldehyde 등이 함유되어 있다.

약리작용으로는 진해거담, 최토와 진토, 항종류, 항조기임신, 항부정맥 작용이 있다. 또 위액분비를 억제하고, 당부신피질호르몬(glucocorticoid hormone)과 같은 작용이 있다.[164]

② 현대응용

a. 임신구토 : 반하 30g을 맑은 물로 여러 번 맛이 없어질 때까지 씻고 청결한 질그릇에 넣고 약한 불에 45분 정도 달여서 찌꺼기를 없애고 맑은 탕약 100ml를 얻는다. 여기에 분말해 놓은 山藥 30g을 넣고 3~4회 끓여서 죽처럼 만들고 백설탕을 적당히 넣는다. 약간 식으면 자주 먹는다. 매번 용량을 점차 늘려서 하루 1첩을 먹는다. 증상에 따라 다른 약을 가하기도 한다. 중증 임신 惡阻 18례를 치료하여 전부 나았다.[165]

b. 식도 분문의 癌性 폐쇄 : 신선한 반하의 껍질을 벗겨내고 찧어서 풀처럼 해서 환약을 만든다. 하루 3~4회 2g씩 혀뿌리에 넣고 삼킨다. 보통 30일을 넘기지 않는다. 식도점막에 염증 반응이 있으면 10% 鏈黴素液을 복용한다. 식도분문암 경련에는 1~2%의 노보카인 액을 1회 10ml씩 복용한다. 吐血하면 雲南白藥을 쓴다. 동시에 지원요법으로서 물과 전해질 문란을 바로잡는다. 25례를 치료하고, 현저한 효과 2례, 무효 4례였다.[166]

c. 급성설사 : 附子와 반하를 같이 쓰고 다른 한약을 배합하여 虛寒性 설사 34례를 치료했다. 치유 27례, 호전 7례였다.[167]

d. 경부 림프절염 : 생반하 50g을 불에 말린 후 분말한다. 치료할 때 생반하 가루 3에 밀가루 1을 혼합하고 여기에 묵은 식초 반 숟가락과 따듯한 물을 넣어 개어서 매일 밤 1회 환부에 바른 뒤 다음날 아침 없앤다. 5~7회를 1치료 기간으로 한다. 30례를 관찰하여 만족할 효과가 있었다.[168]

e. 慢性 咽炎 : 제반하 500g에 식초 2500ml를 가하고 24시간 동안 담가놓은 후 3~4회 가열하여 끓인다. 반하를 건져낸 후 벤질알콜을 가하고 여과하여 준비한다.

164 陰健等, 中藥現代研究與應用, 學苑出版社, 1994:264
165 陳超, 江蘇中醫雜誌, 1987;(3):16
166 黎同山, 新中醫, 1988;(1):34
167 沈士蔭, 中醫藥學報, 1990, (6):39
168 李煥華, 大衆醫學, 1984, (8):43

하루 10g를 2~3회 나누어 복용한다. 만성인염 환자 564례를 치료하여 8~25일에 치료 342례, 호전 170례, 무효 52례였다.[169]

f. 돌발성 音啞 : 제반하 15g에 물 400ml를 가하고 20분 동안 달여서 찌꺼기를 없앤다. 여기에 식초 20ml를 가하고 식으면 계란 흰자 2개를 넣고 섞어서 천천히 마신다. 1일 1첩이다. 痰火가 뭉쳐서 咽部가 충혈되고 부은 실증 실음 환자 33례를 치료하였다. 복용 2~3일에 전부 나았다.[170]

g. 갑상선 종양 : 생반하 10g에 증상에 따라 약을 가미하여 15분 이상 물에 달인다. 격일 혹은 2~3일에 1첩씩 20첩을 계속 복용한다. 갑상선종양 91례를 치료하였는데, 완치(초음파 검사와 국부 검사에서 덩어리가 소실하였다)가 48례, 유효(덩어리가 1/3 이상 축소)가 15례, 무효가 28례로서 총 유효율이 69.2%였다. 최다 복용한 경우는 135첩, 최소는 25첩으로서 평균 71첩이었다.[171]

h. 안면근육경련 : 생반하 12g, 生薏苡仁 30g을 물에 달여서 복용한다. 하루 1첩을 2회에 나누어 복용한다. 계속 2개월 동안 복용한다. 32례를 치료하여 억제(증상 소실, 약물 복용 중단 후 3개월 이상 관찰하여 재발이 없는 경우)가 1례(3.1%), 유효(경련 지수가 50%이상 감소)가 15례(46.9%), 무효(경련 지수 감소가 50%에 미달)가 12례(37.5%)로서 총 유효는 20례였다(62.5%).[172]

i. 바이러스성 심근염 : 반하 18g, 생강 24g, 복령 12g을 물에 달여서 복용한다. 하루 1첩, 15~40첩을 복용시켜 바이러스성 심근염 11례를 치료하였다. 임상증상이 모두 소실하였고, 10례는 심전도가 정상으로 회복되었다. 1례는 심낭염이 병발했고, 심계항진과 좌심방이 확장된 환자는 150첩을 복용 후 단지 좌심방만 확대만 남았다.[173]

169 蔡福養, 遙寧中醫雜誌, 1981;(3):21
170 邵桂珍, 湖北中醫雜誌, 1985;95):39
171 陳婉蘭等, 福建中醫藥, 1992,;(2):39
172 李華, 中西醫結合雜誌, 1991;(1):43
173 劉景禰(류경녜), 上海中醫藥雜誌, 1983;(9):26

j. 심실성 빈맥 : 생반하와 生石菖蒲를 같은 분량으로 분말한다. 쓸 때 소량을 환자의 비강에 불어넣어 3~8회 재채기를 유발한다. 14례 심실성 빈맥환자를 치료하였는데, 재채기를 한 지 5~10분쯤 심박이 정상으로 돌아온 환자가 13례, 무효가 1례였다.[174]

k. 자궁경부미란 : 생반하를 씻어서 햇볕에 말리고 분말하여 체에 쳐서 병에 담아 놓는다. 치료할 때 경관미란의 분비물을 닦아내고 끈이 달린 솜뭉치에 반하 가루를 적당히 찍어서 경관미란 부분에 붙여 놓는다. 끈을 질 밖으로 노출해 놓는다. 24시간 후 스스로 꺼내게 한다. 매주 1~2회 시행하고, 8회를 1치료기간으로 한다. 약을 넣을 때 질벽에 묻은 약 가루는 바로 생리식염수로 솜에 묻혀서 닦아낸다. 그렇지 않으면 작열감이 생기고 심하면 수포가 생길 수 있다. 모두 1347례를 치료하였다. 완치 603례(44.8%), 현저한 효과 84례(28.5%), 호전 322례(923.9%), 무효 38례(2.8%)로서 총 유효율이 97.2%였다.[175]

l. 자궁경부암 : 掌葉半夏를 에틸알콜로 추출하여 외용하는 좌약으로 만든다. 이것으로 병리검사 상 자궁경부 鱗狀 상피암 환자 56례를 치료하였다. 총 유효율이 75%였다. 단기 치료가 11례, 현저한 효과가 5례, 유효 16례, 무효 14례였다.[176]

m. 티눈[雞眼] : 먼저 수술 칼로 환부의 각질을 없애 움푹 꺼지게 만든다. 여기에 생반하 분말을 붙이고 겉에 반창고를 붙인다. 5~7일 후 티눈이 괴사하여 떨어진다. 30례를 치료하였는데, 재발이 없었다.[177]

n. 급성유선염 : 신선한 반하를 씻어서 껍질을 벗겨낸다. 이것을 乳腺炎에 걸린 유방과 동측 또는 반대쪽 비강에 넣는다. 1회 1~2시간, 매일 1회 시행한다. 40례를 관찰하였는데, 치유 36례였다.[178]

174 張作紀, 中醫藥硏究, 1990;(2):31
175 胡卿發, 中級醫刊, 1983;(6):28
176 李超荊等, 上海第一醫學院學報, 1981;96):421
177 李慶紀, 中級醫刊, 1965;(7):455
178 吳成善, 安徽中醫學院學報, 1984;(2):封四

o. 안와 상부 신경염 :

반하와 白芨을 10g씩 달여서 복용한다. 眶上神經痛 환자 17례를 치료하였는데, 보통 5~10첩이면 통증이 그쳤다. 이 중 치유 8례, 현저한 효과 2례, 유효 2례, 무효 2례였다.[179]

p. 치통 : 생반하 30g을 절구로 찧어서 90%의 알콜 90ml에 넣어 하루 동안 담가둔다. 쓸 때에는 면봉으로 약을 찍어서 충치 구멍에 넣거나 치아 주위를 문지르기도 한다. 100례를 치료하여 95%가 유효하였다.[180]

q. 일반적인 사마귀[尋常疣]와 발바닥 사마귀[跖疣] : 환부를 따듯한 물에 10~20분 담갔다가 칼로 살살 표면의 각질층을 제거한다. 7~9월에 채취한 신선한 반하(씻고 껍질을 벗긴다)를 사마귀에 1~2분 문지른다. 매일 3~4회 시행한다. 보통 처음 발생한 사마귀(민간에서는 '母疣'라고 부른다)에만 문질러도 된다. 처음 생긴 사마귀가 비교적 크고 많을 때에는 차례대로 바르면 된다. 215례를 치료하였는데, 15~30일 치료 후 완치가 208례였고, 무효는 7례였다. 156례를 추적한 결과 1례도 재발이 없었다. 치료 중에 피부손상이나 부작용도 없었다.[181]

r. 조영제 부작용 예방 : 반하 250g, 생강 250g에 물을 5000ml 넣고 약한 불로 2500ml가 될 때까지 달인다. 환자 25명에게 복용시켰다. 뇌 CT촬영 전 30분쯤 이 약물을 복용한다. 뇌막종양 41례, 교질류 16례, 뇌혈관병변 123례, 경막하혈종 37례, 뇌염 25례, 간질 111례, 뇌농종 21례, 전이성종양 56례, 안광종양 6례, 수술 후 검사 24례, 병변을 찾지 못한 환자 340례를 합하여 800례를 관찰하였다. 조영을 증강한 후 오심구토 10례, 풍진 13례, 소양감 10례, 재채기 7례, 해수 4례, 가슴이 갑갑하고 숨차며 심장이 뛰는 환자 4례로서 부작용 출현을 합하면 48례였다. 그래서 부작용이 나타나는 비율이 6%였다.[182]

179 田從衆, 新中醫, 1980;(增刊 1):6
180 江蘇省中草藥新醫療展覽資料選編, 1970:118
181 翟所龍, 中國中藥雜誌, 1992;(2):120
182 魯西等, 中西醫結合雜誌, 1992;(5):299

s. 기타 질환 : 이 밖에 반하를 위주로 급성 두개 내압 상승, 뇌출혈, 급성 두뇌 외상으로 수반되는 구토, 만성적인 진행성 두개 내압 상승으로 출현하는 완고한 구역질에 유효하였다.[183] 淸半夏에 수수쌀을 합해서 심한 불면증 환자 20례를 치료하였는데, 총 유효율이 90%였다.[184]

183 劉永戢等, 上海中醫藥雜誌, 1979;(1):34
184 張鐵敏, 中西醫結合雜誌, 1983;(5):299

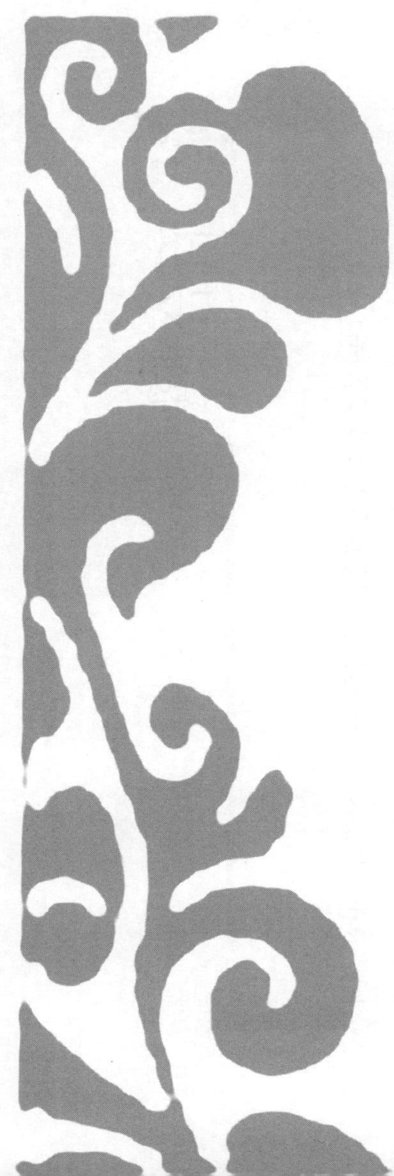

第五章

六劃

『金匱要略』에서 百合病을 전문적으로 논했다. 증상은 "정신이 황홀하며, 식욕은 있는데 식사를 못하고, 항상 말이 없다. 잠을 자려 해도 오지 않으며, 움직이려고 해도 움직일 수 없다. 입맛이 좋을 때도 있고, 음식 냄새조차 싫을 때도 있다. 추운 듯하면서 춥지 않고, 열이 있는 듯하면서도 열이 없다. 입이 쓰고 소변색이 붉다. 무슨 약을 써도 차도가 없다."라고 하였다. 중경은 이 증상에 百合知母湯, 滑石代赭湯, 百合雞子黃湯, 百合地黃湯, 百合洗方 등 몇 처방을 만들었는데, 모두 백합이 군약이다. 백합이 심장을 식히고 정신을 편안하게 하며 뜻을 안정시키기 때문이다.

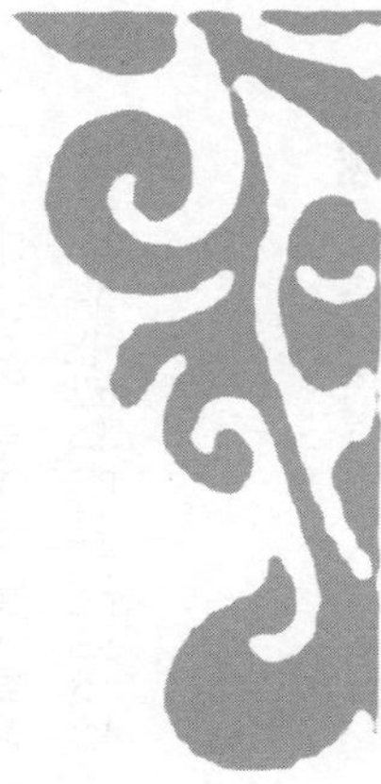

1 百合백합

백합과(百合科) 다년생 초본식물인 百合, 細葉百合, 麖香百合 그리고 같은 속의 많은 식물의 隣經의 鱗葉이다. 맛은 달고 성질은 약간 차갑다. 肺經, 心經으로 들어간다.

1) 효능 · 주치

① 심장을 식히고 정신을 안정한다[淸心安神]

『金匱要略』에서 百合病을 전문적으로 논했다. 증상은 "정신이 황홀하며, 식욕은 있는데 식사를 못하고, 항상 말이 없다. 잠을 자려 해도 오지 않으며, 움직이려고 해도 움직일 수 없다. 입맛이 좋을 때도 있고, 음식 냄새조차 싫을 때도 있다. 추운 듯하면서 춥지 않고, 열이 있는 듯하면서도 열이 없다. 입이 쓰고 소변색이 붉다. 무슨 약을 써도 차도가 없다."라고 하였다. 중경은 이 증상에 百合知母湯, 滑石代赭湯, 百合雞子黃湯, 百合地黃湯, 百合洗方 등 몇 처방을 만들었는데, 모두 백합이 군약이다. 백합이 심장을 식히고 정신을 편안하게 하며 뜻을 안정시키기 때문이다.

『日華子本草』에서 백합은 "心을 안정하고, 膽을 안정하여, 지혜를 북돋고, 오장을 기른다. 癲癇을 일으키는 사기로 인하여 울고 부르짖으며 놀라는 증상을 치료한다. 蠱毒氣를 죽인다."라고 하였다.

현재 임상에서 보통 酸棗仁, 柏子仁, 茯神 등 養心安神하는 약을 배합하여 신경쇠약, 驚悸, 불면증을 치료하는 데 아주 유효하다.

② 肺를 자윤하여 기침을 그친다[潤肺止咳]

백합은 陰을 자양하고 肺를 자윤하여 기침을 그치게 하는 상용약이다. 후세에서 肺痿, 肺勞에 상용하였다. 『藥性論』에서는 "心下急을 없애고 …… 熱性咳逆을 치료한다."고 하였고, 『本草蒙筌』에서 "時疫咳逆을 없앤다."고 하였다. 『本草從新』에서는 "만성 해수 환자는 肺氣가 반드시 허하다. 허하여 수렴이 필요할 때 백합은 단맛으로 수렴하는데, 신맛으로 수렴하는 오미자보다 작용이 강하다."라고 하였다.

『新齋遺書』의 百合固金湯은 陰虛肺勞, 咳嗽客血을 치료하는 상용 처방이다.

2) 용량 · 용법

중경의 처방 중 백합을 쓴 처방은 앞에 기술한 百合知母湯 등 5처방 외에 百合滑石散을 포함하여 모두 6처방이다. 주로 百合病을 치료한다.

① 용량 : 최대량은 百合洗方으로서 용량은 1승(약 100g이상)이다. 百合雞子湯, 百合知母湯 등에서 용량은 7매며, 百合滑石散에서 용량이 최소며 1냥이다. 현재 전탕할 때 상용량은 10~30g이다.

② 포제 : 중경의 주해에서 "부순다(擘).", "굽는다(炙)."라고 한 것이 각 1처방이다. 현재 보통 백합과 蜜百合으로 나눈다. 蜜百合은 끓인 꿀과 끓인 물을 적당히 넣고 섞어서 잠깐 덮어두었다가 솥에 넣고 약한 불에 황색으로 손에 붙지 않을 정도로 가열한 뒤 꺼내어 식혀서 준비한다.

③ 용법 : 보통 전탕하여 내복한다. 쪄서 익히거나 삶거나 푹 고아서 먹는다. 중경은 백합을 달여서 환부를 씻는 방법도 썼지만 현재는 별로 시행하지 않는 방법이다. 신선한 백합을 찧어서 환부에 붙이기도 한다.

3) 사용주의

① 風寒과 濁한 痰이 肺를 막거나, 脾胃의 陽氣가 허하여 대변이 묽은 환자는 쓰지 않는다. 『本經逢源』에서 "中焦의 氣가 虛寒하여 대소변이 묽고 너무 잘 나오면 쓰지 않는다."라고 하였다.

② 외감 초기 해수에는 신중히 응용한다. 『本草求眞』에서 "초기 해수에는 급히 쓰지 않는다."라고 하였다.

4) 현대연구

① 성분약리

백합의 鱗莖에는 colchicine 등 많은 종류의 생물 alkaroid와 전분, 단백질, 지방 등이 함유되어 있다. 사향백합의 꽃에는 많은 종류의 carotene이 있는데 이 중 대부분은 順花藥黃質酯로서 91.7~94%에 달한다. 백합을 달인 약물은 amino water로 유발한 쥐의 해수에 진해작용이 있다. 쥐의 肺에 혈류량이 증가한다. 아울러 histamine으로 유발한 두꺼비의 천식에도 유효하다.[1]

② 현대응용

a. 불면증 : 백합에 生脈散, 甘草, 大棗를 배합하여 진하게 달여서 복용한다. 불면증 치료에 비교적 좋은 효과가 있다.[2]

b. 코피 : 百合粉 15g에 증류수를 섞어 15%의 현탁액을 만든다. 이것을 60°C로 가열하고 휘저어 풀처럼 만든다. 식으면 냉장고에 넣어 2~4°C에서 얼린다. 해면체처럼 언 것을 석회통에 넣거나 베에 싸서 짜내어 서서히 말린다(가열하거나 햇볕에 말리면 안 된다). 이렇게 해서 해면체 같은 물질에서 수분을 짜낸 후 필요한 크기로 잘라서 병 속에 넣고 15파운드 압력으로 15분 동안 증기 소독하여 쓴다. 임상에서 백합해면으로 틀어막는 방법으로 코피 환자와 鼻息肉 절제 수술 후 지혈 목적으로 활용하였다. 100례를 관찰한 결과 지혈에 좋은 효과가 있었으며 부작용은 없었다.[3]

c. 상처감염 : 신선한 백합을 절구로 찧은 다음 氷片을 넣고 다시 찧어서 섞는다. 상처에 붙이는 방법으로 감염된 화농증을 치료하였다. 감염을 방지하고 통증을 그치는 작용이 있다.[4]

d. 객혈 : 폐결핵과 기관지확장증으로 생기는 객혈에 滋陰, 降火, 止血하는 약물에 滋陰潤肺하는 백합을 가하여 비교적 좋은 효과가 있었다.[5,6]

e. 胃炎 : 백합 30g, 白芍藥, 紅花 각 15g, 山藥, 黃芪 각 20g, 烏藥 9g, 陳皮 10g, 甘草 5g, 黃連 30g. 증상에 따라 가감한다. 위축성위염 환자 56례를 치료하였다. 총

1 江蘇新醫學院, 中藥大辭典(上册), 上海科技出版社, 1986:858
2 江蘇新醫學院, 中藥大辭典(上册), 上海科技出版社, 1986:858
3 江蘇新醫學院, 中藥大辭典(上册), 上海科技出版社, 1986:858
4 郭文江, 浙江中醫雜誌, 1979;(11):417
5 董春華等, 上海中醫藥雜誌, 1960;(3):134
6 吳頌康等, 浙江中醫學院學報, 1978;(3):27

유효율이 89.3%였다.[7,8] 이 밖에 백합을 위주로 蒲公英, 烏藥, 炒青皮, 炒五靈脂를 가하여 胃痛을 치료하였는데, 총 유효율이 93.25%였다.[9]

f. 기타 질병 : 백합 100g을 중용하고 知母, 滑石을 가하여 히스테리에 의한 마비를 치료하여 유효하였다.[10] 癲狂과 鬱證에도 비교적 효과가 좋았다.[11]

7 周通池, 遙寧中醫雜誌, 1988;(4):18
8 周通池, 江蘇中醫雜誌, 1987;(6):47
9 王一賢, 雲南中醫雜誌, 1989;(6):14
10 張河占, 新疆中醫藥, 1986;(3):63
11 陳光恩, 新中醫, 1986;(12):17

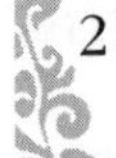

2 芒硝망초

유산(硫酸)나트륨을 함유한 천연광물을 정제하여 만든 결정체이다. 맛은 짜고 쓰며 성질은 차갑다. 脾經, 大腸經으로 들어간다.

1) 효능 · 주치

① 사하하고 단단함을 부드럽게 한다[瀉下軟堅]

大承氣湯, 調胃承氣湯은 陽明腑實證을 치료하고, 大陷胸丸, 大陷胸湯은 結胸을 치료한다. 이때 모두 망초를 사용한다. 成無己는 이들 처방에서 망초의 작용을 "단단함을 부드럽게 하고 實熱을 없앤다."고 하였다.

『本草綱目』에서 "망초는 기미가 짜고 차갑다. 血分으로 주행하며 하부를 윤택하게 하여 三焦와 腸胃의 實熱을 흔들어 씻어낸다. 陽氣가 강한 질환에 응용하여 火邪를 꺾어서 치료하는 약물이다."라고 하였다.

『本草求眞』에서는 더 상세하게 "망초는 가장 음성적이며 물질을 없애는 데에 능하다. 그래서 '硝'라고 명명하였다. …… 모든 광물성 물질에 이것을 쓰면 없어진다. 인체 장부의 積聚는 반드시 熱邪가 깊이 자리 잡아 막히고 응결하여 풀리지 않는 것이다. 망초의 쓰고 짠맛으로 깎고 처내면 약물과 질병이 부합하여 저절로 장애가 없게 된다. 중경의 大陷胸湯, 大承氣湯, 調胃承氣湯類는 비록 大黃으로 熱을 없애지만, 딱딱한 것을 부드럽게 하는 약물(芒硝)의 힘을 빌리지 않을 수 없다."라고 하였다.

망초는 짠맛으로 단단함을 무르게 하고, 쓴맛으로 사하하며, 차가운 성질로 열을 식힌다. 그래서 실제 實熱燥結을 치료하는 중요 약물이다. "陽證으로 熱이 응결한 경우" 적합하지 않은 경우가 없다(『本草思辨錄』). 중경은 항상 大黃과 같이 써서 腸胃를 蕩滌하고 推陳致新하는 데에 더 효과를 발휘하게 하였고, 지금도 임상에 활용되고 되고 있다.

② 열을 식히고 독을 푼다[淸熱解毒]

망초를 외용하면 淸熱解毒하는 효과가 있다. 『梅師集驗方』에서 물에 망초를 녹여서 "火丹毒"을 치료하였고, 『孫眞人食忌』에서 눈에 넣어 "翳障"을 치료하였고, 『千金方』에서 탕에 넣어 씻는 방법으로 "진물이 흐르는 상처[潦瘡]"를 치료하였다. 『簡要濟衆方』에서는 망초를 혓바닥에 발라서 "小兒鵝口"를 치료하였다. 진실로 外科와 五官科의 상용약이다.

2) 용량 · 용법

중경은 망초를 모두 9처방에 응용했다.

① 용량 : 보통 용량은 2냥이다. 1승, 반 승, 3합을 쓴 곳도 있다. 현재 상용량은 10~30g이다. 외용은 적당량을 쓴다.

② 포제 : 중경은 이에 대해 별다른 설명이 없었다. 현재는 가공 방법에 따라 朴硝, 芒硝, 玄明粉으로 나눈다. 세 가지 약물의 효능은 대체로 같다. 다만 朴硝는 잡질이 많아서 외용하고, 망초는 질이 비교적 순수하여 내복하고, 玄明粉은 질이 순수하여 내복하기도 하고 외용하기도 하여 口腔病이나 眼科의 외용약으로 쓴다. 일부 지역에서는 망초와 玄明粉을 구분하지 않고 모두 망초라고 한다.

③ 용법 : 중경은 망초를 탕제로 쓸 때 반드시 다른 약물을 먼저 달이고, "찌꺼기를 없애고 망초를 넣어 다시 약한 불에 한두 차례 끓인다."고 하였다. 이처럼 망초는 탕제에 넣을 때 나중에 넣어야 한다. 『本草思辨錄』에서 망초를 "오래 끓이면 하행이 빨라진다. 하행이 빠르면 상부의 사기를 치료하지 못한다. 그래서 중경은 다른 약물보다 나중에 넣어 약하게 끓여서 조금 올라가게 하였다."라고 하였다. 중경의 의도를 깊이 이해한 것이다. 현재 망초는 약즙에 타거나 끓인 물에 녹여서 복용한다. 환제나 산제로 쓰기도 한다.

3) 사용주의

① 實熱이 단단하게 응결한 경우가 아니면 적합하지 않다. 『本草求眞』에서 "實熱이나 단단하게 열이 응결한 경우가 아닐 때 承氣, 厚朴, 芒硝 등 소멸하는 약재를 함부로 쓰면 인명을 손상하지 않는 경우가 별로 없다."고 하였다. 그래서 『注解傷

寒論』에서는 "응결이 단단하지 않으면 쓰지 못한다."고 주의하였다.

② 임신부는 쓰지 않는다. 『本草品匯精要』에서 "임신은 복용하지 못한다."고 하였다. 瀉下軟堅하여 유산할 염려가 있기 때문이다.

4) 현대연구

① 성분약리

주로 유산나트륨(sodium sulfate)을 함유한다. 이 밖에 식염(salt), 유산칼슘(calcium sulfate), 유산마그네슘(magnesium sulfate) 등 많은 물질이 섞여있다. 현대 약리연구에 의하면 망초에는 유산나트륨이 섞여 있어서(玄明粉은 순수한 유산나트륨이다) 내복 4~6시간 후 사하작용이 일어나서 유동성 대변을 배출한다. 실험적으로 충수염이나 충수염으로 천공을 유발한 집토끼의 복부에 大黃, 芒硝, 大蒜을 붙이면 충수염과 비장의 망상내피계통에 분명한 자극작용을 유발하여 증식과 탐식력을 증강한다. 감염된 상처에 10~15%의 유산나트륨 용액을 바르면 임파 생성을 촉진하여 소종 진통작용이 있다. 4.3%의 유산나트륨 무균용액을 정맥 주사하면 이뇨제로 활용하여 無尿症과 尿毒症을 치료한다.[12]

② 현대응용

a. 바이러스성 간염 : 생대황, 망초 각 9~15g을 끓인 물에 10분 정도 담갔다가 복용한다. 매일 1첩씩 하루 1~2회 복용한다. 급성황달형 바이러스성 간염 환자 20례를 치료하여 효과가 아주 만족스러웠다. 혈청 紅素가 정상으로 하강하는 데에 평균 12일 걸렸다.[13]

b. 정맥염, 유선염, 피하의 瘀血腫痛 : 환부 크기에 따라 망초를 적당량(환부를 충분히 덮고 두께는 0.25cm 정도가 적당하다) 물에 섞어서 환부에 바른다. 매일 1회 약물을 갈아준다. 보통 3일 전후에 붓기가 빠지고 통증이 그친다. 또 이 방법으로 유방에

12 江蘇新醫學院, 中藥大辭典(上册), 上海科學技術出版社, 1986:836
13 曾洸然, 中醫雜誌, 1985;(4):44

붙이면 젖이 돈다.[14,15]

이 밖에 망초에 대황을 배합하여 붙여서 血腫을 치료하고[16] 苦參, 大黃, 蒲公英과 같이 씻어서 항문 주위 膿腫과 치핵 감염을 치료하고,[17] 防風과 배합하여 외용하여 근육주사 흡수 불량으로 유발한 국부의 硬結腫痛을 치료한다.[18] 모두 양호한 효과가 있다.

c. 급성 충수염 : 大蒜을 찧어서 망초와 섞은 후 우측 하복부 압통점에 붙인다. 급성 충수염 치료에 비교적 좋은 효과가 있다.[19]

d. 급성 담도감염, 급성 췌장염 등 응급성 복부 증상 : 大承氣湯, 大柴胡湯으로 급성 담도감염, 급성 췌장염, 급성 충수염 등 응급성 복부 증상을 치료한다. 대황과 망초가 주 약물이며 임상에서 효과가 분명하다. 최근 많은 치험 보고가 있다.[20,21,22]

14 江蘇新醫學院, 中藥大辭典(上册), 上海科學技術出版社, 1986:836
15 程廣里, 中醫雜誌, 1981;(4):27
16 塗孟楨, 江西中醫藥, 1985;(5):54
17 候士林, 河北中醫, 1983;(2):42
18 劉瑞祥, 山東中醫雜誌, 1983 (3):29
19 溫州市三醫院, 溫州醫藥, 1972;(1):11
20 吳鹹中等, 中醫雜誌, 1965;(7):12
21 蔣俊明等, 中醫雜誌, 1980;(1):23
22 鄭顯禮等, 中醫雜誌, 1981;(1):76

3 戎鹽 융염

로화물질류(鹵化物質類) 광물인 石鹽의 결정으로 石鹽, 青鹽, 大青鹽 등으로 불린다. 맛은 짜고 성질은 차가우며 무독하다. 心經, 腎經, 膀胱經으로 들어간다.

1) 효능 · 주치

① 열을 식히고 이뇨한다[淸熱利尿]

『金匱要略』의 茯苓戎鹽湯은 "소변불리"를 치료한다. 『長沙藥解』에서 "융염은 방광을 식히고 열을 배설하며 癃閉를 열어서 이뇨한다. 『金匱』의 戎鹽茯苓湯이 소변불리를 치료하는 것은 土濕으로 소변불리한 경우에 茯苓이 土氣를 말려서 濕을 배설하고, 융염이 利尿하여 열을 배설해서 나타나는 효능이다. 융염은 짜고 차가운 성질로 직접 방광으로 들어가서 瘀熱을 식히고 이뇨에 장점이 있다."라고 하였다.

② 피를 식히고 지혈한다[凉血止血]

『本經疏證』에서 "융염은 …… 혈액을 당겨서 응고한다. 그래서 『別錄』에서 이것으로 溺血, 吐血, 齒舌出血을 치료하였다. 중경은 융염으로 利尿하고 지혈하였다. 피는 火氣에 핍박을 받으면 어지럽게 흩어지기 때문에 이를 방지하는 것이다. 그리고 利尿 작용은 물이 골짜기로 흘러내리지 않고 함부로 넘치는 상황을 개선하는 것이다."라고 하였다.

『長沙藥解』에서는 "吐血, 溺血, 舌齒出血 등 제반 출혈에 지혈하는 것은 짠맛과 식혀서 하강하는 성질을 활용하는 것이다."라고 하였다.

이처럼 융염은 凉血止血하며 특히 소변불리를 겸한 溺血에 적합하다는 것을 알 수 있다.

③ 腎을 보하고 精을 채운다[補腎益精]

『日華子本草』에서 "水臟을 도와서 정기를 채운다."고 하였고, 『聖惠方』의 戎鹽山은 腎虛로 생기는 "遺尿"를 치료하였다. 『本經逢源』에서 융염으로 "腫瘀赤昏澁"

을 치료하였고, 『聖濟總錄』의 戎鹽湯은 "腎虛齒痛"을 치료하였다. 모두 補腎益精하는 효능을 활용한 것이다.

2) 용량 · 용법

중경은 茯苓戎鹽湯 1처방에만 썼다.

① 용량 : 茯苓戎鹽湯에서는 彈子大 1매를 끓는 약물에 나중에 넣는 방법을 썼다. 현재 상용량은 2~3g이다. 외용은 적당량을 쓴다.

② 용법 : 전탕하여 복용하며, 외용하기도 한다. 외용은 입을 헹구거나 치아에 문지르거나 눈을 세정하는 데에 쓴다.

3) 사용주의

① 浮腫病에서 소갈이 있을 때는 복용하지 않는다.

② 구토와 脾胃虛弱 환자는 복용을 꺼리며 長服해도 안 된다. 長服하면 정기를 소모하여 손상한다. 『得配本草』에서 "구토 환자는 금한다."라고 하였다.

4) 현대연구

① 성분약리

주로 sodium chloride, potassium chloride, magnesium sulfate, 칼슘 등을 함유한다.[23]

23 江蘇新醫學院, 中藥大辭典(上册), 上海科學技術出版社, 1986:799

4 竹葉 죽엽

화본과(禾本科) 식물인 淡竹의 잎사귀이다. 맛은 달고 담담하며 성질은 차갑다. 心經, 肺經, 膽胃經으로 들어간다.

1) 효능 · 주치

① 열을 식혀서 煩症을 없앤다[淸熱除煩]

竹葉湯은 "産後 외감병[中風]으로 열이 오르고, 얼굴이 붉어지며, 숨차고 두통을 수반한 증상"을 치료한다. 竹葉石膏湯은 "상한병이 풀린 후 몸이 수척하고 허약하여 기운이 없고, 기가 자꾸 치밀어 올라 토하려는 증상"을 치료한다.

이 처방들에서 죽엽은 모두 열을 식히고 煩症을 없앤다. 『注解傷寒論』에서 "상한병이 풀린 후 진액이 부족하여 몸이 허하고 수척하며 餘熱이 남은 상태다. 열이 오르면 기를 상하므로 기운이 없고 기가 치밀어 토하려는 것이다. 竹葉石膏湯을 투여하여 胃를 조화하고 열을 흩는다."라고 하였다. 그래서 『藥品化義』에서도 "氣分의 熱을 식힐 때 죽엽이 아니면 안 된다."라고 하였다. 『本草綱目』에서도 "죽엽 잎사귀는 煩熱을 없앤다."라고 하였는데, 모두 여기서 기원했다.

② 진을 생성하여 갈증을 그친다[生津止渴]

『本草經疏』에서 "중경은 傷寒病에 걸렸을 때 발열로 심한 갈증이 있으면 竹葉石膏湯을 썼다."라고 하였다. 그래서 『本草正』에서 "煩渴을 그치고 津液을 생성한다."는 효능이 있다고 하였고, 『外臺秘要』에서 죽엽에 瓜蔞, 茯苓을 배합하여 "열성 갈증을[熱渴]"을 치료하였다. 이처럼 죽엽에는 生津止渴하는 효능이 있다.

2) 용량 · 용법

중경은 죽엽을 두 처방에 응용하였다.

① 용량 : 대량은 2주먹, 소량은 1주먹이다. 현재 상용량은 10~15g이다.

② 용법 : 대부분 탕제에 넣어서 쓴다.

5 竹茹 죽여

화본과(禾本科) 식물인 淡竹의 줄기에서 겉껍질을 벗겨낸 후 긁어낸 중간층이다. 맛은 달고 성질은 서늘하다. 胃經, 膽經으로 들어간다.

1) 효능 · 주치

① 胃를 식혀서 구역질을 그친다[淸胃止嘔]

橘皮竹茹湯은 "嘔逆"을 치료하고, 竹皮大丸은 "여성이 산후 몸이 허약하여 안절부절하고[煩亂], 구역질하는 증상"을 치료한다. 『本經逢源』에서 "죽여는 전적으로 위의 열을 식혀서 虛煩煩渴, 胃虛嘔逆을 치료하는 중요한 약이다."라고 하였다. 중경은 胃熱을 식히고 구역을 그치는 죽여의 효능을 활용했다.

그래서 후세에 이를 본받아 『千金方』에서 죽여에 橘皮와 半夏를 배합하여 임신 중 입덧으로 토하고 음식을 먹지 못하는 증상을 치료했다.

② 열을 식히고 가래를 삭인다[淸熱化痰]

『藥品化義』에서 "죽여는 가벼운 성질로 실증을 없애고, 서늘함으로 열을 없애고, 쓴맛으로 하강하여 熱痰을 전적으로 식힌다. …… 胃熱로 유발된 噎膈, 胃가 허해서 생기는 헛구역질, 熱로 인한 딸꾹질, 痰熱로 인한 오심, 과음으로 인한 구토, 痰涎으로 신물이 올라올 때 등의 증상을 치료한다. …… 이들은 모두 膽과 胃의 熱痰 때문에 일어나는 증상이다. 모두 유효하다."라고 하였다. 『本草再新』에서는 죽여가 "痰을 삭이고 피를 식힌다."라고 하였다.

이상을 종합하면 죽여는 淸熱化痰한다. 그래서 고금의 의가들이 모두 죽여로 처방을 만들었다. 『濟生方』에서 죽여에 南星과 秦皮 등 化痰藥을 배합하여 痰으로 생기는 중풍[中風痰迷]을 치료하였다.

2) 용량 · 용법

중경은 죽여를 2처방에 응용했다.

① 용량 : 탕에서 용량은 2승, 환에서 용량은 겨우 2분이다. 현재 상용량은 10~15g이다.

② 포제 : 중경은 竹皮大丸의 주해에서 죽여를 "生用"하라고 하였다. 현재는 구역질을 그치는 목적으로 쓸 때는 대부분 生薑汁으로 법제한다.

3) 사용주의

죽여는 성질이 차갑고 서늘하다. 그래서 『本草經疏』에서 "胃寒嘔吐와 寒氣에 食滯를 수반한 구토에는 쓰지 않는다."라고 하였다.

6 朱砂 주사

육방정계(六方晶系) 辰砂의 광석이다. 맛은 달고 성질은 차가우며 유독하다. 心經으로 들어간다.

1) 효능 · 주치

① 상충하는 증상을 무겁게 가라앉힌다[重鎭降逆]

『金匱』의 眞朱丸은 "한기가 치밀어[寒氣厥逆] 陰的이고 차가운 하초의 기가 逆上하는 증상"을 치료한다. 眞朱丸은 색이 붉기 때문에 "赤丸"으로도 부른다. 이것을 『懸解』에서 해석하여 "寒氣厥逆은 내부에 寒氣가 생긴 것이다. 수족이 차갑게 식는 것도 寒水가 상부를 침범하여 心火가 사그라진 것이다. 이것은 寒水를 잘 헤쳐서 배설하여 心君을 보호한다. …… 眞朱는 인체의 군주인 心을 보호하여 통증을 그친다."라고 하였다. 『心典』에서 "眞朱는 무겁고 색이 붉다. 이것을 복용하면 陰을 부수고 역행을 없앤다."라고 하였다.

이러한 증상을 근거로 처방 효능을 추측하면 眞朱의 작용은 두 가지다. 첫째, 무겁게 진정시키고 心藏을 보호하여 上逆을 내려서 水飮上逆과 心下動悸를 치료한다. 둘째, 제반 熱藥을 보조하여 뜨겁고 건조한 성질을 억제한다. 『本草正義』에서 "주사는 무겁고 성질이 급하여 잘 주행하고 잘 하강하며 변화무쌍하다. 나머지 제반 증상을 치료하는 것도 이 장점에서 나온다."라고 하였다. 후세에 『聖濟總錄』의 丹砂丸은 風邪로 인한 제반 癰과 광증[狂言妄走]을 치료하고, 『百一選方』의 歸神丸은 모든 心氣不足과 癲狂狂亂을 치료하고, 『醫宗金鑑』의 朱砂安神丸은 心神昏亂, 驚悸怔忡을 치료하였는데, 모두 주사로 心經의 邪熱을 가라앉혀서 心神을 안정하는 효능을 활용한 것이다.

② 清熱解毒

『本草正義』에서 "살충하여 中惡과 瘡瘍疥癬 등을 없앤다."라고 하였다. 『別錄』에서는 "中惡腹痛과 毒氣疥瘻 등 제반 瘡을 없앤다."라고 하였다. 또 『五十二病方』

에서는 주사로 百病을 치료하였고, 『內經』에서 주사에 雄黃과 雌黃을 배합하여 유행성 질환을 피했다. 『武威漢代醫簡』에서는 大風을 치료했다.

이처럼 주사는 확실히 淸熱解毒하는 효능이 있어서 모든 瘡瘍腫毒, 咽喉腫毒, 口舌生瘡 등에 모두 쓸 수 있음을 알 수 있다.

이 밖에 주사는 丸劑를 만들 때 겉에 입혀서 부패를 방지하는 작용을 한다.

2) 용량 · 용법

중경은 주사를 1처방에만 썼다.

① 용량 : 중경의 용량은 미상이다. 현재 용량은 0.3~1.5g이다.

② 용법 : 赤丸의 아래에서 “이상 4가지 약물을 분말하고 주사[眞朱]를 넣어서 색을 낸다. 끓인 꿀로 마자인 크기로 환약을 만든다.”라고 하였다. 현재는 대부분 분말하여 다른 약물에 타서 복용한다. 환이나 산제에 넣기도 한다. 또는 다른 약과 뒤섞어 같이 달이기도 한다. 외용할 때는 적당량을 쓴다.

3) 사용주의

① 주사는 유독하다. 용량이 많거나 계속 복용하면 수은 중독을 유발할 수 있으므로 조심해야 한다. 『本草從新』에서 “단방으로 다용하면 사람을 바보[呆悶]로 만들 수 있다.”고 하였다.

② 불에 쪼이면 안 되고 생용해야 한다. 『本草經疏』에서 “만약 火氣를 쪼이거나 삶거나 끓이면 독성이 비소와 암모늄과 같아진다. 복용하면 반드시 죽는다.”라고 하였다. 『本經逢源』에서 “丹砂를 불에 넣으면 독성이 강렬하여 사람을 죽인다. 급히 양고기 童便 金汁으로 해독해야 한다.”고 하였다.

4) 현대연구

① 성분약리

주로 mercuric sulfate와 미량 원소인 칼슘, 銅(Cu), 마그네슘, 니켈(Ni)을 함유한다. 약리실험에 의하여 중추신경계통의 흥분성을 억제하고 진정과 최면작용이 있

음이 증명되었다. 외용하면 피부세균과 기생충을 죽인다.[24]

② 임상응용

a. 불면증 : 주사 3~5g을 미세하게 분말한다. 깨끗한 하얀 베에 풀을 약간 바르고 주사를 고르게 바른다. 이것을 湧泉穴에 붙이고 풀로 고정한다. 이 방법을 쓰기 전에 뜨거운 물로 다리를 씻고 잠들기 전에 붙인다. 불면증 환자 10례를 치료한 결과 밤이 되면 편안히 잠들었고 결국은 치유되었다.[25]

b. 영아습진 : 朱黃膏(주사 3g, 黃連과 黃柏 각 5g을 같이 곱게 분말하고 바세린에 적당히 개어서 고약을 만든다)를 하루 2~3회 환부에 바른다. 10례 이상 치료하여 전부 나았다.[26] 이 밖에 주로 피부암,[27] 구강염[28] 등을 치료할 수 있다.

24 郭曉莊, 有毒中草藥大辭典, 天津科技飜譯出版公司, 1992:214
25 張星耀, 新中醫, 1988;(8):26
26 胥京生, 江蘇中醫雜誌, 1980;(1):47
27 馬興民, 中醫藥用鑛物, 山西人民出版社, 1975:72
28 甄長榮等, 遙寧中醫雜誌, 1988;(1):45

7 羊肉 양육

우과동물(牛科動物)인 山羊 혹은 綿羊의 고기이다. 맛은 달고 성질이 따듯하다. 脾經, 腎經으로 들어간다.

1) 효능 · 주치

① 비를 데워 중초를 완화한다[溫脾緩中]

當歸羊肉生薑湯은 "寒疝으로 복부와 옆구리 통증이 있고 뱃속이 과긴장한 환자"를 치료한다. 또 "출산 후 뱃속이 몹시 아픈 증상"과 "뱃속의 寒疝과 虛勞로 부족한 증상"을 치료한다.

『隨息居飮食譜』에서는 양육의 효능을 "달고 따듯한 성질로 中焦를 데우고, 기운을 보하고 자양하여 疝症을 치료하여 통증을 그친다."라고 하였다. 『千金方』에서는 "속을 데워서 진통하고 산모에게 좋다."고 하였다. 속을 데우고 허함을 보하며 중초를 緩和하여 통증을 그치는 효능은 더 말할 필요가 없다.

『本草思辨錄』에 더 상세하게 나와 있는데, "중경은 양육으로 寒疝腹痛과 산후腹中疝痛을 치료하였다. 양육은 기가 뜨겁고 맛이 달아서 脾臟을 데우고 中焦를 완화하기에 충분하다. 脾藏을 데우고 중초를 완화하는 약물이 제법 많은데, 하필이면 양육인가? 증상이 비장만 관계있는 게 아니며 양육이 脾氣만 치료하는 게 아니기 때문이다."라고 하였고, 또 "양육은 강하고 날랜 성질이 있어서 陰 속에서 陽을 화생한다. 寒疝은 肝과 腎의 陰氣가 寒氣를 받아서 생긴다. 양육은 따듯하게 보한다. 그래서 이 증상에 가장 적합하다. 그리고 반드시 當歸와 生薑을 배합해야 효능이 있다. 왜냐하면 양육은 陰 속에서 陽을 화생하지만 陰 속 寒邪를 흩지 못하기 때문이다. 이것은 當歸와 生薑의 맵고 따듯한 성질로 해야 하며, 이들이 양육을 몰고 가는 약물이다."라고 하였다.

2) 용량 · 용법

중경은 양육을 當歸生薑羊肉湯 1처방에만 활용했다.

① 용량 : 원방의 용량은 1냥이다. 현재는 50~100g을 쓴다. 또는 환자의 식사량에 따라 적절히 조절한다.

② 용법 : 삶아 먹거나 전탕한다.

3) 사용주의

양육은 氣가 뜨거워서 온열작용을 한다. 그래서 중경은 "묵은 熱이 있는 환자는 먹지 못한다."고 하였다. 『醫學入門』에서도 "본래 痰火가 있는 환자가 양육을 먹으면 骨蒸이 생긴다."고 하였고, 『食療本草』에서는 "임신부는 많이 먹지 말라. 전염성 질환이나 학질을 앓는 환자가 먹으면 열이 올라서 몸이 무겁게 된다."고 하였다.

4) 현대연구

① 성분약리

양육에는 질 좋은 완전 단백질 11.1%, 지방 28.8%(돼지고기의 1/2)를 함유하며, 칼슘, 인, 철 등 원소와 비타민 B, A가 있다.

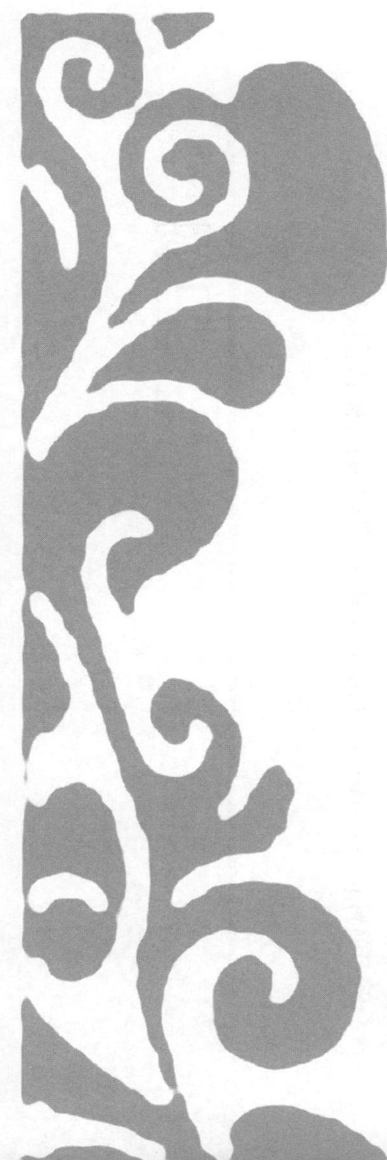

第六章

七劃

防己茯苓湯, 防己椒目 大黃丸은 모두 "피하 부종", "腸間의 水氣" 등의 증상을 치료한다. 중경은 방기로 수분을 잘 내보내서 부종과 창만을 없앴다. 『名醫別錄』에서 "水腫을 치료한다."고 하였고, 『本草求眞』에서 "방기는 맛이 맵고 쓰며 성질이 아주 차갑다. 성질이 험하고 강력하여 잘 하행하여 濕을 없애고 구멍을 소통하고 이뇨하는 장점이 있다. 그래서 下焦 血分의 濕熱을 瀉下하고, 風水를 치료하는 중요한 약이다. 따라서 風 …… 脚氣, 浮腫, …… 그리고 十二經으로 濕熱이 들어가서 생긴 前後陰 不通 환자를 방기로 모두 치료할 수 있다."고 하였다. 이처럼 방기는 下焦로 가서 利尿하고 수분을 내보내어 浮腫을 없앤다.

1 防己 방기

방기과(防己科) 식물인 粉防己(漢防己[1]) 또는 마두령과(馬篼鈴科) 식물인 廣防己(木防己)의 뿌리이다. 맛은 쓰고 성질은 차갑다. 膀胱經, 脾經, 腎經으로 들어간다.

1) 효능 · 주치

① 이뇨하여 부종을 없앤다[利水消腫]

防己茯苓湯, 防己椒目葶藶大黃丸은 모두 "피하 부종", "腸間의 水氣" 등의 증상을 치료한다. 중경은 방기로 수분을 잘 내보내서 부종과 창만을 없앴다.

『名醫別錄』에서 "水腫을 치료한다."고 하였고, 『本草求眞』에서 "방기는 맛이 맵고 쓰며 성질이 아주 차갑다. 성질이 험하고 강력하여 잘 하행하여 濕을 없애고 구멍을 소통하고 이뇨하는 장점이 있다. 그래서 下焦 血分의 濕熱을 瀉下하고, 風水를 치료하는 중요한 약이다. 따라서 風 …… 脚氣, 浮腫, …… 그리고 十二經으로 濕熱이 들어가서 생긴 前後陰 不通 환자를 방기로 모두 치료할 수 있다."고 하였다. 이처럼 방기는 下焦로 가서 利尿하고 수분을 내보내어 浮腫을 없앤다.

그래서 『醫林纂要』에서 "전적으로 물을 움직여 도랑을 열고 下焦에 도달한다."고 하였다. 후대에 이를 본받아 『本草匯言』에서 生薑과 배합하여 水蠱脹을 치료하였다.

② 風을 없애고 순환부전을 치료한다[祛風宣痺]

防己黃芪湯은 "風濕, 脈浮, 身重, 汗出惡風"을 치료한다. 이 처방에서 방기는 祛風宣痺하는 의의가 있다. 『名醫別錄』에서 방기가 "中風手足攣急"을 치료한다고 하였다. 『藥性論』에서도 "漢防己는 風濕으로 생기는 口眼蝸斜와 手足의 통증을 치료하고 ……, 木防己는 남성의 肢節의 中風毒風으로 말을 못하는 증상을 치료한다."

1 漢防己; 이 약물은 과거에 漢口가 집산지였다. 그래서 붙여진 이름이다.

고 하였다. 그리고 『本草求眞』에서 "風을 치료할 때 반드시 木防己를 쓴다." 고 하였다. 이러한 설은 중경이 방기로 祛風했다는 방증이다. 이를 고금의 의가들이 많이 본받았다.

③ 飮을 없애서 천식을 그친다[化飮平喘]

木防己湯, 木防己去石膏加茯苓芒硝湯은 "膈間의 支飮으로 환자가 숨차고, 명치 아래가 답답하고 단단하며 …… 수십 일 동안 의사가 吐하고 瀉下해도 낫지 않는 증상" 이나 "실한 환자는 3일에 재발하고 肺가 痰으로 천식하는 증상" 을 치료한다.

여기서 방기는 『本草再新』에서 말한 "化痰" 작용을 한다. 『長沙藥解』에서도 "漢防己는 經絡에 넘친 濕을 배설하고, 木防己는 臟腑의 水邪를 배설한다. 내부에 痰飮이 정체하고 외부에 濕邪가 울체한, …… 경우에 모두 방기가 적합하다." 고 하였다. 이처럼 중경이 방기를 쓴 것은 化飮平喘하는 의의가 있다. 그래서 『儒門事親』에서 방기만으로 肺痿喘咳를 치료하였고, 『古今錄驗方』에서 방기에 葶藶子를 배합하여 肺痿, 咯血, 多痰을 치료하였다.

2) 용량 · 용법

중경은 방기를 모두 6처방에 활용했다.

① 용량 : 최대량은 3냥, 최소량은 1분이다. 현재 상용량은 5g이다.

② 용법 : 탕제에 넣거나 환제로 쓴다. 현재 利水消腫에는 漢防己, 祛風宣痺에는 木防己를 쓴다.

3) 사용주의

방기는 쓰고 차갑다. 그래서 陰虛하고 濕熱이 없거나 胃가 차가워서 설사하는 경우는 적합지 못하다. 그래서 『本草經疏』에서 "胃가 虛하거나 陰이 虛하여 自汗, 盜汗을 흘리고, 입이 쓰고 혀가 마르며, 腎虛하여 소변이 시원찮고, 임신 전후에 血虛하면 비록 下焦에 濕熱이 있어도 쓰지 않는다." 고 하였다. 또 "脾胃의 濕熱이 아닌 痰飮에는 적합하지 못하다. 肺氣喘嗽해도 風寒濕이 鬱滯하고 주리가 옹체한 경우가 아니면 쓰지 않는다." 고 하였다.

4) 현대연구

① 성분약리

粉防己 뿌리에는 雙萜基尼喹啉生物鹼,[2] flavonoid glycoside, phenols, organic acid, valatile oil 등을 함유한다.[3] 약리학 연구에 의하면 漢防己의 첫째 성분에는 관상동맥혈관을 확장하여 심근허혈을 개선하고, 부정맥을 억제하며, 혈압을 강하하고, 혈소판 응집을 억제하며, 항알러지, 평천, 항암작용 등이 있다.[4]

② 현대응용

a. 관절통 : 木防己酒(生藥을 1 : 10으로 함유, 60일 담가 둔다)를 1회 10~20ml씩 하루 2~3회 복용한다. 10개월이 한 치료 단위다. 中醫學으로 熱痺에 속하는 관절통 환자 120례를 치료하였다. 완치 51례, 호전 39례, 유효 22례, 무효 8례로서 총 유효율이 93.3%였다.[5]

b. 관상동맥질환 : 漢防己 甲素 주사액을 2~3mg/kg으로 생리적 식염수 20ml를 타서 정맥 주사한다. 1일 2회 모두 2주를 치료하여 50례를 치료하였다. 心筋虛血을 억제하는 효능이 있음이 실증되었다. 과로로 잘 생기는 협심증에 더욱 효과적이었고, 관상동맥질환에 고혈압을 합병한 경우에도 현저한 효과가 있었다.[6]

2 陰健等, 中藥現代硏究與臨床應用, 北京, 學苑出版社, 1994:322
3 中華人民共和國衛生部藥政管理局等, 中藥材手册, 人民衛生出版社, 1969
4 陰健等, 中藥現代硏究與應用, 北京, 學苑出版社, 1994:322
5 張殿洁, 山東中醫雜誌, 1957;(6):21
6 於世龍等, 中華內科雜誌, 1985;(11) 682

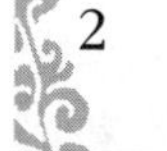

2 防風방풍

식물 방풍의 뿌리이다. 맛은 맵고 달며 성질이 따듯하다. 膀胱經, 肺經, 脾經으로 들어간다.

1) 효능 · 주치

① 風邪와 濕을 없애고 진통작용이 있다[祛風, 勝濕, 止痛]

大風으로 사지가 우리하게 熱感이 있고 무거우며 가슴 속에 오한이 들고 부족한 증상을 치료하는 侯氏黑散, "관절통증, 신체 수척, 종아리가 빠질 듯한 부종, 어지럼증과 무기력, 토할 듯한 울렁거림"을 치료하는 桂枝芍藥知母湯에서 응용한 방풍은 『本經』에서 "主大風 …… 風行周身, 骨節疼痛, 煩滿"이라고 기록한 사실과 같다. 그래서 『長沙藥解』에서 방풍이 "경락을 통행하고, 심한 濕氣를 몰아내고, 관절을 소통하고, 진통하며, 筋脈을 이완하고, 근육 경직을 해소하고, 관절을 이롭게 하고, 편마비를 풀어낸다."라고 하였다.

李東垣은 "방풍은 전신 통증을 치료하며 引經藥을 따라서 도달하며 風藥 중에서 윤택한 약제다."라고 하였다. 『本草匯言』에서도 "방풍은 風寒濕으로 생기는 痺證을 흩어버리는 약이다. 모든 風으로 생기는 전신 불편과 관절이 시리고 아픔, 四肢痙攣, 萎縮과 보행곤란, 癎疾로 생기는 경련을 치료한다."고 하였다. 중경은 이러한 효능을 응용했다.

② 풍사를 몰아낸다[祛風逐邪]

竹葉湯은 "산후 中風으로 발열, 안면홍조, 숨참, 두통"을 치료하고, 防己地黃湯은 "미친병처럼 妄行하고, 혼잣말을 쉬지 않고, 寒熱은 없으며 맥이 浮한 증상"을 치료하고, 薯蕷丸은 "虛勞로 생기는 부족, 風氣로 인하여 생기는 많은 질환"을 치료한다. 이때 방풍은 허한 틈을 타고 들어온 風邪를 몰아낸다. 『日華子本草』에서 방풍이 "36가지 風, 남성의 과로로 인한 모든 부족에 補中益氣한다."고 하였다.

『本草求眞』에 더 정확하게 나와 있다. 방풍은 "補氣藥과 같이 쓰면 땀을 내고 상승시키며, 風藥에서도 윤택한 약재다."라고 하였다.

중경은 방풍을 風濕만 몰아내려고 쓴 게 아니라 신체가 허하여 風을 맞았을 때 항상 응용하여 補益藥과 같이 風邪를 몰아내는 효능을 발휘하게 하였다. 『丹溪心法』의 玉屛風散이 이 뜻을 이어받은 것이다.

2) 용량 · 용법

중경은 방풍을 모두 5처방에서 응용했다.

① 용량 : 최대 4냥에서 최소 3돈을 쓴다. 현재의 용량으로 10~15g이다.

② 용법 : 탕제나 산제, 환제로 사용한다.

3) 사용주의

『本草經疏』에서 "국소 허혈로 발생하는 경련, 風寒이 원인이 아닌 두통, 寒濕에 기인하지 않은 偭泄[7], 대소변 장애(소변곤란, 변비), 脾藏이 허해서 생기는 소아경련, 慢驚, 慢脾風, 氣가 상승하여 생기는 구토, 火氣 상승으로 생긴 해수, 陰虛盜汗, 陽虛自汗 등에는 금한다."라고 하였다.

4) 현대연구

① 성분약리

방풍에는 valatile oil, mannitol, 苦味配糖體, phenols, polyose와 organic acid 등이 함유되어 있다.[8] 현대 약리연구에 의하면 방풍에는 해열 중추를 억제하고, 궤양을 억제하며, 소염, 항경련, 항균, 면역력을 높이는 작용이 있음이 증명되었다.[9]

7 偭; 머뭇거릴 천, 멋대로.
8 王浴生等, 中藥藥理與應用, 人民衛生出版社, 1983;460
9 陰健等, 中藥現代研究與臨床應用, 學苑出版社, 1994:328

② 현대응용

a. 안면신경마비 : 방풍 10g(갈아서 부순다)을 끓인 물 300ml에 담갔다가 매일 새벽과 밤에 蜈蚣散(법제한 蜈蚣 2마리를 머리와 다리를 떼어내고, 米砂 1.5g을 갈아서 고루 섞는다. 이것이 1일 분량이다. 米砂를 30g까지 쓴 후 매일 0.5g으로 바꾼다)을 타서 복용한다. 그리고 合谷, 地倉, 影響, 太陽, 頰車, 下官, 翳風穴에 자침한다. 안면신경염 환자 38례를 치료하였다. 36례는 치유되었고, 2례는 변화가 없었다. 치료 중 특별한 부작용은 없었다.[10]

b. 비소중독 : 방풍 12g, 菉豆 · 흑설탕 각 9g, 감초 3g을 매일 한 첩씩 물에 달여서 2회에 나누어 복용한다. 14일이 한 치료 기간이다. 비소중독 환자 278례를 치료하였다. 두 치료 기간 후 자각증상이 개선되어 二根基丙醇을 투여한 군과 비슷하였다. 요중 비소량이 정상으로 내려간 것을 치료 기준으로 하였다. 방풍을 복용한 군은 55.765%, 二根基丙醇 組는 21.95%였다.[11]

이 밖에 방풍을 感氣, 관절통, 腰腿 등 질환에 상용한다.

10 譚東林, 湖南醫藥雜誌, 1981;(2):16
11 雲南個舊衛生防疫站, 新醫藥學雜誌, 1973;(7):6

3 芎藭 궁궁

산형과(傘形科) 식물인 川芎의 건조한 根莖으로 지금은 川芎으로 불린다. 맛은 맵고 성질은 따듯하다. 肝經, 膽經, 心包經으로 들어간다.

1) 효능 · 주치

① 혈액을 활성하고 기를 순행한다[活血行氣]

"중경의 처방에서 궁궁은 『金匱』의 婦人編에 유난히 많다."(『本草正義』)라고 하였다. 當歸散은 "임신 중 常服藥"이며, 白朮散은 "임신 중 養胎하는 약"이며, 當歸芍藥散은 "임신 중 복중 통증"을 치료하고, 膠艾湯은 "胞阻"를 치료한다. 모두 活血行氣하는 궁궁을 쓰고 있다.

『藥品化義』에서 川芎[12]은 "맛이 맵고 성질이 따듯하기 때문에 횡으로 순행하면서 구멍을 소통하여 氣血을 순행하므로 혈중의 氣藥이 된다." 그래서 "묵은 피가 정체하여 여성 생리가 불순한 경우, 모든 산전 · 산후 질환에 川芎으로 따듯하게 자양하면" 효과가 없는 경우가 없다.

중경은 항상 當歸와 芍藥을 같이 써서 養血活血하였다. 후대에 四物湯은 여기서 나온 것이다. 川芎은 "피 속의 元氣를 잘 일어나게 하여 혈이 저절로 생기게 하는 약이지 補血하는 것은 아니다."(朱震亨)라고 하였다. 그래서 川芎을 補血劑로 보지는 않는다.

② 風邪를 없애서 진통한다[祛風止痛]

侯氏黑散은 "大風四肢煩疼"을 치료하고, 薯蕷丸은 "虛勞諸不足, 風氣百疾"을 치료하는데, 모두 川芎으로 祛風止痛하였다. 임상적으로 川芎은 頭痛과 痺痛을 치료하는 데 적합하며, 특히 頭痛의 요약이다.

12 이후로 芎藭을 川芎으로 호칭함-역자.

『本草衍義』에서 “川芎은 현재 가장 많이 쓰는 약물이며, 頭面風에 빠질 수 없는 약물이다. 다만 다른 약과 같이 써야 한다.” 고 하였다. 李杲는 “두통에는 반드시 川芎을 쓴다. 만약 낫지 않으면 증상에 따라 引經藥을 가한다. 太陽에는 羌活, 陽明에는 白芷, 少陽에는 柴胡, 太陰에는 蒼朮, 厥陰에는 吳茱萸, 少陰에는 細辛이다.”라고 하였다. 『本草正』에서 “오직 風寒과 血虛로 생기는 두통에 聖藥이다.”라고 하였다. 이처럼 川芎은 강한 祛風止痛 효과가 있다.

『本草匯言』에서 “川芎은 상부는 頭目으로 행하고, 하부는 생리를 조절하고, 중부는 鬱結을 해소한다. 혈중의 氣藥으로서 當歸에 따라서 작용한다. 혈을 치료하는 데만 효과적인 것이 아니라 기를 치료하는 데도 신효하다. 風濕을 흩고, 風氣를 없애고, 眼疾을 치료하고, 頭風을 해소하고, 脇痛을 없애고, 산전 · 산후에 보한다. 또 종양이나[癥瘕] 혈액이 뭉쳐서 생리가 안 나오거나 痛癢瘡瘍, 癰疽寒熱, 脚弱痿痺, 腫痛脚步도 치료한다. …… 川芎은 産科, 眼科, 瘡腫科에 중요한 약이다.”라고 하여 효능과 특징을 고도로 개괄하였다. 현재도 임상에서 높이 평가되고 있다.

2) 용량 · 용법

중경은 궁궁을 모두 9처방에 응용했다.

① 용량 : 중경의 처방에서 산제 중 최대량은 1근, 최소량은 3분이다. 환제는 薯蕷丸 1처방이며 용량은 6분이다. 탕제에서 용량은 모두 2냥이다. 현재 임상에서는 주로 탕제로 사용하며 상용량은 3~9g이다.

② 용법 : 전탕하여 복용한다.

3) 사용주의

『本草品匯精要』에서 “장복하면 眞氣가 흩어진다.” 고 하였고, 『本草經疏』에서는 “上盛下虛하고 虛火가 上炎하여 구토하고 해수하며, 自汗, 쉽게 땀을 흘림, 盜汗, 입과 목이 마름, 열이 오르면서 갈증과 煩躁가 있을 때는 쓰지 않는다.” 고 하였다. 『得配本草』에서는 “火氣가 심하고 中焦가 그득하며, 脾虛로 식욕이 없고, 火氣가 鬱滯하여 두통이 있으면 모두 금한다.” 고 하였다.

총괄하면 川芎은 맵고 따듯한 성질로 상승하여 발산한다. 그래서 陰虛火旺, 허약성 汗出, 肝陽으로 인한 두통과 여성의 월경과다에는 신중히 써야 한다.

4) 현대연구

① 성분약리

ligustilide, 川芎酚, ligustrazine, ferulic acid, organic acid esther 등을 함유하고 있다.

약리실험에 의하면 川芎은 관상동맥을 확장하여 혈류량을 증가하고, 심근의 산소 소모량을 저하한다. 그래서 심근의 허혈과 부정맥에 대하여 보호하는 작용이 있다. 신체 외부 혈관을 확장하여 현저한 혈압하강 효과가 있다. 軟腦膜(cerebral pia mater) 미순환을 개선하고 뇌혈관의 혈용량을 증가하여 만성 미순환장애에 뚜렷한 조절작용이 있다. 이 밖에 평활근 경련을 해소하는 작용이 있어서 방사선 조사와 nitrogen mustard 손상에 대해 보호 작용이 있다.[13]

② 현대응용

a. 관상동맥질환 : ligustrazine 주사액 10ml를 5~10% 포도당 250ml에 넣고 정맥 주사한다. 협심증 환자 30례를 치료하여 현저한 효과율 62.9%, 총 유효율 92.5%였다. 약 절반 이상에서 협심증 증상이 24시간 내에 경감하거나 소실하였고, 심전도 호전율이 40%였다.[14]

b. 급성허혈성 뇌혈관질환 : ligustrazine 80~160mg을 5% 포도당 500ml에 타서 정맥 주사한다. 1일 1회, 10~15회를 한 치료 기간으로 한다. 모두 102례를 관찰하였다. 총 유효율이 88.23%였다.[15]

c. 기관지천식 : ligustrazine 2支(1지에 생약 50mg 함유)를 5% 포도당 500ml에 타서 정맥 주사한다. 20례를 치료하여 현저한 효과 11례, 유효 4례, 무효 5례로서 총

13 陰健等, 中藥現代研究與臨床應用, 學苑出版社, 1994;108
14 中醫研究院西苑醫院內科心血管病研究組, 新醫藥學雜誌, 1977;(1):15
15 萬幫華(만방화), 武漢醫學, 1983;(1):63

유효율이 83.3%였다.[16]

d. 임신 조기진단 : 새벽 4시 후에 川芎麵(천궁을 약한 불에 구워 말리고 분말한 것) 2~3g을 먹는다. 바로 똑바로 누워서 하복부의 반응에 주의하며, 절대 잠들면 안 된다. 보통 복약 1시간 후 좌우 복부에서 파동이 생기거나 경미하게 움직이는 감각이 있다. 개별적으로 한 지점이 아픈 감각이 있다. 감각 정도는 크기가 다른데, 대부분 배꼽 왼쪽 5cm에서 감각을 느낀다. 배꼽 아래 어떤 부위의 감각이든 모두 양성반응이다. 즉 임신으로 진단할 수 있다. 진단 확률이 100%다.[17]

이 밖에 川芎으로 腦外傷症候群,[18] 편두통,[19] 중증 간염,[20] 기능성자궁출혈[21] 등을 치료할 수 있다.

③ 불량반응

소수 환자한테 用藥 후 소화관 증상이 있고, 개인적으로 皮疹 등 과민반응이 출현했다.[22]

16 邵長榮等, 上海中醫藥雜誌, 1990;(8):18
17 劉趯馳, 河北中醫, 1986:(2):29
18 李一義, 武漢醫學院學報, 1983;(1):88
19 王榮等, 雲南中醫雜誌, 1980;(4):11
20 王樹哲, 中華內科雜誌, 1980;(6):427
21 張和平, 陝西中醫, 1990;(4):150
22 顔澤濤, 中國藥學雜誌, 1989;(3):166

4 豆黃卷 두황권

두과(豆科) 식물인 黑大豆의 종자를 발아한 후 햇볕에 말려서 만든 것으로 大豆黃卷이라고 부르기도 한다. 맛은 달고 성질은 평이하다. 脾經, 胃經으로 들어간다.

1) 효능 · 주치

① 땀을 내서 表證을 해소한다[發汗解表]

薯蕷丸은 "風氣百疾"을 치료한다. 여기서 대두황권을 桂枝와 防風과 같이 쓰는데, 解表 散邪한다. 『本經疏證』에서 "중경의 薯蕷丸은 風氣百疾을 치료한다. 대두황권과 柴胡, 桂枝, 防風, 白蘞을 배오하는 것이 발산하려는 것이 아니겠는가?" 라고 하여 대두황권이 表邪를 발산함을 설명했다. 『本草便讀』에서는 "豆卷은 바로 검은 콩을 물에 담가서 발아한 것이다. 맛과 효능은 검은 콩과 비슷하다. 그런데 물에 담가서 싹을 틔운 것은 生發하는 기가 있다. 그래서 해표작용이 있다."라고 풀이하였다.

② 濕熱을 식혀서 내보낸다[淸利濕熱]

중경은 이 효능을 밝히지 않았다. 후대에 대두황권이 "水氣가 울체한 腹脹을 치료하며, 근육에 쥐가 나고 무릎이 아픈 증상을 치료한다."(『長沙藥解』)라고 하였다. 임상에서는 대두황권으로 "濕痺, 筋攣, 膝痛"을 치료하며(『本經』), "濕熱이 내부에 쌓여서 땀이 적고 소변이 잘 안 나오는 증상"(『中藥志』)을 치료한다. 대두황권은 성질이 화평하여 단방만으로는 효능이 적다. 반드시 다른 약물을 배합해야 효능이 있다.

2) 용량 · 용법

중경은 대두황권을 薯蕷丸 1처방에만 썼다.

① 용량 : 원방의 용량은 10분이다. 현재 상용량은 10~15g이다.

② 포제 : 중경은 말하지 않았다. 현재는 麻黃湯으로 볶거나 삶고 燈心竹葉湯으로 삶는 포제법이 있다. 이 중 麻黃湯으로 포제하면 發汗解表에 치중하고, 등심과 竹葉湯으로 포제하면 淸熱利濕에 좋다.

③ 용법 : 달여서 복용한다. 환제나 산제로 쓰기도 한다.

5 杏仁 행인

장미과(薔薇科) 식물인 杏 또는 山杏의 건조한 종자이다. 맛은 쓰고 성질은 따듯하며 毒이 있다. 肺經, 大腸經으로 들어간다.

1) 효능 · 주치

① 기를 하강하고 숨참을 진정한다[下氣平喘]

麻黃湯, 桂枝加厚朴杏子湯, 麻黃杏仁甘草石膏湯, 小青龍去麻黃加杏仁湯이 치료하는 증상에는 모두 氣逆하여 숨차거나 氣塞, 短氣 등이 있다. 여기서 행인은 모두 下氣平喘한다.

『本經』에서 행인은 "咳逆上氣 雷鳴, 喉痺를 치료하며 기를 강하한다."라고 하였고, 『本草求眞』에서 "행인은 風寒을 발산하면서 기를 내리고 숨참을 없애는 힘이 있다."라고 하였고, 『本草便讀』에서 "식물의 씨앗[仁]은 모두 하강한다. 그래서 행인도 전적으로 기를 내린다. 기가 내려가면 痰이 없어지고 기침이 그친다. …… 행인은 매운 맛이 없는 것처럼 보여서 단지 滋潤하여 강하하기만 하고 풀어서 발산하는 힘은 없는 것처럼 보인다. 다만 風寒을 받아서 肺氣가 막혀서 上逆하면 어쩔 수 없이 쓴맛과 하강하는 성질이 있는 행인으로 기를 순조롭게 해야 體表가 풀린다. 麻黃湯에 행인을 쓴 것은 바로 이러한 뜻이다."라고 한 말과 같다.

② 腸을 윤택하게 하여 변을 내보낸다[潤腸通便]

麻子仁丸으로 "大便硬"과 "大便堅"을 치료한다. 중경은 주해에서 행인을 "불에 볶고 갈아서 기름처럼 만든다."고 하였다. 이것은 潤燥滑腸하려는 의미다. 이러한 행인의 효능을 『本草學』에서 많이 논술하였다.

『本草便讀』에서 행인은 "大腸을 윤택하게 한다. 그래서 大腸의 기가 막혔을 때 쓸 수 있다."고 하였고, 『本草思辨錄』에서 "행인을 갈아서 기름처럼 만들어 쓰는 것은 기름칠해서 곧바로 하강하는 장점을 확실히 쓰려는 것이다. 그래서 傷寒과 雜

病에서 이 점을 많이 활용했다. 麻仁丸에서 행인의 효능은 滋潤하면서 곧바로 하강하는 것이다. 麻子仁과 행인은 모두 체액을 자윤하여 건조한 상태를 개선하는데, 麻子仁은 脾約을 완화하고 행인은 肺를 억제하여 가라앉힌다. 통변하는 효능이 없다고 말할 수 없다." 라고 하였다. 후세에서 이 효능을 응용하여 처방을 만들었다. 『世醫得效方』의 五仁丸이 이것이다.

③ 잘 대사하여 풀어낸다[宣化疏利]

麻黃湯, 麻黃杏仁薏苡甘草湯, 麻黃加朮湯, 礬石丸, 大黃蟅蟲丸, 大陷胸丸 등 처방의 적응증은 모두 邪氣가 肺와 胸部를 속박하거나 乾血이 絡을 막아서 생긴다. 중경은 행인의 宣化疏利하는 효능을 활용했다.

『長沙藥解』에서 "행인은 잘 풀어서 뚫고 막힘을 부수고 上逆을 내리며 순환부전을 열어서 숨참을 그치고, 부종을 없애고 건조함을 자윤하며, 氣分의 鬱滞를 잘 조절한다. 이러한 효능을 대치할 약물이 없다." 라는 말과 의의가 같다. 『本草綱目』에서 "행인은 흩으면서 하강한다. 그래서 근육을 풀고[解肌] 風을 흩고 氣를 하강하고 메마름을 윤택하게 하고, 뭉친 것을 없앤다[消積]. 그래서 손상을 치료하는 약에 같이 쓴다." 라고 하였다. 후세에 이러한 작용을 본받았다. 『溫病條辨』의 三仁湯에서 행인을 쓴 것이 그 례다.

2) 용량 · 용법

중경은 행인을 모두 19처방에서 활용했다.

① 용량 : 대량은 반 근, 소량은 10개다. 최소량은 1분(礬石丸)이다. 대다수 처방에서 용량은 20~70개 사이이다. 현재 상용량은 5~10g이다.

② 포제 : 행인을 쓰는 모든 처방에서 중경은 약물 아래에 "껍질과 끝을 없앤다(去皮尖)." 라고 하였고, 또 "炒", "熬", "研作脂", "炒黑", "去皮熬黑" 등이라고 설명하였다. 현재는 대부분 껍질과 끝을 제거하지 않고 그냥 쓴다. 실험에 의하면 껍질과 끝에 유효 성분의 함량이 높다고 한다. 그래서 고인들이 "去皮尖" 한 것은 행인의 독성을 줄이려는 의도로 보인다. 喘息을 그칠 때는 杏仁霜을 쓰고, 통변할 때는 杏仁泥를 쓴다.

3) 사용주의

행인은 맛이 쓰고 성질이 따듯하며 유독하다. 그래서 『本草經疏』에서는 "陰虛咳嗽, 肺에 虛熱이 있는 환자, 熱痰이 있는 환자는 쓰지 않는다." 고 하였다. 현재는 대변이 묽은 환자한테도 쓰지 않는다. 소아는 과량을 복용하여 중독되는 일이 없게 해야 한다.

4) 현대연구

① 성분약리

행인에는 amygdalin, 지방유, 단백질, 아미노산, emulsin, amygdalase, amygdalase 등을 함유하고 있다.[23] 현대약리연구에 의하면 행인에는 鎭咳平喘, 항종양, 위단백효소의 소화기능을 억제하는 작용 등이 있음이 증명되었다.[24]

② 현대응용

a. 만성기관지염 : 껍질을 벗기지 않은 苦杏仁에 같은 분량의 冰糖을 섞고 분쇄혼합하여 杏仁糖을 만든다. 아침과 저녁에 9g씩 복용한다. 10일을 한 치료 기간으로 한다. 124례를 치료하여 기본 치료 23례, 현저한 효과 66례, 호전 31례, 무효 4례로서 총 유효율이 96.8%였다. 기침, 가래, 천식에 모두 치료 작용이 있다. 보통 3~4일 복용하면 효과가 나타난다.[25]

b. 膿疱 : 苦杏仁을 까맣게 태워서 분말한다. 이것을 참기름으로 개어서 묽은 죽처럼 만들어 환부에 바른다. 소아 膿疱 환자 40례 이상을 모두 치료하였다.[26]

23 王浴生等, 中藥藥理與應用, 人民衛生出版社, 1983:645
24 陰健等, 中藥現代研究與臨床應用, 學苑出版社, 1994:421
25 中醫研究院, 攻克慢性氣管炎資料選編(內部資料), 1971:34
26 呂會文, 山東中醫學院學報, 1990;(3):66

6 李根白皮이근백피

장미과(薔薇科) 식물인 李樹의 根皮이다. 맛은 쓰고 짜며 성질은 차갑다. 肝經으로 들어간다.

1) 효능 · 주치

① 거꾸로 치미는 기운을 내린다[下氣降逆]

賁豚湯은 "賁豚으로 기가 가슴으로 치밀고 복통이 있으며 寒熱往來하는 증상"을 치료한다. 이 처방에서 이근백피의 효능은 『名醫別錄』에서 말하는 "心煩과 逆賁氣를 그친다."는 것이다. 『長沙藥解』에서도 "肝氣가 賁衝함을 내리고, 風木의 鬱熱을 식힌다."고 하였다. 중경이 이근백피를 쓴 의도가 下氣降逆하여 처방의 효과를 도우려 했음을 알 수 있다.

후대에 대부분 이 효능을 활용했다. 『本經逢源』에서 "『別錄』에서 갈증이 있는 賁豚을 치료했고, 『大明』에서 赤白痢下를 치료했고, 『千金』에서 성질이 남게 태워서 小兒丹毒을 치료했고, 甄權은 消渴脚氣를 치료했고, 孟詵은 赤白帶下를 치료했는데, 모두 쓰고 짠맛으로 逆氣를 하강하는 것이다."라고 하였다. 그리고 『外臺秘要』에서 賁豚氣를 치료하는 여러 처방에 대부분 이근백피를 배합하였다.

2) 용량 · 용법

중경은 이근백피를 賁豚湯 1방에만 썼다.

① 용량 : 원방의 용량은 1승이다. 현재 상용량은 6~10g이다.

② 포제 : 중경은 이에 대한 설명이 없었다. 다만 『本草綱目』에서 "이근백피는 거친 껍질을 긁어내고 노랗게 구워서 쓴다."라고 하였다.

③ 용법 : 탕제에 넣어서 사용한다.

7 赤小豆 적소두

두과(豆科) 식물인 赤小豆 혹은 赤豆의 종자이다. 맛은 달고 시며 성질은 평이하다. 心과 小腸經으로 들어간다.

1) 효능 · 주치

① 습을 잘 내보내어 황달을 없앤다[利濕退黃]

麻黃連軺赤小豆湯은 "상한병에서 내부에 瘀熱이 있으면 신체에 반드시 황달이 일어난다."는 증상을 치료한다. 중경이 이 처방에 적소두를 쓴 의의는 利濕退黃이다. 『本經』에서 "主下水"라고 하였고, 『名醫別錄』에서 "利小便" 한다고 하였고, 『藥性論』에서 "소아급성 황달을 주치한다."고 하였다.

『本草綱目』에서 더 자세하게 "적소두는 성질이 하행하여 小腸을 소통하고 陰分으로 들어가 형태가 있는 질병을 치료한다. 그래서 津液을 움직이고 소변을 잘 나오게 하여 脹滿과 浮腫을 없앤다."고 하였다. 그래서 중경은 "여러 질병으로 생긴 황달은 소변만 잘 나오게 하면 된다."고 하였는데, 이것은 실제 황달을 치료하는 큰 법칙이다. 후대에 이 방법을 본받았다. 그래서 『聖惠方』에서 적소두에 丁香, 黍米, 瓜蒂, 熏陸香 등을 배합하여 급성 황달을 치료하였다.

② 해독하고 고름을 내보낸다[解毒排膿]

赤小豆當歸散은 "눈이 비둘기 눈처럼 붉은데, 7~8일에 눈 주위가 검어진다. 식사를 하면 이미 화농한 상태다.", 혹은 "下血하는데 먼저 피가 나오고 변이 나온다."는 증상을 치료했다. 이 처방에서 적소두의 의의를 『藥性論』에서 "熱毒癰腫을 없애고, 남은 악혈을 흩는다."고 하였다. 『本經疏證』에 더 상세하게 나와 있다. "癰腫膿血은 血分 질병이고, 水腫은 氣分 질병이다. 그런데 어떻게 적소두로 모두 치료할 수 있는가? 대개 氣血은 脾에서 근원한다. 따라서 血과 水는 같은 근원에서 파생한다. 근원을 밝히면 지류는 모두 순조롭게 된다."라고 하였다.

이처럼 중경이 陰陽毒과 臟毒을 치료할 때 모두 적소두를 쓴 의의를 알 수 있다.

그래서 『肘後方』에서 적소두를 식초에 달이고 분말하여 腸痔로 대변에 항상 출혈하는 증상을 치료했다. 『梅師集驗方』에서 적소두를 분말하여 熱毒下血을 치료하였고, 『瘍科惜泡』에서 적소두에 薏苡仁, 防己, 甘草를 배합하여 大小腸의 癰을 치료하였다. 모두 이 효능을 활용한 것이다.

2) 용법 · 용량

중경은 적소두를 모두 3처방에 응용했다.

① 용량 : 대량은 1승, 소량은 1분이다. 현재 상용량은 10~39g이다.

② 포제 : 중경은 赤小豆當歸散의 적소두 아래 주해에서 "물에 담갔다가 싹을 틔어서 햇볕에 말린다."고 하였다. 현재는 이러한 공정을 거치지 않는다.

③ 용법 : 대부분 탕제에 넣거나 산제로 사용한다.

3) 사용주의

① 품종 : 『本草綱目』에서 "적소두는 단단하고 작으며 암적색인 것을 약으로 쓴다. 크고 선홍색인 것은 약효가 없다."고 하였다.

② 오래 복용하지 않는다. 陶弘景은 "진액을 몰아내는 성질이 있으므로 오래 복용하면 인체를 마르게 한다."고 하였다. 『本草綱目』에서는 "장복하면 너무 하강하여 진액이 빠져나간다. 그래서 살이 빠지고 몸이 무겁게 된다."라고 하였다. 『本草新編』에서도 "적소두는 잠시 利水할 수 있지만, 오래 복용하여 濕을 다 나오게 하면 안 된다."고 하였다.

4) 현대연구

① 성분약리

적소두에는 단백질 20.7g%, 지방 0.5g%, 탄수화물 58g% 그리고 섬유소, 칼슘, 인, 철분, 비타민 등이 함유되어 있다.

8 赤石脂 적석지

규산염류(硅酸鹽類) 鑛物, 多水, 高岭土 일종의 홍색 塊狀體이다. 맛이 달고 떫으며 성질은 따듯하다. 脾經, 胃經, 大腸經으로 들어간다.

1) 효능 · 주치

① 腸을 빽빽하게 하여 설사를 그친다[澁腸止瀉]

赤石脂禹餘糧湯, 桃花湯 등 固澁劑는 모두 "下利"를 치료한다. 적석지가 주 약물이며 『本經』에서 "主 …… 泄痢, 腸痢膿血"이라고 하였다. 『日華子本草』에서도 "治瀉痢"라고 하였고, 『本草綱目』에서는 "腸胃를 두텁게 하고, 수분을 없애고, 탈항을 수렴한다."고 하였다. 중경의 桃花湯이 "下利便膿血을 치료하는 것은 무겁고 떫은[重澁] 적석지가 下焦의 血分으로 들어가서 固脫하기 때문이다."라는 사실을 알 수 있다. 그래서 『本草求眞』에서 "적석지와 禹餘粮, 粟殼은 모두 收澁固脫하는 약재다."라고 하였다.

② 心陽을 수렴한다[收斂心陽]

烏頭赤石脂丸은 "心痛徹背, 背痛徹心"을, 風引湯은 "熱癱癎"을 치료한다. 여기서 적석지는 心陽을 수렴한다. 그래서 『名醫別錄』에서 적석지는 "心陽을 기른다."고 하였고, 『日華子本草』에서 적석지는 "심장을 안정하고, 오장을 진정하며, 불안을 없애고[除煩], 놀람을 치료한다."고 하였다.

2) 용법 · 용량

중경은 적석지를 모두 4처방에 활용했다.

① 용량 : 최대량은 1근, 최소량은 6냥이다(丸劑는 계산하지 않았다). 현재 상용량은 15~30g이다.

② 포제 : 중경은 용량을 부가 설명하면서 "반은 전체를 쓰고, 반은 체에 걸러서

분말을 쓴다."고 하였다. 절구질하여 분말을 쓰기도 한다. 현재는 분말하여 水飛하거나 불에 달군 후 水飛하여 쓴다.

③ 용법 : 탕제에 넣거나 산제나 환제로 쓴다.

3) 사용주의

적석지는 收斂固澁한다. 그래서 사기가 남거나 濕熱이 적체한 환자는 邪氣가 잔류할 염려가 있으므로 쓰지 않는다. 그래서 『本草經疏』에서는 "火熱로 인한 심한 설사에는 적합하지 않다. …… (이처럼) 체하고 설사하는 것은 본래 濕熱의 적체에서 기인한다. 이때는 더위를 없애고 적체를 제거해야지 止澁藥은 적당하지 않다. 신중해야 한다."고 하였다.

4) 현대연구

① 성분약리

적석지에는 hydrate aluminium silicate, 산화철, 산화망간, 마그네슘, 칼슘 등이 함유되어 있다.

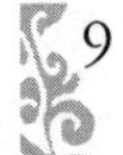

9 芫花 원화

서향과(瑞香科) 莖物 芫花의 꽃봉오리[花蕾]이다. 맛은 맵고 쓰며 성질은 따듯하고 유독하다. 肺經, 脾經으로 들어간다.

1) 효능 · 주치

① 물과 음을 몰아낸다[瀉水逐飮]

十棗湯은 "心下가 답답하고 단단하며 그득하고 옆구리 아래까지 당기고 아프며, 헛구역질하고 숨차며, 땀을 흘리고 오한은 없는 증상", "懸飮病", "咳嗽하는 환자의 맥이 弦하여 물이 있는 상태"를 치료한다. 중경이 원화를 쓴 의의는 瀉水逐飮하여 우선 증상을 완화하려는 것이다. 『名醫別錄』에서 "가슴 속의 痰水로 자주 침을 뱉고, 水腫, 오장과 피부에 있는 五水를 없앤다."라고 말한 것과 같다.

『本草綱目』에서 더 상세하게 "十棗湯은 내부의 사기를 몰아내어 水氣를 대소변으로 배설한다. 『內經』에서 '潔淨府, 去陳莝法'이라고 하는 작용이다. 芫花, 甘遂, 大戟은 성질이 물기를 몰아서 배설하며 水飮이 숨어 있는 소굴로 직접 도달한다. 다만 천천히 써야 하는데, 그래도 효과는 신속하다. 과량 사용하면 인체의 眞元을 소모한다."라고 하였다. 후세에 이러한 효능을 본받아 원화로 水氣를 배설하였다. 『普濟方』은 원화에 枳殼을 배합하여 蠱脹을 치료하였고, 『聖濟總錄』에서 원화에 甘遂, 大黃, 葶藶, 巴豆 등을 배합하여 水病으로 전신이 약간 붓고 배가 차오르고[腹大] 음식을 소화하지 못하는 증상을 치료했다.

2) 용법 · 용량

중경은 원화를 十棗湯 1처방에만 썼다.

① 용량 : 체력이 좋은 환자는 3분의 1 찻숟가락, 마른 환자는 6분의 1 찻숟가락을 쓴다. 현재 상용량은 1.5~3g이다.

② 포제 : 중경은 十棗湯에서 원화 아래에 "熬"라고 주해하였다. 『本草綱目』에서

"쓸 때 좋은 식초로 수십 번 끓인 후 식초를 빼고 물에 하룻밤 담가둔다. 이것을 햇볕에 말려서 쓰면 독이 없어진다."고 하였다. "熬"란 독성을 줄이기 위함임을 알 수 있다.

③ 용법 : 단지 散劑로만 사용한다. 중경은 "먼저 통통한 대추 10개를 달여서 80% 정도 양을 줄인 후 건져내고 분말을 넣는다. …… 아침에 복용한다."고 하였다. 지금도 이 방법을 본받아 안전을 따른다.

3) 사용주의

원화의 독은 부작용이 아주 강하다. 그래서 중경은 쓸 때 조심하고 또 조심했다. 처방 아래에서 "강한 사람은 1전, 메마른 사람은 반 전을 쓴다. …… 시원하게 설사한 후 죽을 먹어서 조리한다."라고 하였다. 모두 안전을 지켜서 정기를 손상하지 않게 하려는 것이었다. 현재 허약 체질이나 임신부는 금한다. 원화는 감초와 같이 쓰는 것은 적합하지 않다.

4) 현대연구

① 성분약리

원화에는 genkwanin, hydroxy-genkwanin, apigenin와 谷縄醇가 함유되어 있다. 이 밖에 benzoic acid, 자극성 기름 물질 등이 함유되어 있다. 약리연구에 의하면, 원화에는 설사유도, 이뇨, 진해, 거담, 流産, 항균작용 등이 있다.[27]

② 현대응용

a. 腹水 : 원화 根皮 분말 1.5~2.5g을 4~5일 매일 1회 먹는다. 11례를 치료하였는데, 효과가 아주 좋았다. 腹水가 없어지고 脾臟이 축소하였으며 이뇨작용이 있었다.[28]

b. 전염성간염 : 黃芪花酮片(1편에 黃酮 50mg 함유)을 1회 2편씩 매일 3회 복용한다. 전염성간염 환자 10례를 치료하였다. 이 중 9례의 ALT가 현저히 하강하였다.[29]

27 王浴生等, 中藥藥理與應用, 人民衛生出版社, 1983:491
28 胡步蟪, 新中醫藥, 1956, (5):7
29 天津藥物所, 天津醫藥通訊, 1971;(8):7

10 吳茱萸 오수유

운향과(藝香科) 식물인 吳茱萸의 미성숙한 과실이다. 맛은 쓰고 매우며 성질은 따듯하고 독이 있다. 肝經, 胃經으로 들어간다.

1) 효능 · 주치

① 중초를 데우고 상역을 내린다[溫中降逆]

吳茱萸湯[30]은 "식후 구역질[食穀欲嘔]", "乾嘔, 吐涎沫, 頭痛者", "嘔而胸滿者", "少陰病, 吐利, 手足厥冷, 煩躁欲死者" 등을 치료한다.

중경은 오수유를 군약으로 처방을 구성하였는데, 이것은 中焦를 데우고 寒氣를 흩으며 기를 하강하여 上逆을 멈추려는 것이다. 『本經』에서 "속을 데우고 기를 내린다[溫中下氣]."고 하였고, 『本草衍義』에서 "오수유는 기를 가장 빨리 하강하며, 장이 허약한 사람이 복용하면 아주 잘 낫는다."고 하였다. 『本草經疏』에서는 "오수유는 맛이 맵고 성질이 따듯하여 脾胃를 데우고 寒邪를 흩어버린다. 그래서 中焦가 저절로 따듯해지고 기가 저절로 하강하며 모든 증상이 다 없어진다."라고 자세히 풀이하였다.

후세에 이 효능을 응용하여 『聖惠方』에서 乾薑과 배합하여 식사 후 신물이 올라오고 胃氣가 虛冷한 환자를 치료하였고, 『朱氏集驗方』에서 茯苓을 배합하여 丸藥을 만들어 痰飮으로 인한 頭痛 背寒, 嘔吐酸汁 등을 치료하였다.

② 寒氣를 흩어버리고 통증을 그친다[散寒止痛]

"九種心痛", "卒中惡, 腹脹痛, 口不能言", "여러 해 묵은 냉적[連年積冷], 流注心胸痛"을 치료하는 九痛丸과 "手足厥寒, 脈微欲絶하며, 내부에 오래 묵은 寒氣가 있는 환자"를 치료하는 當歸四逆加吳茱萸生薑湯에 오수유를 쓰고 있다. 여기서 오수유는 經을 데우고 寒氣를 흩으며 鬱滯를 해소하여 통증을 그친다.

30 吳茱萸湯; 吳茱萸, 人蔘, 生薑, 大棗.

『藥性論』에서 "心腹의 질환, 冷氣積滯, 명치 밑 氣의 응결, 疳病으로 인한 心痛을 치료한다."고 하였고, 『本草綱目』에서 "울체를 해소한다[開鬱化滯]."라고 하였고, 또 "오수유는 맛이 맵고 성질이 뜨거워서 흩어버리고 데우며, 쓰고 성질이 뜨거워서 말리고 단단하게 한다. 그래서 오수유는 寒氣를 흩고 中焦를 데우고 濕을 말리고 鬱滯를 해소한다."고 하였다.

그래서 『肘後方』에서 오수유에 생강과 淸酒를 배합하여 疝氣로 인한 복통을 치료하였고, 『實用藥性字典』에서 "心痛을 치료할 때 山梔子와 黃連을 군약으로, 오수유를 使藥으로 하며 疝氣를 치료할 때 茴香, 荔枝核, 川連을 군약으로, 오수유를 使藥으로 하며 모두 진통에 유효하다."라고 하였다.

③ 자궁을 데우고 어혈을 없앤다[暖宮祛瘀]

溫經湯은 "저녁에 열이 오르고 아랫배가 당기며 배가 그득하고 손바닥에 煩熱이 오르고 입술이 마른다."는 증상과 "여성의 아랫배가 냉하여 생기는 만성 불임증", "과다월경, 생리불순" 등을 치료한다. 여기서 오수유는 자궁을 데우고 寒氣를 흩고 어혈을 없앤다.

『本草思辨錄』에서 "溫經湯證은 아랫배에 어혈이 있는 증상이다. 오수유를 군약으로 쓴 것은 어혈을 움직이는 것이 아니다. 50세 여성한테 생긴 질환은 새로 발생한 것이 아니다. 완만하게 치료해야지 급히 공격하면 안 된다. …… 여성의 질환은 대부분 몸이 허한 상태에서 냉기가 쌓이고 기가 뭉치며 어혈이 아랫배에 남아서 생긴 것이다. 즉 묵은 寒氣다. 衝脈과 任脈의 피는 肝이 담당하는데, 肝 속에 응결한 기는 오수유가 아니면 없애지 못한다."라고 풀이하였다.

2) 용량 · 용법

중경은 오수유를 4처방에 썼다.

① 용량 : 많게는 2승, 적게는 1냥을 썼다. 현재 상용량은 1.5~6g이다. 외용할 때는 적당량을 쓴다.

② 포제 : 중경은 吳茱萸湯 조문에서 "洗"한다고 하였다. 『奇效良方』에서 "물로 씻어서 독을 없앤다."라고 해석하였고, 『本草求眞』에서 "오수유는 묵은 것이 좋다. 끓는 물에 넣어 쓰고 매운 즙을 없애고 쓴다. 구역질을 그칠 때는 黃連 물에 볶고,

疝症을 치료할 때는 소금물에 볶고, 血證을 치료할 때는 초에 볶는다."라고 하였다. 현재는 酒製, 醋製, 鹽製, 薑製, 黃連水製 등 포제법이 있다.

3) 사용주의

『本經逢源』에서 "오수유는 잘 올라간다. 그래서 오수유를 복용하면 膈과 눈에 영향을 미치고, 탈모와 咽痛, 火氣를 일으켜 瘡을 유발하는 부작용이 있다."라고 하였다. 『本草經疏』에는 "모든 陰虛證과 오장육부에 熱만 있고 寒이 없는 환자는 쓰지 않는다."고 하였다.

4) 현대연구

① 성분약리

오수유에는 valatile oil, rutaevin 등 여러 종류의 alkaloid가 함유되어 있다. 약리실험에 의하여 오수유에 방향성 건위, 진토, 진통, 혈압강하, 자궁수축, 항균 작용이 있음을 증명하였다.[31]

② 현대응용

a. 呃逆(애역) : 오수유, 蒼耳子 각 20g, 肉桂 5g을 분말하여 1회에 10g씩 초에 개어 양쪽 발바닥 湧泉穴에 붙인다. 애역증 12례를 치료하여 대부분 3일 만에 완치되었다.[32]

b. 고혈압 : 오수유와 川芎을 같은 분량으로 분말하여 1회에 5~10g씩 麝香止痛膏로 神厥穴에 고정한다. 3일에 1회 교환하여 1개월을 한 치료 단위로 한다. 고혈압 환자 84례를 치료한 결과, 3치료 단위에 현저한 효과가 2례, 유효가 36례, 무효가 6례로서 총 유효율이 93%였다.[33] 이 밖에 오수유 6~12g을 끓이거나 분말하여 하루 1첩씩 3회에 나누어 복용하여 子宮收縮無力과 出血症에 응용한다.[34]

31 王浴生等, 中藥藥理與應用, 人民衛生出版社, 1983:521
32 賀留儒, 中醫藥學報, 1990;(5):33
33 田元生, 中國針灸, 1990;(2):15
34 山東中醫學院, 中草藥藥理學, 1976:88

11 貝母 패모

패모는 川貝母와 浙貝母로 나뉘는데, 川貝母는 백합과(百合科) 식물인 川貝母, 暗紫貝母, 甘肅貝母, 棱砂貝母의 땅속 鱗莖이다. 浙貝母는 같은 과 식물인 浙貝母의 땅속 鱗莖이다. 전자는 맛이 쓰고 달며 성질이 약간 차갑다. 후자는 맛이 쓰고 성질이 차갑다. 모두 肺經, 心經으로 들어간다.

1) 효능 · 주치

① 울체를 열어 응결을 흩는다[開鬱散結]

三物白散은 "寒實結胸, 無熱證"을, 當歸貝母苦參丸은 "임신 중 소변불리하지만 식욕은 여전한 증상"을 치료한다. 여기서 패모는 『本草別錄』에서 "心胸에 울결한 氣를 흩는다."는 효능을 쓴 것이다.

『本經疏證』에서 "패모는 울체를 열어 응결을 흩어서 맑은 것은 맑은 곳으로 탁한 것은 탁한 곳으로 보낸다. 맑은 것을 보호하여 탁함이 머무르지 못하게 하고, 탁함을 없애서 맑은 것이 상하지 못하게 한다. 白散은 맑은 것을 보호하는 처방으로서 巴豆의 지나친 사하를 막고, 當歸貝母苦參丸은 탁함을 분리하는 처방으로서 苦參은 하초로 스며들어 간다."라고 하였다.

후세에는 응용 범위가 넓어졌다. 『醫學心悟』에서 消瘰丸에 응용하여 瘰癧, 痰核, 癭瘤를 치료하였고, 『聖濟總錄』에서 四順湯에 응용하여 肺癰을 치료하였고, 『日華子諸家本草』에서 사람과 가축의 惡瘡에 붙이는 약으로 썼다. 『藥品化義』에서 "肺癭, 肺癰, 癭瘤, 痰核, 癰疽, 瘡毒에 쓰는데, 開鬱散結하여 혈맥을 잘 통하는 효능이다."라고 총괄하였다.

② 痰을 없애고 기침을 그친다[化痰止咳]

『本草匯言』에서 "패모는 울체를 열고 기를 내리며 痰을 없애는 약이다. 또 폐를 윤택하게 하고 痰을 없애며 기침과 숨참을 그치게 한다. 그래서 체력이 약하고 과로하여 火氣가 응결된 증상에 패모가 독보적인 약물이다."라고 하였다. 『藥品化

義』에서도 "패모는 맛이 써서 하강하며 약간 매운맛은 울체를 흩는다. 氣味가 모두 맑아서 心肺로 들어간다. 鬱痰, 虛痰, 熱痰과 피 섞인 가래, 虛勞咳嗽를 치료한다." 라고 하였다.

임상에서 패모는 熱痰과 燥痰에 적합하다. 『醫方考』의 二母散에서 패모와 知母로 肺熱咳嗽와 陰虛咳嗽를 치료한 것이 증거다.

川貝母와 浙貝母는 효능이 비슷하다. 다만 川貝母는 성질이 서늘하고 맛이 달아서 潤肺作用을 겸하고, 浙貝母는 맛이 쓰고 성질이 차갑고 무거워 火氣를 식히고 응결을 흩는 힘이 강하다.

2) 용법 · 용량

중경은 三物白散과 當歸貝母苦參丸 2처방에서만 패모를 썼다.

① 용량 : 三物白散에서 3분, 當歸貝母苦參丸에서 4냥이다. 현재 상용량은 3~10g이다.

② 용법 : 탕제에 넣거나 환제, 산제로 쓴다.

3) 사용주의

『本草經疏』에서 "寒濕痰과 食積痰火로 일어나는 기침, 胃의 濕痰으로 인한 오심구토, 痰飮으로 인한 寒熱, 脾胃濕痰으로 생기는 眩暈과 痰厥頭痛, 中惡嘔吐, 胃寒泄瀉에는 금한다."라고 하였다. 烏頭와 相反한다.

4) 현대연구

① 성분약리

川貝母에는 fritimine, sipeimine, chinpeimine, sonpeimine 등이 함유되어 있고, 浙貝母에는 pemine, verticine 등이 함유되어 있다.[35] 약리연구에 의하면 패모는 진

35 王弘志, 中藥學, 中國醫藥科技出版社, 1986:97

해거담, 혈압강하 작용이 있다.[36]

② 현대응용

a. 영유아 소화불량 : 川貝母를 분쇄하여 80~100목의 체에 쳐서 1일 kg당 0.1g씩 3회에 나누어 복용한다. 10례를 치료한 결과 2일에 완치가 4명, 3일에 완치가 3명, 4일에 완치가 3명으로서 총 유효율이 100%였다.[37]

b. 전립선비대 : 패모, 苦參, 黨參 각 25g을 물에 달여 복용한다. 35례를 치료한 결과 치료 27, 무효 8례였다. 이 중 25례를 5년 추적하였는데, 재발 없이 배뇨가 잘 되었다. 보통 3~5일 복용하고 바로 효과가 있었다.[38]

36 陰健等, 中藥現代研究與臨床應用, 學苑出版社, 1994:189
37 楊鳳琴, 黑龍江中醫藥, 1991;(3):38
38 馬萬文, 遼寧中醫雜誌, 1986;(9):29

12 皂莢 조협

두과(豆科) 식물인 皂莢의 과실이다. 맛은 맵고 성질이 따듯하며 약간 독이 있다. 肺經, 大腸經으로 들어간다.

1) 효능 · 주치

皂莢丸은 "기침이 치밀어 오르고 수시로 탁한 것을 토하고 앉아만 있어야 하고 눕지 못한다."(欬逆上氣, 時時吐濁, 端坐不得眠)는 증상을 치료한다. 중경은 조협만으로 丸藥을 만들었다. 이것은 조협만으로 탁한 가래를 끌어내고 기를 소통한 것이다. 가래가 없어지면 해역이 저절로 그친다.

『本草綱目』에서 조협은 "폐와 대장을 소통한다. 목구멍 막힘, 가래를 수반한 기침과 천식을 치료한다."고 하였고, 『本草思辨錄』에서 "조협은 金氣로 木氣를 제압하여 구멍을 잘 뚫어서 風邪를 없앤다. 그래서 濕이 모두 없어진다. 따라서 痰涎이 솟아올라 막혀서 유발된 中風과 喉痺에 탁월한 효과가 있다."고 하였다. 조협은 가래를 삭이는 효과가 상당하다.

후세에 痰濁으로 심하게 막힌 증상에 빈번하게 활용하였다. 『千金方』에서 桂枝去芍藥加皂莢湯으로 肺痿로 나오는 涎沫을 치료하였고, 『余居士選奇方』에서 巴豆, 半夏, 杏仁을 배합하여 痰喘咳嗽를 치료하였다.

2) 용법 · 용량

중경은 皂莢丸에서만 조협을 썼다.

① 용량 : 원방은 8냥을 製丸하여 한 번에 梧子大蜜丸을 3알씩 하루 4회 복용하였다. 현재 상용량은 탕제는 1.5~5g, 산제와 환제는 0.6~1.5g이다.

② 포제 : 이 약품은 독성이 심하다. 그래서 중경은 처방 아래에 "껍질을 긁어내고 酥炙한다."고 하였다. 이것은 뜨거운 성질을 완화하려는 것이다.

③ 용법 : 환제로 만들어 "以棗膏和湯"으로 삼킨다. 『醫宗金鑑』에서 "大棗膏의

단맛은 조협의 강한 약성을 완화하는 것이다."고 하였다. 현재는 탕제나 산제로 쓴다.

3) 사용주의

『本草從新』에서 "약간이라도 허한 사람은 절대 함부로 쓰지 말라. 임신부도 금한다."고 하였다.

4) 현대연구

① 성분약리

조협에는 triterpenoid saponin, tannin, ceryl alcohol, alkane, stigmasterol, 谷矇醇 등이 함유되어 있다.

현대 약리연구에 의하여 조협에는 거담, 항균, 국부점막자극 작용이 있음이 증명되었다. 복용량이 많거나 위점막에 손상이 있거나 주사제로 썼을 때 전신 독성 반응을 유발할 수 있다. 혈구 세포가 용해된다. 특히 중추신경 계통에 영향을 미쳐 경련이 일어난 후 마비가 일어나고, 호흡 중추가 마비되어 사망한다. 대량의 조협에 함유된 saponin은 위점막을 자극하여 10분 후 구토를 일으키고 이후 설사를 유발할 뿐 아니라 위점막을 부식하여 흡수 중독을 일으킨다.[39]

② 현대응용

a. 장폐색 : 皂角 3~10g을 곱게 분말하여 벌꿀과 잘 섞고 적당히 끓인 물을 타서 수시로 1~2시간에 다 먹는다. 복용 후 손으로 복부를 가볍게 마사지한다. 8~12시간 후 다시 glycerin 20~30ml 혹은 10~20% sodium chloride solution 500~800ml(소아는 양을 줄인다)로 관장하고 금식한다. 腸閉塞이 풀어지는 기미(배변이나 방귀가 나오면)가 있을 때 구충제를 투여한다. 이 방법으로 회충으로 인한 腸閉塞 환자 40례를 치료한 결과 12~24시간 내에 모두 閉塞이 풀어지고 많은 똥과 회충을 배출

39 江蘇新醫學院, 中藥大辭典(上册), 上海人民出版社, 1977:1145

하였다.[40]

b. 소아 식욕부진 : 껍질이 두꺼우며 단단하고 진한 갈색으로 빛이 나며 벌레가 먹지 않은 조협을 골라서 절단한다. 쇠솥에 넣고 심이 남지 않을 정도로 약성이 남게 볶아서 미세 분말한다. 1회에 1g씩 하루 2회 설탕과 섞어서 복용한다. 소아의 식욕부진 110례를 치료한 결과 완치 86례, 호전 18례, 무효 6례로서 총 유효율 94.5%였다.[41]

c. 체중 감량과 지질 저하 : 조협(껍질을 제거하고 酥炙한다) 1g, 明礬, 陳皮 각 0.5g, 神麴 1g, 甘草 0.3g, 대추육질 약간을 1일 분량으로 0.5g씩 알약을 만들어 1회에 3~4알씩 3회 식후에 복용한다. 비만, 고지혈증 환자 24례에 3개월 치료한 결과 체중감소 1~3kg 12례, 4~6kg 7례, 무변화 4례, 체중증가 1례였다. 콜레스테롤이 평균 49.8mg%, β-lipoprotein(LP)이 평균 140mg%, triglyceride가 평균 84mg% 하강하였다. 장기간 복용하였지만 肝과 腎에 손상이 없었다.[42]

40 王輝武等, 中藥新用, 科學技術文獻出版社重慶分社, 1990:131
41 汪貽魁, 湖北中醫雜誌, 1987;(1):25
42 奚鳳霖, 中醫雜誌, 1986;(7):67

13 牡蠣모려

모려과(牡蠣科) 동물인 近江牡蠣, 長牡蠣 또는 大連牡蠣 등의 껍질이다. 맛은 짜고 성질은 차갑다. 肝經, 腎經으로 들어간다.

1) 효능 · 주치

① 肝氣를 안정하고 陽氣를 가라앉힌다[平肝潛陽]

風引湯은 "熱癱癇"을 치료한다. 여기서 모려는 무겁게 진정하여 거두어들이는 효능을 쓴다. 『金匱語譯』에서 "처방 명칭이 風引이며, 風을 진정하는 데 치중한다. 여섯 가지 石藥을 모아서 열을 식히고 가라앉혀서 風을 진정하며, 龍骨과 모려 같은 껍질류로 보좌하여 가라앉혀 들어가게 한다."라고 하는 말과 같다. 그래서 『溫病條辨』에서 만든 三甲復脈湯, 大定風珠 등에서 모두 모려로 肝과 陽氣를 평정하여 가라앉혔다.

② 놀람을 진정하고 정신을 안정한다[鎭驚安神]

桂枝去芍藥加蜀漆龍骨牡蠣救逆湯, 桂枝甘草龍骨牡蠣湯, 桂枝加龍骨牡蠣湯 등은 모두 "驚狂", "煩躁", "女子夢交" 등의 증상을 치료한다. 이들 처방에서 모려는 놀람을 진정하여 정신을 안정시킨다. 『本經』에서 "驚恚怒氣"를 치료한다는 말과 같다. 『海藥本草』에서 "補養하고 정신을 안정하여 아이들의 驚癇을 치료한다."고 하였다. 그래서 徐忠可는 "桂枝湯은 외부로 解肌하고 사기를 없애며 내부로 虛를 보하고 음양을 조절한다. 여기에 龍骨과 모려를 가하는 뜻은 失精으로 夢交하여 정신과 관련한 질환으로서 이 약물이 아니면 떠오르는 상태를 수렴하지 못하기 때문이다."라고 하였다.

③ 정을 모으고 땀을 수렴한다[攝精斂汗]

桂枝加龍骨牡蠣湯은 "男子失精, 女子夢交" 그리고 "汗出多者, 溫粉撲之"를 치료한다. 여기서 모려는 精을 모으고 땀을 수렴한다. 『名醫別錄』에서 이 효능을 "大

小腸을 수렴하여 大小便을 그치고 泄精을 치료한다."고 하였고, 『本草拾遺』에서 "찧어서 가루로 만들어 몸에 바르면 대인과 소아의 盜汗을 치료한다. 麻黃根, 蛇牀子, 乾薑과 같이 분말하여 陰汗을 없앤다."라고 하였다. 『海藥本草』에서는 모려가 "남성의 遺精, 虛勞乏損을 치료하며, 腎과 精氣를 보하고 盜汗을 그치며 煩熱을 없앤다."고 하였다.

후세에 이 효능을 많이 썼다. 『乾坤生意』에서 童便과 배합하여 소변 빈삭을 치료하였고, 『和劑局方』에서 麻黃根, 黃芪, 小麥을 배합하여 야간에 더 심해지고 오래 그치지 않는 自汗을 치료하였으며, 『千金方』에서 白朮, 防風과 배합하여 盜汗을 치료하였다.

④ 단단함을 연화하고 응결을 흩는다[軟堅散結]

중경은 小柴胡湯 주해에서 "옆구리 밑이 그득하고 단단하면 대추를 빼고 모려를 가한다."고 하였다. 그리고 주 증상에 "胸脇滿微結"이 있으면 柴胡桂枝乾薑湯에 모려를 배합하였다. 이처럼 모려는 脇下痞硬에 항상 쓴다.

『珍珠囊』에서 "痞積을 부드럽게 만든다. …… 견고함을 부드럽게 하고 수렴하여 거두는 약물이다."라고 하였고, 『本草綱目』에서도 "痰을 없애고 견고함을 완화하며 …… 癥瘕積塊, 癭積結核을 없앤다."고 하였다. 『湯液本草』에서는 더 상세하게 "모려는 足少陰으로 들어가며, 짠맛으로 단단한 것을 부드럽게 하는 약물이다. 柴胡로 끌고 가면 옆구리 밑의 딱딱함을 없애고, 차[茶]로 이끌면 結核을 없앤다."고 하였다. 후세에 『脈因證治』에서 貝母와 玄參을 배합하여 모든 瘰病을 치료한 것이 증거다.

⑤ 이뇨하여 부종을 없앤다[利水消腫]

牡蠣澤瀉散은 "중병을 앓은 후 허리 밑으로 水氣가 있는 환자"를 치료한다. 여기서 모려는 『醫宗金鑑』에서 "모려는 단단하게 뭉친 물을 부수고, 澤瀉는 축적한 물을 잘 내보낸다. …… 대소변을 통하여 내보낸다."라고 한 말과 같다. 『長沙方歌括』에서도 "모려와 海藻는 물에서 발생한다. 그래서 물을 잘 움직이며, 또 짠맛으로 단단함을 부드럽게 하는 의의가 있다."고 하였다.

2) 용법 · 용량

중경은 모려를 모두 10처방에 썼다.

① 용량 : 대량은 5냥, 소량은 1냥이다. 대부분 1.5~2냥이다. 현재 상용량은 10~30g이다.

② 포제 : 중경은 대부분 "熬"하는 법을 썼다. 즉 "볶아서 말린다[乾炒]"는 뜻이다. 지금은 生用하거나 煆用하는데 보통 安神, 潛陽, 軟堅에는 생용하고, 收澁할 때는 煆用한다.

③ 용법 : 대부분 탕제로 쓰며, 산제로 쓰기도 한다. 탕제에 넣을 때에는 다른 약보다 먼저 달여야 한다.

3) 현대연구

① 성분약리

모려에는 80~95%의 탄산칼슘(calcium carbonate)과 인산칼슘(calcium phosphate), 유산칼슘(calcium sulfate) 등이 함유되어 있다. 이 밖에 마그네슘, 알루미늄, 규소, 산화철(iron oxide)이 함유되어 있다.[43]

② 현대응용

a. 폐결핵으로 인한 盜汗 : 모려 15g에 물을 500ml 넣고 20ml가 될 때까지 달인다. 하루 1첩씩 2회(아침과 저녁에 걸쳐) 며칠 동안 계속 복용한다. 땀이 그친 후 다시 2~3일 복용하여 효과를 굳힌다. 며칠 복용해도 효과가 분명치 못하면 변증시치하여 증상에 따라 가감한다. 모두 10례를 치료하였는데, 보통 2~3일 복용 후 盜汗이 소실하였다. 3례는 초기에 치료 효과가 분명치 못하였으며, 이 중 2례는 龍骨, 酸棗仁을 가하여 며칠 복용한 후 비교적 좋은 효과가 있었다. 치료 과정에서 부작용은 없었다.[44]

43 徐國鈞, 藥材學, 1963:722
44 李大寬, 江蘇中醫, 1964;(2):39

14 牧丹皮 목단피

모간과(毛茛科) 식물인 牧丹皮의 뿌리껍질이다. 맛은 쓰고 매우며 성질은 약간 차갑다. 心經, 肝經, 腎經으로 들어간다.

1) 효능 · 주치

① 혈액을 활성화하고 어혈을 흩는다[活血散瘀]

"瘧母"를 치료하는 鼈甲煎丸, "만성적인 부인의 종양"을 치료하는 桂枝茯苓丸, 부인들의 "완고한 하복부 어혈"을 치료하는 溫經湯, "腸癰"을 치료하는 大黃牧丹皮湯 등에서 목단피는 모두 活血散瘀한다.

『本經』에서 "腸胃에 자리 잡은 癥堅瘀血을 없앤다."고 하였고, 『本草匯言』에서 "월경이 안 나오거나 산후 惡血이 계속 나오는 증상을 치료한다."고 하였고, 『本草經疏』에서 "癰瘡은 熱이 옹체하고 瘀血로 발생한다. 피를 식히고 혈액을 순환하여 癰瘡을 치료한다."고 하였다.

임상에서 목단피는 많은 瘀血證에 활용한다. 『本經疏證』에서 "목단피는 심장으로 들어가서 혈관 속 壅滯를 잘 소통하는데, 이 점은 桂枝와 비슷하다. 다만 桂枝는 성질이 따듯하여 혈맥 속 寒滯를 잘 소통하지만, 목단피는 성질이 차가워 혈맥 속 熱結을 잘 소통한다."라고 하였다. 이처럼 목단피는 차가운 성질로 活血散瘀하므로 血熱로 어혈이 정체한 증상에 적합하다.

② 열을 내리고 피를 식힌다[淸熱凉血]

『本草經疏』에서 "목단피는 …… 쓴맛과 차가운 성질로 血分으로 들어가서 血熱을 식히는 중요한 약이다"고 하였고, 『本草求眞』에서도 "丹皮는 陰 속 火氣를 배설하여 火氣를 물리치고 陰氣를 발생한다."고 하였다. 腎氣丸의 목단피도 이 뜻이다. 그래서 張元素는 "仲景八味丸은 陰 속 火氣를 잘 없앤다."고 하였다.

『本草綱目』에서 "목단피는 手足少陰, 厥陰 4經의 血分에 잠복한 火氣를 다스린다. 잠복한 火氣는 陰火이며 陰火는 바로 相火이다. 古方에서는 목단피만이 相火를 치료한다. 그래서 仲景腎氣丸을 썼다. 후세에는 黃柏만으로 相火를 치료하지만, 사실은 목단피의 효능이 더 낫다." 고 하였다.

『滇南本草』에서 목단피는 "혈액 순환을 촉진하고[破血, 行血] 단단한 종괴[癥瘕]를 소멸하며, 血分의 熱을 제거한다." 고 하였다. 따라서 목단피는 血分에 熱이 있으면서 瘀血이 있는 모든 증상에 응용할 수 있다.

2) 용법 · 용량

중경은 목단피를 5처방에 응용했다.

① 용량 : 목단피는 腎氣丸에서 3냥, 溫經湯에서 2냥, 大黃牧丹皮湯에서 1냥, 鱉甲煎丸에서 5푼, 桂枝茯苓丸에서는 다른 약과 용량이 같다. 현재는 9~12g을 상용한다.

② 포제 : 중경은 鱉甲煎丸, 桂枝茯苓丸, 溫經湯에서 "去心" 하라고 분명히 밝혔다. 나머지는 설명이 없다. 현재는 대부분 生用하는데, 검게 태워서 쓰기도 한다.

③ 용법 : 탕제로 쓰며, 환제로 쓰기도 한다.

3) 사용주의

『重慶堂隨筆』에서 목단피는 "향기가 있으면서 진하여 구역질을 잘 유발한다. 위가 약한 환자는 복용하면 바로 토한다. 本草 제가들은 이 말은 하지 않았지만, 신중하게 써야 한다." 고 하였다.

『本經逢源』에서 "自汗이 있는 환자는 쓰지 말라. …… 痘疹 초기에는 쓰지 말라." 고 하였다. 현재 임신부나 월경과다 환자는 신중히 써야 한다.

4) 현대연구

① 성분약리

paeonol, paeonoside, paeonolide, paeoniflorin, tannin을 함유하고 있다. 항염증, 항알러지, 항병원미생물, 혈압강하 등 약리작용이 있다.[45]

② 현대응용

a. 고혈압 : 목단피 15~18g, 부작용이 없으면 50g까지 증량한다. 물에 달여 3회에 나누어 복용한다. 7례를 치료하였는데, 보통 3~5일 복용 후 분명한 혈압 강하가 있었고 증상이 개선했다. 6~33일 복용 후 확장기 혈압은 평균 10.3mmHg, 수축기 혈압은 평균 34.2mmHg 하강했다. 짧은 기간에 효과가 좋았다.[46]

b. 과민성비염 : 목단피 1500g을 맑은 물에 하룻밤 담가 두었다가 증류하여 2000ml를 만든다. 유백색을 띠는데, 이것을 코에 매일 3회 点滴한다. 현저한 효과 6례, 호전 86례, 총 유효율 87.1%였다. 이 중 3주간 지속한 97례에서 유효율이 91.75%에 달했다.[47]

이 밖에 혈소판감소성자반증[48], 세균성이질[49], choline성 담마진[50] 등에 응용할 수 있다.

45 陰健等, 中藥現代研究與臨床應用, 學苑出版社, 1994:363
46 沈陽市公安局醫務所. 遙寧醫學雜誌, 1960;(7):48
47 張玉梅, 湖南醫藥雜誌, 1983;(4):24
48 유순, 中西醫結合雜誌, 1985;(4):245
49 中國人民解放軍第 148醫院等. 中草藥通訊, 1976;(4):8
50 施永興, 中西醫結合雜誌, 1989;(1):42

15 灶(竈)中黃土조중황토

오랫동안 땔감으로 태운 솥 밑 중심의 흙덩어리이다. 灶心土, 伏龍肝으로 부르기도 한다. 맛은 맵고 성질은 온하다. 脾經, 胃經으로 들어간다.

1) 효능 · 주치

① 속을 데우고 止血한다.

黃土湯은 "下血, 先便後血"을 치료한다. 중경은 이 처방에 조중황토를 썼다. 그 의미는 『名醫別錄』에서 "부인들의 대량 자궁출혈[崩中], 吐血을 주치하며, 咳逆을 그치고 止血한다."고 말한 것과 같다.

『本草便讀』에서 "전적으로 脾胃로 들어가서 陽을 북돋고 陰을 물리치며 응결을 흩고 사기를 없앤다. 대체로 모든 血病에서 脾胃의 陽氣가 허하여 거느려 거두지 못하는 경우에 쓸 수 있다. 黃土湯에 바로 이러한 의의가 있다."고 하였다. 이처럼 조중황토는 溫中止血한다. 그래서 『普濟方』의 伏龍散은 여러 해 묵은 墼壁의 土와 地爐 중의 土를 배합하여 吐血과 瀉血을 치료하였고, 『廣利方』에서 조중황토만으로 吐血과 鼻血不止를 치료하였고, 『本草衍義』에서 蠶絲와 阿膠를 배합하여 婦人血露를 치료하였다.

2) 용량 · 용법

중경은 조중황토를 黃土湯 1방에만 썼다.

① 용량 : 원방의 용량은 반 근이다. 현재 상용량은 30~60g이다.

② 용법 : 탕제에 넣는다. 현재는 대부분 包에 싸서 먼저 달인다. 또는 전탕 대신 물을 쓰기도 한다.

3) 사용주의

조중황토는 溫熱한 약품이다. 그래서 『本草經疏』에서는 "陰虛로 吐血하는 환자는 적합하지 않다."고 하였다.

4) 현대연구

① 성분약리

조중황토에는 규산, 산화알루미늄, 산화철 등이 있다.

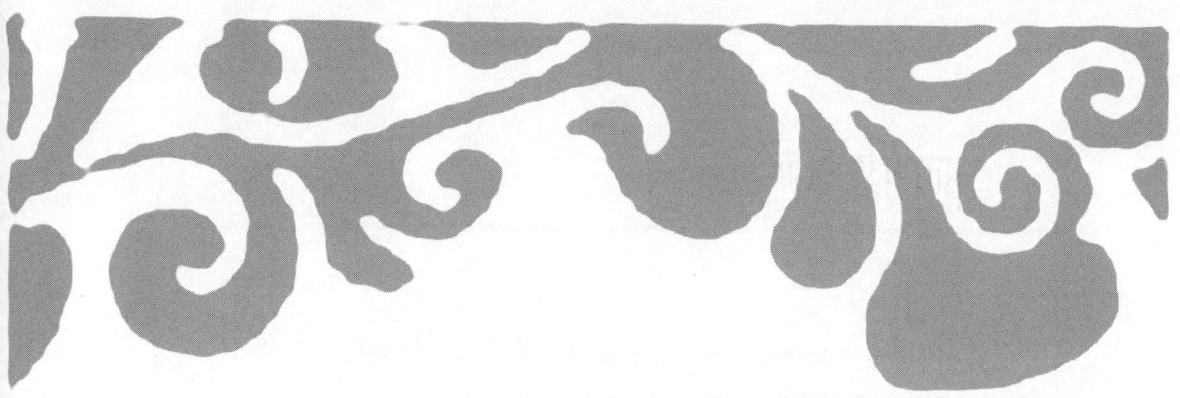

第七章

八劃

『本草思辨錄』에서도 "아교는 보혈하는 聖藥이다. 어떠한 경락을 막론하고 모두 담당한다. 아교는 맛이 가장 진하다. 반드시 補할 때만 쓰며, 보할 필요가 없을 때는 적합하지 않다. 白頭翁湯에 아교를 가하면 下利하여 몹시 허한 상태에 쓰고, 內補當歸湯은 과다 失血에 아교를 가한다고 하였다. 중경과 손진인 모두 밝게 가르쳤다. "…… 그런데 猪苓湯은 發熱이 있으면서 갈증이 있는 증상을 치료하고, 또 下利하면서 갈증이 있는 증상을 치료한다. 증상은 아교가 적합하지 못한데 굳이 아교로 보좌한 것처럼 보인다. 사실은 열 때문에 갈증이 있고 설사한다. 水氣가 중초에 쌓여서 열과 水氣가 합하면 液을 심하게 손상한다.

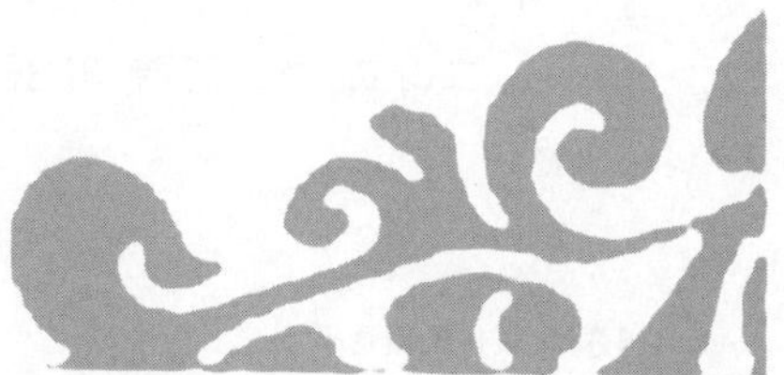

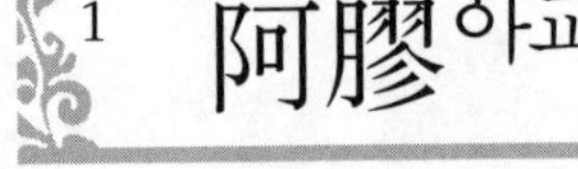

1 阿膠아교

마과(馬科) 동물인 노새의 가죽에서 털을 제거한 후 고아서 만든 아교 덩어리다. 맛은 달고 성질은 평이하다. 肺經, 肝經, 腎經으로 들어간다.

1) 효능 · 주치

① 陰을 자양하고 補血한다

炙甘草湯, 黃連阿膠湯, 猪苓湯, 膠艾湯, 白頭翁湯加甘草阿膠湯, 大黃甘遂湯에 모두 아교를 썼다. 중경의 의도는 『本草綱目』에서 "아교는 대략 血과 液을 보한다. …… 成無己가 말하기를 陰氣不足에는 맛이 있는 약물로 보하는데, 아교는 단맛으로 보한다."라고 한 말과 같다.

『本草思辨錄』에서도 "아교는 보혈하는 聖藥이다. 어떠한 경락을 막론하고 모두 담당한다. 아교는 맛이 가장 진하다. 반드시 補할 때만 쓰며, 보할 필요가 없을 때는 적합하지 않다. 白頭翁湯에 아교를 가하면 下利하여 몹시 허한 상태에 쓰고, 內補當歸湯은 과다 失血에 아교를 가한다고 하였다. 중경과 손진인 모두 밝게 가르쳤다. "…… 그런데 猪苓湯은 發熱이 있으면서 갈증이 있는 증상을 치료하고, 또 下利하면서 갈증이 있는 증상을 치료한다. 증상은 아교가 적합하지 못한데 굳이 아교로 보좌한 것처럼 보인다. 사실은 열 때문에 갈증이 있고 설사한다. 水氣가 중초에 쌓여서 열과 水氣가 합하면 液을 심하게 손상한다. 여기에 豬苓처럼 利水하여 말리는 약물을 투여하면 液이 거의 메마르지 않겠는가? 아교는 液을 자윤하여 豬苓의 편벽함을 완화하는 것이지 갈증과 설사를 치료하려는 것이 아니다."라고 하였다.

"黃土湯으로 濕을 말리고, 鼈甲煎丸으로 凝結을 부수고, 溫經湯으로 瘀血을 움직이고, 大黃甘遂湯으로 下血逐水하는데, 이들 처방은 자양하며 끈적거리는 아교가 주 역할을 하는 것은 아니다. 補血하고 潤液하면서 燥濕, 破結, 行瘀, 下血, 逐水를 방해하지 않고 모자라는 부분을 보충한다. 그래서 아교가 필요한 것이다."라고 하였다.

그리고 『本草經疏』의 표현은 간단하면서 의미가 충분하다. 여기서는 "현재 吐

血, 衄血, 血淋, 溺血, 腸風下血, 血痢, 女子血氣痛, 血枯, 崩中, 帶下, 임신 전후 여러 질환 그리고 虛勞咳嗽, 肺痿, 肺癰으로 피고름이 나오는 증상 등에 모두 아교로 폐와 신으로 들어가 陰氣를 보하고 水氣를 자양하며 補血, 淸熱하는 효능을 쓴다." 라고 하였다.

② 肺를 자윤하고 지혈한다[潤肺止血]

『湯液本草』에서 "아교는 肺氣를 보한다. 肺가 몹시 허하고 손상하여 咳嗽하면서 膿血이 나올 때 아교를 써야 보할 수 있다."라고 하였고, 『本草綱目』에서 "楊士瀛이 말하기를 喘息과 咳嗽를 치료할 때 肺虛, 肺實, 瀉下하거나 溫性 약재를 써야 할 경우 등을 막론하고 반드시 아교로 폐를 안정하고 滋潤해야 한다. 아교는 성질이 화평하여 肺經의 요약이다."라고 하였다. 중경이 炙甘草湯으로 肺痿를 치료한 것도 이러한 의미다. 『日華子本草』에서 "아교는 모든 風病과 鼻衄, 吐血, 腸風 血痢 崩中帶下를 치료한다."라고 하였다. 朱震亨도 "久嗽, 久痢, 虛勞失血에 적합하다." 고 하였다.

이는 모두 중경의 응용과 부합한다. 黃土湯이 "下血, 先便後血"을 치료하고, 膠艾湯이 "여성 자궁출혈, 임신중절 후 계속되는 下血, 임신 중 하혈"을 치료하고, 溫經湯이 "수십일 계속되는 下血"을 치료한 것이 좋은 예다.

후세에서 이러한 효능을 본받았다. 『聖濟總錄』에서 인삼과 배합하여 만성 해수를 치료하였고, 『小兒藥證直訣』에서 甘草, 馬兜鈴, 杏仁을 배합하여 폐가 허해서 생기는 소아 천식을 치료하였고, 『聖惠方』에서 蒲黃을 배합하여 심한 衄血과 입과 코에서 계속 출혈하는 증상을 치료하였고, 『小品方』에서 艾葉을 배합하여 損動母胎를 치료하고 血腹痛을 없앴다.

2) 용량 · 용법

중경은 10처방에서 아교를 썼다.

① 용량 : 대량은 3냥, 소량은 1냥이다. 보통 2냥을 썼다. 현재 상용량은 5~10g 이다.

② 포제 : 중경은 鱉甲煎丸 처방 주해에서 아교를 "炙"하라고 하였다. 현재는 蛤粉炒하거나 蒲黃炒 등 포제법을 쓴다. 『得配本草』에서 "止血에는 蒲黃炒, 止嗽에

는 蛤粉炒한다."라고 하였다.

③ 용법 : 중경은 炙甘草湯, 膠艾湯 등 처방 주해에서 "약물 찌꺼기를 제거하고 완전히 녹여서 쓴다."고 하였다. 현재는 이 방법을 많이 따른다.

3) 사용주의

『本草經疏』에서 "아교는 성질이 끈끈하므로 위가 약하여 구역질하는 환자는 복용하지 않는다. 脾胃가 허하여 소화가 불량한 환자도 꺼린다."라고 하였다. 『本草匯言』에서 "위가 약하여 구토하고 寒痰과 留飮이 있는 환자는 쓰지 않는다."라고 하였다. 이처럼 아교는 성질이 끈끈하여 소화 장애를 초래한다. 그래서 脾胃虛弱한 환자는 적합하지 못하다.

4) 현대연구

① 성분약리

아교는 대부분 교원(collagen)과 가수분해 산물로 구성된다. 질소(N)를 16.34~16.54% 함유한다. 기본적으로는 이것은 단백질이다. 가수분해 산물은 많은 종류의 아미노산이다. 이 중 lysine, arginine, histidine이 있다.[1] 현대 약리연구에 의하여 아교에 강한 보혈작용, 항쇼크작용, 항근육변성작용, 칼슘흡수촉진, 임파세포전화촉진 작용이 있음이 증명되었다.[2]

② 현대응용

a. 혈소판감소성 자반병 : 新加復脈湯(阿膠, 麥門冬, 生地黃, 紅參, 白芍藥, 當歸, 黃芪, 炙甘草)으로 4례를 치료하였는데, 모두 유효하였다. 이 중 1례는 치료 전 혈소판이 5 $\times 10^4/mm^3$에서 10여 일 복용 후 $18\times 10^4/mm^3$으로 상승하였다.[3]

1 江蘇新醫學院, 中藥大辭典(上册), 上海人民出版社, 1977:1184
2 王浴生等, 中藥藥理與應用, 人民衛生出版社, 1983:563
3 肖宗ㅁ, 右江衛生(廣西百色地區醫藥硏究所), 1979;(2):38):1

b. 재생불량성빈혈 : 生血片(태반분말, 皂礬, 海螵蛸, 肉桂, 阿膠)을 1일 3회, 1회에 1알씩 복용하여 100례를 치료하였는데, 총 유효율이 86%였다.[4]

이 밖에 "705주사액"(鷄血藤, 當歸, 阿膠를 10:5:1 비율로 구성)을 근육 주사하여 백혈구감소증을 치료하였다.[5]

4 王鐘賢, 遙寧中醫, 1977;(1):19
5 陳惠中, 軍事醫學簡訊(中國人民解放軍 59170部隊 軍事醫學資料編輯組), 1977;(2):1

2 附子 부자

모간과(毛茛科) 식물인 烏頭의 곁에서 자라는 塊根(子根)이다. 맛은 맵고 달고 성질은 뜨거우며 독이 있다. 心經, 脾經, 腎經으로 들어간다.

1) 효능 · 주치

① 양기를 회복하여 사지궐냉을 치료한다[回陽救逆]

四逆湯, 通脈四逆湯, 白通加猪膽汁湯 등 回陽救逆하는 방제들은 모두 生附子가 군약이며, 그 효능을 『本草經讀』에서 "부자는 맛이 맵고 약성이 따듯하여 火氣가 신속하게 일어나서 이롭지 않음이 없다. 그래서 回陽救逆하는 가장 좋은 약품이다."라고 하였다.

『本草正義』에서도 "부자는 본래 辛溫하고 大熱하며 성질이 잘 주행한다. 그래서 十二經을 순행하는 순수한 陽性을 지닌 약물이다. 겉으로 皮毛에 도달하여 表部 寒氣를 없애고, 속으로 下焦의 근원으로 도달하여 痼冷症을 데운다. 속과 겉으로 모두 퍼져서 三焦와 經絡 모든 장부에 寒氣가 있으면 모조리 치료한다. 다만 生用하면 성질이 더 뜨겁다. 陰氣가 뭉쳐서 양기를 함몰시키고 地氣가 天氣를 씌워서 급성으로 사지와 피부가 식고 맥이 끊어질 듯하거나 혹은 위로 토하고 아래로 설사하며 쉰 냄새가 나지 않는 경우에 生用하지 않으면 효과가 없다."라고 하였다.

『長沙方歌括』에서는 "陽氣가 주도적이지 못할 때 四逆湯이 적합하고, 元陽이 심하게 허할 때는 附子湯이 적합하다. 하부에서 陰이 치성하고 상부로 陽을 치밀어 거부할 때는 白通湯이 적합하고, 내부에 陰氣가 치성하여 외부로 陽氣를 거부할 때는 通脈四逆湯이 적합하다. 대개 생기가 이미 분리되어 금방이라도 亡陽할 경우에 부드럽고 완만한 감초를 쓴다고 해서 흩어지는 양기를 불러서 돌아오게 할 수 있겠는가?"라고 하였다. 중경이 위태한 亡陽證을 급히 부자로 구한 의미가 분명하다.

후세에 이 작용을 많이 활용하였다. 『傳家秘寶方』에서 큰 부자 1개를 단방(약성이 남게 불에 태워서 꿀물에 타서 복용한다)으로 陰盛格陽證을 치료하였고, 『濟生方』에서 姜汁과 배합하여 四肢厥逆, 腹痛 身冷, 모든 冷氣를 치료하였다.

② 한기를 흩고 진통한다[散寒止痛]

桂枝加附子湯, 白朮附子湯, 甘草附子湯, 桂枝芍藥知母湯, 烏頭赤石脂丸, 九痛丸 등은 寒氣를 흩고 진통하는 처방이다. 이 처방에 모두 炮附子를 썼다. 이때 효능을 『本經』에서 "主風寒咳逆邪氣 …… 寒濕躪[6]躄, 拘攣膝痛, 不能行步"라고 하였다. 『名醫別錄』에서도 "脚疼冷弱, 腰脊風寒, 心腹冷痛" 등의 질환을 치료한다고 하였다.

또 『本草思辨錄』에서 "부자는 陽性 약물이다. 환자가 陽虛하면서 寒氣가 겹쳤을 때 陽氣를 북돋지 않으면 風邪를 몰아낼 수 없다. 그래서 陽氣를 북돋우면서 같이 風邪를 몰아내야 한다. 寒은 陰邪이며 濕도 陰邪이다. 風濕의 風과 傷風의 風은 결과는 다르지만 모두 陽虛이므로 부자가 필요하다."라고 하였다. 『醫學衷中參西錄』에서도 "臟腑에 凝結하고 筋骨에 붙어서 경락혈맥의 순행을 저해하는 모든 凝寒痼冷症에 부자를 쓰지 않으면 무효다."라고 하였다.

그래서 후세에 寒痛에 부자를 많이 썼다. 예를 들어 『宣明方論』에서 鬱金과 橘紅을 배합하여 모든 厥心痛, 小腸膀胱痛을 치료하였고, 『濟生方』에서 木香, 玄胡索을 배합하여 心腹冷痛을 치료하였다.

③ 腎陽을 따듯하게 보하고 기화작용으로 물을 내보낸다[溫補腎陽, 化氣行水]

八味腎氣丸, 眞武湯 등 溫腎化氣하는 처방은 모두 炮附子가 군약이다. 張元素는 "火의 근원을 강화하여 음성적인 장애를 없애면[益火之源, 以消陰翳] 소변이 정상화하는데, 烏頭와 부자가 여기에 해당한다."라고 하였다.

『本草正』에서 더 상세하게 "부자는 모든 經을 잘 순행한다. 그래서 술과 비슷하다. 表裏沈寒, 厥逆寒噤을 없애고, 속을 데우고 陰을 강화하며, 오장을 데우고, 陽氣를 회복한다. 그래서 格陽喉痺, 陽虛로 인한 대소변불통, 여성의 생식기능 저하로 인한 생리불순, 小兒慢驚 등을 치료한다. 火氣를 이끌어 근원으로 들어가서 虛熱을 제압한다. …… 表證이든 裏證이든 막론하고 맥이 미세하여 예후가 불량하고 氣虛하면서 열이 없는 환자는 급히 써야 한다."라고 하였다. 중경은 부자의 溫補腎陽하고 化氣行水하는 효능을 쓴 것이다.

6 躪; 짓밟을 린.

후세에 이런 처방을 모방하였다. 『普濟方』에서 澤瀉를 배합하여 소변불통하면서 양쪽 尺脈이 모두 沈微하고 이뇨제가 무효한 증상을 치료하였고, 『朱氏集驗醫方』에서 赤小豆, 薏苡仁을 배합하여 脾虛로 濕을 받아 생긴 부종과 모든 虛腫을 치료하였다.

④ 火氣를 이끌어 근원으로 돌려보낸다[引火歸源]

『本草匯言』에서 "부자는 陽氣를 회복하고, 陰寒을 흩고, 冷痰을 몰아내고, 관절을 소통하는 데 탁월한 약이다. 眞陽이 부족하고 虛火가 상승하여 목구멍이 좋지 못하고 음식을 삼키지 못하는데, 寒性 약물을 쓰면 더 심해지는 제반 질환에 응용한다. 부자는 命門의 주 약물로서 굴 속으로 들어가 火氣를 이끌어 근원으로 돌린다. 이렇게 되면 떠오른 火氣가 저절로 식는다. 陽虛陰極한 증후로서 肺腎에 熱이 없는 증상에 부자는 起死回生하는 특별한 효능이 있다."라고 하였다.

그래서 『長沙方歌括』에서 "四逆湯은 少陰의 正藥이다. 이 증상은 흩어지는 陽氣를 불러서 거두어야 한다. …… 生附子는 …… 상하로 모두 도달하여 뭉친 陰氣를 물리치고 陽氣를 이끌어 원래 있던 곳으로 보낸다."라고 하였다. 중경은 부자를 引火歸源하는 데 썼다.

2) 용량 · 용법

중경은 부자를 모두 34처방에 응용했다.

① 용량 : 대량은 3개(1개는 대략 30g이다), 소량은 1냥을 썼다. 대부분 1개를 썼다. 현재 상용량은 3~10g이다.

② 포제 : 중경은 生用과 炮用으로 구분했다. 보통 回陽할 때는 生用하였다. 四逆湯 주해에서 "生用, 去皮, 切八片"이라고 하였다. 보통 乾薑과 같이 쓴다. 寒氣를 흩을 때는 대부분 炮用했는데, 桂枝附子湯에서 부자를 "炮"하라고 하였다.

③ 용법 : 대부분 탕제로 썼다. 부자는 독이 있으므로 먼저 넣어서 오래 달여야 한다. 현재 탕제에서 30~60분 동안 먼저 끓이며 입에 넣어서 마비감이 없을 정도까지 한다.

3) 사용주의

① 중경은 桂枝附子去桂加白朮湯 주해에서 "3회 전부 복용한 후 환자가 멍한 느낌이 있어도 이상하게 생각하지 마라. 이것은 부자와 白朮이 내부에서 水氣를 몰아내고 있지만 완전히 없애지 못해서 생기는 상황이다. 桂枝 4냥을 가하면 된다." 라고 하였다. 이처럼 부자로 溫陽逐水할 때 환자가 "멍한 기분[如冒狀]"이 생길 수 있는데, 桂枝를 가하면 하강하여 없앨 수 있다.

② 陰虛內熱, 眞寒假熱證에는 당연히 금한다. 『本草匯言』에서 "陰虛內熱證이나 陽極似陰證에 잘못 쓰면 바로 부작용이 일어난다."라고 하였다.

③ 임신부는 금한다. 『本草品匯精要』에서 "임신부는 복용할 수 없다."고 하였다. 부자는 大辛大熱한 약품으로서 임신부는 유산할 염려가 있기 때문에 금한다.

④ 『中華人民共和國藥典』(1985년판)에서 "부자는 半夏, 瓜蔞, 貝母, 白蘞, 白芨 등과 혼용하는 것은 적절하지 않다."고 하였다.

4) 현대연구

① 성분약리

生附子에는 aconitine, hypaconitine, mesaconitine, cadl-demethyl coclaurine, higenamine 등을 함유한다.[7]

약리학 연구에 의하여 부자에는 강심, 심박증가, 심근에 산소공급 개선, 혈압상승, 소염, 진통, 진정, 면역기능 강화, 항한냉, 국소마취, 혈당강하 등의 작용이 있음을 증명하였다.[8]

독성약리연구에 의하여 부자에는 비교적 강한 독성이 있으며 특히 심장에 대한 독성이 있음을 증명하였다. 물에 녹여서 생긴 오두, 원래의 alkali류는 독성이 크게 저하된다.[9]

7 王浴生等, 中藥藥理與應用, 人民衛生出版社, 1983:576
8 陰健等, 中藥現代研究與臨床應用, 學苑出版社, 1994:394
9 林啓壽, 中草藥成分化學, 科學出版社, 1977:815

② 현대응용

a. **病態竇房結綜合症** : 부자 주사액(2ml/앰플, 생약 4g 함유) 8~12g을 5%의 포도당 500ml에 타서 분당 10~20방울 속도로 정맥 주입한다. 2주를 한 치료 기간으로 15례를 치료하였다. 1기간 치료 후 가슴이 갑갑한 환자 14례 중 13례가 분명히 개선되었고, 흉통 6례 중 5례가 분명히 개선되었고, 심계항진 13례 중 11례가 분명히 개선되었고, 숨찬 환자 6례가 모두 개선되었고, 어지럼증 15례 중 12례가 분명히 개선되었고, 暈厥 5례가 재차 발작이 없어졌다.[10]

b. **쇼크** : 인삼 30%와 부자 주사액 10~20ml를 5~10%의 포도당 또는 생리적 식염수 링거액 20ml에 타서 정맥 주사한다. 필요하면 0.5~1시간 간격으로 다시 1회 주사한다. 또는 50~10ml를 상기한 체액 250~500ml에 타서 정맥 주사한다. 1회 쇼크환자 38례를 치료한 결과 현저한 효과 1례, 유효 32례, 무효 15례로서 총 유효율이 89.1%였다.[11]

c. **혈전폐색성 맥관염** : 附子溫經湯(附子, 丹參, 黃芪, 甘草, 海馬, 桃仁, 細辛, 當歸, 肉桂, 赤芍藥, 大黃, 銀花)을 복용하고 華撥膏를 같이 붙여서 38례를 치료하였다. 치유가 20례, 현저한 효과 8례, 호전 5례, 무효 5례로서 총 유효율이 86.8%였다.[12]

10 朱伯卿等, 上海醫學, 1983;(9):509
11 丁培琳, 中醫雜誌, 1988;(4):25
12 1660部隊醫院脈管炎硏究小組, 中西醫結合資料, 1973;(7):40

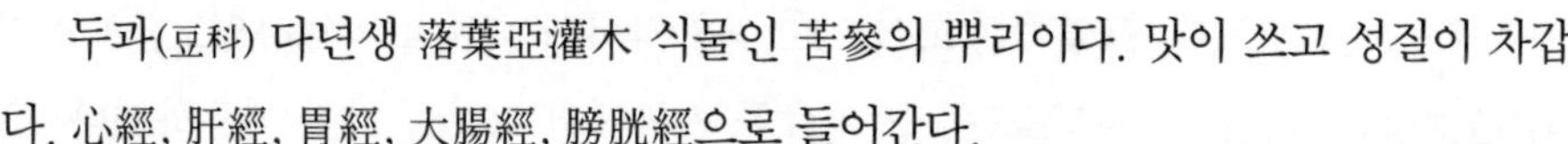

3 苦參고삼

두과(豆科) 다년생 落葉亞灌木 식물인 苦參의 뿌리이다. 맛이 쓰고 성질이 차갑다. 心經, 肝經, 胃經, 大腸經, 膀胱經으로 들어간다.

1) 효능 · 주치

① 열을 식히고 습을 말린다[淸熱燥濕]

"하부가 腐蝕하면 목구멍이 마른다. 이때 苦蔘湯으로 씻는다."라고 하였다. 중경은 고삼을 달여서 濕熱로 蟲이 생겨서 하부가 썩고 허는 狐惑病에 훈증하고 씻었다. 이처럼 고삼은 단방으로도 열을 식히고 濕을 말리며 殺蟲하여 가려움증을 그치는 중요한 약이다.

『金匱玉函經二注』에서 "고삼은 熱毒을 없애서 하부 䘌를 치료한다. 그래서 洗劑로 쓴다."고 하였고, 『金匱要略釋義』에서 "苦蔘湯으로 씻는 것은 고삼에 濕을 없애고 물기를 거두는 효능이 있기 때문이다."고 하였다. 『長沙藥解』에서도 고삼에 "열을 식히고 濕을 없앤다."는 효능이 있다고 하였다. 그래서 『本經』에서 "黃疸"을 치료하였고, 『別錄』에서는 "잠복한 熱과 腸澼을 없앤다."고 하였다. 孫氏의 『仁存堂方』에서 丸으로 만들어 熱痢下血을 치료하였고, 『積德堂經驗方』에서 牡蠣, 雄猪肚를 배합하여 여성의 赤白帶下를 치료하였는데, 모두 고삼의 淸熱燥濕하는 효능을 쓴 것이다.

② 風邪를 없애고 살충한다[祛風殺蟲]

『本草正義』에서 "고삼은 맛이 아주 쓰고 성질이 몹시 차가워[大苦大寒] 열을 식혀 없애고 濕火를 씻어내는 효능이 黃芩, 黃連, 龍膽草와 비슷한데, 고삼이 가장 쓴맛이 강하고 건조한 성질도 심하다. 그래서 濕熱로 생긴 蟲을 죽인다."고 하였고, 또 "毒風惡癩는 고삼이 아니면 없앨 수 없다."고 하였다.

『本草綱目』에서 "治風殺蟲"한다고 하였고, 『本草匯言』에서 "姚斐成이 말하기를 고삼은 祛風瀉火, 燥濕祛蟲하는 약이다."라고 하였다. 『名醫別錄』에서는 "惡瘡

下部䘌"를 치료하였고, 『滇南本草』에서 "疥癩, 膿窠瘡毒, 皮膚瘙痒, 血風癬瘡, 頑皮白屑"를 치료하였다. 또 『補缺肘後方』에서 露蜂房과 黍米를 섞어서 만든 발효 음료로 鼠瘻瘡을 치료하였는데, 猥皮를 섞으면 더 좋다.

『本草衍義』에서 皂角과 같이 달여서 환약을 만들어 全身風疹으로 참을 수 없는 가려움을 치료하였다. 蘇頌方은 고삼으로 술을 담아서 痲風을 치료하였고, 근대 명의 趙柄南은 『醫案』의 피부소양증을 치료한 기록에서 고삼을 가장 애용하였다. 모두 고삼의 祛風殺蟲止癢하는 효능을 활용한 것이다.

③ 소변을 잘 나오게 한다[通利小便]

當歸貝母苦參丸은 "임신 중 소변불리"를 치료한다. 중경은 고삼의 淸熱利竅 작용을 응용한 것이다. 『本經』에서 "소변 후 잔뇨감을 치료하며, 물을 몰아낸다."고 하였고, 『別錄』에서도 고삼이 "利九竅"하여 "小便黃赤"을 치료한다고 하였다.

尤在涇은 "고삼은 陰으로 들어가서 利竅하고 잠복한 열을 없앤다."고 하였다. 여기서 "利竅"란 前陰을 잘 소통하여 물길을 뚫는 것이다. 그래서 虞天民의 穀疸丸은 고삼을 龍膽草, 梔子, 牛膽汁, 玄參과 같이 써서 濕熱이 울증하여 생기는 黃疸尿赤을 치료하였다. 여기서 고삼은 이뇨하여 濕熱을 배출하는 데 아주 효과적이다. 현재 淋病, 尿閉, 尿路感染에 상용한다.

④ 심장을 식혀서 정신불안을 없앤다[淸心除煩][13]

附方三物黃芩湯은 "산후에 …… 四肢苦煩熱, 頭不痛, 但煩하는 증상을 치료한다."고 하였다. 이 처방에서 고삼을 黃芩과 배합하여 열을 식혀서 煩을 없앴다. 『本草衍義補遺』에서 "고삼은 陰氣를 강하게 보한다."고 하였고, 『別錄』에서 고삼이 "肝膽의 氣를 기르고 오장을 안정하고 뜻을 안정하고 精을 보탠다."고 하였다. 『綱目』에서는 이 뜻을 "고삼은 心經의 火를 전적으로 치료하며 黃連과 유사하다."고 풀이하였다. 또 『丹溪心法』에서는 "수시로 광증이 일어나 머리를 헤치고 소리를 지르며 사람을 죽이려 하고 물불을 가리지 않는 상태를 치료한다."고 하였다. 이처럼 고삼은 心火를 식혀서 잠복한 열을 없애고 정신을 안정시키는 작용이 있다.

13 "煩"을 의미로 보아 "정신불안"으로 해석하였다—역자.

2) 용량 · 용법

중경은 고삼을 2처방에서 응용하였고, 용량을 밝힌 것은 1방이다.

① 용량 : 當歸貝母苦參丸에서 4냥을 썼다. 현재 상용량은 5~10g이다. 외용할 때는 적당량 쓴다.

② 포제 : 중경은 말하지 않았다. 현재는 대부분 볶거나 술로 씻어서 쓴맛과 차가운 성질을 완화하여 脾胃가 허약한 赤白痢疾에 쓴다. 숯처럼 태우면 전적으로 血分으로 들어가 止血하며 腸風, 痔瘻, 酒毒下血에 응용한다.

3) 사용주의

『本草經集註』에서 "反藜蘆"라고 하였고, 『醫學入門』에서 "위가 약한 환자는 신중하게 쓴다."고 하였다. 『本草經疏』에서도 "오래 복용하면 腎氣를 손상한다. 간과 신이 허약하고 열이 심하지 않으면 복용하지 않는다."고 하였다. 따라서 脾胃가 虛寒한 환자는 복용하지 않는다.

4) 현대연구

① 성분약리

주로 oxymatrine, matrine, 黃酮類 化合物인 苦參啶, 去鉀苦參酮 등을 함유하고 있다. 약리작용은 주로 항균, 항종양, 항트리코모나스, 항알러지, 이뇨, 평천, 해열 작용이다. 이 밖에 苦參鹼은 중추신경을 마비시키는 작용이 있다. 동시에 경련을 유발하며 결국은 호흡이 멎는다.[14]

② 현대응용

a. 부정맥 : 苦參片(1정에 생약 2g 함유)을 1회 3~10g씩 1일 3회 복용한다. 평균 치료 기간은 11주였다. 빈맥 환자 167례를 관찰한 결과 전기수축에 대한 유효율이 60%였으며(심실성 조기박동 59.5%, 심방성 조기박동 80%), 감염과 과민 피로로 유발한 조기박동에 비교적 양호하였다.[15]

14 孔增科, 實用中藥手册, 天津科學技術出版社, 1993:84

b. 불면증 : 고삼 500g을 냉수 1000ml에 넣고 12~20시간 담근 후 1시간 달여서 400~600ml를 만든다. 다시 물을 1000ml 넣고 300~500ml가 되도록 달인다. 다시 물 1000ml를 가하고 설탕을 넣는다. 성인은 한 번에 20ml, 소아는 5~15ml 복용한다. 1회에 복용한다. 101례를 관찰한 결과 유효율이 95%였다. 속효 51례, 현저한 효과 1례, 양호한 효과 14례, 무효 5례였다.[16]

c. 백혈구감소증 : 苦參素를 근육 주사한다. 보통 먼저 200mg(12ml)을 투여하고 나중에 400mg으로 늘린다. 악성 종양을 방사선으로 치료한 후 백혈구가 감소한 25례를 관찰한 결과 21례에서 백혈구가 상승하였고, 나머지 4례는 백혈구가 상승하지 않았다. 비록 상승하지 않았지만 모두 방사선 요법은 마쳤다.[17]

d. 피부병 : 100% 고삼 주사액을 1일 1회 2~4ml씩 근육 주사하거나 정제(1정에 생약 0.3g 포함)를 1일 3회 5정씩 복용한다. 급성 아급성습진, 지루성 습진피부염, 음낭습진, 전신성 신경성 피부염 148례를 관찰한 결과 유효율을 79%였다.[18]

e. 천식, 만성기관지염 : 苦參結晶鹼 캡슐(50mg)을 1회 1~2캡슐씩 1일 3회 복용한다. 또 苦參結晶鹼 분무제를 1일 2~3회 4~6mg씩 뿌려서 흡입한다. 기관지천식 19례, 천식성 만성기관지염 43례를 관찰한 결과 유효율이 88%였고, 현저한 효과율이 27.4%였다.[19]

이 밖에 고삼은 脣炎[20], 전염성 간염[21], 부종[22], 자궁경관미란[23] 등을 치료한다.

③ 부작용

고삼을 달인 약물은 맛이 몹시 써서 먹기 어렵다. 일부 환자는 복용 후 어지럼증, 오심구토, 변비 등이 생긴다. 다만 경미하여 치료에 영향을 미치지는 않는다.

15 苦蔘觀察協作組, 新醫藥學雜誌, 1977;(7):24
16 重慶市紅十字會醫院兒科, 中草藥通訊, 1979;(2):38
17 楊大恩等, 天津醫學, 1989;(4):154
18 北京醫學院附屬三院皮膚科等, 中草藥通信, 1976;(1):35
19 卞如濂, 浙江中醫雜誌, 1978;(1):29
20 許菫澤, 中醫雜誌, 1980;(6):32
21 王輝武等, 中藥新用, 科學文獻出版社重床分社, 1986:182
22 來枸榮, 東北醫學雜誌, 1952;(7):582
23 楊桂芬, 赤脚醫生雜誌, 1976;(10):17

4 苦酒고주

쌀, 보리, 고량 또는 술과 술 찌꺼기를 발효하여 에틸알코올을 함유한 액체다. "米醋"라고 부르기도 한다. 맛은 시고 쓰며 성질은 따듯하다. 肝經, 胃經으로 들어간다.

1) 효능 · 주치

① 해독

苦酒湯은 "少陰病으로 목구멍이 헐어서 생긴 瘡"을 치료한다. 중경은 고주를 주 약물로 하였다. 시고 쓴맛으로 짜내고 火氣를 내려 해독한 것이다.

『注解傷寒論』에서 "목구멍 창을 수렴한다(斂咽瘡)."고 하였고, 『別錄』에서 고주가 "邪毒을 죽인다."고 하였다. 『本草拾遺』에서는 "殺惡毒"이라고 하였다. 또 『日華子本草』에서는 더 구체적으로 고주가 "모든 魚肉菜毒을 죽인다."고 하였다.

『本草經疏』에서 "癰腫을 소멸한다."고 하였다. 『隨息居飮食譜』에서는 "기를 내리고 邪氣를 물리친다(下氣辟邪)."라고 하였고, 고주로 大黃 분말을 개어 모든 腫毒에 발랐고, 醋를 화상에 씻었다. 또 『方脈正宗』에서 生附子와 배합하여 초기 癰疽를 치료하였고, 『本草匯言』에서 고주에 土牛膝을 배합하여 鎖喉風으로 차오르고 갑갑하며 뚫리지 않는 증상을 치료하였고, 『肘後方』, 內蒙古의 『中草藥新醫療法資料選編』에서는 고주에 枸杞白皮 또는 花椒를 배합하여 치통을 치료하였다.

『本草匯言』에서 총괄적으로 食醋는 "熱毒을 풀고, 癰腫을 소멸하며, 모든 생선이나 채소류에 체한 상태를 없애는 약이다."고 하였다.

② 혈을 활성하고 어혈을 흩는다[活血散瘀]

耆芍桂酒湯은 濕熱이 울체하여 陽氣가 퍼지지 못해 생긴 "黃汗"을 치료한다. 중경은 營 속 鬱熱을 배설하는 효능을 증강하기 위하여 고주를 응용했다. 이를 『金匱要略心典』에서 "고주를 활용하여 益氣가 조화롭고 전체적으로 더 잘 퍼진다. 營衛를 잘 순행하고 사기에 모두 퍼지기 위해서다."라고 하였다.

『本草綱目』에서 고주가 "어혈을 흩고, 黃疸과 黃汗을 치료한다."고 하였고, 『本草拾遺』에서 "癥壞堅積을 없애고 음실을 소화한다."고 하였다. 『本草匯言』에서 "모든 惡水血痰을 흩는다."고 하였다.

『普濟方』의 醋煮三稜丸은 新舊를 가리지 않고 모든 積聚를 치료한다. 『醫學入門』의 醋鱉丸은 瘕癥을 치료한다. 『日華子本草』에서는 고주에 生薑을 배합하여 생선류나 차가운 水菜나 과일을 많이 먹어서 생긴 積을 치료한다. 『千金方』에서 燒石을 食醋에 담가서 乳房의 종양[乳癰堅疾]을 치료했다. 모두 고주의 活血散瘀하는 효능이다.

③ 殺蟲鎭痛

"蛔厥者, 烏梅丸主之"

중경은 고주에 烏梅를 담가 군약으로 하여 蛔厥症을 치료하였다. 이처럼 고주에 殺蟲鎭痛하는 효과가 있다. 『醫林纂要』에서 고주는 "회충을 가라앉힌다[伏蛔]." 고 하였다. 『日華子本草』에서는 "부인의 心痛을 치료한다."고 하였고, 『本草綱目』에서 "초는 心腹疼痛을 치료한다."고 하였다. 그래서 『本草求眞』에서 고주에 木香을 갈아서 마셔서 心腹血氣의 제반 병을 치료하였다. 『千金方』에서는 青皮를 초로 달여서 뜨겁게 발라서 藿亂轉筋이 배로 들어가는 증후를 치료하였다. 또 『林氏家抄方』에서는 고주에 青皮, 小茴香을 배합하여 疝氣沖痛을 치료하였다. 기생충은 신맛을 얻으면 안정한다. 그래서 현재 腸管의 회충, 요충에 활용하여 좋은 살충진통 효과를 거둔다.

④ 止血

『千金方』, 『本草拾遺』에서 모두 "血運을 치료한다."고 하였다. 『日華子本草』에서도 "산후와 손상, 金瘡血運"을 치료한다고 하였다. 『現代實用中藥』에서 고주가 傷寒病으로 생기는 腸出血을 치료하며 "止血藥"으로 분명히 규정하였다.

임상에서 고찰하면 『千金方』에서 胡粉半棗와 같이 복용하여 비출혈을 치료하였고, 『會約醫鏡』에서 "腸滑瀉痢를 치료한다."고 하였다. 현재 고주로 결핵에 수반하는 盜汗, 吐血, 大腸下血 등을 치료한다.

2) 용량 · 용법

중경은 고주를 3처방에 활용했으며, 용량을 밝힌 것은 1처방뿐이다.

① 용량 : 黃耆芍桂苦酒湯에서 고주의 용량은 1승이다. 현재 1회에 보통 3~5ml 쓰며, 외용할 때는 적당량을 쓴다.

② 포제 : 중경은 밝히지 않았다. 『本草再新』에서 "生用하면 여러 독을 없애고 濕氣를 움직인다. 법제하면 양기를 퍼뜨리고 간을 평정하고, 기를 수렴하고 風을 가라앉히며, 사기를 흩어서 발한한다."고 하였다.

③ 용법 : 탕제에 넣거나 약물과 섞어서 내복한다. 불로 가열하여 김을 코로 마시기도 한다. 입을 헹구거나 약물을 개어서 외용한다.

3) 사용주의

『千金 · 食治』에서 "扁鵲이 초(酢)를 많이 먹으면 뼈를 손상한다고 하였다."라 하였다. 孟詵은 "많이 먹으면 胃를 손상한다."고 하였다. 『隨息居飮食譜』에서 "風寒咳嗽, 외감, 瘧痢 초기에 모두 금한다."고 하였다. 따라서 脾胃의 濕이 심하거나 痿痺, 筋脈拘攣, 外感瘧痢 초기에는 쓰지 않는다.

4) 현대연구

① 성분약리

초는 보통 浸膏質, 灰分, 揮發酸, 不揮發酸, 還元糖으로 구성된다. 주로 乙酸, 호박산, 醋酸, 高級醇類, 3－羥基丁酮, 二羥基病酮, 酪醇, 乙醛, 甲醛, 乙縮醛 그리고 山梨糖 등을 함유한다.[24]

② 현대응용

a. 유행성 감기, 유행성 뇌척수막염 : 방문과 창문을 닫고 초를 적당량(1mm^3 공간

24 江蘇新醫學院編, 中藥大辭典, 上海人民出版社, 1977:2600

에 2~10ml) 1~2배 물에 희석 후 가열하여 훈증한다. 1회에 1시간씩, 매일 혹은 격일 1회, 계속 3~6일 동안 시행한다. 13개 연대에 실시하였다. 이 방법을 쓴 후 12개 연대에서 2일째 감기 유행을 억제하였다. 다른 1개 연대는 더 시행하지 못하여 2일 후 60%가 감염되었는데, 3일째 이 방법을 쓴 후 만연을 빠르게 방지하였다. 이 밖에 유행성 뇌척수막염 유행 기간에 보균자 84명에 식초 훈증을 시행하였다. 매일 2회 10일 시행한 결과 보균자가 전부 음성으로 바뀌었다.[25]

b. 담도회충증 : 연령에 따라 초산 30~50ml를(혹은 더 많이) 복용하며, 사정에 따라 아프지 않을 때까지 시행한다. 그리고 전통적인 구충제를 복용했다. 15례를 관찰하였다. 복용 총량은 300~500ml였다. 12례는 2일 내에 완전히 통증이 없어졌고, 3례는 3~4일 내에 통증이 완전히 없어졌다.[26]

c. 石灰火傷 : 산과 알칼리가 중화하는 원칙을 근거로 5% 식초 용액을 환부에 발라서 좋은 결과를 얻었다. 환부의 화끈거림과 안면이 달아오르는 감각이 바로 소실하였다. 궤양이 생긴 환자는 저절로 딱지가 생겨 상처가 아물었다.[27]

25 江蘇新醫學院編, 中藥大辭典, 上海人民出版社, 1977:2600
26 江蘇新醫學院編, 中藥大辭典, 上海人民出版社, 1977:2600
27 江蘇新醫學院編, 中藥大辭典, 上海人民出版社, 1977:2600

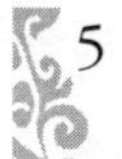

5 知母지모

백합과(百合科) 다년생 초본식물인 知母의 根莖이다. 맛은 쓰고 달며 성질은 차갑다. 肺經, 胃經, 腎經으로 들어간다.

1) 효능 · 주치

① 열을 식히고 화기를 없앤다[淸熱瀉火]

白虎湯은 "체표에 熱이 있고 내부에 熱이 있는 陽明氣分의 심한 열"을 치료한다. 白虎加人蔘湯은 陽明의 氣分에 열이 치성하고 津을 손상한 증후를 치료한다. 酸棗仁湯은 "虛煩으로 인한 불면증"을 치료한다. 중경은 이들 처방에서 지모로 淸熱瀉火하여 熱을 없애고 煩躁를 그쳤다.

李杲는 지모가 "뿌리 없는 腎火를 배설한다."고 하였으며, 白虎湯에서 "쓰고 차가운 지모를 佐藥으로 하여 腎의 근원을 식혔다."고 하였다. 『重慶堂隨筆』에서 "지모는 폐와 위의 氣分熱을 식힌다."고 하였다. 金代 張元素도 지모가 "심장을 식히고 열을 없애며, 陽明의 火熱을 치료하고, 膀胱과 腎經의 火氣를 배설한다."고 하였다. 『本草正義』에서 "지모는 차갑고 윤택하여 實火를 치료한다."고 하였다.

임상에서 고찰하면 『傷寒蘊要』에서 지모에 人蔘, 石膏, 麥門冬을 배합하여 傷寒으로 邪熱이 내부에 치성하여 煩渴하고 갈증으로 물을 마시는 증상을 치료하였다. 『延年方』의 知母鱉甲湯에서 지모에 石膏, 鱉甲 등을 배합하여 溫瘧으로 인한 高熱을 치료하였다. 『症因脈治』의 知柏補血湯은 지모에 黃柏, 黃芪, 當歸를 배합하여 火氣가 치밀어서 생기는 어지럼증, 眩氣症으로 인한 졸도, 인사불성을 치료하였다. 『産乳集驗方』에서 지모에 인삼을 배합하여 姙娠子煩과 煩症으로 인한 불면을 치료하였다. 모두 지모의 淸熱瀉火하는 효능을 나타내고 있다.

② 자음하여 건조함을 자윤한다[滋陰潤燥]

百合知母湯은 "百合病으로 땀을 낸 후 환자"를 치료한다. 여기서 지모는 養陰潤燥한다. 『金匱要略心典』에서 "지모는 땀을 흘려서 진을 손상했기 때문에 쓴 것이다."라고 풀이하였고, 『金匱玉函經二注』에서 지모가 "진액을 생성하고 心肺를 윤택하게 한다."고 하였다.

李杲는 지모가 "腎燥를 자윤하여 滋陰한다."고 하였고, 『大明本草』에서 지모가 "心肺를 윤택하게 한다."고 하였다. 王好古는 "腎水를 자양한다."고 하였다.

임상에서 고찰하면 『本經』에서는 "消渴을 주치한다."고 하였고, 『醫學衷中參西錄』의 玉液湯은 지모에 黃芪와 山藥을 배합하여 消渴熱中證을 치료하였다. 『症因脈治』의 知母甘草湯은 지모를 군약으로 桔梗, 地骨皮를 배합하여 폐가 건조해서 해수하고 기가 치미는 증상을 치료하였다. 『濟生方』의 二母湯은 지모에 貝母를 배합하여 군약으로 하고 杏仁, 半夏, 葶藶 등을 합하여 肺痿, 咳嗽喘息을 치료하였다. 모두 지모의 滋陰潤燥하는 효능을 활용한 것이다.

2) 용량 · 용법

중경은 지모를 모두 7처방에 썼다.

① 용량 : 최대 6냥, 최소 18수다. 중간 양은 3~4냥이다. 중경은 清熱瀉火할 때 최대량을 썼고, 虛證에 비교적 용량이 적고, 寒證에 최소량을 썼다. 현재 상용량은 6~12g이다.

② 포제 : 『本草綱目』에서 "知母를 쓸 때 引經上行하려면 술에 담갔다가 불에 쬐어 말리고, 下行하려면 소금물을 쳐서 불에 쬐어 말린다."고 하였다. 『實用中藥手冊』에서 "生知母는 瀉火清熱하고 除煩止渴하며, 鹽知母는 약을 하부로 끌고 가서 滋陰하고 양기를 가라앉힌다. 蜜知母는 滋陰潤燥하고 潤燥滑腸한다."고 하였다.

③ 용법 : 전탕하여 내복하거나 환제나 산제로 쓰기도 한다.

3) 사용주의

『別錄』에서 "많이 복용하면 설사를 유발한다."고 하였다. 『醫學入門』에서도 "肺 속의 寒嗽, 腎氣虛脫, 火氣가 없는 증상과 맥이 느리고 약하면 금한다."고 하였다. 『本草經疏』에서는 "발기부전, 쉽게 발기했다가 쉽게 시들거나, 脾弱, 소화불량, 胃虛로 인한 식욕부진, 腎虛 설사 등의 증상에는 금한다."고 하였다. 또 『本草逢原』에서 "감염증으로 表症이 남아서 설사하고 갈증이 있을 때 금한다. 脾胃에 虛熱이 있는 환자가 잘못 복용하면 설사를 유발하고 식욕이 줄어든다. 그래서 虛損病에는 아주 금한다."고 하였다. 중경은 지모를 實熱證을 치료하는 데 썼다. 따라서 脾胃가 虛寒하여 대변이 묽은 환자는 복용하지 않는다.

4) 현대연구

지모에는 주로 timosaponin, flavonoid chollin, nicotinic acid, tannin, plegm을 함유하고 있다. 해열, 진정, 거담, 항균 그리고 혈당강하 작용이 있다.[28]

28 孔增科, 實用中藥手册, 天津科學技術出版社, 1993:58

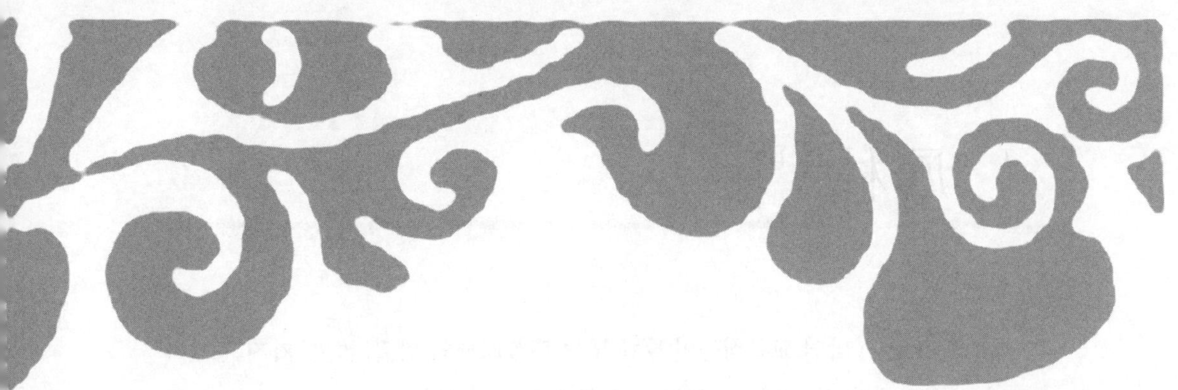

第八章

九劃

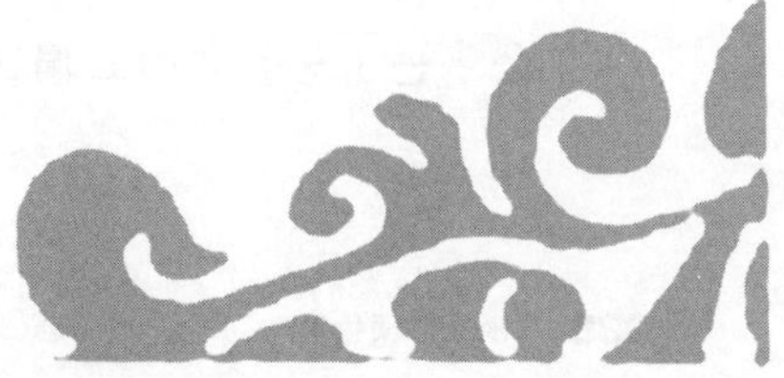

陽明腑實證을 치료하는 大小承氣湯에서 중경은 후박의 쓰고 매운 맛과 따뜻한 성질로 기를 순행하고 창만을 없앴다[行氣除滿]. "通而閉"를 치료하는 厚朴三物湯, "支飮腹滿"을 치료하는 厚朴大黃湯, 厚朴七物湯, 梔子厚朴湯 등은 비록 주 증상은 다르지만 모두 후박이 군약으로서 氣를 순행하고 腹滿을 제거하는 것이 중심이다. 李杲는 "후박의 쓴맛은 기를 하강한다. 그래서 實滿을 없앤다. 따듯한 성질은 氣를 순행한다. 그래서 實滿을 흩는다."고 하였다. 朱震亨은 "후박은 氣藥으로서 성질이 따듯하여 흩으며 胃의 실증을 없앤다."고 하였고, 또 "후박은 腹部 脹滿을 치료하는데, 매운맛으로 氣를 끌어올리기 때문이다."고 하였다. 『本草經疏』에서 후박은 "매운맛은 응결을 흩고, 쓴맛은 습을 말린다."고 하였다.

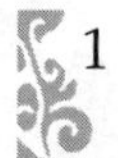

1 厚朴후박

목란과(木蘭科) 낙엽 교목식물인 厚朴 또는 凹葉厚朴의 껍질, 根皮, 가지 껍질이다. 맛은 쓰고 맵다. 脾經, 肺經, 胃經, 大腸經으로 들어간다.

1) 효능 · 주치

① 기를 순행하고 습을 말린다[行氣燥濕]

陽明腑實證을 치료하는 大小承氣湯에서 중경은 후박의 쓰고 매운 맛과 따뜻한 성질로 기를 순행하고 창만을 없앴다[行氣除滿]. "通而閉"를 치료하는 厚朴三物湯, "支飮腹滿"을 치료하는 厚朴大黃湯, 厚朴七物湯, 梔子厚朴湯 등은 비록 주 증상은 다르지만 모두 후박이 군약으로서 氣를 순행하고 腹滿을 제거하는 것이 중심이다.

李杲는 "후박의 쓴맛은 기를 하강한다. 그래서 實滿을 없앤다. 따뜻한 성질은 氣를 순행한다. 그래서 實滿을 흩는다."고 하였다. 朱震亨은 "후박은 氣藥으로서 성질이 따뜻하여 흩으며 胃의 실증을 없앤다."고 하였고, 또 "후박은 腹部 脹滿을 치료하는데, 매운맛으로 氣를 끌어올리기 때문이다."고 하였다.

『本草經疏』에서 후박은 "매운맛은 응결을 흩고, 쓴맛은 습을 말린다."고 하였다. 『別錄』에서 후박은 "中焦를 데워서 腹痛, 脹滿을 치료한다."고 하였다. 『本草匯言』에서는 후박의 주치와 효능을 비교적 전면적으로 논술하였다. "후박은 中焦를 이완하고 食滯를 해소하여 胃氣를 안정하는 약이다. 中焦에 氣가 정체하여 울체하고 흩어지지 않고 胃에 음식이 적체하여 움직이지 않거나 濕이 맺히고 쌓여서 없어지지 않고 濕痰이 모여서 없어지지 않을 때 따뜻한 후박으로 濕을 말릴 수 있다."고 하였다. 그래서 『斗門方』에서 후박을 生薑汁으로 구워서 氣脹으로 가슴이 갑갑한 환자를 치료했다.

『太平惠民和劑局方』에서 藿香正氣散은 후박에 大腹皮를 배합하여 氣를 순행하고 濕을 잘 내보내 中焦의 기를 조절함으로써 胸膈과 脘腹을 이완하고, 平胃散은 후박을 臣藥으로 하여 行氣, 化濕, 除滿하는데 生薑汁으로 구워서 매운맛으로 水濕을 흩는 효능을 높이고 濁氣를 내려서 구역질을 그치게 하였다.

『鮑氏小兒方』에서 乾薑을 배합하여 中焦의 冷氣로 인한 심한 설사를 치료했다. 『梅師集驗方』에서는 黃連을 배합하여 만성 이질설사를 치료했다. 이처럼 후박은 行氣燥濕하여 脹滿을 없애는 중요한 약물이다.

② 下氣消痰

"기침하고 맥이 浮하면 厚朴麻黃湯으로 치료한다.", "천식 환자의 외감증은 桂枝湯에 후박과 杏仁을 가하면 좋다." 이상의 사실로 볼 때 후박은 氣를 하강하여 기침을 그치고 천식을 안정시키는 효능이 있다. 중경은 半夏厚朴湯으로 "여성의 梅核氣(목구멍 속에 구운 고기가 걸려있는 듯한 증상)"를 치료하였다. 이것도 下氣消痰하는 후박의 효능을 이용한 것이다.

王好古는 "肺氣가 脹滿하고 膨脹하여 생기는 기침과 숨참을 치료한다."고 하였고, 『別錄』에서 후박이 "消痰下氣"하여 "胃 속이 逆冷하고 胸中에서 구역질이 그치지 않는 증상을 치료한다."고 하였다.

『本草經讀』에서 "후박은 氣味가 농후하여 주로 하강하는데, 하강하면서 약성이 따듯하므로 흩는 작용이 강하고, 쓴맛으로 배설하는 작용이 강하다. 中風으로 대소변이 안 나오고, 傷寒病에서 瀉下한 후 약간 숨찬 증상 …… 濁氣가 상충하는 두통에 모두 후박을 主藥으로 하는 것이 적합하다."고 하였다. 『醫學衷中參西錄』에서도 "中焦를 데우고 氣를 하강하는 요약이다."고 하였고 또 "生薑과 白朮을 같이 쓰면 응결한 寒痰을 잘 해소하며, 매운맛이 肺로 들어가서 外感咳逆을 치료한다."고 하였다. 이처럼 諸家들 모두 후박이 消痰, 下氣, 平喘하는 효능이 있다고 논증하였다.

2) 용량 · 용법

중경은 후박을 모두 14방에서 응용하였다.

① 용량 : 주해에서 용량을 규정한 처방은 11방이다. 이 중 반 근은 3방, 4냥은 2방, 2냥은 2방, 5냥, 3냥, 8냥, 1척이 각각 1방이다. 중경은 脹滿을 제거할 때는 많이 썼다. 예를 들어 厚朴三物湯에서 8냥을 썼다. 厚朴三物湯은 바로 小承氣湯으로서 후박과 枳實을 많이 쓰기 때문에 이름을 고친 것이다. 大承氣湯과 厚朴, 生薑, 半夏, 甘草, 人蔘湯에서는 반 근씩 썼다. 表症이 심한 경우도 용량을 높였다. 厚朴七

物湯이다. 厚朴七物湯證에서 "發熱", "脈浮而數"하면 반 근을 썼다. 그런데 小承氣湯에서는 微熱이 있으면 2냥을 썼다. 현재 상용량은 3~10g이다.

② 포제 : 중경은 후박을 쓴 14방 중 6방의 주에서 "炙, 去皮"하라고 밝혔다. 『炮製藥歌』에서 "후박 …… 절대 껍질 채 쓰지 말라. 깨끗이 제거해야 神을 소모하지 않는다."고 하였다. 현대 연구에서 후박은 휘발유를 많이 함유하고 있는데 코르크층은 휘발유 함유량이 많지 않다. 외피를 제거하면 생약 중 휘발유 함유량을 높여서 효능이 증강함을 밝혔다. 生薑汁으로 구운 후박은 인후 자극이 줄고 매운맛이 생겨 발산력이 증강하여 濕을 없애고 胃를 진정한다. 그래서 脾胃의 氣滯, 食傷, 기침과 숨참을 치료한다.

③ 용법 : 중경은 후박을 쓴 처방 중에서 "先煎"한 예가 있다. 大承氣湯, 厚朴三物湯이다. 탕제에 넣어서 내복할 때는 다른 약보다 먼저 달여야 行氣除滿하는 효능을 충분히 발휘한다. 분말하여 환약이나 산제로 복용하기도 한다.

3) 사용주의

『藥性論』에서 "콩을 삼간다. 먹으면 動氣한다."고 하였다. 『本草經讀』에서 후박은 "實證을 주치한다."고 하였다. 후박은 성질이 따듯하고 건조하다. 따라서 오장이 허약하고 氣血이 부족하거나, 임신부는 조심해서 쓴다. 陰虛로 熱이 있는 환자는 삼간다.

4) 현대연구

① 성분약리

후박에는 magnolol, 厚朴鹼, β-eudesmol을 함유하고 있다. 약리 작용은 혈압강하, 건위, 항균, 골격근 이완작용이 있다.[1]

1 孔增科, 實用中藥手册, 天津科學技術出版社, 1993:155

② **현대응용**

a. 수술 후 복창 : 복부 침 마취 수술 전 12시간에 후박 분말 5~10g을 복용한다. 자궁적출 수술 환자 36례에서 腸의 膨滿이 없어지거나 경감한 좋은 효과가 있었다.[2]

b. 급성장염 : 후박을 분말하여 1회에 3g씩 복용한다. 또는 밀가루를 섞어서 환약을 만들어 1회에 4.5~9g씩 1일 2~3차 복용한다. 주사액으로 만들어(1ml에 생약 1g 함유) 1회에 2ml씩 1일 2~3차 근육 주사한다. 후박을 달여서 1회에 10ml씩(생약 6g에 해당) 1일 2회 내복한다. 세균성 혹은 아메바성 이질 46례에서 3~9일 투약 후 치유 43례, 호전 2례, 무효 1례였다.[3]

2 上海第一醫學院婦産科醫院, 新醫藥學雜誌, 1973;(4):25
3 孫心楚, 中級醫刊, 1960;(7):453

2 枳實지실

운향과(芸香科) 小喬木 식물인 酸橙, 香櫞, 柚櫵의 미성숙한 과실이다. 맛은 쓰고 매우며 성질은 약간 차갑다. 脾經, 胃經, 大腸經으로 들어간다.

1) 효능 · 주치

① 기를 부수고 뭉친 것을 없앤다[破氣消積]

大承氣湯, 小承氣湯에서 모두 지실을 大黃, 厚朴과 배합하여 陽明腑實證인 "腹滿痛"을 치료한다. 중경은 腸胃에 뭉친 氣를 헤쳐서 積을 없애고 체한 증상을 소통하는 지실의 효능을 썼다.

『本草衍義』에서 이 처방을 해설하면서 "지실은 성질이 매섭고 신속하다. …… 承氣湯의 지실은 소통하고 배설하고 뭉친 것을 부순다."고 하였다. 『藥品化義』에서 "지실은 전적으로 胃實證을 소통하고 단단하게 응결된 증상을 열고 中脘을 다스려서 血分을 치료한다. 그래서 배꼽 부근 實滿을 치료하고 묵은 음식을 몰아내며 結胸을 헤치고 막힌 변을 뚫을 때 지실이 없으면 안 된다."고 하였다. 그래서 『內外傷辨惑論』의 枳朮丸은 白朮과 배합하여 痞症을 치료하고 消化하며 胃를 강화하였고, 『本經』에서 "寒熱을 수반하는 응결을 없애고", 『醫學啓源』에서 "소화작용, 나쁜 피를 흩는 작용, 단단한 積을 부수는 작용"을 응용하였다. 『延年方』에서는 지실을 불에 구어 뜨겁게 찜질하여 風疹을 치료하였고, 『子母錄』에서 지실을 볶아 익혀서 찜질하여 여성의 음부 속의 단단한 종양을 치료하였다. 이처럼 지실은 破氣消積하는 중요 약이다.

② 化痰除痞

枳實薤白桂枝湯은 "胸痺心中痞"를 치료하고, 橘枳生薑湯은 "胸痺, 胸中氣塞短氣"를 치료하고, 桂枝生薑枳實湯은 "心中痞, 諸逆, 心懸痛"을 치료한다. 이 세 처방의 주 약물은 지실이다. 매운맛으로 흩고 쓴맛으로 배설하여[辛散苦泄] 痰을 대사하고 痞症을 없애는 것이다.

『別錄』에서 "지실은 胸脇의 완고한 담[痰癖]을 없애고, 정체한 물을 몰아내고, 응결한 實證을 부수고, 脹滿을 해소하고, 갑자기 心下가 막히고 아픈 증상을 치료한다."고 하였다. 『醫學啓源』에서 "『主治秘訣』에서 말하기를, 心痞를 주치하고 心胸痞를 없앤다."고 하였다. 『簡要濟衆方』, 『補缺肘後方』에서 지실을 분말하여 내복하여 胸痺痛을 치료했다. 또 『藥品化義』에서 지실은 "血 속의 氣藥이라고 부르는 것이 가장 좋다"고 하였고, 『湯液本草』에서 "지실을 쓰지 않으면 痞症을 없애지 못한다."고 하였고, 『本草衍義補遺』에서 "지실은 痰을 배설하여 담장이나 벽을 무너뜨린다."고 하였다.

2) 용량 · 용법

중경은 지실을 모두 17방에서 응용하였다.

① 용량 : 주에서 용량을 밝힌 처방은 13방이다. 이 중 5매 5방, 4매 4방, 3매 2방, 3냥 7매 각각 1방이다. 중경은 지실을 쓸 때 大實大滿한 凝結한 毒을 치료하고 통증이 극렬한 경우에 용량이 많았다. 예를 들어 大實大滿하고 배꼽 둘레가 아픈 大承氣湯, 통증과 便閉를 치료하는 厚朴三物湯, 厚朴七物湯, 心懸痛을 치료하는 桂枝生薑枳實湯 등에서 모두 5매를 썼다. 일반적인 복통에는 용량이 가볍다. 小承氣湯, 枳實梔子豉湯에서는 단지 3매만 썼다. 현재 상용량은 3~15g이다.

② 포제 : 중경이 주에서 포제를 밝힌 것은 9방이다. 이 중 "炙"하는 것이 5방, "先煎"이 1방, "물에 담갔다가 노랗게 굽는 것"이 1방, "부수고 물에 담갔다가 굽고 말린다."가 1방, "까맣게 태우며 재로 만들면 안 된다."가 1방이다. 대체로 破氣하고 積을 없애서 攻下할 때 生用하는데 大承氣湯이며, 行氣消痞할 때 炙用하는데 小承氣湯, 枳實生薑湯이고, 血分에 들어갈 때 炒黑하는데 枳實芍藥散이다.

③ 용법 : 내복하는데, 탕제나 환 · 산제로 쓴다.

3) 사용주의

『醫學入門』에서는 "허해서 생긴 오랜 병에 잘 못 복용하면 안 된다."고 하였고, 『本草備要』에서도 "임신부와 氣虛 환자는 금한다."고 하였다. 또 『得配本草』에서도 지실이 "眞元을 심하게 소모하므로 사기가 있는 實證이 아니면 쓰지 못한다."고 하였다. 따라서 脾胃가 虛弱하거나 임신부는 신중히 써야 한다.

4) 현대연구

① 성분약리

약리작용에는 강심작용, 혈압상승, 장위연동촉진, 자궁평활근 흥분작용이 있다.[4]

② 현대응용

a. 위하수 : 66% 또는 132% 농도로 달인 지실을 내복하여 치료한 21례 중 완치 8례, 호전과 유효 각 6례였다.[5]

b. 각종 쇼크 : 지실 주사액(5ml당 생약 20g 함유). 사용 방법은 1회에 kg당 600mg을 15분에 1회씩 연속 2회 정맥 주사한다. 혈압이 오르지 않으면 1회 kg당 1g까지 올리고 15~30분에 1회 정맥 주사하고 연속 2회 한다. 35례 관찰 결과 현저한 효과(30분~6시간에 혈압회생) 26례(74.3%), 유효 6례(17.1%), 무효 3례(8.6%)였다.[6]

c. 심장쇠약 : 지실 주사액 40~60g을 10%의 포도당 용액 250ml에 넣고 천천히 정맥에 주입하여(20~30방울/min) 약 3~4시간에 다 주입한다. 20례를 관찰하여 강심이뇨작용을 증명하였다. 심각한 심장박동 문란이나 기타 부작용이 없었고 제형과 용량도 활용하기 수월했다.[7]

4 孫增科, 實用中藥手册, 天津科學技術出版社, 1993:64
5 龐俊忠等, 臨床中藥學, 中國醫藥科技出版社, 1989:266
6 湖南醫學院第二附屬醫院兒科教研組等, 中草藥通訊, 1977;(10):35
7 湖南醫學院第二附屬醫院內科心血管組, 中草藥, 1980;(4):171

3 茯苓복령

다공균과(多孔菌科) 眞菌 茯苓의 菌核이다. 대부분 송과(鬆科) 식물인 赤松 또는 馬尾松 등 나무뿌리에 기생한다. 맛은 달고 담담하며 성질은 평이하다. 心經, 脾經, 腎經으로 들어간다.

1) 효능 · 주치

① 이뇨[利水滲濕]

"小便不利"를 치료하는 五苓散과 猪苓湯에서 복령은 담담한 맛으로 수분을 잘 내보낸다. 중경은 小柴胡湯과 眞武湯에서 "소변이 불리하면 복령을 가한다.", "소변이 잘 나오면 복령을 뺀다."고 분명하게 지적하였다. 그래서 小便不利와 내부에 水分 정체가 복령을 쓰는 지표다.

『本經』에서 "利小便"이라고 하였고, 『本經疏證』에서 "臟腑와 살결의 水分을 배출한다."고 하였다. 浮腫과 小便不利한 모든 증상에 복령을 쓴다. 그래서 『藥品化義』에서는 "물을 잘 내보내 습기를 없애는 가장 중요한 약이다."고 하였다.

② 비장을 강화하고 胃를 편안하게 한다[健脾和胃]

桂枝去桂加茯苓白朮湯은 "桂枝湯을 복용하거나 瀉下 후 여전히 머리가 아프고 목이 뻣뻣하며 후끈후끈 달아오르고, 땀은 없고, 명치 밑이 그득하며 약간 아프고, 소변이 잘 안 나오는 환자"를 치료한다. 陳修園은 복령과 白朮을 가하는 의미를 "轉輸하는 脾의 기능을 돕는다."고 하였다.

중경은 侯氏黑散, 薯蕷丸, 복령에 人蔘과 當歸 등을 배합하여 썼다. 모두 健脾益胃하여 氣血을 보하여 근원을 잘 발생하려는 의도다. 『傷寒明理論』에서 복령이 "滲水緩脾"한다고 하였고, 張元素도 "和中益氣"라고 하였다. 『藥典』에서는 복령이 "脾臟이 허하여 식욕이 부진하고 대변이 묽거나 설사하는 증상"을 치료한다고 하였다. 또 『本草衍義』에서는 "心臟과 脾臟을 보할 때 빠질 수 없다."고 하였다. 이처럼 복령은 健脾益胃한다.

③ 정신을 안정한다[寧心安神]

"몸이 허하고 과로로 번거롭고[虛勞虛煩] 불면증이 있을 때 酸棗仁湯으로 치료한다."고 하였다. 이 처방은 복령에 酸棗仁, 遠志를 배합하여 심장과 정신을 안정시킨다. 또 茯苓桂枝甘草大棗湯은 "臍下悸", 茯苓甘草湯은 "心下悸", 小半夏加茯苓湯은 "眩悸", 葵子茯苓散은 "起卽頭眩"을 치료하는데, 이 처방들 모두 복령을 위주로 심장을 안정시키고 두근거림[悸]을 치료한다.

가감법 중 理中丸 아래에서 "悸에 복령을 가한다."고 하였고, 小柴胡湯 아래에서 "만약 心下悸하면 黃芩을 빼고 복령을 가한다."고 하였다.

『本經』에서 복령이 "憂驚邪恐悸"를 치료한다고 하였고, 『日華子本草』에서 "開心益智, 止健忘"이라고 하였다. 『藥性論』에서는 "善安心神"이라고 하였다. 또 『醫學衷中參西錄』에서는 "心氣가 올라서 넘치는 상황을 잘 수렴하여 魂魄을 안정한다."고 하였다. 이처럼 복령은 心悸, 眩暈, 心煩, 不眠을 치료하는 중요한 약이다.

2) 용량 · 용법

중경은 복령을 모두 35처방에 썼다.

① 용량 : 중경이 용량을 밝힌 처방은 25방이다. 4냥 4방, 3냥 5방, 반 근 3방, 2냥 2방, 1냥, 6냥, 1냥 반, 18수, 6수가 각 1방이다. 중경은 賁豚과 消渴을 치료할 때 용량을 많이 썼다. 예를 들어 茯苓桂枝甘草大棗湯은 賁豚을 치료하며 반 근을 썼고, 茯苓澤瀉湯은 消渴을 치료하며 이때도 반 근을 썼다. 小便不利를 치료할 때 보통 3~4냥을 썼다. 예를 들어 苓桂甘草湯에서 4냥, 眞武湯에서 3냥이다. 陰氣를 자양할 때는 소량을 썼다. 猪苓湯에서 1냥이고, 酸棗仁湯에서 2냥이다.

② 포제 : 중경은 포제를 말하지 않았다. 복령은 濕을 배설하고 脾臟을 강화하며, 正氣를 북돋아 사기를 없애서 脾胃虛弱과 膀胱蓄水證을 치료한다. 赤茯苓은 水氣를 순행하여 濕熱을 없애서 小便黃赤과 小便不利를 치료한다. 茯苓皮는 利尿하여 부종을 없애서 水腫脹滿과 小便短赤을 치료한다. 赤茯神은 전적으로 心藏을 안정하여 神昏譫語와 心神不安을 치료하고, 茯神木은 肝을 가라앉히고 神을 안정하여 건망, 불면, 심장이 당기며 아픈 증상을 치료한다. 茯神은 心神을 안정하고 이뇨하여 心悸健忘, 小便不利, 수면불안을 치료한다. 朱茯苓은 健脾滲濕하고 心神을 안정하여 脾虛心悸하고 수면불안을 치료한다.

③ 용법 : 중경은 茯苓桂枝甘草大棗湯에서만 "복령을 먼저 달인다."고 하였다. 복령은 이 처방의 주 약물로서 오래 달여 진하게 우려내어 수분을 배설하려는 것이다. 복령은 대부분 내복하며 전탕한다. 또는 환제나 산제로 쓰기도 한다.

3) 사용주의

중경은 眞武湯 아래에서 "소변이 잘 나오면 복령을 뺀다."고 하였다. 『藥性論』에서 "米醋를 꺼린다."고 하였다. 張元素는 "땀을 많이 흘리는 환자가 복용하면 元氣를 손상한다."고 하였다. 『本草經疏』에서는 "腎虛한 환자가 소변이 잘 나오거나 참지 못하고 또는 虛寒하여 정액이 묽고 잘 새는 경우 복용하지 못한다."고 하였다. 또 『得配本草』에서는 "氣가 허하여 아래로 처지거나 체내에 수분이 말라서 입이 마르는 경우에는 모두 금한다."고 하였다. 따라서 虛寒精滑하거나 氣虛下陷한 환자는 복용하지 못한다.

4) 현대연구

① 성분약리

복령에는 pachman, pachymic acid, 단백질, 지방 그리고 아미노산 등이 함유되어 있다. 약리는 이뇨, 滋補, 진정작용이 있다.[8]

② 현대응용

a. 실어증 : 복령 90g(생강즙 1숟가락, 竹瀝 한 잔을 섞어서 적신 후 햇볕에 말린다), 전갈 15g, 僵蠶, 廣鬱金 각 60g을 같이 곱게 분말한다. 하루 3회 6g씩 식후 끓인 물에 타서 복용한다. B형 뇌염 후유증으로 생긴 실어증 2례를 치료하여 모두 좋은 효과가 있었다.[9]

b. 탈모 : 복령 500g을 불에 쬐어 말리고 곱게 분말한다. 하루 2회, 6g씩 복용하

8 孫增科, 實用中藥手册, 天津科學技術出版社, 1993:53
9 劉國正, 中醫雜誌, 1982;(10):13

거나, 수면 전에 10g을 복용한다. 동시에 酊劑(破故紙, 旱蓮草 각 25g을 75%의 알코올 200ml에 1주 동안 담근 후 사용한다)를 하루 몇 번 환부에 바른다. 8례를 관찰하였다. 약물을 쓴 후 모두 2개월 이내에 치유되었고, 부작용은 없었다.[10]

이 밖에 복령을 위주로 生脈散을 배합하여 心悸 환자 14례를 치료하였는데, 완치 8례, 호전 5례, 무효 1례였다.[11]

10 肖洪義, 中華皮膚科雜誌, 1982;(2):110

11 劉守仁, 福建中醫藥, 1985;(1):38

4 茵陳蒿 인진호

국과(菊科) 식물인 茵陳蒿 또는 濱蒿의 어린 싹이다. 맛은 쓰고 성질은 약간 차갑다. 脾經, 胃經, 肝經, 膽經으로 들어간다.

1) 효능 · 주치

① 열을 식히고 수분을 배설하여 황달을 없앤다[淸熱利濕, 退黃疸]

黃疸을 치료하는 茵蔯蒿湯, 茵蔯五苓散에서는 모두 인진이 군약이다. 濕熱을 소변으로 배출한다. 그래서 중경은 茵蔯蒿湯 처방 아래에 "소변이 잘 나와야 한다. 만약 소변이 皂莢汁처럼 색이 붉을 때(복용하면) 하룻밤이 지나면 배가 줄어들고 노란색은 소변을 통해서 없어진다."고 하였다.

인진의 작용은 후세에 상세히 기록되어 있다. 『本草經疏』에서 "쓰고 차가운 성질은 濕을 말리고 熱을 식힌다. 濕熱이 없어지면 여러 증상이 저절로 없어진다. 濕을 없애고 응결한 熱을 흩는 중요한 약이다."고 하였다. 『醫學衷中參西錄』에서는 "肝膽의 熱을 잘 식히고 아울러 肝膽의 울체를 치료한다. 열이 없어지고 울체가 해소되면 膽汁이 소장으로 들어가는 길에 전혀 장애가 없어진다."고 하였다. 또 『本經疏證』에서 "『傷寒』, 『金匱』 두 책에서 황달이 있을 때 인진을 안 쓴 경우가 없다."고 하였다. 그래서 『溫疫論』에서 "인진은 황달을 치료하는 전문약이다."라고 하였다. 인진은 후세에 黃疸을 치료하는 중요 약으로 간주된다.

임상에서 인진을 陽黃, 陰黃을 막론하고 모두 응용한다. 陽黃을 치료할 때 보통 大黃과 梔子를 같이 쓰는데 이것이 바로 중경의 茵蔯蒿湯이다. 陰黃을 치료할 때는 보통 附子와 乾薑을 같이 쓰는데 茵陳四逆湯이다. 『本草述鉤元』에서 결론적으로, "인진은 묵은 것을 새롭게 하여 濕熱을 물리치는 다른 약물과 다르다. 그리고 잘 나오게[滲利] 하는 힘은 필적할 것이 없다. …… 이 약물은 외감성 陽黃, 陰黃에 모두 적합하다."라고 하였다.

이 밖에 인진은 "전신의 부스럼[瘡疥]을 없앤다."(『醫學入門』), "부스럼과 火熱이 오르는 모든 독을[瘡火諸毒] 치료한다."(『本草再新』)고 하였다. 下焦 濕熱로 생긴 모든 가려움과 종아리 부종, 진물이 흐르는 부스럼도 같이 치료(『本草正義』)하는데, 이는 모두 清熱利濕하는 효능이다.

2) 용량 · 용법

중경은 인진을 茵蔯蒿湯과 茵蔯五苓散 2방에만 썼다.

① 용량 : 이 약은 탕제에 넣을 때는 6냥이고, 散劑에서는 10분이다. 현재 상용 내복량은 10~30g이다.

② 용법 : 중경은 茵蔯蒿湯 처방 뒤에서 "이상 3가지 약물을 쓸 때, 물 1말 2되에 인진을 먼저 달여서 6되로 만들고 두 약물을 넣는다."라고 하여 인진을 먼저 달여야 한다고 하였다.

3) 사용주의

『本草經疏』에서 "피가 축적하여 생긴 黃疸에는 금한다."라고 하였다. 『得配本草』에서는 "열이 심한 황달과 습기가 없는 경우는 금한다."고 하였다. 대체로 濕熱로 발생한 황달이 아니면 신중하게 사용한다.

4) 현대연구

① 성분약리

주로 이담작용이 있는 scoparone을 함유한다. 全草에는 정유가 0.27% 있다. 약리연구에 의하면 인진은 담즙분비를 촉진하여 간장을 보호하는 작용이 있다. 그리고 강압과 이뇨 작용이 있어서 혈총 콜레스테롤과 β–lipoprotein을 강하하여 혈관벽에 지질이 쌓이는 것을 방지한다.[12]

12 顔正華, 臨床實用中藥學, 人民衛生出版社, 1984:377

5 蝱蟲 맹충

곤충류인 맹과(虻科) 復帶虻의 암컷 蟲體이다. 牛虻으로 부르기도 한다. 맛은 쓰고 성질은 약간 차며 약한 독이 있다. 肝經으로 들어간다.

1) 효능 · 주치

① 어혈을 부수어 몰아낸다[破瘀逐血]

抵當湯, 抵當丸은 下焦蓄血證을 치료하고, 大黃蟅蟲丸은 虛勞에 瘀血을 수반한 증상을 치료한다. 중경은 직접 血絡으로 들어가서 어혈을 부수어 몰아내는 맹충을 썼다.

맹충의 작용은 『本經』에서 최초로 "瘀血을 몰아내고, 핏덩어리, 단단한 痞症, 癥瘕로 寒熱이 있을 때 부수어 내리고, 血脈과 九竅를 소통한다."고 하였다. 『本經疏證』에서는 맹충을 "찾아서 베어내는 약재"로서 "下焦에 피가 뭉쳐서 상부에 질병이 나타나는 환자"를 치료한다고 하였다.

『別錄』에서 "여성의 월경불통과 종양[積聚]을 치료하며, 가슴과 배, 오장에 있는 나쁜 피를 없애며, 목구멍이 막히는 질환을 치료한다."고 하였다. 『日華子本草』에서는 "축적한 고름을 없애고 낙태한다."고 하였다. 그래서 『婦人良方』의 地黃通經丸은 맹충에 地黃 등을 배합하여 월경불통이나 출산 후 惡露로 인한 제반 복통을 치료하였다. 또 『千金方』에서는 분말한 맹충과 牧丹皮를 술에 타 먹는 방법으로 骨節로 생기는 瘀血을 치료하였고, 『現代實用中藥』에서는 맹충을 松香과 같은 분량으로 분말하고 붙여서 腫毒을 치료했다.

『本草經疏』에서 총괄적으로 "맹충은 대략 蟅蟲과 비슷한데 맛은 망충이 더 쓰다. 쓴맛은 응결을 해소한다. 맹충은 소나 말 등 가축의 피를 빨아먹기 때문에 당연히 맛이 짜다. 짠맛은 피를 주행한다. 그래서 혈이 응결하여 생기는 모든 積聚癥瘕 등을 치료한다."고 하였다.

2) 용량 · 용법

중경은 맹충을 모두 3처방에 활용했다.

① 용량 : 3처방 모두 용량을 분명히 밝혔다. 抵當湯에서 용량은 30개, 抵當丸에서 용량은 20개, 大黃䗪蟲丸에서 용량은 1승이다. 현재 상용량은 1~1.5g이다.

② 포제 : 중경은 抵當湯의 주해에서 맹충을 "날개와 다리를 제거하고 불에 볶는다."고 하였다. 맹충은 몸체가 약에 좋음을 말한 것이다. 약에 넣을 때는 먼저 달여서 독을 제거한다.

③ 용법 : 내복할 때는 煎湯한다. 환제나 산제로 쓰기도 한다. 외용할 때는 분말하여 환부에 개어 붙인다.

3) 사용주의

『本草品匯精要』에서 "임신 중 복용할 수 없다. 잘못 복용하면 유산한다."고 하였다. 『本草經疏』에서는 "蓄血證이 아니면 쓰지 않는다. 어혈이 분명하지 않을 때도 쓰지 않는다. 脾胃虛弱이나 肝血 고갈로 생긴 월경불통으로 피가 마르고 폐색한 경우가 아니면 적합하지 못하다. 임신 중 뱃속에 癥瘕積聚가 있을 때 적합하지 않다. 대개 氣血이 몹시 허하고 앙상하게 말랐을 때 쓰지 않는다."고 하였다. 현재는 임신 금기약으로 강조된다.

4) 현대연구

① 성분약리

산소결핍에 견디는 힘을 높이고, 혈관을 확장하여 혈류량을 높인다. 심장수축력을 높인다. 뇌하수체 후엽호르몬으로 유발하는 심근허혈에 분명한 개선작용이 있다.[13]

13 楊永良等, 中藥學, 湖北科學技術出版社, 1989:195

② 현대응용

a. 협심증 : 맹충, 陳皮를 쓴다. 氣虛하면 黨參을 가하고, 陰虛하면 玉竹을 가한다. 물에 달여 복용한다. 18례를 관찰하였는데, 현저한 효과 12례, 호전 6례였다. 심전도 검사로 현저한 효과가 6례, 개선이 7례, 무변화가 5례였다.[14]

14 龐俊忠等, 臨床中藥學, 中國醫藥科技出版社, 1989:81

6 香豉 향시

두과(豆科) 식물인 大豆의 종자를 찐 후 덮어두어 만든 약품이다. 현재는 淡豆豉로 불린다. 맛은 맵고 성질은 약간 따듯하다. 肺經, 胃經으로 들어간다.

1) 효능 · 주치

① 울열을 흩어버린다[宣散鬱熱]

"虛煩", "心中懊憹"를 치료하는 梔子豉湯, 梔子甘草豉湯, 梔子生薑豉湯은 모두 향시로 외부의 사기를 뿜어내어 鬱熱을 흩는다. 그리고 쓴맛과 차가운 성질로 하강배설하는 梔子와 협력하여 흩어버리면서 하강하고 하강하면서 흩는다. 그래서 『傷寒貫珠集』에서 "胸中의 사기를 뚫어서 煩躁를 그치는 좋은 약이다."라고 하였다.

『本經疏證』에서 "두시는 煩躁滿悶을 치료한다. 傷寒으로 두통과 寒熱이 있을 때 응용할 뿐 아니라 瘴毒惡毒으로 유발한 경우도 치료한다. 대개 '煩'은 陽氣가 치성하고, '躁'는 陰氣가 역행하는 것이다. 陽氣가 치성하여 하부와 교류하지 못하고, 陰氣가 역행하여 상부를 구제하지 못하면 내부로는 정신이 불안하고 외부로는 형체가 불안하다. 이것을 중경이 '反復顚倒, 心中懊憹'라고 절묘하게 표현하였다. 反復顚倒, 心中懊憹는 바로 상부는 熱이 심하여 陰의 자양을 받지 못하고, 하부는 陰이 역행하여 陽氣의 하강을 받아들이지 못하는 것이다. 다른 약물은 치료하지 못하고 오로지 두시와 梔子로 湯을 만들어 써야 한다. 梔子는 열을 배설하여 하강한다. 두시가 상역한 陰을 흩음을 알 수 있다."라고 하였다.

2) 용량 · 용법

중경은 두시를 모두 5처방에 썼다.

① 용량 : 대량은 1승, 소량은 4합이다. 현재 상용량은 6~12g이다.

② 용법 : 대부분 탕제에 넣는다. 일반적으로 전탕할 때 나중에 넣어야 한다. 황달을 치료할 때는 같이 끓인다.

3) 사용주의

『本草經疏』에서 "傷寒病이 陰經으로 전이하거나 三陰으로 直中한 경우 적합하지 못하다."고 하였다.

7 禹餘糧 우여량

사방정갈계(斜方晶褐系) 鐵鑛의 일종인 天然粉末狀 礦石이다. 맛은 달고 떫으며 성질은 평이하다. 胃經, 大腸經으로 들어간다.

1) 효능 · 주치

① 腸을 수렴하여 설사를 그친다[澁腸止瀉]

赤石脂禹餘糧湯은 下焦의 근원이 튼튼하지 못하여 물처럼 심한 설사를 치료한다. 여기서 우여량은 전적으로 수렴하여 大腸을 강화하여 止瀉한다. 『本草匯言』에서 "大腸을 견고하게 하는 약"이라고 하였고, 『長沙藥解』에서 "大腸의 滑泄을 수렴한다."고 하였다. 따라서 만성 설사와 심한 이질이 멈추지 않는 증상에 모두 우여량을 쓴다. 『聖惠方』의 神效太乙丸은 우여량에 烏頭를 배합하여 冷勞가 大腸으로 전이하여 계속되는 설사를 치료하였고, 『本草匯言』에서 우여량에 補骨脂, 白朮 등을 배합하여 脾腎의 陽이 허하여 심하게 설사하거나 虛弱人의 심한 설사를 치료하였다. 모두 澁腸止瀉하는 효능이다.

② 수렴하여 지혈한다[收斂止血]

중경은 이 작용을 말하지 않았다. 『藥性論』에서 "심한 자궁출혈[崩中]을 치료한다."고 하였고, 『千金方』에서 우여량으로 부인의 하혈[漏下]을 치료하였다. 『勝金方』에서는 우여량으로 여성의 대하를 치료하였다. 또 『本草綱目』에서 "우여량은 手足陽明의 血分에 중요 약물이다. 성질이 떫어서 下焦의 전후 제반 질환을 치료한다."고 하였다. 이처럼 우여량은 수렴하여 下焦를 강화하여 下焦에서 매끄럽게 새어나가는 증상을 잘 치료한다.

2) 용량 · 용법

중경은 우여량을 단지 赤石脂禹餘糧湯 1처방에만 응용했다.

① 용량 : 처방 주해에서 우여량의 용량을 1근이라고 하였다. 현재 상용량은 10~20g이다.

② 포제 : 중경은 주해에서 "부순다[碎]"라고 하였다. 현재는 부순 후 水飛하거나 불에 달구어 쓴다.

③ 용법 : 탕제에 넣는다. 환제나 산제로 내복하기도 하고 외용하기도 한다.

3) 사용주의

우여량은 전적으로 수렴하고 빽빽하게 하므로 실증에 쓰지 않는다. 『本草綱目』에서 우여량이 "출산을 촉진한다."고 하였다. 그러므로 임신부는 신중히 써야 한다.

4) 현대연구

① 성분약리

ferric acid, aliminium(Al), natrium(Na), magnesium(Mg), potassium(K), phosphorus(P) 등이다.[15]

15 龐俊忠, 臨床中藥學, 中國醫藥科技出版社, 1989:393

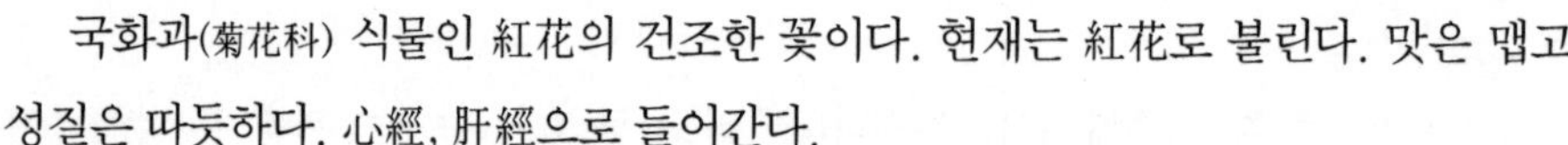

8 紅藍花 홍람화

국화과(菊花科) 식물인 紅花의 건조한 꽃이다. 현재는 紅花로 불린다. 맛은 맵고 성질은 따듯하다. 心經, 肝經으로 들어간다.

1) 효능 · 주치

① 어혈을 없애서 통증을 그친다[祛瘀止痛]

紅藍花酒는 "부인들의 62종 風, 뱃속의 氣血 이상으로 인한 찌르는 듯한 통증"을 치료한다. 이 처방에서 홍화는 『本草經疏』에서 "홍람화는 혈액순환을 시키는 중요 약이다. …… 뱃속이 쥐어짜듯이 아픈 증상은 惡血이 남아 있고 태아가 뱃속에서 죽었기 때문이다. 혈액을 활성하여 순환을 촉진하지 않으면 내려오지 않는다. 어혈이 없어지면 혈액이 활성화되고 그래서 쥐어짜는 통증이 멎고 사산한 태아가 나온다."라는 효능을 쓴 것이다.

『本經疏證』에서 "맛이 맵고 성질이 따듯하다. 혈액순환을 시키는 데 적합하다. 開寶에서 치료한 산후의 血暈口噤이 바로 62종 風과 같다. 대개 口噤은 風이 아니면 생기지 않기 때문이다. 뱃속의 惡血이 남아서 유발하는 絞痛은 또 腹中血刺痛과 맞다."고 하였다.

중경은 술로 홍화만 달여서 썼는데, 이는 活血祛瘀하고 通經止痛하려는 것이다. 홍화와 술을 합하여 처방이 간단하면서 효능이 전문적이고 빠르다. 그래서 『婦人良方補遺』, 『産乳集驗方』에서 이 방법을 본받아 胎衣不下, 熱病으로 인한 死産 등을 치료했다. 그리고 『朱氏集驗醫方』에서 홍화에 蘇木, 當歸를 배합하여 여성의 생리불통을 치료했다.

2) 용량 · 용법

중경은 홍화를 紅藍花酒 1처방에만 썼다.

① 용량 : 원방의 용량은 1냥이다. 현재 상용량은 3~9g이다. 『本草衍義補遺』에

서 "많이 쓰면 破血하고, 소량을 쓰면 養血한다."고 하였다.

② 용법 : 湯劑, 酒製, 丸劑, 散劑로 쓴다. 『本草述鉤元』에서 "홍람화는 養血할 때는 물에 달이고, 破血할 때는 술에 달인다."고 하였다.

3) 사용주의

중경은 홍화를 瘀血을 없애고 통증을 그치려고 썼다. 따라서 瘀血이 없거나 과다월경, 임신부는 쓰지 않는 게 좋다.

4) 현대연구

① 성분약리

홍화에는 carthamin, carthamone, neocarthamin, xylan 지방유 등 성분이 함유되어 있다.[16] 약리연구에 의하여 홍화에는 가볍게 심장을 흥분하고, 관상동맥의 저항을 내리고, 관상동맥의 혈류량과 심근의 영양성 혈류량을 증가하고, 혈소판 응집을 억제하고, 섬유단백 용해를 증가하고, 혈중 지질을 내리고, 자궁을 흥분하는 작용이 있음이 증명되었다.[17]

② 현대응용

a. 출산 후 복통 : 홍화 10g을 막걸리 1사발에 넣고 반으로 졸인 후 2회에 나누어 복용한다. 하루 1첩씩 쓴다. 산후복통 2례를 치료하였는데, 모두 3일에 나았다. 이 처방은 상하로 복통이 이동하여 부위가 일정하지 않으면서 식욕부진과 변비를 수반한 환자에게 적합하다.[18]

b. 생리불순 : 홍화와 當歸로 酊劑(홍화 6.3%, 당귀 12.7%)를 만들어 하루 3회 2～3

16 王浴生等, 中藥藥理與應用, 人民衛生出版社, 1953:462
17 陰健等, 中藥現代研究與臨床應用, 學苑出版社, 1994:331
18 陳振智, 浙江中醫雜誌, 1986;(7):302

*dl*씩 식후에 복용한다. 자궁발육이 좋고 2차 성징이 분명한 환자는 효과가 좋았다.[19]

c. 扁平疣(flat wart, veruca plana) : 홍람화 9g을 끓는 물에 넣고 우려내어 붉은색 물을 마신다. 다시 우려내면서 홍색이 없어질 때까지 복용한다. 하루 1회 연속 10일을 한 치료 기간으로 한다. 편평우 환자 36례를 치료한 결과 1치료 기간에 완치 2례, 2치료 기간에 완치 18례, 3치료 기간에 완치 12례, 4치료 기간에 완치 1례, 무효 3례로서 치료율이 91.6%였다.[20]

19 青島醫學院婦産科研究組, 青醫學報, 1959;(2):82
20 第三軍醫大學第一附屬醫院皮膚科, 重慶醫藥, 1976;(5):49

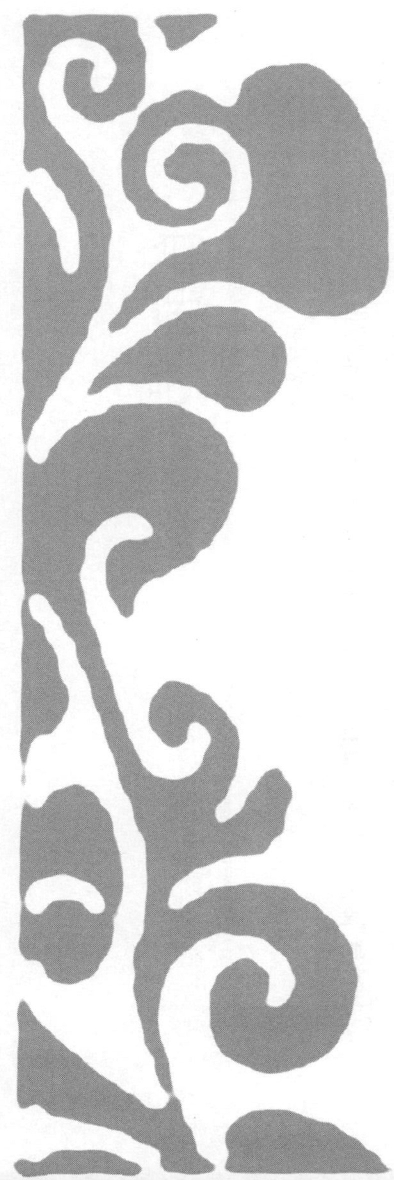

第九章

十劃

『長沙藥解』에서 "오두는 따듯하고 건조하며 하행한다. 성질이 소통하며 순행이 빠르고 신속하여 관절과 理를 열어서 소통하며 寒濕을 몰아내는 힘이 아주 빠르다. 그래서 관절이상, 脚氣, 寒疝, 積冷, 心腹痛에 모두 좋은 효과가 있다."라고 하였다. 烏頭湯은 "관절을 굴신하지 못하는 통증"을 치료하고, 大烏頭煎은 "寒疝으로 인한 배꼽 주위의 통증"을 치료하고, 烏頭桂枝湯은 "寒疝으로 인한 뱃속의 통증"을 치료하고, 烏頭赤石脂丸은 "심장의 통증이 등까지 뻗치고, 등의 통증이 심장까지 뻗치는 증상"을 치료하고, 赤丸은 "寒氣厥逆"을 치료한다. 이들 처방에서 오두는 風寒濕을 몰아내어 통증을 그친다. 그래서 "寒證에 모두 적합하며, 통증에 모두 응용한다."라는 말이 있다.

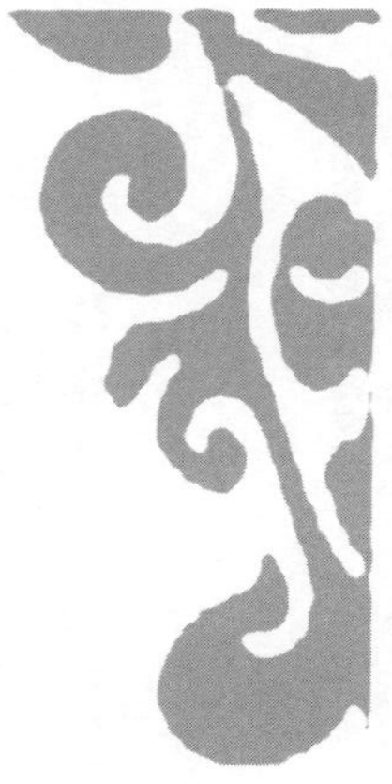

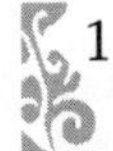

1 烏頭 오두

오두(烏頭)는 川烏와 草烏 두 종류가 있다. 川烏는 모간과(毛茛科) 식물인 烏頭의 塊根이며, 草烏는 같은 과 식물인 北烏頭의 塊根이다. 두 가지 모두 맛은 맵고 쓰고 성질은 따듯하고 독성이 강하다. 心經, 肝經, 脾經으로 들어간다.

1) 효능 · 주치

① 풍습을 없애고 한기를 흩어서 진통한다[祛風濕, 散寒止痛]

『長沙藥解』에서 "오두는 따듯하고 건조하며 하행한다. 성질이 소통하며 순행이 빠르고 신속하여 관절과 腠理를 열어서 소통하며 寒濕을 몰아내는 힘이 아주 빠르다. 그래서 관절이상, 脚氣, 寒疝, 積冷, 心腹痛에 모두 좋은 효과가 있다."라고 하였다.

烏頭湯은 "관절을 굴신하지 못하는 통증"을 치료하고, 大烏頭煎은 "寒疝으로 인한 배꼽 주위의 통증"을 치료하고, 烏頭桂枝湯은 "寒疝으로 인한 뱃속의 통증"을 치료하고, 烏頭赤石脂丸은 "심장의 통증이 등까지 뻗치고, 등의 통증이 심장까지 뻗치는 증상"을 치료하고, 赤丸은 "寒氣厥逆"을 치료한다. 이들 처방에서 오두는 風寒濕을 몰아내어 통증을 그친다. 그래서 "寒證에 모두 적합하며, 통증에 모두 응용한다."라는 말이 있다.

張壽頤는 "오두는 經을 데우고 寒氣를 흩는다. …… 그리고 外風과 外寒을 없애는 길을 인도하여 외부에서 들어온 사기를 없앤다. 이것이 본성이다."라고 하였다. 李杲는 오두가 "寒濕을 없애고 經을 순행하여 風邪를 흩고 제반 冷積毒을 부순다."라고 하였다. 따라서 오두는 沈寒痼冷으로 생기는 질환에 장점이 있다.

2) 용량 · 용법

중경은 오두를 모두 5처방에 응용하였다.

① 용량 : 오두의 용량은 烏頭湯과 烏頭煎은 5매, 赤丸은 2냥, 烏頭赤石脂丸은

1분, 烏頭桂枝湯은 용량을 밝히지 않았다. 현재 상용량은 3~10g이다.

② 포제 : 오두는 유독하므로 炮製 후 써야 한다. 중경은 두 가지 포제법을 썼다.

• 蜜製法 : 烏頭湯, 烏頭桂枝湯에서 "蜜煎"이라고 하였다.

• 火炮法 : 赤丸, 烏頭赤石脂丸에서 "炮"라고 하였다. 이것은 약물을 솥에 넣고 강한 불에 약이 튀면서 많이 부수어질 정도로 가열하는 것이다. 현재는 찌거나, 검은 콩, 감초로 삶거나, 생강 두부로 찌는 포제법이 있다. 모두 독성을 약화시키는 것이 목적이다.

③ 용법

• 약을 달이는 법 : 중경은 烏頭煎 처방 아래에서 "물 3승에 넣고 1승이 되도록 달이고 찌꺼기를 제거한 후 꿀 2승을 넣고 물기가 모두 없어지도록 달여서 2승을 취한다."고 하였다. 이것은 오두는 달일 때 다른 약보다 먼저 그리고 오래 달임을 설명한 것이다. 보통 다른 약보다 30~60분 정도 먼저 달이는 것이 적당하다. 혹은 입에서 마비감을 느끼지 않을 정도까지 달인다.

• 복용법 : 최소량에서 시작하여 점차 양을 늘려야 한다. "효능을 느낄 때까지 한다(以知爲度)."고 하였다. 중경은 "안다는 말은 취한 듯한 상태라는 말이다. 토하면 병이 낫는다."고 하였다. 만약 "모르면 조금씩 양을 늘린다."고 하였다. 그리고 환자의 체질을 근거로 결정해야 한다. 중경은 "체력이 강한 사람은 7합, 약한 환자는 5합을 복용한다. 그래도 낫지 않으면 다음날 다시 복용한다. 하루에 두 번 복용하면 안 된다."라고 하였다. 갑자기 대량 복용해서 중독을 일으키면 안 된다.

3) 사용주의

陰虛하여 陽氣가 치성하고, 熱證으로 아프거나 임신부는 금기다. 半夏, 貝母, 瓜蔞, 白蘞, 白芨, 犀角과 같이 쓰면 안 된다.

4) 현대연구

① 성분약리

aconitine, hypaconitine, 杰斯烏頭鹼 異翠雀鹼을 함유하고 있다. 약리연구에 의

하면 오두에는 강심, 소염, 진통, 진정, 국부마비 그리고 항종양 작용이 있다.[1]

② 현대응용

a. 협통 : 生川烏와 生草烏를 같은 분량으로 분말하고 바셀린으로 개어서 사용한다. 한 고약에 생약가루 5g을 함유한다. 통점 위에 붙이고 반창고로 고정한다. 매일 1회 교환한다. 각종 질환으로 유발한 협통 33례를 치료하였는데, 무효 3례였고 30례는 12주 이내에 통증이 소실하였다.[2]

b. 癌 : 0.8mg/2ml 오두 주사액을 매일 1~2차 근육 주사한다. 30일을 한 치료 기간으로 한다. 만기 위암으로 수술이 불가능한 환자 16례를 치료하여 유효율이 61.54%였고, 증상을 일시적으로 억제하기 위하여 수술을 시행한 위암 환자 46례를 치료하여 유효율이 80%였다. 말기 원발성 간암환자 22례에서 유효율이 54.54%였다.[3]

c. 수술마취 : 生川烏를 곱게 분말하여 10% 비율로 70%의 알코올에 24시간 여과하여 10% 오두 알코올 추출액을 만든다. 이것을 비강과 구강 점막을 마취한다. 앞 추출액에 증류수 혹은 생리적 식염수를 가하여 1.25% 희석액을 만들어 눈, 기관, 식도의 표면을 마취한다. 극도로 미세하게 분말한 오두 가루와 포도당분을 1 : 9 비율로 혼합하여 烏頭葡萄糖粉을 만든다. 식도와 목구멍을 내시경으로 검사할 때 분말을 내시경 위에 묻혀서 서서히 삼킨다. 마취 효과가 우수하다. 138례를 관찰한 결과 마취 유효율을 97.1%였다. 이 중 85.5%가 수술 중 완전히 통증이 없었으며 부작용이 발견되지 않았다.[4] 이 밖에 류머티스, 퇴행성 관절염,[5] 대관절통,[6] 골질증식과 외과의 통증,[7] 발꿈치 뼈 골극[8] 등을 치료한다.

1 郭曉莊, 有毒中草藥大辭典, 天津科技飜譯出版公司, 1992:16
2 王章禹等, 湖南醫藥雜誌, 1982;(5):封三
3 孟廣鏡等, 濟南醫藥, 1983;(4):1
4 王輝武等, 中藥新用, 科技文獻出版社重慶分社, 1990:40
5 寧澤瓔, 湖南中醫雜誌, 1990;(6):48
6 范毅然等, 吉林中醫藥, 1986;(3):13
7 李玉岩等, 中醫通報, 1987;(6):42
8 朱修渠, 山東中醫雜誌, 1987;(6):42

③ 중독과 처치

오두가 들어간 약제는 복용 후 입술과 혀의 마비, 경미한 두통이 생긴다. 이것은 정상적으로 유효하다는 표현이다.[9] 반 시간 후 자연히 없어진다. 만약 전신 마비, 오심구토, 복통, 설사, 침 흘림, 심박이상, 혈압하강 등이 나타나면 중독이 되었다는 표현이다. 이때는 적극적인 응급조치가 필요하다. 고망간산칼륨(K_2MnO_4) 용액과 식염용액을 1 : 5000으로 하거나 진한 찻물로 반복하여 위를 세척하고 30분마다 1회에 아트로핀 0.5~1mg을 근육 주사한다. 호흡이 미약해지고 의식이 불명하며 쇼크에 빠지는 위독한 환자는 적당한 중추흥분제를 쓴다. 地塞米松和能量合劑를 가할 수 있다. 한약은 菉豆 60g, 黃連 6g, 甘草, 生薑 각 15g에 흑설탕을 적당히 가하고 불에 달여서 코로 넣거나 복용한다. 벌꿀 50~100g을 끓인 물에 타서 복용하기도 한다.

9 何生, 浙江中醫雜誌, 1986;(3):132

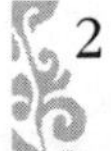

2 烏梅오매

장번과(薔薇科) 식물인 매화나무의 말린 풋과일이다. 맛은 시고 성질은 평이하다. 肝經, 脾經, 肺經, 大腸經으로 들어간다.

1) 효능 · 주치

① 회충을 안정하여 통증을 그친다[安蛔止痛]

烏梅丸은 蛔厥症을 치료한다. 이 처방은 신맛이 강한 오매를 중용하고 蜀椒, 桂枝, 乾薑, 附子, 細辛의 매운맛과 黃連과 黃柏의 쓴맛을 배합하고, 益氣養血하여 扶正祛邪하는 當歸와 人蔘을 보좌하였다. 전체 처방은 安蛔止痛에 중점이 있다. 기생충을 안정하여 내려 보내 통증이 저절로 그친다.

전인들은 경험적으로 회충은 "신맛을 먹으면 안정하고, 매운맛을 먹으면 잠복하고, 쓴맛을 먹으면 하행한다."는 특징이 있음을 알았다. 그래서 회충 치료제는 대부분 신맛과 쓴맛을 같이 쓴다. 『本草綱目』에서 "오매와 白梅가 치료하는 증상들은 모두 신맛으로 수렴한다. 장중경이 蛔厥을 치료하는 烏梅丸과 蟲䘌方 중에 오매를 쓴 것은 蟲이 신맛을 얻으면 멈추는 의의를 취한 것이다."라고 하였다.

② 腸을 수렴하여 설사를 그친다[澀腸止痢]

烏梅丸이 "만성 설사를 치료한다."는 한 마디에 근거하여 오매가 澀腸止痢하는 효능이 있음을 알 수 있다. 『本草從新』에서 "오매는 설사를 그치고 瘧疾을 끊는데 아주 속효가 있다."라고 하였고, 『大明本草』에서 "休息痢에 큰 효험이 있다."고 하였다. 『本草綱目』에서는 "일찍이 魯公이 痢疾血便을 백여 일 앓았다. 어의도 치료하지 못했다. 陳應之가 소금물에 담은 梅實을 1개 갈아서 으깨어 臘茶와 같이 식초에 넣어 복용하게 하였더니, 한 번 마시고 편안해졌다. 大丞인 梁莊肅公도 痢疾血便을 앓았는데, 陳應之가 烏梅, 胡黃連, 灶下土[10]를 같은 분량으로 분말하여 찻물

10 아궁이 밑의 흙.

에 타서 복용하였더니 유효하였다."라고 하였다. 이처럼 오매는 澀腸止痢하는 효능이 있다.

③ 津을 생성하여 갈증을 그친다[生津止渴]

『本草經疏』에서 오매는 "신맛은 虛火를 수렴하고 津液을 화생한다."라고 하여 "입이 마르는 증상은 虛火가 타오르고 津液이 부족해서 생긴다."는 증상에 적합하다고 하였다. 현재 임상에서 虛熱로 인한 소갈증에 많이 쓴다. 單味를 물에 달여 복용하거나 天花粉과 葛根을 배합하기도 한다.

④ 肺를 수렴하여 기침을 그친다[斂肺止咳]

王好古가 "오매는 肺氣를 수렴하여 마른기침을 치료한다. 폐를 수렴하려고 할 때는 급히 신맛을 먹어서 수렴한다."고 하였다. 『本草綱目』에서는 오매가 "폐를 수렴하고 장을 뻑뻑하게 하여 만성 해수와 설사를 그친다."고 하였다.

임상에서 보통 오매로 肺虛로 생기는 만성 해수를 치료하였다. 예를 들어 『本草綱目』에서 "만성으로 그치지 않는 기침"을 치료하였다. 즉 오매와 罌粟殼을 같은 분량으로 분말하여 1회에 2전씩 잠들 때 꿀물에 타서 복용하게 하였다.

2) 용량 · 용법

중경은 오매를 烏梅丸 1처방에만 썼다.

① 용량 : 烏梅丸에서 오매의 용량은 300개다. 현재는 대부분 탕제로 사용하며 상용량은 3~10g이다. 대량으로는 30~60g까지 쓴다.

② 포제 : 중경은 烏梅丸 처방 아래에서 "식초에 오매를 하룻밤 담갔다가 씨를 빼고 五斗米 아래 쪄서 밥이 익으면 찧는다."고 하였고 꿀로 환약을 빚었다. 『證類本草』에서 오매는 "씨를 빼야 한다."고 하였다. 그래서 지금은 "烏梅肉"으로 부른다. 『內台方議』에서는 "식초에 오매를 담그는 것은 같은 기운끼리 어울리는 것이며, 쌀 밑에서 찌는 것은 곡기를 얻으려는 것이고, 蜜丸은 조금씩 투여하고 용량을 늘려서 완만하게 근본을 치료하는 것이다."라고 하였다. 이 설이 비교적 타당하다.

③ 용법 : 煎湯하여 복용하거나 환제나 산제로 복용한다.

3) 사용주의

오매는 신맛으로 수렴하는 성질이 비교적 강하다. 그래서 "咳嗽 초기, 사기가 실한 喘息, 胸膈의 痞悶에는 신맛으로 사기를 속박할 우려가 있으므로 주의한다."(『藥品化義』)고 하였다. "학질과 이질 초기에는 금한다."(『得配本草』), "齒痛과 발산해야 하는 질환에 모두 쓰지 않는다."(『本草經疏』)라고 하였다.

4) 현대연구

① 성분약리

과실에는 枸櫞酸, malic acid, succinic acid, triterpene 성분 등을 함유한다. 약리연구에 의하면, 오매에는 胃竇를 자극하여 膽囊을 수축하고 膽管의 괄약근을 이완하여 담도회충을 쉽게 배출하는 작용이 있다. 이 밖에 항균 · 항진균작용이 있다.[11]

② 현대응용

a. 십이지장충 : 오매 30~60g에 물 500ml를 넣고 150ml가 되도록 달여서 새벽 공복에 1회 복용한다. 점심 전에 다시 1회 복용한다. 모두 20례를 시행하여 대변에서 충란 배출 검사를 한 결과 14례에서 음성이 되었다. 복용 기간은 최소 5일에서 최장 23일이었다.[12]

b. 세균성 이질 : 오매 18g(눌러서 부순다), 香附子 12g에 물150ml를 붓고 약한 불로 진하게 달여서 10ml가 되면 여과하여 아침, 저녁 2회에 나누어 복용한다. 50례를 치료하여 48례를 치료하였다.[13]

이 밖에 오매는 또 牛皮癬,[14] 바이러스성간염에[15] 응용하며, 복합 처방은 대부분 膽道蛔蟲病에 응용한다.

11 王弘志, 中藥學, 中國醫藥科技出版社, 1986:283
12 江蘇新醫學院, 中藥大辭典(上冊), 上海人民出版社, 1977:464
13 江蘇新醫學院, 中藥大辭典(上冊), 上海人民出版社, 1977:464
14 江蘇新醫學院, 中藥大辭典(上冊), 上海人民出版社, 1977:464
15 徐泉等, 中西醫結合雜誌, 1986;(11):694

3 桔梗 길경

길경과(桔梗科) 다년생 초본식물인 桔梗의 뿌리이다. 맛은 쓰고 매우며 성질은 평이하다. 肺經으로 들어간다.

1) 효능 · 주치

① 肺氣를 열어서 퍼뜨린다[開宣肺氣]

"咽痛에는 甘草湯을 투여하고 낫지 않으면 桔梗湯을 투여한다."고 하였다. 桔梗湯은 길경이 주 약물이며 咽痛을 치료한다. 『本草經疏』에서 이 조문을 설명하면서 "甘草湯으로 낫지 않는 것은 폐의 구멍이 좋지 않고 기가 잘 펴져서 배설되지 않는 것이다. 길경으로 열면 폐의 구멍이 뚫리고 기가 잘 펴져서 배설되어 열이 저절로 나간다."고 하였다.

『珍珠囊』에서 길경이 "인후통을 치료하고, 肺氣를 순조롭게 하여 코막힘을 치료한다."고 하였고, 李杲도 "胸膈을 순조롭게 하여 咽喉의 기가 막혀서 생기는 통증을 치료한다."고 하였다. 『綱目』에서는 "朱肱의 『活人書』에서 가슴 속이 막힌 듯 그득하여[痞滿] 뚫리지 않을 때 길경으로 폐의 구멍을 소통한다."고 하였다.

『千金方』에서 길경 단방으로 喉痺와 독기를 치료하였고, 『蘇沈良方』에서는 길경에 枳殼을 배합하여 상한병으로 기운이 막혀서[痞氣] 가슴이 답답하여 죽을 듯한 증상을 치료했다. 길경의 작용을 『重慶堂隨筆』에서 "길경은 응결한 肺氣를 열고 울체한 心氣를 퍼뜨리는 上焦 약물이다."라고 하였다.

② 가래를 삭이고 고름을 배출한다[祛痰排膿]

桔梗湯은 "탁하고 비린 가래를 뱉고, 오랫동안 미음 같은 고름을 토하는 증상"을 치료한다. 중경은 맵고 쓴 길경으로 기를 순행하고 고름을 배출하였다.

『金匱』의 附方인 排膿散과 排膿湯은 瘡癰으로 화농이 될 것 같으면서 안 되는 증상을 치료하는데, 여기서 길경은 理氣排膿한다. 『本草經疏』에서는 이 두 처방에 대해 "排膿할 때 반드시 길경을 쓴다. 왜냐하면 皮毛는 폐와 합하는데, 길경은 폐로 들어가서 皮毛로 잘 퍼져나가기 때문이다. 고름은 皮毛로 나가는 것이 순리다."라고 하고, "길경은 排膿하는 군약이다."라고 높이 평가하였다. 또 『本草衍義』에서 길경은 "肺癰을 치료한다."고 하였고, 『藥性論』에서도 "痰涎을 없앤다."고 하였다. 『日華子本草』에서는 "養血排膿"한다고 하였다.

총괄하면, 길경의 작용을 『傷寒用藥硏究』에서 "排達"이라고 하였고, 『外臺』의 桔梗白散 아래에서는 복약 후 "膈上 질환은 膿血을 토하고, 膈下 질환은 瀉下해서 내보낸다."고 하였다. 길경은 祛痰排膿하는 효능이 빠르다.

③ 약을 싣고 위로 올라간다[戴藥上浮]

三物白散은 "寒實結胸"을 치료한다. 여기서 길경은 宣肺理氣하고 祛痰排飮하면서 약물을 이끌고 상행하여 처방 중 약물들이 上焦에서 작용하게 한다. 『傷寒藥性賦』에서 "길경은 약물의 힘을 제일 높은 곳으로 끌고 간다."고 하였고, 張元素는 "감초와 함께 배의 노와 같은 역할을 한다.", "길경이 있기 때문에 다른 약물들이 아래로 가라앉지 않는다."고 하였다. 『本草求眞』에서도 "길경은 다른 약물들을 끌고 상행한다.", "제반 약물에 있어서 배의 노와 같다."고 하였다.

또 『本經疏證』에서는 약물을 싣고 올라가는 기전에 대하여, "길경은 매운맛보다 쓴맛이 우선하며 쓴맛이 매운맛으로 바뀐다. 쓴맛은 위장에 축적한 것을 열어서 들어올리고, 매운맛은 肺를 통하여 배설하는 출로를 만든다. 제가들이 이를 '들어올린다[升提].' 라고 하였고, '노[舟楫]' 와 비슷하다."라고 하였다.

2) 용량 · 용법

중경은 길경을 모두 7방에 응용하였다.

① 용량 : 7처방에서 최대량이 3냥이다. 排膿湯이다. 중간은 1냥으로서 桔梗湯, 竹葉湯이다. 최소량은 2분으로서 排膿散이다. 현재 상용량은 6~10g이다.

② 포제 : 중경은 이에 대해 말하지 않았다. 현재 炒桔梗은 매운맛으로 발산하는 성질을 완화하고 胃腸 자극을 줄여서 胃가 허한 痰飮咳嗽 환자한테 쓴다. 桔梗炭은 지혈 효능이 높아서 痢疾膿血과 裏急後重에 응용한다.

③ 용법 : 전탕한다. 환제나 산제로 복용하기도 한다.

3) 사용주의

중경은 처방 가감법에서 "설사가 그쳤는데도 맥이 정상적으로 나오지 않으면 길경을 줄이거나 없애라."고 하였다. 『藥對』에서 "돼지고기를 꺼린다."고 하였다. 朱震亨은 "下焦가 허하거나 怒하여 기운이 상승하면 적합하지 않다."고 하였다. 『本經逢源』에서 "陰虛로 생기는 만성 해수에는 적합하지 않다. 왜냐하면 길경은 陽氣를 소통하여 기를 배설하기 때문이다."라고 하였다. 따라서 陰虛로 오래 기침하거나 氣가 역행하거나 기침에서 피가 나오면 복용하지 않는다.

4) 현대연구

① 성분약리

주로 platycodosid, platycogenic acid, sterol, 葡萄糖을 함유하고 있다. 거담, 혈당강하, 항균, 용혈작용이 있다.[16]

② 임상응용

a. 수술 후 소변불통 : 淡竹葉, 桔梗 각 10g을 끓인 물 300ml에 담갔다가 이 물을 복용한다. 20례를 관찰한 결과 복용 후 2시간에 배뇨한 경우가 30례, 3~5시간에 배뇨한 경우가 9례였다. 1례는 전립선비대증으로 무효하였다.[17]

b. 慢性咽炎 : 길경에 甘草, 薄荷를 배합하여 진하게 달여서 자주 복용한다. 156례를 관찰하였다. 완치 93례, 현저한 효과 31례, 호전 19례, 무효 7례로서 총 유효율이 91.7%였다.[18]

16 孔增科, 實用中藥手册, 天津科學技術出版社, 1993;125
17 龐俊忠, 臨床中藥學, 中國醫藥科技出版社, 1989:240
18 龐俊忠, 臨床中藥學, 中國醫藥科技出版社, 1989:240

4 桂枝 계지

장과(樟科) 식물인 肉桂의 어린 가지이다. 맛은 맵고 달며 성질은 따듯하다. 心經, 肺經, 膀胱經으로 들어간다.

1) 효능 · 주치

① 땀을 내서 살결을 푼다[發汗解肌]

"太陽中風"을 치료하는 桂枝湯, "太陽傷寒"을 치료하는 麻黃湯에서 계지는 發汗解肌한다. 『醫宗金鑑』에서 "계지는 맛이 맵고 성질이 따듯하다. 매운맛은 사기를 흩고, 따듯한 성질은 양으로 순행하여 衛氣를 북돋는다."고 하였다. 『用藥心法』에서는 직접 "계지는 맛과 약성이 모두 가볍다. 그래서 상행하여 표부로 發散한다."고 하였다. 『本草衍義補遺』에서 더욱 상세하게 기술되어 있는데, 중경이 "表症을 치료할 때 계지를 쓴 것은 衛分에 風邪가 있을 때다. 계지로 邪氣를 발산하여 衛氣를 조화하고 체표를 튼튼히 한다."고 하였다. 또 『本草綱目』에서는 더 분명하게 "계지는 營衛를 透達하여 살결을 풀고 風邪를 없앤다."고 하였다. 후세에 계지를 麻黃과 배합하면 강력한 발한제가 된다고 인정하였다.

② 경맥을 데워서 소통한다[溫經通脈]

桂枝附子湯은 "風濕이 뭉쳐 전신이 아파서[身體疼煩] 제대로 돌아눕지 못한다."는 증상을 치료하고, 甘草附子湯은 "風濕이 뭉쳐 관절이 모두 당기면서 아픈 증상"을 치료하며, 桂枝芍藥知母湯은 "팔다리와 관절이 아프고 신체가 마르는 증상"을 치료한다.

중경은 세 처방 모두 계지와 부자를 배합하여 통증을 완화하였는데, 여기서 계지는 風寒濕을 없애고 經脈을 데워서 소통한다. 계지는 『長沙藥解』에서 "경락을 소통하여 혈액순환을 개선하고[開痺澁], 寒濕을 잘 없앤다."고 하였고, 『藥品化義』에서는 "약물을 통증 부위까지 끌고 간다."고 하였다. 『本草再新』에서는 "손발이 시려서 생기는 마비감"을 치료한다고 하였다. 또 『本經疏證』에서는 직접 "계지는 관절을 부드럽게 하고 經脈을 데워서 소통한다."고 하였다. 임상에서 고찰하면 계지는 분명 溫經通脈한다.

③ 양기를 북돋아 기화작용을 돕는다[助陽化氣]

苓桂朮甘湯은 陽虛로 생기는 痰飮證을 치료한다. 五苓散은 수분 정체를 치료한다. 그리고 腎氣丸, 小青龍湯, 澤漆湯 등 陽虛로 발생하는 水腫, 痰飮, 水分을 치료하는 방제에서 중경은 모두 계지를 썼다. 여기서 계지는 신진대사를 촉진한다[助陽化氣].

陳修園은 계지가 "陽氣를 순행하여 陰氣를 없앤다. 마치 하늘에 해가 밝게 비추면 陰的인 구름이 소멸하는 현상과 같다."고 하였다. 尤在涇도 "下焦의 水氣에 양기가 없어서 化生하지 못하는 경우에 계지를 쓴다."고 하였다. 張壽頤는 "계지는 陽氣가 미약하여 소변을 찔끔거리는 경우 소변을 시원하게 나오게 하는 좋은 약재"라고 하였다.

④ 心陽을 데워서 소통한다[溫通心陽]

枳實薤白桂枝湯은 "胸痺"를 치료한다. 王旭高는 이 처방에서 계지는 "行陽通痺"한다고 하였다. 『金匱要略論注』에서도 "行陽"이라고 하였다. 중경은 또 桂枝生薑枳實湯으로 "心懸痛"을 치료하였는데, 여기서 계지와 生薑, 枳實을 배합하여 매운맛으로 흩고 쓴맛으로 하강하며[辛開苦降] 痰을 없애고 上逆을 가라앉혀 통증을 그친다고 하였다. 즉, 계지의 맵고 따듯한 성질로 陽氣를 북돋아 胸中의 陽氣를 데워서 소통함으로써 胸痺를 치료한다고 설명한 것이다.

또 桂枝甘草湯, 桂枝甘草龍骨牡蠣湯, 桂枝去芍藥加蜀漆牡蠣龍骨救逆湯은 "心陽虛"를 치료하는 처방인데, 모두 계지가 군약으로서 胸陽을 溫通한다. 『神農本草經』에서 계지는 胸中의 "結氣"를 치료한다고 하였다. 후세에 모두 계지가 胸痺痰飮을 치료하는 중요 약이라고 인식하였다.

⑤ 혈액순환을 촉진한다[通行血脈]

桃核承氣湯은 하초 울혈[蓄血證]을 치료한다. 여기서 계지는 혈액순환을 촉진한다. 또 黃芪桂枝五物湯은 陰陽이 모두 약한 血痺證을 치료하는데, 王旭高는 이 처방을 해설하면서 "계지로 보좌하여 黃芪가 行陽通痺하게 한다."고 하였다.

桂枝茯苓丸은 "여성들의 종양[癥病]"을 치료한다. 이 처방은 계지에 茯苓, 牧丹皮, 桃仁을 배합하는데, 계지는 분명히 혈액순환을 촉진한다[通行血脈]. 또 鼈甲煎丸은 "瘧母"를, 溫經湯은 "아랫배의 어혈"을 치료하는데, 모두 계지가 溫經通脈하고 散寒逐瘀한다. 成無己는 계지가 "下焦蓄血을 흩는다."고 하였다. 『本草再新』에서도 "行血"한다고 하였다. 후세에 계지를 經閉癥瘕를 치료하는 데 빠질 수 없는 약물로 인식하였다.

⑥ 中焦를 데우고 허를 보한다[溫中補虛]

小建中湯은 "虛勞裏急"을, 黃芪健中湯은 "虛勞裏急諸不足"을 치료한다. 여기서 중경은 계지에 芍藥이나 黃芪를 배합하였다. 이때 계지는 溫中補虛한다. 또 桂枝加芍藥湯, 桂枝人蔘湯은 모두 계지가 주 약물이며 "腹滿時痛"이나 "心下痞硬"을 치료한다. 이때 계지는 溫中散寒한다.

張壽頤는 계지가 "中州의 陽氣를 세운다."고 하였다. 『神農本草經』에서도 일찍부터 계지에 "補中益氣하며 오래 복용하면 몸이 가볍고 늙지 않는다[輕身不老]."는 기록이 있다. 『成方切用』에서 "계지는 맵고 뜨겁다. …… 榮을 조화하여 虛를 보하여 中氣를 튼튼하게 한다. 그래서 營衛를 자생하고 津液을 잘 흐르게 하여", "虛勞不足을 낫게 한다."고 하였다. 『證治準繩』에서는 "계지는 맵고 따듯하다. 매운맛으로 발산하고 윤택하게 하여 營衛不足을 자윤하여 발산한다."고 하였다.

이러한 말들은 脾는 中土로서 營衛를 자생하고 진액을 잘 흐르게 하는데, 脾胃가 약해서 이런 기능을 실조했을 때, 계지는 맵고 따듯하며 약간 단맛으로 중기를 강화하고 中焦의 臟腑를 따듯하게 활성한다는 뜻이다. 중경은 竹皮大丸으로 "安中益氣"하였는데, 계지와 甘草, 大棗를 같이 쓴 것이 이러한 의의를 설명하고 있다.

⑦ 상충을 진정한다[平沖降逆]

桂枝生薑枳實湯은 "諸逆心懸痛"을, 枳實薤白桂枝湯은 "脇下逆搶心"을 치료하며, 桂枝甘草湯, 茯苓桂枝白朮甘草湯과 茯苓桂枝甘草大棗湯에 모두 계지가 있다. 여기서 계지는 전부 平沖降逆한다. 또 桂枝加桂湯은 계지를 중용하여 "아랫배에서 심장으로 치밀어 오르는 氣"를 치료하였다.

중경은 理中丸에서 특별히 "만약 배꼽 위가 벌떡거리는 것[臍上築]은 腎氣가 공격하는 것이다. 이때 白朮을 빼고 계지 4냥을 가한다."고 밝혔다. 防己黃芪湯에서도 “氣가 상충하면 계지 3분을 가한다.” 고 밝혔다. 이처럼 계지는 확실히 平沖降逆한다. 『藥徵』에서 계지가 “衝逆을 주치한다.”, “上衝하면 계지를 쓰고, 하강하면 쓰지 않는다.” 고 강조하였다. 成無己도 “賁豚을 배설한다.” 고 강조하였다.

후대에 心陽이 허하여 腎氣가 상역할 때 계지는 營血을 조화하고 腎氣를 수렴하여 逆氣가 저절로 평정된다고 인식하였다. 이처럼 계지는 平沖降逆하는 효능이 있다.

2) 용량 · 용법

중경은 계지를 모두 76처방에 응용하였다. 이 중 용량을 언급한 것이 38처방, 포제를 말한 것이 47처방이다.

① 용량 : 최대 6냥, 최소 6수다. 보통 상용량은 3냥이었다. 중경은 계지로 寒飮을 치료하거나 虛勞症을 치료할 때는 용량이 비교적 많아서 4~6냥이 된다. 만약 表邪가 약하고 지나친 發散이 적합하지 않을 때는 용량이 적었다. 정기가 허하고 사기가 함몰하여 上熱下寒하거나 表裏가 풀리지 않으며 寒熱이 뒤섞여 있을 때 계지의 용량이 비교적 적었다. 風寒表實證을 치료하면서 계지로 發汗解表하는 麻黃의 작용을 도울 때에는 甘溫한 약물이 辛散한 약물보다 반드시 용량이 적어야 한다. 그래서 麻黃湯에서 麻黃은 3냥이고 계지는 2냥이다. 이것은 麻黃과 계지의 용량을 배오하는 규칙의 일종이다. 현재 상용량은 3~9g이다.

② 포제 : 중경은 계지를 쓸 때 “껍질을 벗긴다[去皮].” 라고 하였다. 후대에서 ‘去皮’는 코르크층을 벗기는 것이지 가지 껍질을 전부 벗기는 것은 아니라고 인식하였다. 이는 桂枝木이나 桂心木을 쓰는 것이다. 葉因樸은 “去皮하면 가벼운 기를 취하여 발설을 증강하고, 去皮하지 않으면 진한 기를 취하여 溫陽 효능을 높인다.” 고 하였다.

③ 용법 : 전탕하거나 환제나 산제로 쓴다. 중경은 계지를 後下하였다. 후대에 後下하면 계지를 가열하는 시간이 짧아서 휘발유 성분이 증발하는 것을 방지하여 發泄하고 溫陽하는 계지의 효능을 증강한다고 인식하였다.

3) 사용주의

중경은 "계지를 마실 때 양기가 치성하면 죽는다."고 주의하였고, "알코올 중독 환자한테는 桂枝湯을 투여하면 안 된다."라는 금기증에서 濕熱證에는 계지를 투여할 수 없음을 알 수 있다. "만약 환자의 대변이 굳고 소변이 잘 나오는 경우"에도 계지를 투여할 수 없다. 왜냐하면 계지는 辛溫하여 體表로 주행하여 진액을 더 손상하기 때문이다.

『本草從新』에서는 "陰虛한 환자, 모든 血證에는 잘못 쓰면 안 된다."고 하였고, 『得配本草』에서도 "陰虛하고 혈이 결핍하며, 본래 血證이 있고, 외부에는 寒邪가 없고, 內部에 陽이 치성한 4증상에 계지를 금한다."고 하였다. 임상적으로 溫熱病과 陰虛陽盛證, 血證, 임신부는 금한다.

4) 현대연구

① 성분약리

계지는 주로 cinnamic aldehyde, cinnamic acid를 함유하고 있다.[19] 계지에는 해열, 진통, 진정, 항경련, 건위, 진해, 이뇨 그리고 항균작용이 있다.[20]

② 임상응용

a. 저혈압 : 계지, 甘草, 附子(오래 달인다) 각 15g을 매일 1첩씩 차로 대용하여 자주 복용한다. 4~14일 복용하여 혈압이 정상으로 되거나 정상에 가깝게 된 후 다시 10여 첩을 복용하여 약효를 유지한다. 39례를 관찰한 결과 28례가 효과가 지속되었다.[21]

b. 이상 동방결절(sinoatrial node) 증후군 : 계지, 감초 각 10g, 羌活 6g, 乳香, 沒藥 각 5g을 매일 1첩씩 물에 달여 복용한다. 치료 기간이 가장 짧은 경우는 1주, 최

19 葉因樸, 中醫雜誌, 1982;(5):61
20 孔增科, 實用中藥手册, 天津科學技術出版社, 1993:40
21 楊萬林, 黑龍江中醫藥, 1987;(1):26

대 장기는 2개월로 평균 35일이었다. 20례를 치료 관찰한 결과 치유 14례, 호전 3례, 무효 3례였다.[22]

c. 유행성 감기 : 복합계지분무제(계지와 香油로 조합하여 만든다. 1병에 계지와 華薺萱 각 12.5g에 해당하며, 150회 사용한다)를 매일 후두에 2회 분부한다. 177례를 대조 관찰하였는데, 복합계지분무제에는 유행성 감기와 일반 감기를 예방하는 데에 상당한 효과가 있었다.[23]

이 밖에 보고에 의하면 계지를 위주로 동상,[24] B형간염,[25] 월경과다로 인한 가슴 두근거림과 숨참 등[26] 질환을 치료할 수 있다.

22 朱文政, 新中醫, 1987;(1):26
23 游一中, 江蘇醫藥, 1976;(1):47
24 程爵堂等, 廣西中醫藥, 1985;(1):27
25 董振翔等, 中藥雜誌, 1988;(9):31
26 郭劍華, 遙寧中醫雜誌, 1986;(8):42

5 桃仁 도인

장미과(薔薇科) 식물인 복숭아 또는 산복숭아의 말린 종자이다. 맛은 쓰고 성질은 평이하다. 心經, 肝經, 肺經, 大腸經으로 들어간다.

1) 효능 · 주치

① 혈액을 활성하고 어혈을 없앤다[活血化瘀]

桃核承氣湯, 抵當湯, 抵當丸은 아랫배의 瘀血을 치료하고, 鱉甲煎丸은 脇下의 瘀血을 치료하고, 大黃牧丹皮湯은 大腸에 血과 熱이 뭉친 증상을 치료하고, 桂枝茯苓丸은 癥瘕를 치료하고, 下瘀血湯은 배꼽 아래의 瘀血을 치료한다. 瘀血이 있는 위치에 따라 처방은 다르지만 모두 活血化瘀하는 도인의 작용을 활용하고 있다.

『備急千金要方』의 葦莖湯은 도인에 薏苡仁, 冬瓜仁을 배합하여 肺癰을 치료하였고, 『醫宗金鑑』의 桃紅四物湯, 『傅青主女科』의 生化湯, 『醫學發明』의 復元活血湯 등에서 도인은 모두 혈액정체를 잘 배설하여 瘀血을 움직이고 생리혈을 나오게 한다. 그래서 『本草思辨錄』에서 "도인은 瘀血로 혈액이 막힌 질환을 전문으로 치료한다."라고 하였다. 임상에서 經閉, 癥瘕, 熱病의 蓄血證, 風痺, 瘧疾, 타박손상, 瘀血腫痛 등에 모두 적용한다.

② 기름 성분으로 변비 환자의 대변을 매끄럽게 나오게 한다[潤腸通便]

『藥品化義』에서 "도인은 윤기가 많아서 메마른 창자를 滋潤한다.", "껍질을 벗기고 찧어서 조금만 써도 大腸으로 들어가서 혈액이 고갈하거나 메말라서 생기는 변비를 치료한다. 도인은 기름기가 있어서 …… 응결을 열어서 정체를 소통하기 때문이다."고 하였다.

그래서 『脾胃論』, 『沈氏尊生』의 潤腸丸은 모두 火麻仁을 배합하여 潤燥滑腸하여 腸燥便秘를 치료하였다. 『珍珠囊藥性賦』에서 "通潤大便"한다고 하였다. 『湯液本草』에서는 松子仁(잣)을 배합하여 노인의 허약성 변비를 치료하였다. 또 『聖濟總錄』에서 도인을 吳茱萸와 같이 소금으로 볶은 후 도인만 공복에 복용하여 "大便不

快"를 치료하였다. 이처럼 임상에서 도인이 潤腸通便함이 실증되었다. 후대 의사들도 항상 도인으로 潤燥滑腸하여 血燥便秘를 치료하였다.

이 밖에 도인에는 기침과 천식을 치료한다. 『別錄』에서 "欬逆上氣를 그친다." 고 하였다. 『聖濟總錄』의 雙仁丸은 도인에 杏仁을 배합하여 진해 효능을 증강하였다. 또 『食醫心經』에서 도인을 쌀과 같이 끓여서 죽을 만들어 복용하여 상기해수, 氣喘을 치료하였다. 이처럼 도인은 止咳平喘한다.

2) 용량 · 용법

중경은 도인을 모두 8처방에 썼다. 용량을 밝힌 것이 7처방, 포제를 설명한 것이 3처방이다.

① 용량 : 최대 50매, 최소 2분이다. 중간은 20개다. 중경은 급한 下焦蓄血證이나 腸胃에 瘀血이 말라서 응결하거나 腫瘍 혹은 낙상 그리고 모든 근골 손상에 있어서 瘀血을 부수어야 할 때 도인을 주 약물로 쓰고 용량도 비교적 많았다. 만약 정기가 약하여 어혈이 있는 환자는 부드럽게 사하하거나 공격과 補를 겸했고, 용량도 비교적 적다. 현재 상용량은 6~10g이다.

② 포제 : 중경은 도인을 쓸 때 "껍질과 끝을 없앤다." 고 하거나 "볶는다[熬]." 고 하였다. 이것은 유효 성분을 쉽게 추출하기 위해서다. 현재 도인을 쓸 때는 반드시 부수어 쓰며, 껍질은 반드시 벗기지는 않는다. 임상에서 生桃仁은 血熱을 사하하고 어혈 정체를 없애는 힘이 강하여 經閉不通이나 복부 腫塊에 활용하고, 炒桃仁은 潤燥滑腸하여 통변하는 효능이 강하여 腸燥乾結과 대변불통에 응용한다.

③ 내복 : 전탕하여 내복하거나 환제, 산제로 쓴다. 외용할 때는 찧어 붙인다.

3) 사용주의

『本經疏證』에서 "表症이 완전히 없어지지 않거나 아랫배에 이상이 있거나 신체에 甲錯이 생긴 경우다. 이 세 가지 상황이 반드시 전부 나타나야 하는 것은 아니지만 두 경우만 보이면 도인을 쓸 수 있다. 만약 세 증상 중 한 증상도 보이지 않으면 도인을 쓰지 않는다." 고 하였다. 『醫學入門』에서는 "혈액이 마르고 허한 경우 신중히 쓴다." 고 하였고, 『本草經疏』에서 더 상세하게 "어혈정체가 아닌 혈액이 고갈하여 생긴 經閉不通, 혈액이 응결한 덩어리가 아니라 血虛로 생긴 산후 복통, 血燥秘結이 아니라 津液이 부족하여 생긴 대변불통에는 모두 쓰지 않는다."고 하였다. 또 임신부도 금기한다.

4) 현대연구

① 성분약리

도인은 주로 amygdalin, emulsin을 함유하고 있다. 주로 혈관확장, 진해, 구충, 진정, 항알러지, 항균작용이 있다.[27]

② 임상응용

a. 만성간염 : 川桃片(桃仁, 川芎, 當歸 각 6g)을 1일 용량으로 한다. 매일 3회에 나누어 복용한다. 76례를 관찰한 결과 단기간 치료율이 90%, 호전 2.85%, 무효 7.15%였다.[28]

b. 여성의 음부소양증 : 도인 20g을 찧고, 雄黃을 적당히(분말하여) 가해서 고약처럼 만든다. 닭의 간 하나를 절편하고 약물을 간에 발라서 질 속에 넣어서 막는다. 매일 1회 교환하고, 7일을 한 치료 기간으로 한다. 7례를 관찰하였는데, 모두 나았다.[29]

c. 각종 안질 : 도인 2호 주사액을 매일 2ml씩(생약 2g에 해당한다) 1회 근육 주사한다. 10일이 한 치료 기간이다. 視乳頭萎縮, 中心性視網膜炎, 視網膜色素變成, 球後視網膜炎 4가지 안질환 환자 173례(총 282 안구 이상)를 관찰하였다. 총 유효율 78.3%였다. 이 처방으로 뇌혈전 환자 13례를 치료하였는데, 기본 치료 2례, 현저한 효과 7례, 유효 4례였다.[30]

27 孔增科, 實用中藥手册, 天津科學技術出版社, 1993:284
28 王宜增, 黑龍江中醫藥, 1985;(2):53
29 石先洲等, 新中醫, 1987;(10):32
30 王煥奇, 中草藥, 1986;(1):9

이 밖에 도인을 위주로 간경화,[31] 腰椎結核,[32] 정신병[33]을 치료하여 정도는 다르지만 유효한 효과를 얻었다. 경험적으로 또 도인은 止咳平喘한다. 만성 해수와 천식에 脈이 沈한 환자한테 도인 20알(15g)을 써서 특효가 있었다.[34]

③ 부작용

도인에는 시안화수소산(青酸)이 포함되어 대량 내복하면 호흡중추를 마비하는 중독증이 출현할 수 있다. 과량 복용하면 안 된다.

31 兪廣聲等, 中醫雜誌, 1986;(1):9
32 邵漢齡, 河南中醫, 1985;(5):17
33 楊培泉, 陝西中醫, 1985:(12):538
34 梁惠光, 遙寧中醫雜誌, 1987;(9):35

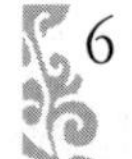

6 栝樓괄루

호로과(葫蘆科) 식물인 栝樓[35] 또는 雙邊栝樓의 건조한 성숙과실이다. 현재는 과루(瓜蔞)라고 한다. 맛은 달고 성질은 차갑다. 脾經, 胃經, 大腸經으로 들어간다.

1) 효능 · 주치

① 폐를 식히고 가래를 삭힌다[淸肺化痰]

小陷胸湯은 "小結胸症"을 치료하는데, 여기서 괄루는 고인들이 "小結胸이란 痰이 심하에 맺힌 것이다. …… 그래서 괄루를 썼다."는 의의가 있다. 成無己는 괄루가 "胸中에 鬱滯한 열을 소통한다."고 하였고, 『品彙精要』와 『綱目』에서 "응결한 痰을 없앤다.", "咳嗽를 치료한다."고 하였다.

『本草便讀』에서 "上焦의 鬱熱로 더럽고 끈끈한 가래와 火氣로 생기는 해수에 모두 응용한다."고 하였다. 『本草述』에서는 "栝樓實은 陰氣가 진하고 기름기가 있다. 그래서 건조한 熱性 痰에 상대할 수 있는 약제다."라고 하였다. 또 『醫學衷中參西錄』과 『本草正義』에서는 "껍질은 폐를 가장 잘 식힌다", "그리고 씨는 묵고 끈적한 痰을 잘 씻어낸다."라고 하였다.

임상적으로 『宣明論方』에서 괄루의 씨를 빼고 분말하여 오랫동안 낫지 않는 소아의 肺熱로 인한 기침과 가래가 심한 喘息을 치료하였고, 『醫方考』의 淸氣化痰丸은 黃芩과 膽南星을 배합하여 痰熱이 내부에 응결한 咳嗽와 喘息을 치료하였다.

모두 瓜蔞實이 폐를 식히고 가래를 삭이는 효능이 있음을 상세하게 설명하였다. 현재 "痰熱로 생기는 咳嗽喘息의 요약"으로 인정한다.

② 기를 순행하여 가슴을 편안하게 한다[理氣寬胸]

栝樓薤白白酒湯, 栝樓薤白半夏湯, 枳實薤白桂枝湯 3처방은 모두 "胸痺", "結胸", "胸部에 기가 머물러 응결한 胸滿"을 치료한다. 모두 괄루를 썼는데, 의도는

35 瓜蔞의 원 식물명.

『本草綱目』에서 "장중경은 胸痺를 치료하였는데, …… 모두 괄루로 痰氣를 하강하는 것이다."와 같다.

『丹溪心法』에서 "栝樓實로 胸痺를 치료하는 것은 기를 하강하고 胸膈에 묵은 끈끈한 鬱熱을 세척하기 때문이다."라고 하였고, 張山雷는 栝樓實이 "胸膈이 막힌 증상을 소통한다."라고 하였으며, 『本草正義』에서 栝樓皮는 "中焦를 소통하는 데 분명 특이한 효능이 있다."라고 하였다. 『本草思辨錄』에서는 "栝樓實의 장점은 탁한 痰을 끌어내리는 것이다. 그래서 結胸胸痺에 이 약이 아니면 안 된다."라고 지적하였다. 최근 『中草藥』에서 이런 효능을 "寬胸"이라고 하며, 임상에서 관상동맥질환을 치료하는 상용품이다.

③ 滑腸通便

『醫學衷中參西錄』에서 괄루를 "박 속은 滋陰하여 메마름을 자윤하는 힘이 가장 강하다. 씨는 소변을 잘 내보낸다."고 하였다. 『傷寒類要』에서도 "脾癉으로 소변이 붉고 적은 증상을 치료한다."고 하였다.

임상에서 고찰하면 劉完善은 栝樓瓤(박속)에 흰 설탕과 보리 가루를 합해서 만든 떡으로 胸滿과 便秘를 치료하였고, 『普濟方』에서 小陷胸湯에 枳實과 桔梗을 가하여 물이 고이고[停飮] 痰이 응결하여 생긴 가슴 갑갑증[胸悶]과 변비를 치료하였고, 『婦人良方』에서 괄루에 술과 童便을 섞어서 복용하여 태반 잔류를 치료하였다.

현재는 보통 甘草, 白蜜을 합하여 腸이 건조해서 생기는 변비를 치료한다. 제가들이 괄루에 장을 매끄럽게 해서 통변하는 효능이 있음을 증명하였다.

④ 종기를 없애고 응결을 흩는다[消腫散結]

『綱目』에서 괄루는 "인후를 편하게 하고 癰腫瘡毒을 없앤다."고 하였고, 『本草便讀』에서 "火氣에 속한 모든 肺癰, 腸癰, 乳癰에 더 적합하다."고 하였다.

임상적으로 『醫宗金鑑』에서 栝蔞牛蒡湯에서 青皮, 梔子, 連翹를 배합하여 열을 식히고 응결을 흩어서 癰腫을 없앴고, 『楊氏産乳集驗方』에서 熱感이 있는 붉은 종기[熱游丹腫]에 栝蔞仁 분말을 식초에 개어서 발라서 치료하였고, 『梅師方』에서 괄루를 찧어 말을 복용하여 여러 癰과 등창[發背]을 치료하였고, 『婦人良方』에서 神效栝蔞散으로 모든 乳癰과 초기 癰疽를 치료하였다. 이 밖에 栝樓實을 肺痿에 열이 심해서 유발하는 吐血, 喀血, 黃疸, 消渴, 咽喉腫痛, 久痢 등에 응용한다.

2) 용량 · 용법

중경이 괄루를 쓴 처방은 4방이다.

① 용량 : 모두 1매다. 현재 상용량은 全栝蔞는 10~30g, 栝蔞皮는 6~12g, 栝蔞仁은 8~15g이다.

② 용법 : 중경은 栝蔞實을 쓸 때 모두 주해에서 "찧어 쓴다[搗]." 혹은 "先煎"이라고 하였다. 후세 사람들은 栝蔞實을 쓸 때 찧어서 부수어 쓰지도 않고 먼저 달이지도 않는데, 이렇게 하면 약효가 쉽게 우러나오지 않는다. 현재는 내복할 때 煎湯하거나 찧어서 즙을 먹거나 환제나 산제로 만들어 복용하고, 외용할 때는 찧어서 붙인다.

3) 사용주의

『本草經集註』에서 괄루는 "反烏頭"한다고 하였다. 『本草逢原』에서는 "脾胃가 虛하거나 구토와 설사 환자는 쓰지 말라."고 하였다. 또 『本草便讀』에서는 "大腸이 냉하여 잘 설사하거나 脾虛하고 火氣가 없거나 대변이 무른 환자는 쓰지 말라."고 하였다. 그래서 脾胃虛寒하여 대변이 풀어지거나 寒痰, 濕痰이 있는 환자는 적합하지 않다.

4) 현대연구

① 성분약리

栝樓實에는 三萜皀甙, 유기산, 당류, 지방유, 단백질이 있다. 약리작용은 항균, 거담, 항암, 관상동맥확장, 혈중지질 강하작용이 있다.[36]

② 임상응용

栝蔞片으로 관상동맥질환 100례를 치료하였다. 협심증 완화 유효율이 76%이고, 心電圖에 개선된 유효율이 52.9%였다.[37]

36 孔增科, 實用中藥手册, 天津科學技術出版社, 1993:119

37 傷害第二醫學院附屬第三人民醫院冠心病防治小組等, 新醫藥學雜誌, 1974;(3):20

7 栝蔞根 괄루근

호로과(葫蘆科) 다년생 宿根草 質藤本植物인 괄루의 마른 塊根이다. 현재는 天花粉이라고 한다. 맛은 쓰면서 약간 달고 성질은 차갑다. 肺經, 胃經으로 들어간다.

1) 효능 · 주치

① 열을 식히고 갈증을 그친다[淸熱止渴]

括蔞牡蠣散은 "百合病으로 갈증이 그치지 않는 환자"를 치료하고, 栝蔞瞿麥丸은 "小便不利, 水氣, 갈증이 있는 듯한 환자"를 치료하고, 小靑龍湯은 처방 뒤에 "갈증이 있으면 半夏를 빼고 괄루근 3냥을 가한다."라고 하였다. 중경은 渴症을 그치기 위해 3처방 모두 괄루근을 썼다. 『本草衍義補遺』에서 "淸熱止渴에 神藥이다."라고 말한 것과 같다.

『本經』에서 일찍이 괄루근이 "消渴, 身熱, 煩滿, 大熱을 치료한다."고 하였다. 『別錄』과 『本草正』, 『醫林纂要』에서 이 효능에 대하여 "胃腸 속의 완고한 열을[痼熱] 없앤다.", "열이 있는 갈증을 해소한다." 혹은 "火氣를 내린다.", "陽明濕熱을 없앤다." 등으로 기재하였다. 李杲는 "괄루근은 순수한 陰으로서 煩渴을 해소하고 津液을 순행하여 心中이 메마른 환자는 이 약이 아니면 안 된다."라고 하였다.

임상적으로 『千金方』, 『外臺秘要』, 『聖惠方』, 『肘後方』에서 모두 단방으로 消渴로 물을 찾거나 壯熱 煩渴을 치료했고, 『丹溪心法』의 消渴方, 『醫學衷中參西錄』의 玉液湯이 모두 淸熱, 生津, 止渴하는 주약으로 삼았다. 더욱이 신선한 것을 물에 넣어 나온 분말을 "玉露霜"이라고 하는데, 이것은 生津止渴하는 효능이 더욱 좋다.

② 진을 생성하여 건조함을 자윤한다[生津潤燥]

栝蔞桂枝湯은 太陽의 경련성 질병인 "身體强, 几几然"을 치료한다. 여기서 괄루근은 營血을 생성하고 津液을 북돋고 筋脈을 이완한다. 『本經疏證』에서 이 처방을 "땀을 너무 흘려서 痙攣이 발생한 경우 반드시 빨리 陰氣를 발생하는 약물을 선택해야 한다. …… 괄루근을 빼고 무엇을 선택하겠는가? …… 목덜미와 등의 근육에 津液이 부족하여 뻣뻣한 환자는 이 처방이 유효하다."라고 풀이하였다.

현대에 邵氏가 栝蔞桂枝湯에 괄루근을 중용하여(증상에 따라 가감) 소아 痙攣 60례를 치료하였는데, 결과는 58례가 1개월 내에 치유되었다.[38]

成無己는 "괄루근은 고목처럼 메마른 상태에 윤기를 준다."고 하였다. 『本草便讀』에서 "澤枯潤槁"라고 하였다. 그리하여 『痧脹玉衡』의 射干兜鈴方은 괄루근에 貝母, 桔梗을 배합하여 마른기침과 끈끈한 가래를 치료하였고, 『瀕湖集簡方』에서 人蔘과 배합하여 虛熱咳嗽를 치료하였다. 『醫學衷中參西錄』에서는 괄루근이 "肺를 자윤하여 肺 속의 마른 痰을 삭인다."고 직접 지적하였다.

후세에 괄루근은 열병으로 津을 손상하고 肺가 말라 기침하고 숨찬 데에 쓰는 요약으로 인식하였다.

③ 消腫排膿

『日華子本草』에서 괄루근은 "排膿하고 腫毒을 소실한다. 고열에 광증, 유행성 질환, 乳癰, 發背, 痔瘻瘡疔을 치료한다."고 하였다. 『滇南本草』, 『本草逢原』, 『醫學衷中參西錄』에서는 이 효능을 인정하여 "癰瘍을 치료하여 解毒排膿한다.", "모든 瘡家의 熱毒을 해소한다."고 하였다.

임상에서 『校注婦人良方』의 仙方活命飮은 銀花, 乳香, 沒藥을 배합하여 清熱, 消腫, 排膿한다. 최근 『趙炳南臨床經驗集』에 실린 解毒消癰湯은 괄루근에 大青葉, 地丁, 赤芍藥, 蚤休를 배합한 것이다.

현재 임상에서 疔癰 초기에 괄루근에 連翹 穿山甲을 배합하면 바로 없어지고, 瘡癰이 이미 터진 경우는 黃芪, 甘草(반드시 모두 生用한다)를 같이 쓰면 살이 재생되고 排膿한다. 즉 潰爛이 심해도 내부에서 살을 생기게 하고 서서히 농을 배출한다.

이 밖에 최근 天花粉에서 채취한 天花粉蛋白으로 주사제를 만들어 중기 임신을 유산시키고 아울러 惡性葡萄胎와 絨毛膜上皮細胞癌을 치료한다.

2) 용량 · 용법

중경은 괄루근을 모두 5방에서 썼다.

38 邵桂珍等, 陝西中醫, 1985;(5):304

① 용량 : 5방에서 가장 많은 양은 4냥, 소량은 2냥이다. 중경은 괄루근으로 "渴而嘔"에 "心煩"을 겸하면 용량을 많이 썼다. "小便不利한 환자가 물기가 있으면서 갈증이 있는 듯한 증상"을 치료하는 栝蔞瞿麥丸에서는 용량이 비록 2냥이지만 오자대로 환약을 만들어 1회에 겨우 3환을 복용하므로 용량이 가장 적다. 현재 상용량은 10~15g이다.

② 용법 : 내복할 때는 전탕하거나 환제나 산제로 쓰고, 외용할 때는 갈아서 분말하여 뿌리거거나 개어서 붙인다.

3) 사용주의

『本草經集註』에서 "反烏頭"라고 하였다. 『本草經疏』에서는 "발한하고 사하한 후 설사하는 환자는 복용하지 말라."고 하였다. 또 『本草匯言』에서는 "발한하고 사하한 후 진액이 없어져서 갈증이 있는 환자한테 함부로 투여하지 말라. 陰虛火動하여 진액이 오르지 못하여 갈증이 있으면 함부로 투여하지 말라."고 하였다.

『本草逢原』에서 "痰飮으로 색이 희고 묽은 경우는 쓰지 않는다."고 하였다. 『得配本草』에서는 "胃虛濕痰, 亡陽하여 생기는 갈증, 體表에 질환이 있을 때는 금한다."라고 하였다.

4) 현대연구

① 성분약리

天花粉에는 주로 天花粉蛋白, 전분, saponin, 많은 종류의 amino acid와 당질이 있다.[39] 약리작용은 항균, 거담, 혈당강하, 중기 유산 작용이 있다.[40]

② 임상응용

a. 임신중절 : 天花粉蛋白을 근육 주사하거나 羊膜腔 내에 주사하여(정제한 제품은 1.5~2mg, 정제하지 않은 제품은 5~10mg) 중기 임신을 유도 분만하여 중절한다.

39 邵桂珍等, 陝西中醫, 1985;(7):304
40 孔增科, 實用中藥手册, 天津科學技術出版社, 1993:61

1000례를 시행한 결과 성공률이 97.3%로 높았다. 출혈량이 적었고(80%에서 50mg 이하) 방법이 간단하였다. 결점은 분만하는 시간이 길어서 150시간에 달하고, 발열 등 부작용이 많이 나타났으며, 개별적으로 과민성 쇼크가 있었다.[41]

b. 포도상기태, 융모막상피세포암, 자궁외임신 : 정제한 천화분단백을 정맥으로 점적 주입하여 포도상기태 68례, 융모막상피세포암 4례, 자궁외임신 6례를 관찰한 결과 모두 상당한 효과가 있었다.[42]

41 孔增科, 實用中藥手册, 天津科學技術出版社, 1993:61
42 龐俊忠 等, 臨床中醫學, 中國醫藥科技出版社, 1989:134

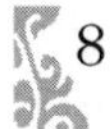 8 連軺[43] 연초

목서과(木犀科) 식물인 連翹의 뿌리이다. 連翹根으로 부르기도 한다. 맛이 쓰고 성질이 차갑다. 心經, 肝經, 膽經으로 들어간다.

1) 효능 · 주치

① 열을 식히고 습기를 내보낸다[淸熱利濕]

"傷寒病으로 내부에 瘀熱이 있으면 반드시 황달이 발생한다."라는 증상을 치료하는 麻黃連軺赤小豆湯에 쓰는 연초는, 『本草逢原』에서 "連翹根은 성질이 차갑고 하강하여 熱氣를 내리는 장점이 있다. 濕熱黃疸을 치료한다."라고 하였다. 『本草綱目』에서는 "傷寒瘀熱로 발생하려는 황달을 잘 치료한다."고 하였다. 중경은 항상 赤小豆와 生梓白皮를 배합하였는데, 이렇게 하면 淸熱, 利濕, 退黃 효능이 더 커진다.

2) 용량 · 용법

중경은 연초를 麻黃連軺赤小豆湯 1방에만 썼다.

① 용량 : 원방은 2냥인데, 현재는 보통 10~15g을 쓴다.

② 용법 : 탕제에 넣어 쓴다.

※ 부가 주해

『本經』에는 "翹根"이 있고, 『唐本草』에는 이름만 있고 쓰지 않았다. 李時珍의 『本草綱目』에 翹根을 連翹의 뿌리라 하고 連翹 조문 아래에 같이 기록하였다. 고증에 의하면 連軺와 連翹는 같은 식물로서 약용 부위가 다를 뿐이다. 하나는 뿌리이고, 하나는 과실이다. 그래서 효능이 완전히 같지는 않다. 현재 連軺는 별로 쓰지 않는다. 대체로 古方의 連軺는 連翹로 대용한다. 그래서 『本草逢原』에서 "뿌리가 없으면 열매로 대체한다."고 하였다. 현재 의사들은 대부분 이 말을 따른다.

43 軺; 수레 초.

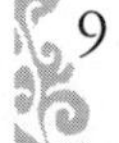

9 秦皮진피

목서과(木犀科) 낙엽교목 식물인 苦櫪白臘樹 또는 小葉白臘樹의 莖皮이다.

1) 효능 · 주치

① 열을 식히고 해독한다[淸熱解毒]

白頭翁湯은 "熱痢下重"을 치료하고, 白頭翁加甘草阿膠湯은 "産後下利虛極"을 치료한다. 중경은 두 처방에 진피를 써서 淸熱解毒하고 固澁止痢하였다. 『湯液本草』에서 "主熱痢下重"이라 하였고, 『本草匯言』에서 "진피는 맛이 쓰고 성질이 떫으면서 견고하여 흩어지는 정기를 수렴한다."고 하였다. 『傷寒用藥硏究』에서는 "본성은 수렴하고 떫지만 작용은 풀어서 흩는다."고 하였다.

그래서 張元素는 진피로 "여성의 대량 하혈[崩中]"을 치료하였고, 『別錄』에서 진피로 "여성 대하증"을 치료하였다. 최근 『吉林中草藥』과 『黑龍江常用中草藥手冊』에서 진피로 "腸風下血", "腸炎泄瀉"를 치료하였다. 제가들의 경험으로 진피가 淸熱解毒함을 증명하였다. 또한 熱毒으로 생기는 이질설사에 좋은 약이다.

② 간을 식히고 눈을 밝게 한다[淸肝明目]

『本經』에서 진피는 "눈의 靑翳와 白膜을 없앤다."고 하였다. 『藥性論』에서는 "눈을 밝게 하고 肝 속의 묵은 열을 없앤다. 양측 눈이 붉고 붓고 아프며 바람을 쏘이면 눈물을 흘리는 증상을 치료한다."고 하였다. 또 『名醫別錄』에서는 "눈을 세정하는 약으로 쓴다."고 하였고, 『藥性論』에서는 "붉어진 눈을 씻으면 아주 효과가 좋다."고 하였다.

임상적으로 『近效方』에서 秦皮로 赤眼과 眼睛의 瘡을 치료하였고, 『河北中藥手冊』에서 진피에 大黃을 배합하여 麥粒腫에 대변이 굳고 마른 환자를 치료하였다. 현재는 보통 전탕하여 目赤腫痛과 迎風流淚를 치료한다. 그래서 『淮南子』에서는 "눈을 치료하는 중요한 약이다."라고 예찬하였다.

총괄적으로 『本草匯言』에서는 진피가 "肝膽의 火가 울체하여 氣가 흩어져서 생기는 질환에 맑고 차갑고 하강하는 진피를 쓰면 濁氣에서 淸氣를 분리하고 흩어지는 氣를 수렴한다. 따라서 안과에서 翳膜을 없애고 흐르는 눈물을 멈추며, 婦人科에서 下血을 안정하고 血性帶下를 그치고, 大方科에서 虛痢를 그치고 遺精을 수렴하며, 소아과에서 驚癎을 안정하고 骨蒸發熱을 물리친다."라고 하였다.

2) 용량 · 용법

중경은 진피를 모두 2처방에 응용했다.

① 용량 : 두 처방 모두 용량이 3냥이다. 현재 상용량은 5~15g이다.

② 용법 : 전탕하여 내복한다. 환제로 쓰기도 한다. 외용할 때는 적당량을 달여서 세정제로 쓴다.

3) 사용주의

『本經逢源』에서 "胃가 허하여 소식하는 환자는 금한다."라고 하였다. 진피는 맛이 몹시 쓰다. 그래서 脾胃가 虛寒한 환자는 금한다.

4) 현대연구

① 성분약리

진피에는 주로 fraxin, aescuktin, aesculin 그리고 alkaloid가 함유되어 있다. 약리작용은 항균, 소염, 진통, 지해거담과 이뇨작용이다.[44]

② 현대연구

a. 만성기관지염 : 진피 침출액을 분무제로(1 : 1 농도로 진피 용액을 1회 2ml 분무한다. 10회를 1 치료 기간으로 한다. 보통 2치료 기간을 시행한다) 하여 422례를 치료하였다. 총 유효율이 92.2%였고, 현저한 효과가 나타난 비율이 53.5%였다.[45]

44 孔增科, 實用中藥手册, 天津科學技術出版社, 1993:84
45 瀋陽部隊221醫院等, 中草藥通訊, 1973;(1):21

b. 세균성이질 : 秦皮煎湯液(생약 1.8g/ml)을 1세 이하는 하루 8~10ml를 4회에 나누어 복용하고, 1~3세는 하루에 10ml를 4회에 나누어 복용하며, 3세 이상은 매일 15ml를 4회에 나누어 복용한다. 7~14일을 1치료 기간으로 한다. 소아세균성이질 50례를 치료하였다. 이 중 2례는 劇烈한 구토가 있어서 복용을 중단하였다. 치료율이 80%였다.[46]

秦皮素 50~100mg/kg을 2~3회 나누어 복용한다. 5~6일이 1치료 기간이다. 소아세균성이질 환자 77례를 치료하였는데, 유효율이 70% 이상이었다. 용량을 많이 쓰면 세균 소멸율이 올라갔다. 이 밖에 秦皮乙素를 하루 5mg/kg으로 67례를 치료하였는데, 완치 41례, 진전 11례, 무효 15례였다.[47,48]

③ 부작용

진피를 달인 약제는 독성이 비교적 약하다. 다만 부작용은 구토다.[49]

46 王浴生等, 中藥藥理與應用, 人民衛生出版社, 1983:1
47 張孝鐵等, 上海中醫藥雜誌, 1962;(9):30
48 余鼎新等, 中華兒科雜誌, 1962;11(5):353
49 西安醫學院第一附屬醫院, 中華兒科雜誌, 1959;10(3):237

10 柴胡시호

산형과(傘形科) 다년생 초본식물인 柴胡(北柴胡)와 狹葉柴胡(南柴胡)의 뿌리 또는 全草이다. 맛은 쓰고 매우며 성질은 약간 차갑다. 心包絡, 肝經, 膽經, 三焦經으로 들어간다.

1) 효능 · 주치

① 흩어서 해열한다[疏散退熱]

小柴胡湯은 "寒熱往來, 胸脇苦滿"을 치료하고, 大柴胡湯은 "心下急", "往來寒熱"을 치료하고, 柴胡桂枝湯은 "心下支結, 外證來去者"를 치료한다.

『注解傷寒論』에서 "이것은 사기가 表와 裏 사이에 있는 것으로서 …… 柴胡湯類로 치료하였다. 시호는 君藥으로서 少陽 半表의 熱邪를 흩어버리고, 黃芩과 배합하여 少陽을 화해한다."라고 풀이하였다. 『滇南本草』에서 시호는 "傷寒病에 發汗解表하는 중요한 약이다."라고 하여 "六經에 邪熱이 왕래하는 상태를 물리친다."고 하였다. 또 『藥性論』에서는 "유행성 전염병[時疫]으로 외부의 열이 풀리지 않는 상태를 치료한다."고 하였고, 『珍珠囊』에서 "往來寒熱을 없앤다. …… 시호가 아니면 안 된다."라고 하였다.

임상적으로 『本事方』의 柴胡疎肝散은 甘草와 같이 썼고, 『傷寒六書』의 柴葛解肌湯은 黃芩과 生石膏를 배합하였는데, 모두 외감성 발열을 치료하여 열을 흩어버리는 좋은 효과가 있다.

현재 임상에서는 단방이나 복방 시호 주사액으로 외감성 열병에 좋은 해열작용이 있다. 학질로 일어나는 寒熱은 보통 시호에 常山, 檳榔을 배합하여 해열하고 학질을 멈춘다. 현대 임상에서 시호는 少陽證을 치료하는 중요한 약이다.

② 간을 풀어서 울체를 해소한다[舒肝解鬱]

小柴胡湯은 주 증상에 "胸脇苦滿"이나 "脇下痞硬"이 있고, 柴胡加芒硝湯은 "胸脇滿"이 있고, 柴胡桂枝乾薑湯과 大柴胡湯의 주 증상에 "胸脇滿微結"이나 "心下

急"이 있다. 중경은 胸脇苦滿에 항상 시호를 썼다. 『藥徵』에서 "소리치면 메아리가 나타남과 같다."고 한 말과 같다. 舒肝解鬱 효능은 의심할 나위가 없다.

『本經』에서 시호는 "心腹腸胃 속에 응결한 氣를 주치한다."고 하였고, 『藥性論』에서 "血氣를 잘 퍼지게 한다."고 하였다. 『傷寒藥性賦』에서 "시호는 少陽經의 전문 약물이다. 經에서는 氣를 담당하고, 藏에서는 血을 주관한다."고 하였다. 또 『醫學啓源』에서 "本經(少陽經)의 두통을 없앨 때 이 약물이 아니면 그치지 못한다."고 하였다.

시호는 肝氣를 잘 퍼뜨려 肝을 풀어서 울체를 해소한다. 예를 들어 『太平惠民和劑局方』의 逍遙散은 白芍, 當歸, 茯苓, 薄荷를 배합하여 血虛鬱證을 치료했고, 『景岳全書』의 柴胡疎肝散은 시호에 枳殼, 香附子, 川芎을 배합하여 肝鬱血滯症을 치료했다. 이처럼 시호는 疏肝解鬱한다.

③ 양기를 들어올린다[升擧陽氣]

『脾胃論』의 補中益氣湯과 升陽散火湯은 脾胃가 허약하여 中氣가 下陷한 증상을 치료한다. 李東垣은 시호에 升麻, 黃芪, 人蔘을 배합하였다. 이는 陽氣를 올리려는 의도다.

『本草正義』에서 "脾陽이 일어나지 못할 때 시호로 中氣를 들어올려 淸陽이 잘 퍼지게 하면 寒熱이 멈춘다. 반드시 脾를 보하는 약물을 같이 써야 한다. 李東垣의 補中益氣湯이 가장 잘 맞는다."고 하였다. 이로부터 『潼察方』에서 시호와 人蔘을 동량으로 하여 虛勞發熱을 치료하였고, 『聖濟總錄』에서 시호를 丹砂와 같이 분말하고 猪膽汁을 섞어서 小兒骨蒸을 치료한 것도 이를 본받은 것이다.

현재는 시호에 黃芪, 白朮, 人蔘 등 氣를 보하고 양기를 올리는 약물을 배합하여 氣虛下陷한 臟器脫垂를 치료한다.

2) 용량 · 용법

중경은 시호를 모두 9처방에 활용했다.

① 용량 : 최대는 반 근, 최소는 6분을 썼다. 보통 전통적인 용량은 4냥에서 반 근이다. 중경이 시호를 쓴 처방을 고찰하면 『藥品化義』에서 "많이 쓰면 肌表의 邪氣를 발산하여 없애므로 寒熱往來와 학질을 치료하며 潮熱을 없앤다. 적게 쓰면 下

陷한 상태를 들어올린다. 補中益氣湯에서 人蔘과 黃芪를 도와 상승하여 퍼뜨려서 中氣를 보한다."라는 말과 같다. 이처럼 시호는 主症에 따라 용량이 다르다. 현재 상용량은 3~10g이다.

② 포제 : 중경은 이를 밝히지 않았다. 현재 시호는 表裏를 조화하고 濕熱을 식혀서 胸滿하고 心煩하며 救逆하는 半表半裏證을 치료하고, 炒柴胡는 발산력은 약화되지만 疏肝에 장점이 있어서 전적으로 鬱滯를 해소하고 淸陽을 들어올려 鬱結을 흩고 脇痛을 그치고 中氣를 올린다. 자라피로 볶아서 쓰면 虛熱을 치료하고, 술에 볶아서 쓰면 발산하는 성질을 증강한다.

③ 용법 : 중경이 시호로 和解할 때는 대부분 "찌꺼기를 없애고 다시 달인다."는 방법으로 화해 작용을 증강했다. 현재는 전탕하거나 또는 환제나 산제로 내복한다. 『臨床實用中草藥』에서 "북시호 주사제(Bupleurum injection)는 일반적 감기, 유행성 감기, 학질, 폐렴에 비교적 좋은 해열 효과가 있다."고 하였다.

3) 사용주의

『醫學入門』에서 "下焦의 元氣가 끊어져 陰火가 발생하여 땀이 많은 환자가 잘못 복용하면 반드시 죽는다."고 하였다. 『本草經疏』에서는 "허약한 환자의 氣가 상승하는 경우는 쓰지 않는다. 구토와 陰虛하여 火氣가 타오르는 환자도 쓰지 않는다. 少陽經의 瘧疾이 아닌 경우도 쓰지 않는다."고 하였다. 현재 시호는 성질이 상승하여 발산하므로 眞陽이 고갈하고 손상하여 肝陽이 상승하고 항진한 경우는 쓰지 않는 것으로 간주한다.

4) 현대연구

① 성분약리

시호에는 주로 saikosaponin, saikoside, sterol, adonitol과 휘발유를 함유하고 있다. 약리 작용은 해열, 진정, 진통, 진해, 소염, 항궤양, 항균, 항바이러스, 보간작용이 있다.[50]

50 孔增科, 實用中藥手册, 天津科學技術出版社, 1993:7

② 임상응용

a. 해열 : 북시호 浸泡蒸餾液(2ml/앰플, 1ml에 생약 10g 함유)을 1회에 2~4ml씩 근육 주사하는데, 병세에 따라 참작 사용한다. 급성 발열 환자 57례를 관찰한 결과 현저한 효과 17례, 유효 23례, 무효 17례였다.[51] 보고에 의하면 이 방법은 일반감기, 유행성감기, 학질, 폐렴 등 143례에 모두 양호한 해열 효과가 있었다. 일반감기는 24시간 내에 해열된 경우가 87.9%에 달했고, 유행성감기는 24시간 내 해열이 98.1%에 달했다.

b. 삼출성중이염 : 耳聾通氣散(柴胡 500g, 川芎, 香附子 각 250g을 같이 곱게 분말하여 물로 환약을 빚는다)을 아침, 저녁에 각각 5g씩 복용하며, 10일을 1치료 기간으로 한다. 삼출성중이염 환자 84례를 임상적으로 효과를 관찰하였다. 완치(청력 완전 회복, 이명 소실, 고막 색깔과 윤택함이 정상, 지표가 분명) 36례, 호전(청력회복, 이명감소, 고막이 기본적으로 정상) 28례, 무효 20례였다.[52]

c. 전염성간염 : 北柴胡(1 : 2) 주사액 10~20ml를 50%의 포도당에 혼합하여 매일 1~2회 정맥 주사한다. 또는 20~30ml를 10%의 포도당 250~500ml에 타서 매일 1회 정맥으로 점적 주입한다. 100례를 임상적으로 관찰하였는데, 효과가 만족할 수준이었다. 약을 쓴 후 환자의 기력과 식욕 그리고 자각증상이 현저히 개선되었다. 肝區域 통증이 용약 4~5일 후 대부분 호전하거나 소실하였다. 肝과 脾臟이 종대한 소아들은 1치료 기간 후 회복되어 줄어들었다(성인은 아동에 비하여 수축이 더디다). 간기능 검사에서 가장 빠른 회복은 轉氨, 황달지수였고, 麝濁, 麝絮試驗도 상대적으로 개선되었다. B형 간염 항원이 모두 1~7치료 기간에 음성으로 전환되었다. 경험적으로 간염 활동기에 신속하게 轉酶를 저하하기 위해 매일 용량을 40~50ml씩 투여하여 10일 전후 치료하면 대부분 정상으로 회복되는데, 바로 용량을 줄여 효과를 지속하는 것이 좋았다.[53]

이 밖에 시호 주사액으로 각종 혹[疣]을 치료하는데, 효과가 현저하였다.[54] 시호

51 劉新祥等, 湖南醫藥雜誌, 1984;(1):45
52 顧玉如等, 新中醫, 1983;(12):32
53 王輝武等, 中藥新用, 科學技術文獻出版社重慶分社, 1990:252
54 王惠中等, 新醫藥學雜誌, 1975;(3):48

를 위주로 한 복합처방으로 급성췌장염, 급성담도감염, 아구창(thrush)에도 좋은 효과가 있었다. 소아 疳積에는 보통 시호 3g에 증에 따라 약물을 가감하여 新舊虛實證에 모두 응용할 수 있다.[55]

③ 부작용

시호 과립제를 소량 복용하면(생약 0.6g에 해당) 30%의 환자가 가벼운 피로감을 느낀다. 복용량이 많아지면 80%의 환자가 깊은 수면에 빠지고, 17%의 환자는 도리어 수면이 불안하고 작업 능률이 현저하게 떨어진다. 식욕이 감퇴하거나 배가 더부룩한 반응도 있다.

55 蘇如林, 中醫雜誌, 1984;(2):20

11 射干사간

연미과(鳶尾科) 다년생 초본식물인 射干의 마른 根莖이다. 맛은 쓰고 성질은 차갑다. 肺經으로 들어간다.

1) 효능 · 주치

① 열을 식히고 해독한다[淸熱解毒]

"瘧母는 급히 치료해야 하며 鼈甲煎丸이 적합하다."고 하였다. 사간을 쓴 의의에 대하여 『綱目』에서 "厥陰相火를 하강한다. 火氣가 하강하면 血이 흩어지고 부종이 없어지며 뭉친 痰이 저절로 풀려서 종양[癥瘕]이 저절로 사라진다."고 하였다. 『別錄』에서 사간은 "말할 때 냄새가 나는 증상을 치료하며, 가슴 속의 열기를 흩는다."고 하였다. 陶弘景, 『日華子本草』, 『珍珠囊』, 『滇南本草』, 『綱目』, 『生草藥性備要』에서 모두 사간은 "實火를 하강한다", "腫毒을 치료한다.", "瘡癰과 모든 熱毒을 흩어버린다."고 하였다.

『福建民間草藥』에서 사간의 신선한 뿌리를 달여서 복용하여 腮腺炎을 치료하였고, 『本草匯言』에서 사간에 連翹와 夏枯草를 같은 분량으로 복용하여 熱氣가 뭉쳐서 생긴 瘰癧結核을 치료하였고, 『永類鈐方』에서 扁竹根(僵蠶 같은 것)을 萱草根과 같이 분말하여 꿀에 타서 복용하여 乳癰 초기를 치료하였다. 또 『補缺肘後方』에서는 射干을 잘게 찧고 즙을 내어 복용하여 腹水를 치료하였다. 이처럼 사간은 淸熱解毒한다.

② 담을 없애서 목을 좋게 한다[消痰利咽]

射干麻黃湯은 "목구멍 속에서 水鷄 소리가 나는 증상"을 치료한다. 尤在涇은 "水鷄聲은 肺 속에 寒飮이 목구멍으로 올라와 호흡을 자극해서 나온다."고 하였다. 중경은 사간을 군약으로 써서 祛痰利咽하였다.

『本草經疏』에서 "사간은 쓴맛으로 하부로 배설하므로 잘 하강한다. 아울러 매운맛을 겸하므로 잘 발산한다. 그래서 咳逆上氣, 喉痺咽痛, 호흡곤란을 치료하고 응결한 기를 흩는다."고 하였다. 『別錄』과 『日華子本草』에서는 "消痰", "欬唾를 치료한다."고 하였고, 『綱目』에서 "喉痺咽痛을 치료하는 중요한 약"으로 칭송하였다. 또 『聖濟總錄』에서 사간을 물에 달여 찌꺼기를 제거한 후 꿀을 타서 복용하여 喉痺를 치료하였고, 『醫方大成』에서 喉痺를 치료하였고 아울러 "식초와 같이 갈아서 즙을 내어 입에 머금으면 涎을 끌어내는 데 더욱 오묘하다."고 하였다.

射干馬鈴湯은 사간에 桑白皮, 馬兜鈴, 桔梗을 배합하여 肺熱로 인한 심한 기침을 치료하였다. 현재 사간은 痰을 삭이는 데 우수하여 가래가 많은 기침과 천식에 상용한다.

2) 용량 · 용법

중경은 사간을 2처방에만 썼다.

① 용량 : 射干麻黃湯에서 13매며 溫肺, 祛痰, 止咳하고 용량이 비교적 많다. 鱉甲煎丸에는 단지 3분 쓴다. 현재 상용량은 6~10g이다. 외용은 적당량 쓴다.

② 포제 : 중경은 사간 처방 아래에 "燒"라고 하였다. 이는 더 연구해 보아야 한다. 현재는 생용한다.

③ 용법 : 전탕하여 내복한다. 산제로 쓰거나 신선한 것을 찧어서 즙을 쓰기도 한다. 외용할 때는 분말하여 불어넣거나 바른다.

3) 사용주의

『本草經疏』에서 "脾胃가 약하고, 臟이 차갑고, 氣血이 허한 환자, 實熱이 없는 질병에는 금한다."고 하였다. 따라서 임신부는 쓰지 않거나 신중히 쓴다.

4) 현대연구

① 성분약리

사간은 주로 iridin, 射干甲素, 洋鳶尾素를 함유하고 있다. 약리작용은 청열, 소염, 항균, 항바이러스, 거담 진통작용이 있다.[56]

56 孔增科, 實用中藥手册, 天津科學技術出版社, 1993:98

② **임상응용**

a. **水田피부염** : 사간을 1 : 20으로 달인 후 소금을 조금 치고 뜨거울 때 외부를 문지른다. 253례를 치료하여 모두 현저한 효과가 있었다. 경증은 1회, 중증은 2회면 낫는다.[57]

57 郭遠芝等, 광동의학(조국의학판), 1964;(5):18

12 狼牙 낭아

『醫宗金鑑』에서 "狼牙는 이리의 이빨이 아니다. 狼牙草다."라고 하였다. 맛은 쓰고 성질은 차갑다. 肝經으로 들어간다.

1) 효능 · 주치

① 열을 식히고 濕을 말리며 살충하여 가려움을 그친다[淸熱燥濕, 殺蟲止癢]

狼牙湯은 "음부가 허는 증상[陰中蝕瘡爛]"을 치료한다. 『醫宗金鑑』에서 해석하여 "陰中은 바로 前陰이다. 瘡이 생겨 부식하여 허는 것은 濕熱이 남아서 생긴다. 狼牙湯으로 씻어서 치료하면 濕熱을 없애고 살충한다."고 하였다. 『高注金匱要略』에서는 "낭아는 맛이 쓰고 성질이 차갑다. 차가움은 熱을 이기고, 쓴맛은 濕을 말려서 殺蟲한다. 그래서 이것으로 씻는다."라고 하였다. 이처럼 낭아는 淸熱燥濕, 殺蟲止癢한다.

2) 용량 · 용법

중경은 낭아를 단지 狼牙湯 1방에만 썼다.

① 용량 : 狼牙湯에서 낭아의 용량은 3냥이다. 현재의 10g에 해당한다.

② 용법 : 중경은 원방 아래에서 "이것을 물 4승에 달여서 반 승으로 만들고 누에고치만한 솜에 적셔서 질 속에 넣는다. 하루 4번 한다."고 하였다. 이처럼 낭아를 진하게 달여서 음부 속에 넣어 약물이 환부에 직접 닿아야 좋은 치료 효과가 나타난다. 하루 4회가 적당하다.

※ 주해

낭아 또는 狼牙草가 도대체 어떤 약물인지 아직 분명치 않다. 陳修園은 狼毒으로 대용한다고 하였는데, 이 설은 따를 만하다.

13 酒 술

쌀, 보리, 기장, 고량, 밀로 발효한 음료다. 맛은 달고 약간 쓰며 성질은 맵고 따듯하며 有毒하다. 心經, 肝經, 肺經, 胃經으로 들어간다.

1) 효능 · 주치

① 기혈을 순환한다[通行氣血]

當歸散은 "임신 중 상복한다."는 약물이다. 當歸芍藥散은 "임신 중 복통"을 치료한다. 두 처방 모두 술을 이용하여 산제로 복용한다. 또 膠艾湯은 "胞阻", 炙甘草湯은 "心動悸, 脈結代", 栝樓薤白白酒湯과 栝樓薤白半夏湯은 정도가 다른 "胸痺"를 치료한다. 4처방 모두 물과 술을 같이 넣어 달인다.

이처럼 중경은 술로 氣血을 순환하여 혈맥을 조화하였다. 또 土瓜根散, 紅藍花酒, 下瘀血湯 등도 술을 이용해 氣血을 순환하여 복통을 그친다. 『養生要集』에서 술이 "百脈을 잘 퍼뜨려 조화한다."고 하였고, 『湯液本草』에서 "술은 모든 經을 그치지 않게 잘 움직인다."라고 하였다. 孟詵부터 『本草拾遺』, 『飮膳正要』, 『醫林纂要』의 기록도 일치한다. 술은 "血脈을 소통하고", "行氣和血하고", "단단한 積을 없앤다."

② 溫經散寒

赤丸은 "寒氣厥逆"을 치료하고, 侯氏黑散은 "四肢煩中, 心中惡寒不足"을 치료하며, 當歸四逆加吳茱萸生薑湯은 "手足厥寒"과 "內有久寒"을 치료한다. 이들 처방에서 중경은 술로 溫經散寒하였다. 또 天雄散은 "失精家가 아랫배가 당기고 龜頭가 차가운 증상"을 치료하고, 白朮散은 "부인이 虛寒하여 胎動不安한 증상"을 치료한다.

중경은 술과 섞어서 약을 복용했는데, 이것도 溫經散寒하여 양기를 돕는다. 『飮膳正要』에서 분명하게 술은 "冷을 없애고, 寒氣를 제거한다."고 하였고, 『綱目』, 『醫林纂要』에서 술은 "胃를 데우고 寒氣를 물리친다.", "腎을 도와 陽氣를 일으킨다.”라고 하였다. 陶弘景은 또 “몹시 추운 겨울에 바다가 얼어도 술은 얼지 않는다. 이처럼 모든 물질 중에서 뜨거운 성질은 술이 으뜸이다.”라고 하였다.

『綱目』에서 “王肅, 張衡, 馬均 세 사람이 안개 자욱한 새벽에 길을 나섰다. 한 사람은 술을 마시고, 한 사람은 포식하고, 한 사람은 공복이었다. 공복인 사람은 죽었고, 포식한 사람은 병들었지만 음주한 사람만 건강했다.”라는 기록이 있다. 이것은 술이 “기력을 왕성하게 하고 한기를 막는” 효능이 있음을 강조한 것이다. 현재 風寒痺痛, 筋脈拘攣에 상용한다.

③ 약물을 이끌고 간다[引行藥勢]

薯蕷丸, 腎氣丸, 天雄散은 술로 복용한다. 이것은 술로 보약을 정체하지 않게 하여 막히는 폐단을 방지하는 것이다. 抵當湯, 調胃承氣湯, 大承氣湯에서 모두 大黃을 술에 씻어서 쓰는데, 그 의의를 『湯液本草』에서 “大黃을 …… 술을 가지고 가면 가장 높은 곳까지 도달한다. 만약 산꼭대기에 물건이 있어서 인적이 미치지 않아도 반드시 활로 쏘아 가질 것이다.”라고 하였다. 이 역시 술기운으로 약의 힘을 끌고 가는 것이다. 『別錄』에서는 술이 “약세를 움직인다.”라고 하였다.

『本經疏證』에서 “세상에서 술에 대하여 藥性을 이끌고 상행한다고 하지 않으면 陽性을 血로 끌고 들어간다고 하고, 성질이 뜨거워 寒氣를 몰아낸다고 하지 않으면 氣를 빠르게 움직인다고 말한다.”, “그래서 補陰劑에서 술은 지체하는 약성을 소통하고, 散寒劑에서 술은 잠복한 寒氣가 응결함을 부순다.”라고 하였다.

후대에서 침강하는 약물이 술을 얻으면 상승한다고 하였다. 예를 들어 普濟消毒飮은 大頭瘟을 치료하는데, 여기에 酒黃芩, 酒當歸가 있고 또 酒芍藥, 酒續斷, 酒杜沖이 있다. 술은 한약을 炮製할 때 상용하는 재료로서 약세를 이끌고 약효를 증강한다.

이 밖에 『別錄』에서 술이 “百邪惡毒한 氣를 죽인다.”고 하였고, 『品彙精要』에서 “모든 야채의 독을 해소한다.”고 하였고, 『綱目』에서 특별히 “쌀술은 馬肉桐油毒을 해소하며, 뜨겁게 마시는 것이 아주 좋다.”고 하였고, 또 “殺蟲辟瘴”하고 “赤目腫痛에 씻는다.”고 하였다. 현재는 음료로 상용하며 보조로 생선과 육류의 비린내를 없앤다.

2) 용량 · 용법

중경은 술을 모두 16처방에 응용했다.

① 용량 : 최대 1두다. 보통 적당량 술로 환제나 산제를 복용한다. 瓜蔞薤白白酒湯과 瓜蔞薤白半夏湯에서는 술을 7승, 1두로 약을 달여서 1회에 약술 1승을 복용하였는데, 이것이 최대량이다. 술과 물을 같이 넣어 달이는 처방으로서 炙甘草湯, 當歸四逆加吳茱萸生薑湯, 芎歸膠艾湯이 있는데, 용량이 비교적 많아서 3~7승이다. 현재는 내복하거나, 외부에 바를 때 적당량 쓴다.

② 용법 : 중경이 술을 쓴 방법에 따라 효능이 다르다. 술로 달이거나 술과 물을 합해서 달이는 방법이 있다. 補陰劑에서 遲滯하는 약성을 소통하고, 散寒劑에서 잠복한 寒氣의 응결을 부순다. 글에는 비록 "酒服", "酒下", "飮服", "和服"이라고 다르게 썼지만 실제는 같다. 술을 이용하여 보약이 정체함을 순행하고, 邪氣 응결을 소통한다. 脈道가 제대로 순환이 안 되거나 막힌 혈맥을 몰아낼 때 적당량의 술로 환제나 산제를 복용하였다. 현재는 내복할 때 따듯하게 마시거나 술과 함께 달이거나 약물을 술에 담갔다가 쓴다. 외용할 때는 씻거나 양치하거나 발라서 문지른다.

3) 사용주의

『養生集要』에서 "술은 사람을 돕기도 하고 해치기도 한다. 절제 있게 마시면 전신의 맥을 두루 퍼지게 하고 邪氣와 冷을 없앤다. 만약 절도를 잃고 과용하면 신체의 기운이 약해지고 정신이 혼미해진다."고 하였다. 따라서 과도한 음주는 안 되며 특히 공복에 과량 음주하지 말아야 한다. 그렇지 않으면 사람을 취하게 하고 뇌를 손상한다. 陰虛하거나 失血하거나 濕熱이 있는 환자는 금한다.

4) 현대연구

① 성분약리

주요 성분은 에틸알코올이다. 증류한 술은 에틸알코올 함량이 50~70%며, 비증류주는 에틸알코올 함량이 15~20%다. 증류주는 고급알코올, 脂肪酸類, 에스테르, 알데하이드 등을 함유하며, 비증류주는 有機酸, 糖類(carbohydrate), 甘油, 에스테르와 알데하이드를 함유한다. 약리작용은 脾를 강화하여 소화를 돕고, 열량을 생성한다. 국부에 바르면 피부 온도가 내려간다.

② 임상응용

a. 산후 단순성 설사 : 黃酒(탁주) 0.5근을 끓인 후 흑설탕 4냥을 넣고 다시 2~3분 동안 끓인다. 식으면 한 번 혹은 두 번에 나누어 먹는다(3~4시간 간격을 둔다). 14례를 관찰하였는데, 10례가 나았고, 복용을 중단하고 저절로 나은 경우가 1례, 증상 경감이 2례, 무효가 1례였다. 어떤 경우는 복용 후 3~4일 내에 완전히 나았다. 치료 과정 중 단지 1례만 약한 어지럼증이 있었고 나머지 경우는 모두 정상이었다.[58]

※ 고증

알려진 것처럼 증류주는 宋元代 이후 비로소 만들었다. 따라서 중경 처방에 나오는 술(酒, 淸酒, 溫酒, 白酒)은 모두 증류주가 아니다. 즉 알코올 함량이 낮은 술이다. 溫酒는 복용할 때 가열한 술이고, 淸酒는 아주 맑은 고급술이다. 白酒는 쌀술이 처음 익었을 때 끓이지 않은 상태며 醪糟라고 부르기도 한다. 『金匱』의 附方에 千金麻黃醇酒湯이 있는데, 처방명은 醇酒며, 달이는 법에서 美淸酒라고 하였다. 나중에 酒라고 하였다. 따라서 酒는 실제 한 가지임을 알 수 있다.

58 江蘇新醫學院, 中藥大辭典(下冊). 上海人民出版社, 1977:1916

14 消石 소석

광물인 消石을 가공 · 제련하여 만든 결정체다. 硝石, 火硝로 부르기도 한다. 맛은 쓰고 짜며 성질은 차갑다. 心經, 脾經으로 들어간다.

1) 효능 · 주치

① 이뇨하고 사하한다[利尿瀉下]

大黃硝石湯은 "黃疸腹滿, 小便不利而赤"을 치료하고, 硝石礬石散은 "黃家日晡所發熱, 而反惡寒"을 치료한다. 여기서 소석의 작용을 『本經』에서 "쌓이고 뭉친 음식을 씻어내서 묵은 것을 없애 새롭게 하고 사기를 제거한다."고 하였다. 『別錄』에서는 "利尿한다."고 하였다.

『本草綱目』에서 "藿亂吐瀉, 五種 淋疾, 女勞黑疸"을 치료한다고 하였다. 張錫純은 "皀礬과 같이 쓰면 內傷黃疸을 잘 치료한다."고 하였다. 중경도 消石礬石散 아래에서 "질병이 대소변을 따라서 없어진다."고 하였다. 따라서 소석과 礬石을 같이 쓰면 대변을 잘 내보내서 濕熱을 없애고, 大黃과 같이 쓰면 대변을 내보내서 腑熱을 배설한다. 배합이 적당하면 대소변이 잘 나가고 邪氣가 나가는 출로가 생겨서 모든 증상이 저절로 낫는다.

② 단단함을 부수고 응결을 흩는다[破堅散結]

鼈甲煎丸은 痰과 瘀血이 응결한 瘧母를 치료하며, 여기에 초석을 중용했다. 『本草蒙筌』에서 "메마름을 자윤하여 단단한 것을 무르게 한다. 실증을 瀉下한다."고 하였다. 『藥性論』에서는 "破血, 破積, 散堅結하여 腹脹을 치료한다."고 하였다. 중경은 항상 소석에 鱉甲과 大黃을 같이 써서 묵은 것을 없애고 정체를 소통하며 痰을 없애고 체함을 소멸하여 實證을 없애서 비워버리는 효과를 거두었다.

2) 용량 · 용법

중경은 초석을 모두 3처방에 썼다.

① 용량 : 소석은 大黃硝石湯에서는 4냥, 鼈甲煎丸에서는 12분을 썼다. 消石礬石散에서는 "한 숟가락을 하루 3회 복용한다."고 하였는데, 현재 용량으로 1.5~4.5g이다. 현재 상용량은 1~3g이다.

② 포제 : 중경은 이에 대해 말하지 않았다. 보통 부수어 곱게 분말하고 水製(무와 같이 끓인다)하거나 火製(약한 불에 가볍게 볶는다)한다.

③ 용법 : 환제나 산제로 내복하고, 외용은 분말하여 눈에 넣거나 목에 불어 넣거나 물에 녹여 덮는다.

3) 사용주의

소석은 맵고 따듯하며 유독하고 건조하며 뜨거운 약물이다. 陰虛內熱, 虛弱者, 임신부는 조심해서 쓴다. 보고에 의하면 과량 사용할 경우 癌을 유발할 위험이 있다고 한다.

4) 현대연구

① 성분약리

소석에는 주로 potassium acetate을 함유한다. 잡질에는 sodium chloride, 물을 함유한다. 약리연구에 의하면 장 속에서 장점막을 자극하여 분비를 증가하여 사하작용을 나타낸다. 내복하여 혈액 속으로 흡수되면 칼륨과 나트륨 이온의 삼투작용으로 조직 중 수분과 결합하여 "水血狀態"를 야기하며, 이것이 대량으로 신사구체를 통과하면서 재흡수를 막아서 이뇨 작용이 나타난다.[59]

② 임상응용

a. 담석증 : 硝石片으로 담석증 환자 90례를 치료하였다. 1회 5~8편을 하루 3회

59 郭曉莊, 有毒中草藥大辭典, 天津科技飜譯出版公司, 1992:457

(原生藥 6~9g에 해당) 따뜻하게 끓인 물로 복용한다. 복용 기간 중 다른 약물은 끊는다. 조영술과 초음파 검사로 결석 치료 후 변화를 종합 분석하였다. 19례가 나았고(결석이 완전히 녹아서 없어졌다), 23례가 유효하였으며(결석이 작아지거나 감소하였다), 48례는 무효였다.[60]

b. 철결핍성 빈혈 : 초석, 綠礬, 麥粉을 같은 분량으로 전분을 적당히 가하여 눌러서 알약을 만든다. 1정당 0.3g이다. 하루 3회, 1회에 5알씩 식후 복용한다. 이 밖에 환자의 상황에 따라 十全大補湯, 異功散 등을 물에 달여 복용하였다. 28례를 치료하여, 치유 7례, 완해 7례, 호전 9례, 무효 5례로서 총 유효율이 82.1%였다.

c. 만성간염, 간경화 : 초석과 礬石을 같은 분량으로 분말하여 캡슐에 넣어 내복한다. 성인은 하루 3회, 1회에 0.9g씩 복용하였다. 만성간염 환자 5례를 치료하였는데, 증상 소실 3례, 무효 1례, 치료 중지 1례였다. 간경화 환자 4례 중 증상 소실 2례, 경감 2례였다. 복약 기간은 짧으면 14일에서 길게 5개월이었다.[61]

이 밖에 초석과 滑石을 같이 써서 방광과 요로결석을 치료하고,[62] 硫黃과 食鹽을 같이 써서 牛皮癬[63]을 치료한 보고가 있다.

60 張祥德等, 北京中醫, 1988:(1):25
61 中華人民共和國衛生部, 中醫臨床經驗資料組合(第二輯), 1956;4
62 吳金軒, 新中醫, 1985;(2):56
63 郭玉波, 四川中醫, 1986;(7):54

15 海藻 해조

마조과(馬藻科) 식물인 海蒿子(大葉海藻)와 羊栖菜(小葉海藻)의 전초이다. 맛은 짜고 성질은 차갑다. 肝經, 胃經, 腎經으로 들어간다.

1) 효능 · 주치

① 응결을 흩고 물을 잘 내보낸다[散結利水]

"중병이 나은 후 허리 밑으로 물기가 있는 증상"을 치료하는 牡蠣澤瀉散에 해조를 쓴다. 이는 『本草蒙筌』에서 지적한 "물길을 순조롭게 하고, 소변이 막히거나 소변불리를 소통하고, 창만으로 붓는 증상을 없앤다."는 효능이다.

『本草綱目』에서 "해조는 짠맛은 下焦를 조절하고, 寒性은 열을 배설하고 물을 끌어내린다. 그래서 …… 부종, 脚氣, 留飮, 痰氣로 생기는 濕熱을 없애는데, 사기를 소변으로 내보내는 것이다."라고 하였다.

張壽頤는 十二經의 水腫을 치료한다고 하면서 "十二經水腫, 대체로 十二經으로 말하면 모든 經에 고인 물은 본래 濕熱이 순조롭게 나가지 못하는 증후다. 해조처럼 성질이 차갑고 매끄럽게 잘 내보내는 약을 쓸 수 있다."고 하였다. 따라서 해조가 물을 잘 내보내는 뜻은 짜고 차가운 성질로 下焦를 윤택하게 하고 단단한 것을 부드럽게 하여 물을 내보냄으로써 물기가 뭉쳐 쌓인 浮腫脹滿을 치료하는 것이다.

② 담을 없애고 단단한 병리적 산물을 부드럽게 만든다[消痰軟堅]

『神農本草經』에서 해조가 "癭瘤氣, 목 아래 핵을 주치하며, 응결한 氣를 부수고 흩으며, 癰腫, 癥瘕, 堅氣를 치료한다."고 하였다. 『本草崇言』에서 "해조는 맛이 쓰고 짜며, 성질이 寒冷하다. 그래서 經脈 내외의 단단한 응결, 癭瘤結氣, 목 밑의 딱딱한 핵으로 생기는 통증, 癰腫을 치료하는데, 이들은 모두 경맥이 不和하여 내부에 응결한 것이다. 癥堅堅氣로 腹中에서 상하로 부글거림은 經脈이 불화하고 내부에 응결한 것이다."라고 하였다.

임상에서 모든 종양[癭病] 癭瘤, 頑痰이 견고하게 응결한 증상에 해조로 痰을 없애고 단단한 곳을 부드럽게 하고 응결한 기를 부수어 흩어버릴 수 있다. 『本草新編』에서 "해조는 전적으로 단단한[堅硬] 병을 없애는데, 대개 짠맛은 단단함을 부드럽게 변화하기 때문이다. 그러나 해조만으로 효과를 거두기 어렵다. 질병이 발생한 부위를 따라 引經藥을 가하면 단단하게 굳은 곳을 모두 흩어버릴 것이다."라고 한 말과 같다.

2) 용량 · 용법

중경은 해조를 牡蠣澤瀉散 1방에서만 썼다.

① 용량 : 해조는 牡蠣澤瀉散에서 용량을 똑같이 해서 산제로 투여하며 한 숟가락[方寸匕]을 복용한다. 현재 상용량은 10g이다.

② 포제 : 중경은 주해에서 "짠맛을 씻어낸다."고 분명히 밝혔다. 현재는 씻어서 햇볕에 말려서 쓴다.

③ 용법 : 달여서 복용하거나 끓여서 먹거나 반찬으로 먹는다.

3) 사용주의

脾胃가 虛寒하고 濕이 축적한[蘊濕] 경우 삼간다. 『本草匯言』에서 "脾虛하고 胃弱하여 혈기가 모두 모자라면 쓰지 말라."고 하였다. 『本草經疏』에서는 "脾에 濕이 있으면 복용하지 않는다."라고 하였다.

4) 현대연구

① 성분약리

羊栖菜는 요오드, 칼륨, alginic acid, 粗蛋白을 함유하고, 海蒿子에는 藻膠酸, 칼륨, 요오드 등을 함유하고 있다.[64] 약리연구에 의하면, 해조에는 요오드화 물질이 있어서 요오드 결핍으로 유발된 지방성 갑상선종대에 치료 작용이 있다. 아울러 갑

64 江蘇新醫學院, 中藥大辭典(下册), 上海人民出版社, 1977;1933

상선기능항진, 기초대사율상승에 일시적인 억제작용이 있다. 내포된 응고저항물질과 응고저항작용은 헤파린(heparine)과 비슷하다. 아울러 혈압과 콜레스테롤 강하작용이 있다.[65]

② 임상응용

a. 양성 갑상선종양 : 해조와 生牡蠣, 夏枯草를 물에 달여서 복용한다. 1개월을 한 치료 기간으로 하여 모두 2개월 복용한다. 273례를 치료한 결과 완치 142례, 기본적인 완치 66례, 호전 43례, 무효 22례였다.[66]

65 楊永良, 中藥學, 湖北科技出版社, 1989:159
66 唐英, 廣西中醫藥, 1994;(1):21

16 桑白皮 상백피

상과(桑科) 小喬木인 뽕나무의 根皮이다. 맛은 달고 성질은 차갑다. 肺經으로 들어간다.

1) 효능 · 주치

① 열을 배설하고 손상을 치유한다[泄熱固傷]

"쇠붙이에 의한 외상[金瘡]은 王不留行散으로 치료한다." 이는 중경이 상백피를 쓴 유일한 경험방이다. 經脈과 살결이 끊어져 손상하면 營衛氣血이 경맥을 순행하지 못한다. 그래서 상백피와 王不留行, 蒴藋細葉 등 약을 배합하여 金瘡을 치료한다.

『金匱藋要略方論本義』에서 "상근백피는 성질이 차갑다. 王不留行, 蒴細葉과 같이 약성이 남도록 태워서 쓴다. 재는 血分으로 들어가서 지혈하므로 金瘡으로 출혈할 때 치료한다. 小瘡에는 여러 약을 분말하여 붙이고, 大瘡에는 복용하여 내부를 치료하여 겉을 안정시킨다. 산후에도 복용하여 어혈을 순행한다. 바람이 불고 차가운 날씨에 뽕나무 뿌리를 채취하지 않는데, 이것은 너무 성질이 차가울 우려 때문이다."라고 하였다.

『別錄』에서는 상백피를 외용하여 "외상을 봉합한다."고 하였다. 또 『本草圖經』에서는 "상근백피를 실로 만들어 외상으로 창자가 나온 환자를 봉합한다. 그리고 뜨거운 닭피를 바른다. 唐安이 외상으로 배가 갈라졌을 때 이 방법을 쓰고 바로 나았다."고 하였다. 그 후 『經驗後方』에서 상백피를 단방으로 고아서 고약을 만들어 말에서 떨어진 손상을 치유하였는데, 이는 뭉친 열을 흩고 끈적한 교로 상처를 보호하는 것이다.

② 肺氣를 사하여 천식을 그친다[瀉肺平喘]

『本草綱目』에서 상백피는 "瀉肺, 降氣"한다고 하였다. 『藥品化義』에서 "상백피는 열을 흩어서 숨참과 기침, 열성 가래와 唾血을 치료하는데, 모두 實邪가 막혀서

肺의 구멍이 시원히 뚫리지 못해서 생긴 질환이다. 이때 상백피로 배어 나오게 하고 흩어서 肺氣를 순조롭게 하면 모든 증상이 저절로 낫는다. 그래서 지나친 폐의 증상을 사할 때 상백피가 아니면 안 된다."라고 하였다.

『藥性論』에서는 "지나친 폐기를 치료하여 기침을 그친다."고 하였다. 羅天益은 "肺 속에 잠복한 火氣를 사하고 正氣를 보하는데, 邪氣를 사하는 것이 바로 正氣를 보하는 것이다."고 하였다. 후세에 瀉白散으로 肺熱로 생긴 숨참과 기침을 치료하였고, 『經驗方』에서 상백피로 심한 기침으로 나오는 吐血을 치료하였고, 『本草匯言』에서 상백피로 肺에 정체한 水飮과 腹滿喘急을 치료하였는데, 모두 瀉肺平喘하는 것이다.

③ 물을 잘 내보내서 부종을 없앤다[利水消腫]

"全身浮腫"을 치유하는 五皮散에 상백피가 있다. 『本草求眞』에서 "대소변을 소통하고, 소변빈삭을 치료한다."고 하였다. 『名醫別錄』에서는 "肺 속 水氣를 제거하고, … 이뇨한다[利水道]."라고 하였다. 또 『本草綱目』에서는 "작은 물을 잘 내보내는 데에 장점이 있는데 실제 이것은 子를 사하는 것이다(肺金과 腎水의 관계). 그래서 肺 속에 水氣가 있고 肺火가 지나친 경우에 적합하다."고 하였다.

임상에서 붓고 숨차며[腫滿氣促] 소변이 불리한 실증 水腫에 모두 상백피로 이뇨하여 부기를 내린다[利水消腫].

2) 용량 · 용법

중경은 상백피를 王不留行散 1방에만 썼다.

① 王不留行散에서 상백피의 용량은 10푼이다. 전체 처방에서 겨우 6분의 1이다. 현재 상용량은 10~15g이다.

② 포제 : 王不留行散에서 상백피는 100일 동안 그늘에서 말린 후 약성이 남게 태우고 찧은 다음 체에 쳐서 산제로 내복한다. 현재 水腫을 치료할 때는 생용하고, 숨참과 기침을 치료할 때는 꿀을 발라 구워서 쓴다.

③ 용법 : 중경은 산제로 내복하거나 외부에 붙였다. "小瘡에는 분말로 하고, 大瘡에는 복용한다."고 하였다. 현재는 대체로 물에 달여서 복용한다.

3) 사용주의

肺虛하고 火氣가 없거나 肺寒으로 생기는 咳嗽에 적합하지 않다. 『本草經疏』에서는 "肺虛無火하고 寒氣가 침입하여 咳嗽하는 자는 복용하지 말라." 고 하였다.

4) 현대연구

① 성분약리

상백피는 많은 종류의 플라보노이드 유도체를 함유하며, mullberrin, morusin을 포함한다. 최근 mulberro faran을 추출하였다.[67] 약리연구에 의하면 상백피는 현저한 이뇨작용이 있으며 비교적 많은 염소화합물이 섞여 나온다.[68] 100% 전탕액은 황색포도상구균, typhoid bacillus, Shigella flexneri에 억제작용이 있다.[69] 그리고 혈압강하작용이 있다.[70]

② 임상응용

a. 부종 : 상백피에 茯苓皮, 大腹皮를 배합하여 임신 부종을 치료한다. 효과가 비교적 좋다.[71]

b. 전염성간염 : 신선한 상백피 60g과 흰 설탕 적당량을 물에 달여서 아침, 저녁으로 2회에 나누어 복용한다. 전염성간염 환자 3례를 완치했다. 보통 3일 복용 후 피부 황달이 소실하고, 7일 복용하여 증상이 소실했다.[72]

67 王浴生, 中藥藥理與應用, 人民衛生出版社, 1983:927
68 楊永良, 中藥學, 湖北科學技術出版社, 1989:164
69 南京藥學院微生物教研組, 南京藥學院學報, 1960;(5):10
70 楊永良, 中藥學, 湖北科學技術出版社, 1989:164
71 木登高, 赤脚醫生雜誌, 1978;(5):3
72 清寧縣曹坊公社衛生院, 福建中醫藥, 1961;(3):26

第十章

十一劃

국화는 맛이 달고 성질이 차갑다. 식히면서 자윤하며 맵고 차가운 성질로 발산하여 風熱을 흩어버린다. 그래서 風熱을 받거나 肝經에 風熱이 있는 모든 증상에 적합하다. 중경은 侯氏黑散으로 "大風으로 사지가 우리하고 무겁고 가슴 속에 寒氣가 들면서 부족한 증상"을 치료하면서 국화를 응용하였다. 『本經』에서 국화가 "여러 風邪로 인한 두뇌의 腫痛, 눈이 빠질 듯한 증상, 눈물 흐름, 피부의 죽은 살, 惡風濕痺를 치료하며 혈기를 순조롭게 한다."고 처음 기록하였다. 『本草經百種錄』에서는 "향기가 있는 약물은 모두 머리와 눈 그리고 肌表의 질환을 치료한다. 향기가 있으면 대부분 맵고 건조한데, 국화만은 건조하지도 뜨겁지도 않다. 그래서 風火로 생긴 머리와 눈의 질환에 더 적합하다."고 하였다. 또 『本草經疏』에서 "국화는 전적으로 風木을 억제한다. 그래서 祛風하는 요약이다."라고 하였다.

1 菊花 국화

국과(菊科) 다년생 초본식물인 菊의 頭狀花序이다. 맛은 맵고 달며 쓰고 성질은 약간 차갑다. 肝經, 肺經으로 들어간다.

1) 효능 · 주치

① 풍열을 흩는다[疏散風熱]

국화는 맛이 달고 성질이 차갑다. 식히면서 자윤하며 맵고 차가운 성질로 발산하여 風熱을 흩어버린다. 그래서 風熱을 받거나 肝經에 風熱이 있는 모든 증상에 적합하다. 중경은 侯氏黑散으로 "大風으로 사지가 우리하고 무겁고 가슴 속에 寒氣가 들면서 부족한 증상"을 치료하면서 국화를 응용하였다.

『本經』에서 국화가 "여러 風邪로 인한 두뇌의 腫痛, 눈이 빠질 듯한 증상, 눈물 흐름, 피부의 죽은 살, 惡風濕痺를 치료하며 혈기를 순조롭게 한다."고 처음 기록하였다.

『本草經百種錄』에서는 "향기가 있는 약물은 모두 머리와 눈 그리고 肌表의 질환을 치료한다. 향기가 있으면 대부분 맵고 건조한데, 국화만은 건조하지도 뜨겁지도 않다. 그래서 風火로 생긴 머리와 눈의 질환에 더 적합하다."고 하였다. 또 『本草經疏』에서 "국화는 전적으로 風木을 억제한다. 그래서 祛風하는 요약이다."라고 하였다.

후세에 風熱로 생긴 외감병을 치료하는 桑菊飮, 熱毒과 風이 상부로 침범한 증상을 치료하는 菊花散에서 국화는 風熱을 흩어버린다.

② 간을 식히고 눈을 밝힌다[淸肝明目]

『本草正義』에서 "대개 꽃들은 모두 퍼뜨리고 풀어서 배설하는데 국화만은 수렴하기 때문에 하강하여 肝火를 가라앉히고 內風을 식히고 木氣 橫逆을 억제한다. …… 肝火가 머리 꼭대기로 치밀어 어지럽고, 붓고 아프며, 양기가 성한 불기운이 곧바로 솟아오르면 증세가 가장 심하게 된다. 이처럼 頭風으로 생기는 통증은 모두

內風과 內火가 일어나면서 가라앉지 않는 상태인데, 이는 국화로 치료할 수 있다. 특히 식혀서 하강하고 가라앉히는 약이 아니면 효과를 내기 어렵다. 눈이 빠질 듯한 증상은 肝陽內風이 더욱 심한 환자다. …….. 눈물은 하부에서 陰이 허하고 肝火가 타올라 眞陰을 거두지 못하고 風陽이 흩어져 나오면서 바람을 맞으면 흐르는 것이다. 이는 모두 肝腎의 음이 허하고 양이 너무 떠올라 생기는 질환이다. 이는 쓴맛과 식히는 성질로 하강하여 배설하는 국화만이 虛陽을 수렴하여 하초로 돌려보낸다. 그래서 국화는 眼科의 요약이다."고 하였다.

임상에서 肝火가 타올라 생기는 目赤腫痛과 肝腎의 陰이 허하여 눈이 어두워지는 증상, 肝陽이 지나치게 상승하여 생기는 어지럼증[頭暈目眩]에 모두 국화로 肝을 식히고 눈을 밝히며 肝陽을 평정하여 하강할 수 있다.

국화는 노란색과 흰색이 있다. 『本草綱目拾遺』에서 "黃茶菊은 눈을 밝히고 風邪를 제거하며 肝氣를 모아서 어지럼증[頭暈目眩]을 치료하고 血을 보하여 얼굴을 윤택하게 하고 血分으로 들어가며, 白茶菊은 肺氣를 소통하고 咳逆을 그치며, 三焦의 鬱火를 식히고 살이 뜨거운 증상을 치료하여 氣分으로 들어간다."고 하였다.

현재 黃菊花는 風熱을 흩어서 발산하고, 白菊花는 淸肝明目하고 肝陽을 가라앉힌다고 간주한다.

2) 용량 · 용법

중경은 국화를 侯氏黑散 1방에 응용하였다.

① 용량 : 侯氏黑散 중 용량은 40푼이다. 현재 임상 상용량은 10~15g이다.

② 포제 : 물에 달여 복용하거나 물에 담가 차로 대용한다.

3) 사용주의

『本草匯言』에서 "氣가 허하고 胃가 냉하여 식욕부진에 설사하면 용량을 줄여야 한다."고 하였다.

4) 현대연구

① 성분약리

국화는 휘발유를 함유한다. 휘발유에는 borneol, camphor, chrysanthenone $C_{10}H_{14}O$ 등을 포함되어 있다. 이 밖에 adenine, choline, chrysanthemin, 아미노산, 플라보노이드類와 비타민 B_1을 함유한다.

국화를 대량 쓰면 현저한 해열과 혈압강하 작용이 있으며 관상동맥을 확장한다. 杭菊[1]에는 황색포도상구균, β용혈성연구균에 대해 억제작용이 있다. 백국은 황색모선균과 피부진균에 억제작용이 있다. 毛細砍管 통투성에 억제작용이 있다.[2]

② 임상응용

a. 관상동맥질환

국화를 추출한 정제로 관상동맥질환 164례를 치료하였다. 1~2치료 과정 후 협심증이 개선된 유효율이 86.5%였다. 이 중 현저한 효과 35.6%, 개선 50.9%였다. 심전도상 유효율은 45.3%, 현저한 효과는 14.3%에 달했다. 환자의 70%가 20일 내에 치료 효과가 나타났다.[3]

1 항국(杭菊); 杭州에서 나는 국화.
2 楊永良, 中藥學, 湖北科學技術出版社, 1989:44
3 浙江菊花冠心片臨床協作組, 浙江醫科大學學報, 1978;(4):9

2 萎蕤 위유

백합과(百合科) 다년생 초본식물인 玉竹(萎蕤)의 근경이다. 玉竹으로도 불린다. 맛은 달고 성질은 평이하다. 肺經, 胃經으로 들어간다.

1) 효능 · 주치

① 陰을 자양하고 메마름을 자윤하며 津을 발생시킨다[養陰潤燥生津]

중경은 위유를 麻黃升麻湯 1처방에만 썼다. "寸脈이 침하고 느리며, 손발이 순환이 안 되어 싸늘하고, 하부 맥이 나타나지 않고, 목구멍이 안 좋고 피고름을 뱉으며 설사가 그치지 않는 증상"을 치료한다. 이 증상은 肺에 熱이 있고 脾臟이 식어서 음양이 모두 상한 상태다. 陰이 상하고 肺에 熱이 생겨서 氣가 막혀 순환이 안 되기 때문에 인후가 불리하고, 肺絡이 손상하여 피고름을 뱉는다.

위유는 맛이 달고 재질이 윤택하며 성질이 평이하면서 끈끈하지 않다. 『本草正義』에서 "玉竹은 맛이 달고 기름기가 많으며 부드럽고 윤택한 약품이다. 本草에서 위유의 성질이 차갑다고 말하지는 않았지만 건조하고 열이 있는 질환을 치료하므로 성질이 차가움을 알 수 있다. …… 열이 신체를 태우고 火氣가 치성하여 風을 발생하는 질병에 가장 적합하다. 현재 肺와 胃의 潮熱로 진액이 마르고 구갈이 있으며 목구멍이 마르는 증상을 치료한다."고 하였다.

『大明本草』에서 "煩悶을 없애고 갈증을 그치며 心과 肺를 윤택하게 하며 五勞七傷과 虛損을 보한다."고 하였다. 그래서 "위유와 麥門冬으로 肺를 자윤한다."(方有執)고 하였다. 또 "위유와 麥門冬은 肺陰을 보호한다."(王樸莊)고 하였다. 이는 후세에 더욱 잘 활용하였는데, 『溫病條辨』의 益胃湯은 위유로 陰를 회복하고, 『通俗傷寒論』의 加減葳蕤湯은 陰虛外感을 치료하였으며, 『溫病條辨』의 玉竹麥冬湯은 가을의 건조한 사기가 胃陰을 손상한 증후를 치료하였다. 이처럼 위유는 養陰, 潤燥, 生津한다.

2) 용량 · 용법

중경은 위유를 1처방에 썼다.

① 용량 : 麻黃升麻湯에서 18일이다. 현재 상용량은 10~15g이다.

② 포제 : 중경은 이에 대해 언급하지 않았다. 현재 清熱養陰할 때 생용하고, 滋補養陰할 때 법제하여 쓴다. 『本草備要』에서는 "위유는 약성이 따듯하고 윤택하며 달고 평이하여 성질이 편벽되지 않고 화평한 약물이다. 꿀로 법제하여 환약을 지어 몇 근 복용하면 특별한 효능이 있다. 何首烏와 地黃을 복용하는 것과 같은 이치다." 라고 하였다.

3) 사용주의

脾虛하거나 痰濕이 내부에 치성하면 적합하지 못하다. 『本草崇原』에서 "陰病으로 내부가 차가우면 절대 금한다."라고 하였다.

4) 현대연구

① 성분약리

위유는 cardiac glycoside, carbohydrate, 粘質, nicotine acid, 비타민 A를 함유하고 있다. 달인 약물이나 추출물은 혈압강하, 강심, 혈당강하 등 부신피질호르몬과 유사한 작용이 있다.[4]

② 임상응용

a. 심장쇠약 : 玉竹을 君藥으로 만든 〈治II~III〉으로 심장쇠약 5례를 치료하였다. 복약 후 5~10일 안에 심장쇠약이 조절되었다. 이 중 3례는 洋地黃에 과민반응이 있어서 玉竹으로 바꾸어 치료한 후 심장쇠약이 조절되었으며 부작용은 없었다.[5]

4 楊永良, 中藥學, 湖北科學技術出版社, 1989:79
5 焦作市人民醫院, 科技通訊, 1972;(1):26

3 梔子 치자

천초과(茜草科) 常綠灌木 식물인 梔子의 건조한 성숙과실이다. 맛은 쓰고 성질은 차갑다. 心經, 肺經, 肝經, 胃經으로 들어간다.

1) 효능 · 주치

① 瀉火除煩

중경의 다섯 梔子湯證은 모두 "虛煩"이 주 증상이다. 모두 치자가 主藥이며 효능은 『本草經疏』에서 "맛은 쓰고 기가 차갑다. 지나친 모든 火를 瀉한다."고 하였다. 『醫學啓源』에서 "心經의 客熱을 치료하고 煩躁를 없애며 上焦의 虛熱을 제거한다."고 하였고, 『藥類法象』에서 치자가 "心煩懊憹로 불면하고 心神이 顚倒하여 끊어지려는 증상을 치료한다."고 하였다.

『本經疏證』에서는 더 자세하게 "梔子厚朴湯, 梔子乾薑湯은 豆豉가 없으며 치자가 처방명 앞에 나오는 것은 '煩'을 치료한다는 뜻이다. 茵蔯蒿湯, 大黃消石湯은 黃疸을 치료한다. 치자가 있어도 처방명에 치자가 없다. 따라서 치자는 '煩'을 치료하는 중요한 약물이다."라고 풀이하였다. 결국 다섯 梔子湯에서 치자의 효능은 쓴맛과 차가운 성질로 火氣를 배설하고 사기를 내보내며 鬱滯를 해소하고 煩을 없애는 것이다.

② 습기를 내보내 황달을 없앤다[利濕退黃]

梔子柏皮湯, 茵蔯蒿湯, 大黃消石湯, 梔子大黃湯은 모두 황달을 치료하는 중경의 經方이다. 『醫門法律』에서 "濕熱이 울체하고 훈증하여 생긴 黃疸은 하부로 없애야 하는데, 傷寒의 치법대로 裏熱이 있어야 응용할 수 있다. 重症에 大黃消石湯으로 濕熱을 蕩滌하며 大承氣湯을 활용하는 의미와 같다. 조금 경미한 증상은 梔子大黃湯으로 풀어내면서 하부로 없애는데, 三黃湯을 쓰는 의미다. 더 경한 증상은 茵蔯蒿湯으로 치료하는데, 이것은 주로 식혀서 해소하며[淸解] 大黃을 약간 가하여 보좌하는 것이다."라고 하였다. 여기서 "淸解"란 바로 치자로 三焦의 火를 식히고 해소하여 막힌 濕熱을 소변으로 내보냄을 말한다.

『藥徵』에서는 "發黃"을 치료했고, 『金匱要略心典』에서는 "茵陳, 梔子, 大黃의 쓴맛과 차가운 성질로 소통하고 배설하여 濕熱을 소변으로 내보낸다."고 하였다. 임상에서 치자의 활용은 여기서 벗어나지 않는다.

③ 피를 식히고 지혈한다[凉血止血]

『本草綱目』에서 치자가 "吐血, 衄血, 血痢, 下血, 血淋, 損傷瘀血"을 치료한다고 하였다. 『本草備要』에서는 "生用하면 瀉火하고, 炒黑하면 止血한다."고 하였다.

후대에 『食療本草』에서 치자를 태워서 재로 만들어 내복하는 방법으로 下利鮮血을 치료했고, 『肘後方』에서는 梔子仁을 분말하여 꿀로 빚은 환약으로 熱毒血痢를 치료하였고, 『黎居士簡易方』에서는 치자를 태워서 재로 만들어 코에 불어넣어 衄血을 치료하였다. 모두 凉血止血하는 효능을 활용한 것이다.

2) 용량 · 용법

중경은 치자를 10처방에 썼다.

① 용량 : 14매를 쓴 것이 8처방, 15매를 쓴 것이 2처방이다. 현재 상용량은 3~10g이다.

② 포제 : 중경은 항상 치자를 쓸 때 "쪼갠다[擘]"라고 하였다. 치자는 그냥 쓸 때와 볶아서 쓸 때가 다르며, 껍질과 씨의 효능도 다르다. 그냥 쓰면 瀉火作用이 강하고, 검게 태우면 止血作用이 있고, 생강즙으로 볶으면 구역질을 그친다. 치자의 껍질은 表皮에 도달하여 肌肉의 熱을 제거하고, 씨는 內熱을 식힌다.

『得配本草』에서 치자를 쓸 때 "上焦와 中焦는 껍질을 같이 쓰고, 下焦는 껍질을 없애고 쓴다. 황색 액체를 씻어내고 볶아서 쓴다. 火氣를 없앨 때는 生用하고, 지혈할 때는 검게 볶는다. 內熱에는 仁을 쓰고, 表熱에는 皮를 쓴다. 淋病에 童便으로 볶고, 虛火를 없앨 때 소금물에 볶으며, 心胃의 火를 치료할 때 姜汁에 炒하고, 熱痛은 烏藥으로 炒하고, 胃의 血을 식힐 때는 蒲黃으로 炒한다."라고 하였다.

③ 용법 : 물에 달여서 내복한다.

3) 사용주의

① 脾虛하여 식사양이 적고 변이 묽은 환자는 복용하지 않는다. 『傷寒論』 太陽病篇에서 "梔子湯을 쓸 때 환자의 변이 약간 묽으면 투여하지 않는다."고 하였고, 『本草經疏』에서 "치자는 아주 쓰고 성질이 아주 차갑다. 쓰고 차가운 성질은 胃와 血을 손상한다. 그래서 脾胃가 허약한 모든 환자한테 쓰지 않고, 血이 부족하여 열이 오르는 경우도 금한다."고 하였다.

② 중경은 太陽篇의 여러 梔子湯方 뒤에 "토하면 더 이상 복용하지 않는다."고 주해하였다. 이를 『傷寒論講義』에서는 "어떤 이는 이 증상은 胸膈에 火氣가 鬱滯하고 胸陽이 막혔을 때 약물을 복용한 후 鬱滯한 火氣가 열리고 정기가 펴져서 사기를 외부로 몰아내기 때문에 구토하고 풀리는 것이다."라고 하였다. 아울러 火氣鬱滯가 심하고 懊憹가 심한 환자일수록 服藥 후 토하는 기회가 더욱 많아진다고 하였다. 그러나 服藥 후 토하는 설에 대하여 동의하지 않는 주가들도 있다. 왜냐하면 치자와 豆豉 모두 최토작용은 없기 때문이다. 또 어떤 사람들은 "得吐者, 止後服"을 "得汗者, 止後服"으로 고쳐야 한다고 주장하는데, 그 이유는 이 처방이 가볍게 퍼뜨리는 약물로서 해표작용이 있기 때문이다. 임상에서 梔子豉湯을 복용한 후 토하는 환자, 토하지 않는 환자, 汗出하는 환자, 땀이 나오지 않는 환자가 있다. 그래서 한 면만을 강조해도 안 된다.

4) 현대연구

① 성분약리

치자는 gardenin, pectine, tannin, crocetine, gardenioside 등을 함유하고 있다. 약리연구에 의하면 담즙분비를 강화하여 이담작용이 있으며, 혈 중 담홍소A를 강하한다. 아울러 진정, 혈압강하, 지혈작용이 있다. 이질간균, 녹농간균, 황색포도상구균과 각종 癬菌에 억제작용이 있다. 물에 달인 액체는 前端螺旋體와 血吸蟲의 성충을 죽인다.[6]

6 楊永良, 中藥學, 湖北科學技術出版社, 1989:51

② 현대연구

a. 급성황달형간염 : 치자로 10%, 50% 두 가지 달인 약제를 만든다. 1일 3회, 식후 복용한다. 10% 달인 약제를 1회 10ml 복용하기 시작하여 점차 60ml까지 늘린다. 50% 달인 약제는 1회 10~15ml 복용한다. 급성황달형간염 19례를 치료하여 완치 7례, 거의 완치 10례였으며, 평균 입원기간은 30.3일이었다.[7]

b. 관상동맥질환 : 치자와 桃仁을 각 12g에 煉蜜 30g을 가하여 풀처럼 만들어서 심장 전방 구역에 펴서 바른다. 면적은 약 7cm×15cm로 하고 베로 덮어둔다. 처음에는 3일에 한 번씩 교환하고 2회 교환 후 7일에 1회 교환한다. 관상동맥질환 50례를 치료한 결과 증상 호전이 44례(현저한 효과, 개선이 각각 22례)였다. 심전도상 7례가 현저한 효과가 있었고, 18례가 개선되었으며, 25례는 변화가 없었다.[8]

7 樓方岭等, 學術資料組合第14集(第二軍醫大學), 1962:14
8 張仲全, 中級醫刊, 1981;(4):19

4 麥門冬 맥문동

백합과(百合科) 식물인 麥門冬의 塊根이다. 맛은 달고 약간 쓰며 성질은 차갑다. 肺經, 胃經, 心經으로 들어간다.

1) 효능 · 주치

① 음을 자양하고 폐를 식힌다[養陰淸肺]

麥門冬湯은 "火氣가 역행하여 기가 상행하고 인후가 좋지 않은 증상"을 치료한다. 여기서 맥문동은 『藥品化義』에서 "肺를 윤택하게 하고 식힌다. 肺는 氣가 逆上하면 괴롭다. 그러므로 윤택하게 하고 식혀야 肺가 보전된다. 만약 연거푸 기침하거나, 客熱虛勞, 煩渴, 足癎 등은 모두 肺熱에 속하는데, 이는 맥문동으로 치료할 수 있다."라는 효능을 활용한 것이다.

후세 의가들은 중경이 麥門冬湯으로 陰을 자양하고 肺를 식히는 치법을 많이 따랐다. 『聖濟總錄』에서 맥문동에 地骨皮, 小麥을 배합하여 骨蒸肺痼을 치료하였고, 『溫病條辨』에서 沙參, 玉竹, 天花粉, 甘草, 桑葉, 扁豆 등을 배합하여 肺胃의 陰이 손상하여 열이 오르거나 기침하는 증상을 치료하였다.

② 胃를 돕고 津을 발생한다[益胃生津]

竹葉石膏湯은 "傷寒病이 나은 후 몸이 허약하고 마르며 기운이 없고 치밀어 올라 토하는 증상"을 치료한다. 여기서 맥문동은 『本草正義』에서 "맛이 아주 달고 진액이 농축되어 있다. 전적으로 胃陰을 보하고 津液을 자양한다. 본래 이것은 맛이 단 약물로서 補益하는 상품이다. 胃火만 치성하고 陰液이 점차 고갈하거나 熱病으로 陰을 손상하고 병 후 허약하고 마르며 진액이 아직 회복하지 못하거나, 혹서에 津이 마르고 숨이 차고 피곤하거나, 가을의 건조한 기후가 인체를 핍박하여 肺胃의 液이 소모된 증상에 맥문동은 차가운 성질과 윤택함으로 陰을 補하여 갈증을 그친다. 그래서 반드시 쓰는 약물이다."라는 효능을 활용한 것이다. 중경은 맥문동을 胃陰을 보하고 津液을 발생하는 중요한 약물로 썼다.

후대에 이를 본받아 응용했다. 『外臺秘要』에서 黃連, 生地黃, 栝樓根을 배합하여 熱證 消渴을 치료하였고, 『溫病條辨』에서 玉竹, 沙參, 甘草를 배합하여 燥傷胃陰證을 치료하였다

③ 심장을 식히고 마음을 안정한다[淸心安神]

炙甘草湯은 "心動悸, 脈結代"를 치료한다. 여기서 맥문동은 『珍珠囊』에서 "맥을 살리고 神을 보전한다."라는 효능을 나타낸다. 후세에 이러한 맥문동의 효능을 자세히 밝혔다. 『本草匯言』에서 "맥문동은 心藏을 식히고 肺를 윤택하게 하는 약물이다. 心氣不足하여 생기는 驚悸, 怔忡, 健忘, 精神不安을 치료한다."고 하였고, 『本草新編』에서 "맥문동은 肺 속에 잠복한 火를 없애고, 胃 속 熱邪를 식히고, 心氣의 過勞傷을 보하고, 血家의 구토를 그친다."고 하였다. 중경은 맥문동을 定心安神하는 요약으로 응용하였다.

2) 용량 · 용법

중경은 맥문동을 5처방에 응용하였다.

① 용량 : 대량은 7승, 소량은 6푼이다. 대부분 반 승에서 1승을 썼다. 현재 상용량은 10~15g이다.

② 포제 : 중경은 맥문동을 쓸 때 항상 "去心"하라고 하였다. 陶弘景은 "心을 뽑아내야 한다. 그렇지 않으면 煩을 유발한다."고 하였다. 지금은 대부분 去心하지 않고, 단지 潤透 또는 납작하게 눌러서 쓴다.

③ 용법 : 흔히 탕제에 넣어서 사용하는데, 환약이나 산제로 쓰기도 한다.

3) 사용주의

맥문동은 맛이 달고 성질이 차며 끈적거린다. 그래서 『本草綱目』에서 "氣가 약하고 胃가 차가우면 절대 복용하지 말라."고 하였고, 『本草正義』에서 "肺胃가 虛寒하고 맑은 陽氣가 힘차게 오르지 못하는 환자는 음성적이고 부드러운 약품을 쓰면 생장 발육을 돕지 못한다. 게다가 맥문동은 아주 끈적거리므로 비장의 운화 기능이 왕성하지 못하면 도리어 轉輸 기능을 방해한다. 또 濕에 막히고 痰이 응결하고 寒

飮이 정체한 환자는 말할 것도 없다."라고 하였다. 그래서 胃寒하고 氣가 허하며 痰濕이 응결하거나 막히고 寒飮이 내부에 정체한 환자는 모두 쓰지 않는다.

4) 현대연구

① 성분약리

맥문동은 ophiopogonine A, B, C, D 등 steroid saponin을 함유하고 있다. 현대 약리연구에 의하면 맥문동에는 실험 동물의 산소 부족에 견디는 능력을 높이고 혈당을 올리며 항균하는 작용이 있음이 증명되었다.[9]

② 임상응용

a. 관상동맥질환 : 맥문동 주사액(1ml에 생약 2g 함유)을 1회에 4ml씩 1일 1회 근육 주사한다. 보통 2~4개월 계속 시행한다. 임상적인 관찰에 의하면 맥문동은 관상동맥질환 협심증 환자의 증상을 개선하며, 일부 환자는 심전도에도 호전되었다.[10] 이 밖에 폐결핵, 만성기관지염, 급만성 咽炎, 변비 등에도 응용한다.

9 王浴生等, 中藥藥理與應用, 人民衛生出版社, 1983:471
10 上海中醫學院附屬曙光醫院內科冠心病防治組, 新醫藥學雜誌, 1977;(5):39

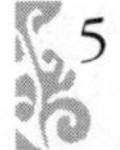

5 敗醬 패장

패장과(敗醬科) 다년생 초본식물인 黃花敗醬, 百花敗醬의 뿌리를 포함한 全草이다. 맛은 맵고 쓰며 성질은 약간 차갑다. 胃經 ,大腸經, 肝經으로 들어간다.

1) 효능 · 주치

① 고름을 없애고 어혈을 부순다[排膿破瘀]

薏苡附子敗醬散은 "腸癰으로 생긴 질병"을 치료한다. 여기서 패장은 破瘀排膿하는 약물이다. 중경은 여기서 "한 번에 마시면 소변이 바로 나온다."고 하였다. 魏念庭은 이를 "소변은 氣化한 것이다."라고 풀이하였다. 『金匱玉函經二注』에서 "패장은 맛이 쓰고 성질이 차가워 독을 뽑고 排膿하며 고름을 물로 변화하여 소변으로 내보낸다."고 하였다.

『金匱要略心典』에서 패장이 "排膿破血"한다고 하였고, 『藥性論』에서 毒과 頑痺를 치료하고, 여러 해 묵은 瘀血을 부수고 고름을 물로 바꾼다."고 하였다. 『本草正義』에서는 "열을 식히고 응결을 배설하고 利水消腫하며 破瘀排膿한다."고 하였다. 또 『日華子本草』에서는 "癥結을 부수고 排膿한다."고 하였고, 『本草綱目』에서 특별히 "패장은 排膿破血에 능하다."고 강조하였다.

그래서 중경은 패장으로 癰을 치료하였고, 『外臺』에서 當歸, 續斷, 芍藥 등을 배합하여 산후 惡露不止를 치료하였고, 『廣濟方』에서 當歸, 川芎, 桂心 등을 배합하여 산후 요통으로 돌아눕지도 못하는 증상을 치료하였고, 『衛生簡易方』에서 敗醬草를 끓인 탕으로 산후 송곳으로 찌르는 듯한 복통을 치료하였다. 이처럼 패장은 양호한 破瘀排膿 효과가 있다.

② 淸熱解毒

『本草正義』에서 패장이 "熱을 식히는데 實熱 환자만 적합하다."고 하였고, 『金匱玉函經二注』에서 "패장은 쓰고 성질이 차가워서 去毒하여 排膿한다."고 강조하였다. 이처럼 敗醬草에 淸熱解毒하는 효능이 있다.

『本經』에서 "暴熱火瘡, 赤氣, 疥瘙疽痔, 鞍熱氣를 주치한다."고 하였고, 『別錄』과 『日華子本草』에서 패장은 癰腫, 浮腫, 結熱, 赤眼, 丹毒, 疥痍瘡癬 등 熱毒腫瘍을 치료한다고 하였다. 『碩虎齋省醫語』에서는 荊芥, 草決明, 木賊草, 白蒺藜를 배합하여 赤眼, 障痛 그리고 努肉攀睛을 치료하였다. 또 『閩南本草』에서는 패장을 달여서 내복하고 찧어서 겉에 붙이는 방법으로 뱀에 물린 상처, 赤白痢疾, 吐血을 치료하였고, 地瓜와 배합한 술을 내복하고 겉에 붙여서 癰疽腫毒을 치료하였다. 이는 모두 淸熱解毒하는 효능을 활용한 것이다.

2) 용량 · 용법

중경은 패장을 薏苡附子敗醬散 1방에만 썼다.

① 용량 : 용량은 5분이다. 현재 내복량은 6~15g이며, 외용은 적당량을 쓴다.

② 용법 : 내복은 전탕하고, 외용은 찧어서 붙인다.

3) 사용주의

『本草匯言』에서 "만성 질환으로 脾胃가 허약하고 설사하여 식사를 못하는 증상과 虛寒하여 下焦가 허탈한 모든 질환에는 금한다."고 하였다. 그래서 瘀滯와 實熱이 없는 환자는 금한다.

4) 현대연구

① 성분약리

패장은 휘발유, 敗醬皂式 β-纈醇葡萄糖式을 함유한다. 소염, 항균, 진정, 보간, 강심, 이뇨작용이 있다.[11]

② 임상응용

a. 流行性腮腺炎(볼거리) : 黃花敗醬(신선한 것)에 生石膏를 가하여 찧어서 무르게

11 顔正華, 臨床實用中藥學, 人民衛生出版社. 1987:613

한 후 달걀흰자에 개어서 환부에 붙인다. 수반 증상이 있으면 黃花敗醬을 달인 약제를 1회에 10~15g씩 하루 3~4회 복용한다. 200례를 관찰한 결과 90%의 환자가 약을 붙인 지 24시간 내에 증상이 소실하였다. 중한 환자는 2차 약을 붙인 후 증상이 소실하였다.[12]

b. 감기 : 百花敗醬으로 과립제와 알약을 만들어 일반 감기 환자 2233례를 치료하여 유효율이 82.2%였으며, 유행성 감기 401례에서 유효율이 86.5%였다. 발열, 오한, 콧물, 전신 통증을 억제하는 데 모두 현저한 효과가 있으며 부작용은 없었다.[13]

c. 索土衰弱 : 20% 黃花敗醬酊을 1회에 10ml, 또는 黃花敗醬乾浸膏片(眠爾靜片, 1정에 생약 1g에 해당한다)을 1회에 2~4정, 매일 2~3회 복용한다. 각각 불면증이 주증상인 索土衰弱 62례와 중증 정신병 회복기에 索土衰弱症이 잔류한 환자 284례를 치료하였다. 불면증 개선에 총 유효율이 각각 92%와 80%였으며, 현저한 효과가 각각 30.7%와 33.5%였다.[14]

동시에 中樞索土興奮性이 높아지는 증상 예를 들어 어지럼증, 머리가 침침함, 가슴 두근거림, 羞明, 怕聲, 정서불안, 식욕부진, 두뇌력 감퇴 등에 일정한 치료 효과가 있었다.[15] 이 밖에 克山病,[16,17] 급성세균성염증[18]에도 비교적 좋은 효과가 있다.

③ 부작용

일부 환자는 黃花敗醬을 복용 후 口乾, 胃腑不快 등 반응이 있었다. 百花敗醬 주사액으로 시험 치료한 134례 급성세균성 염증 환자 중에서 3례는 복약 2, 5, 7일에 백혈구가 2200~2800사이로 저하하였으며 복약 중지 후 1주 전후에 정상으로 회복되었다.

12 豊城縣金山衛生所, 江西醫藥資料, 1992;(1):29
13 江西宜春地區醫學科學研究所, 中草藥, 1981;(3):143
14 北京醫學院第三附屬醫院精神科等, 北京醫學院學報, 1974;(1):23
15 北京醫學院第三附屬醫院精神科等, 新醫藥學雜誌, 1976;(5):26
16 풍토병의 일종. 黑龍江省 克山縣에서 처음 발견됨.
17 延安市敗醬草防治克山病科研協作組, 陝西新醫藥, 1979;(12):11
18 重慶市敗醬草注射液臨床觀察小組, 重慶新醫藥學, 1972;(1):17

6 蛇床子 사상자

산형과(傘形科) 일년생 초본식물인 蛇床의 성숙한 과실이다. 맛은 맵고 쓰며 성질은 따듯하다. 腎經으로 들어간다.

1) 효능 · 주치

① 腎陽을 데우고 濕邪를 말린다[溫腎陽, 燥濕邪]

사상자는 맛이 쓰고 성질이 건조하여 濕을 없앤다. 성질은 따듯하고 腎臟으로 들어가서 濕을 말리고 寒氣를 흩고 腎을 데워서 양기를 돕는다. 중경은 蛇床子散을 질 속에 넣는 좌약으로 활용하였다.

『沈注金匱要略』에서 "寒氣가 陰部로 들어오면 겉으로 내보낼 수 있다. 사기가 있는 곳을 데우면 병이 낫는다. 사상자는 몹시 뜨거워서 眞陽을 보한다. 질 속에 넣으면 자궁이 따듯해져서 사기가 없어지고 병이 저절로 낫는다."고 하였다.

"사상자는 그늘지고 축축하며 지대가 낮은 곳에서 발생하는데 향기롭고 성질이 건조하고 뜨겁다. 그래서 陰濕한 氣를 받지 않는다. 따라서 인체에 들어가면 下焦의 濕氣가 모이는 곳으로 들어가서 사기를 몰아내고 정기를 보한다."(徐洄溪)라고 하였다. 蛇床子散은 사상자를 분말하여 좌약으로 만들어서 질 속에 넣는다. 바로 병소에 도달하여 사기가 있는 곳을 따듯하게 데워서 陰 속 寒濕을 몰아낸다.

② 벌레를 죽이고 가려움을 그친다[殺蟲止痒]

『藥性論』에서 사상자는 "大風으로 전신이 가려운 증상을 주치한다. 달여서 목욕해도 낫는다."라고 하였다. 『本草正義』에서는 "外治하는 약이다. 외부 瘍으로 濕하고 熱이 있으며 아프고 가려우며 짓무르는 모든 瘡에 사상자를 끓인 물로 목욕하며, 가루를 붙이기도 한다."고 하였다.

또 『五十二病方』에서 疥癬을, 『千金方』에서 산후 자궁탈수와 陰部 통증을, 『瀕湖集簡方』에서 부인들의 음부소양증을, 『聖惠方』에서 소아 惡瘡을 치료하였는데, 이들은 모두 자궁을 데우고 風을 없애며 살충하여 가려움을 그친다.

2) 용법 · 용량

중경은 사상자를 蛇床子散 1처방에만 썼다.

① 용량 : 蛇床子散에서 용량은 밝히지 않았다. 단지 "사상자를 분말하여 밀가루를 조금 섞어서 대추 크기로 만든다."고 하였다. 현재 내복량은 3~9g이며, 외용할 때는 적당량을 쓴다.

② 포제 : 중경은 분말하여 白粉과 섞어서 대추만하게 만든다고 하였다.『日華子本草』에서 "蛇床은 약으로 만들어 복용할 때는 껍질을 문질러 없애고 씨만 쓴다. 약간 볶아서 독성을 줄이면 자극적이지 않다. 끓여서 씻을 때는 생용한다."고 하였다.

③ 용법 : "대추만하게 만들어서 면으로 싸서 넣는다." 이것이 蛇床子散의 외용법이다. 현재 외용할 때는 끓인 물로 씻고, 내복할 때는 물에 달여서 복용한다.

3) 사용주의

『本草經疏』에서 "신장에 火氣가 있거나 하부에 열이 있을 때는 복용하지 않는다."고 하였고,『本草新編』에서 "음성적이고 차가우며 火氣가 없는 환자한테 적합하다. 陰虛火動하는 환자는 적합하지 않다."고 하였다.

4) 현대연구

① 성분약리

사상자는 휘발유, osthole을 함유한다. 이 밖에 암록색 기름기가 있는데, 여기에는 불포화지방산, 포화지방산, glycerin이 있다.

약리연구에 의하면 피부 진균을 억제하는 작용이 있다. 또 유행성 감기 바이러스를 억제하며 호르몬 같은 작용이 있다.[19] 사상자 추출물(1 : 2 농도)의 체외실험에서 음부 트리코모나스 살충효과가 있었다.[20]

19 楊永良, 中藥學, 湖北科技出版社, 1989:301
20 湖南醫學院婦産科教研組, 湖南醫學院學報, 1958;創刊號:48

② 임상응용

a. 트리코모나스 질염 : 사상자 달인 액,[21] 산제[22] 또는 추출물[23,24]을 질 속에 넣는 방법으로 트리코모나스 질염을 치료하였는데, 모두 좋은 효과가 있었다. 비트리코모나스 질염으로 흰색 분비물이 많은 환자한테 활용하여 분비물이 줄어들고 자궁경부미란이 경감하였으며 소양감이 현저히 줄었다.

b. 급성 항문 습진 : 사상자에 苦參, 大楓子를 배합하여 물에 달여서 뜨거울 때 훈증하고, 약이 식으면 다시 좌욕한다. 1일 2~3회, 4일을 1치료 단위로 하였다. 76례 급성 항문 습진 환자를 치료하였는데, 1치료 단위로 국부 증상이 완전히 소실하여 완치한 환자가 39례였으며, 2단위로 증상이 개선되어 호전한 환자가 31례, 무효가 6례였다.[25]

21 桂承會, 中醫雜誌, 1956;(5):250
22 董友民, 藥學通報, 1956;(8):393
23 南京藥學院, 藥學學報, 1966;(2):99
24 于克儉等, 중약통보, 1954;(6):229
25 陳震生, 廣西中醫藥, 1985;(6):43

7 側柏葉측백엽

백과(柏科) 常綠喬木植物인 側柏의 어린 가지와 잎이다. 柏葉으로 부르기도 한다. 맛은 쓰고 떫으며 성질은 약간 차갑다. 肺經, 肝經, 大腸經으로 들어간다.

1) 효능·주치

① 피를 식히고 지혈한다[凉血止血]

"吐血이 그치지 않는 환자는 栢葉湯으로 치료한다." 중경은 백엽을 피가 상역하는 세력을 꺾어서 피를 수렴하였다. 『仁齋直指』에서 이 처방을 "백엽은 억제하여 하강한다. 妄行하는 피가 순조롭게 하강하여 제자리를 지킨다."고 풀이하였다.

『本草匯言』에서 "측백엽은 흐르는 피를 멈춘다. 吐血, 衄血, 崩血, 便血, 血熱이 經絡으로 넘쳐 나오는 경우 찧어서 즙을 마시면 바로 그친다."고 하였다. 『藥品化義』에서 "측백엽은 맛이 쓰고 滋陰하며 떫은맛이 있어서 피를 수렴한다. 그래서 상부로 역행하는 피를 전문적으로 식힌다."고 하였다. 『醫林纂要』에서는 측백엽이 "心火를 瀉하고, 肝熱을 평정하고, 血分의 熱을 식힌다."고 하였다.

임상적으로 『聖惠方』에서 嘔血을 그치고, 『普濟方』에서 石榴花와 배합하여 몇 되씩 나오는 코피를 치료하였고, 『濟急仙方』과 『本草圖經』에서 黃連과 배합하여 溺血, 蠱痢, 배에서 나오는 찻물 같은 검은 피, 혹은 피고름을 치료하였다. 『聖濟總錄』의 芍藥湯은 芍藥과 배합하여 여성의 그치지 않는 생리를 치료하였다. 『本草圖經』에서는 火傷을 치료하였다. 모두 백엽의 凉血止血하는 효능이다.

이 밖에 『醫林纂要』에서 "백엽은 泄肺逆 한다."고 하였고, 『本草圖經』에서 "殺五臟蟲"이라고 하였다. 최근 연구에 의하면 측백엽에 祛痰, 鎭咳, 平喘, 消炎 등의 작용이 있다는 사실이 발견되었다. 임상에서 물에 달이고 꿀을 타서 백일해를 치료하며[26], 백엽 주사액으로 폐결핵을 치료한다.[27] 이처럼 止咳祛痰하는 작용도 잊으면 안 된다.

26 桂林市工人醫院, 中華兒科雜誌, 1960;(2):146
27 王振華, 河北中醫, 1985;(1):封三

2) 용량 · 용법

중경은 측백엽을 栢葉湯 1처방에만 썼다.

① 용량 : 처방에서 측백엽 용량은 3냥이다. 현재 상용량은 10~15g이며, 외용할 때는 적당한 양을 쓴다.

② 포제 : 생용하면 凉血에 장점이 있으며 지혈작용도 있다. 血熱妄行으로 생기는 각종 출혈에 쓴다. 태우면 전적으로 止血한다. 또한 차가운 성질이 없어져서 각종 출혈증에 쓴다.

③ 용법 : 내복할 때는 전탕하거나 분말하여 환약이나 산제로 쓴다. 외용할 때는 분말하여 환부에 붙인다.

3) 사용주의

『本草述』에서 "많이 먹으면 위가 뒤집어진다[倒胃]." 고 하였고, 『本草逢原』에서 "陽을 발생하는 힘이 없으므로 亡血한 허약 환자는 함부로 쓰지 않는다." 고 하였다.

4) 현대연구

① 성분약리

측백엽은 alkaloid인 thujone, 鬆柏苦味素 그리고 휘발유, fenchone을 함유한다. 약리작용으로 지혈, 진해, 기관지평활근확장, 억균, 항바이러스 작용이 있다.[28]

② 임상응용

a. 탈모 : 신선한 측백엽(청록색 종자를 포함한) 25~35g을 잘게 썰어서 50~60%의 알코올 10ml에 담근다. 7일 후 사포(紗布)에 거른 후 놓아두었다가 가운데와 상

28 楊永良 等, 中藥學, 湖北科學技術出版社, 1989:202

부의 짙은 녹색 용액을 준비한다. 하루 3~4회 면봉으로 약물을 찍어서 머리털이 빠진 부위에 여러 번 바른다. 각종 원인으로 발생한 대머리 환자 160례를 관찰한 결과 현저한 효과가 33례, 유효 91례로 총 유효율이 77.5%였다.[29]

b. **폐결핵** : 측백엽 추출정과 주사액을 1일 생약 120g에 해당하는 양만큼 3~5개월을 한 치료 단위로 침윤성 폐결핵 환자 153례를 치료하였다. 이 중 측백엽만 쓴 그룹 119례에서 병소 흡수율이 73.95%였고, 공동이 닫힌 비율이 23.33%, 비전염성으로 바뀐 비율이 58.14%였다. 대부분 환자들의 증상이 개선되거나 소실하였다.[30]

c. **백일해** : 신선한 측백엽(어린 가지를 포함) 30g에 물을 붓고 100ml 정도로 달인 다음 벌꿀 29ml를 가한다. 1세 이하 유아는 1회 10~15ml, 1~3세는 1회 15~30ml, 4세 이상은 1회 30~50ml씩 1일 3회 복용한다. 56례를 관찰한 결과 복약 4~10일 후 치유 41례, 현저한 효과 9례, 무효 6례였으며, 치료가 빠를수록 더 효과적이었다.[31]

이 밖에 측백엽은 소아폐렴,[32] 세균성이질,[33] 만성기관지염, 궤양병, 화상, 索土衰弱, 심계항진에도 응용한다.[34]

29 葉坤照, 中華醫學雜誌, 1973;(8):459
30 解放軍309醫院, 人民軍醫, 1976;(7):57
31 桂林工人醫院兒科, 中華兒科雜誌, 1960;(2):146
32 高梯成等, 上海中醫藥雜誌, 1987;(11):11
33 解放軍171醫院, 新醫藥資料, 1971;(6):11
34 王輝武等, 中藥新用(第二集), 科學技術文獻出版社重慶分社, 1990:146

8 麻子仁 마자인

상과(桑科) 1년생 초본식물인 大麻의 성숙한 種子이다. 火麻仁으로 부르기도 한다. 맛은 달고 성질은 평하다. 脾經, 胃經, 大腸經으로 들어간다.

1) 효능 · 주치

① 腸을 자윤하여 변을 내보낸다[潤腸通便]

마자인은 달고 평이하여 腸을 매끄럽게 한다. 중경의 麻子仁丸은 마자인을 군약으로 "소변이 잦고, 대변이 딱딱한" 脾約證을 치료했다. 『本草思辨錄』에서 "중경의 麻子仁丸證은 脾藏이 강한 胃에 제약을 받아서 제 기능을 펼치지 못하는 것이다. 그래서 脾臟에서 肺로 精을 보내지 못하고 肺도 하강하지 못하여 결국 肺와 脾胃가 모두 막혀 대변이 내려가지 못한다. 마자인은 맛이 달고 성질이 평이하며 매끄럽다. 부드러움 속에 강함이 있어서 脾로 들어가서 陰津을 자양하고 건조한 氣를 변화한다. …… 이것은 太陽陽明이지 正陽陽明이 아니다. 太陽을 겸하기 때문에 소변이 잦고, 소변이 잦기 때문에 대변이 어렵다. 치법은 脾陰을 일으켜 건조한 기운을 변화하는 것이 위주다. 燥氣가 없어지면 太陽은 치료하지 않아도 저절로 낫는다. 그래서 마자인이 중요한 약이다."라고 하였다.

『本經疏證』에서는 "麻子仁丸에서 芍藥과 같이 쓰면 陰結을 잘 부수는 芍藥을 따라서 陽氣를 퍼뜨리고, 마자인은 陽滯를 잘 움직여서 陰氣를 퍼뜨린다."고 하였다.

임상에서 津이 메말라 생기는 변비에 모두 적합하다. 『藥品化義』에서 "노년에 혈액이 마르고, 산후에 氣血이 불순하고, 병후 원기가 회복되지 않거나 또는 체질이 약하여 제대로 運化하지 못하는 환자를 모두 치료한다."고 말한 것과 같다.

② 滋養補虛

炙甘草湯은 마자인에 生地黃, 阿膠, 麥門冬을 배합하여 心血을 기르고 心陰을 자양한다. 『神農本草經』에서 첫머리에 "補中益氣"한다고 기록하였다. 『名醫別錄』

에서는 "血脈을 회복한다."고 하였다. 또 『本草經疏』에서 "麻子는 성질이 가장 매끄럽다. 단맛은 中焦를 보한다. 中焦를 보하면 氣가 저절로 보충되고, 단맛은 피를 補益한다."고 하였다. 그래서 『外臺』에서 마자인으로 "虛勞"를 치료했고, 『本事方』에서 "産後 鬱冒多汗, 便秘"를 치료했고, 麻仁蓯蓉湯으로 "血虛便秘"를 치료했다. 모두 滋陰生津하고 養血補虛하는 효능이다.

2) 용량 · 용법

중경은 마자인을 2처방에서 응용했다.

① 용량 : 炙甘草湯에서는 반 승, 麻子仁丸에서는 2승을 썼다. 현재 상용량은 9~15g이다.

② 포제 : 중경은 이에 대해 말하지 않았다. 현재는 깨뜨려서 쓴다.

③ 용법 : 물에 달여서 복용한다. 환제나 산제로 쓰기도 한다.

3) 사용주의

『本草從新』에서 "설사를 잘 하는 환자는 꺼린다."라고 하였다.

4) 현대연구

① 성분약리

마자인은 脂肪油, 단백질, 휘발유, 비타민 E와 B_1, 레시틴, phytosterol, linolenic acid 등을 함유한다. 약리연구에 의하면, 내복할 경우 腸에 도달하여 염기성 腸液을 만나면 脂肪酸이 생겨서 장벽을 자극하여 분비가 증가하고 연동이 빨라져서 부드럽게 사하하는 작용이 증명되었다.

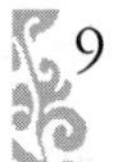

9 麻黃 마황

마황과(麻黃科) 草麻黃, 中麻黃, 木賊麻黃의 건조한 풀 같은 줄기이다. 맛은 맵고 약간 쓰며 성질은 따듯하다. 肺經, 膀胱經으로 들어간다.

1) 효능 · 주치

① 發汗解表

마황은 매운맛과 따듯한 성질로 상승하여 흩는다. 그래서 肺氣를 열어서 퍼뜨리고 腠理를 소통하며 털구멍을 연다. 모든 외감 風寒 表實證에 적당하다. 중경의 麻黃湯, 葛根湯, 大青龍湯에서 모두 마황이 군약으로 太陽病으로 發熱, 惡寒, 無汗한 증상을 치료한다.

『本草經疏』에서 "마황은 가벼운 성질로 實證을 없앤다. 그래서 傷寒을 치료할 때 解肌하는 첫째 약품이다. 中風傷寒의 頭痛 溫瘧을 전적으로 담당하며 表部로 일으켜서 땀을 내서 사기를 없앤다. 대개 외부 사기인 風寒濕이 陽分인 皮毛 사이로 들어오면 腠理가 닫히고 막혀서 營衛氣血이 순행하지 못한다. 그래서 實證이라고 한다. 마황은 가볍고 맑아서 막힌 實證을 제거하여 邪氣를 表로 통해서 흩는다."라고 하였다.

『本草經讀』에서 마황은 "春氣를 받아서 肝으로 들어간다. 맛은 쓰고 무독하며 오행상 火에 해당하는 맛이 있어서 心으로 들어간다. 心은 땀을 담당하며, 땀은 소설작용을 담당한다. 그래서 發汗하는 상품약으며 치료 증상은 모두 無汗과 관계가 있다."고 하였다. 『本草正義』에서는 더 상세하게 "마황은 가볍고 맑아서 위로 떠올라서 전적으로 肺氣가 울체함을 소통하여 氣機를 퍼뜨려 배설한다. 이것은 외감병을 치료하는 으뜸가는 중요 약이다. 비록 解表한다고 말하지만 실제는 肺를 여는 것이고, 寒氣를 흩는다고 말했지만 실제는 邪氣를 배설한다. 그래서 風寒이 외부로 흩어지면 濕熱도 붙어있지 못하고 퍼져서 소통된다."고 하였다. 임상에서 마황의 작용도 여기서 벗어나지 않는다.

② 肺를 선통하여 숨참을 진정한다[宣肺平喘]

麻黃杏仁甘草石膏湯은 "發汗하고 瀉下한 후 땀을 흘리면서 숨차고 고열이 없는 환자"를 치료하고, 越婢加半夏湯은 "기침하면서 기가 치밀어 오르는 증상은 肺가 부은 것이다[肺脹]. 이 환자는 숨차면서 눈이 빠지는 듯하다."는 증상을 치료하며, 小靑龍湯은 "상한병에서 表證이 풀리지 않고 心下에 水氣가 있으며 헛구역질하고 열이 오르면서 기침한다."는 증상을 치료한다. 여기서 마황은 『神農本草經』에서 "表部로 일으켜 땀을 내고, 邪熱을 없애며 기침하고, 치밀어 오르는 기를 그친다."라는 작용이 있다. 『藥徵』에서는 "咳喘水氣를 치료한다."고 하였다.

이러한 처방의 주치증은 모두 陽氣가 극성하여 陰과 화합하지 못하고 陰을 핍박하여 겉으로 나오게 하여 땀이 저절로 흐르거나, 차가운 물기가 肺를 자극하고 상부의 肺를 막아서 기침하는 것이다. 모두 陽氣를 일으켜 肺金을 疏泄하고, 털구멍을 뚫어서 肺를 宣通하고, 飮을 흩고 기침을 그치고, 천식을 가라앉히는 마황을 써야 한다. 『實用藥性字典』에서 "마황은 發汗에 으뜸인 주약이다. 열을 식히고, 천식을 가라앉히고, 물을 잘 내보내는 효능은 모두 풀어서 흩는 작용에 기인한다."라고 하였다.

③ 물을 잘 내보내고 부종을 없앤다[利水消腫]

『金匱·水氣篇』에서 "물기 있는 증상에서 허리 아래가 부을 때는 소변을 잘 내보내고, 허리 이상이 부을 때는 땀을 내야 낫는다."라고 하였다. 중경의 越婢湯은 마황을 生薑과 배합하여 表部에 있는 風水를 흩어서 발산했고, 甘草麻黃湯은 마황만으로 發汗利水하고 甘草로 中焦를 조화하고 脾를 보했다. 麻黃附子湯에서는 마황 1냥을 더 가해서 이수작용을 증강하여 腎陽이 허해서 생기는 水腫을 치료했다. 또 『金匱·痰飮咳嗽篇』에서 "溢飮으로 생기는 질병은 땀을 내야 한다. 이는 大靑龍湯으로 치료하며, 小靑龍湯도 치료할 수 있다."라고 하였다.

이상을 종합하면 마황은 飮이 정체한 水腫을 치료하는데, 실제는 "鬼門을 열어서 淨府를 깨끗이 한다[開鬼門, 潔淨府]."는 요결을 본받은 것이다. 주작용의 하나는 발한을 통하여 水飮을 땀으로 푸는 것이고, 다른 하나는 소변을 잘 내보내서 水飮을 배출하는 것이다. 『醫學衷中參西錄』에서 "風水를 받아서 붓는 증상을 『金匱』에서 越婢湯으로 치료했는데, 이 처방에서 마황이 주약이다. 祛風하면서 아울러 이뇨한다. 임상에서 이 처방을 쓰면 복약 후 과연 땀이 나오고 소변이 바로 잘 나오면서 부종이 소실하였다."라고 하였다. 이것이 가장 좋은 방증이다.

이 밖에 마황은 울체하고 막힌 것을 올려서 일으키고 퍼뜨리고 뚫어서 통증을 그친다. 예를 들어, 麻黃加朮湯은 "濕家身煩痛"을 치료하고, 桂枝芍藥知母湯은 "肢節疼痛"을 치료하고, 侯氏黑散은 "大風肢煩重"을 치료하고, 烏頭湯은 "관절이 굴신하지 못하는 통증"을 치료한다. 『張氏醫通』에서 "烏頭湯은 관절이 굴신하지 못하는 통증을 치료하며, 또 종아리가 아파서 굴신하지 못하는 증상도 치료한다. 두 가지 질병 모두 風寒이 筋을 손상하여 생긴다. 마황은 汗孔을 열어서 腠理를 소통하고 寒邪를 흩고 風痺를 해소한다."고 하였다. 또 麻黃連軺赤小豆湯은 "傷寒으로 瘀熱이 속에 있으면 몸에 반드시 황달이 생긴다."는 증상을 치료하고, 麻黃升麻湯은 "상한병 6~7일에 피고름을 뱉고 이질 같은 설사가 그치지 않는 증상"을 치료하며, 半夏麻黃丸은 "心下悸"를 치료하는데, 이들은 모두 마황으로 陽氣를 상승하여 일으키고 表邪를 퍼뜨려 흩는다.

『本草正』에서 개괄하여 "혹 氣藥을 겸하여 힘을 도와서 衛 속 땀을 내고, 혹 血藥을 겸하여 液을 도와서 榮 속 땀을 낸다. 혹 溫藥을 겸하여 陽을 도와 음성적이고 응고한 寒毒을 몰아내고, 혹 寒藥을 겸해서 陰을 도와 뜨거운 溫邪를 해소한다. 이것은 傷寒과 陰瘧의 제일 중요한 약물이다. 그래서 중경 처방 중 마황으로 제목을 붙인 것이 많으며 실로 千古의 독창성이 있다."고 하였다.

2) 용량 · 용법

중경은 마황을 모두 28처방에 응용하였다.

① 용량 : 최대량은 6냥, 최소량은 반 냥이다. 이 밖에 두 처방에서 16수, 18수라고 하였다. 현재 상용량은 1.5~10g이다.

② 포제 : 중경은 마황을 28처방에서 응용하였는데, 마디를 제거한다고 한 것이 15처방이다. 『醫學衷中參西錄』에서 "마디가 있는 마황은 발한력이 약하다. 마디를 제거하면 發汗하는 힘이 강하다. 현재 마황을 쓰는 사람들은 대체로 마디를 제거하지 않고 쓰고 있다."라고 하였다. 현재 마황은 生麻黃, 麻黃絨, 蜜炙麻黃을 쓴다. 生麻黃은 發汗解表가 강하고, 炙麻黃은 平喘止咳가 강하고, 麻黃絨은 발한력이 완만하다.

③ 용법 : 중경의 용법에서 마황을 먼저 달이는 것이 22처방이며, 끓는 물에 넣

었다가 쓰는 것이 1처방이다. 그리고 "마황을 먼저 달여서 2승을 줄인 후 거품을 없애고 나머지 약물을 넣는다."고 하였다. 張錫純은 "古方에서 마황을 쓸 때 모두 마황을 몇 차례 끓여서 뜨는 거품을 없애고 나머지 약물을 넣고 달였다. 이것은 뜨는 거품의 성질이 너무 뜨겁기 때문이다. 거품을 없애면 성질이 화평해진다."라고 하였다. 현재는 대부분 마황을 물에 달여서 복용한다.

3) 사용주의

중경은 麻黃湯 금기에서 "인후가 건조한 환자", "淋疾", "부스럼[瘡]", "코피를 흘리는 환자", "피가 부족한 환자", "땀을 흘리는 환자" 그리고 陽이 허하여 寒氣가 있거나 營衛가 부족하거나 잘못 사하하여 속이 허한 환자는 모두 발한법을 금한다고 하였다. 마황은 發汗하는 힘이 비교적 강하다. 현재 아래의 몇 사항은 금기에 해당한다.

① 表虛하여 自汗하거나 陰虛로 盜汗을 흘리는 환자는 금한다. 『傷寒論』에서 "만약 맥이 미약하고 땀을 흘리며 바람 쏘이기를 싫어하는 환자는 복용하면 안 된다. 복용하면 사지가 식고 근육이 떨리는데, 이는 역치다."라고 하였다.

② 營血 津液을 손상한 환자는 적합하지 않다. 중경은 "尺脈이 느리면 發汗하여 안 된다. 왜냐하면 營氣와 血이 부족하기 때문이다."라고 하였다. 그래서 후세에 흔히 養陰補血藥과 같이 써서 養血하고 發汗했다.

③ 腎에서 氣를 거두지 못하여 咳嗽하고 천식하는 환자는 쓰지 않는다.

4) 현대연구

① 성분약리

마황 줄기는 alkaloid를 함유한다. 중요 성분은 epedrine, pseudoephedrine이며, 이 밖에 휘발유를 함유하고 있다. 木賊麻黃은 tannin, flavone glycoside를 함유한다.

휘발유는 땀샘의 분비를 흥분시켜서 발한, 해열하고, 유행성 감기바이러스를 억제하는 작용이 있다. 마황감인 pseudoephedrine은 기관지 평활근을 이완하며 작용이 완만하고 지속적이다. 또 pseudoephedrine은 현저한 이뇨작용이 있다.[35]

epedrine은 완만하고 지속적으로 혈압을 상승시키며 신경중추를 흥분하여, 다량 복용하면 정신을 흥분하게 하며[煩躁] 불면을 초래한다.

② 임상응용

a. 소아의 해수와 천식 : 麻黃粉 70%, 白胡椒粉 30%를 고루 섞는다. 1회 분량의 고약에 약 분말 0.1g을 놓고 뜨거울 때 합한다. 쓸 때 고약을 뜨겁게 달군 후 등쪽 肺兪穴에 붙인다. 이러한 방법으로 風寒으로 인한 소아의 해수천식 288례를 치료하였다. 결과는 치유 225례(81.6%), 호전 42례(14.6%), 무효 11례(3.8%)로서 총 유효율이 96.2%였다.[36]

b. 소아 설사 : 마황 2~4g, 前胡 4~8g을 물에 달여서 300ml 정도로 만들고 흰 설탕을 약간 타서 자주 마신다. 1일 1첩을 복용한다. 소아 설사 138례(모두 뚜렷한 탈수 증상은 없었다)를 치료하였는데, 완치 126례였으며(91.3%), 이 중 1첩을 복용하고 완치한 경우가 52례, 2첩 복용 후 치료가 72례, 3첩 복용 후 치료가 2례였다. 아마 肺氣를 宣通하고 水濕을 分利하는 마황의 작용과 관계가 있었을 것이다.[37]

35 楊永良, 中藥學, 湖北科學技術出版社, 1989:15
36 舒忠民, 廣西中醫藥, 1987;(1):8
37 郭鬆河, 中西醫結合雜誌, 1988 (6):351

10 旋覆花 선복화

국화과(菊花科) 식물인 旋覆花의 頭狀花序이다. 전초를 金沸草라고 부르기도 한다. 맛은 쓰고 매우며 성질은 따듯하다. 肺經, 脾經, 胃經, 大腸經으로 들어간다.

1) 효능 · 주치

① 痰을 없애고 이뇨하며 기를 하강하고 역행을 내린다[消痰行水, 下氣降逆]

중경이 "傷寒病에 걸렸을 때 發汗하고, 吐하고, 瀉下하여 질병은 나았는데 명치 밑이 더부룩하고 딱딱하며[心下痞硬] 계속 트림하면 旋覆代赭湯으로 치료한다." 고 하였다. 『本經疏證』에서 "중경은 상부의 心下痞硬과 噫氣不除를 치료하였다. …… 무엇 때문인가? 대체로 물이 아래로 잘 내려가야 氣道가 잘 소통된다. 人蔘, 甘草, 大棗로 中焦를 보한다." 고 하였다.

『本草匯言』에서 "선복화는 痰을 없애고 물을 몰아내며 氣를 순조롭게 하행한다. 심장과 肺에 氣가 응결하고 옆구리 아래가 허하여 그득하고 가슴 속에 담이 맺혀서 心下가 단단하고 그득하며 트림하는 증상을 치료한다. 또 心과 脾에 飮이 잠복하고 방광에 飮과 水가 머물러 있는 증상도 치료한다." 고 하였다.

旋覆花代赭湯은 선복화를 군약으로 氣를 선통하고 飮을 없애며 상승하면서 하강한다. 인삼과 배합하면 氣를 下焦로 돌려보내며, 半夏와 배합하면 상부의 飮을 없애고, 代赭石과 배합하면 상승시켜 너무 무겁게 가라앉음을 방지하고, 生薑, 大棗와 배합하면 淸氣를 올리고 濁氣를 내리고 脾와 胃를 좋게 한다. 그래서 飮이 없어지고 氣가 순조롭게 되며 痞證이 없어진다.

② 혈을 다스리고 락을 뚫는다[理血通絡]

旋覆花湯은 "임신 중절로 생기는 지속적인 자궁출혈[半産漏下]" 혹은 "항상 상반신을 춤추려 하는"(肝着證)을 치료한다. 모두 선복화의 맵고 따듯한 성질로 血을 다스리고 絡을 뚫는다. 『本經疏證』에서 선복화가 活血通絡한다고 하면서 "氣가 하부로 돌아가면 血의 근원이 넉넉해진다. 그리고 蔥과 新絳을 같이 쓰면 絡을 뚫는 힘이 더해지고, 絡이 소통되면 혈이 윤택해진다."라고 하였다. 『別錄』에서는 "혈맥을 소통하고 色澤을 좋게 한다."고 하였다. 또 『本草正義』에서 "선복화는 전적으로 風寒을 배설하여 흩고 脈絡을 소통한다."고 하였다.

2) 용량 · 용법

중경은 선복화를 2처방에 응용했다.

① 용량 : 2처방 모두 3냥을 썼다. 현재 상용량은 3~10g이다.

② 포제 : 중경은 이에 대해 말하지 않았다. 기침을 그칠 때는 蜜炙한다.

③ 용법 : 물에 달여서 복용한다. 선복화는 絨毛가 있어서 인후에 자극성이 있으므로 베에 싸서 달인다.

3) 사용주의

『本草正』에서 "성질이 잘 흩어진다. 그래서 大腸이 부실하고 氣虛하고 陽이 쇠약한 환자는 쓰지 않는다."고 하였다. 『本經逢源』에서 "陰虛하고 과로로 기침하고, 風熱로 마른기침을 할 때는 쓰지 않는다."

4) 현대연구

① 성분약리

선복화는 flavone glycoside, sterol A, 旋覆花甾醇 B, 旋覆花甾醇 C 그리고 菊糖을 함유하고 있다. flavone glycoside는 histamine으로 유발된 기관지 경련을 완해하는 작용이 있고, 비교적 약한 이뇨작용이 있다.[38]

38 楊永良, 中藥學, 湖北科技出版社, 1989:153

11 商陸 상륙

상륙과(商陸科) 초본식물인 商陸의 건조한 뿌리이다. 맛은 쓰고 성질은 차가우며 유독하다. 肺經, 脾經, 腎經, 大腸經으로 들어간다.

1) 효능 · 주치

① 사하하고 물을 몰아낸다[瀉下逐水]

상륙은 쓴맛과 차가운 성질로 깊이 하강하여 대소변을 잘 내보낸다. 그래서 浮腫으로 인한 脹滿과 實證인 大小便不利에 응용한다. 중경의 牡蠣澤瀉散은 비록 상륙이 佐使藥이지만 水氣를 확실하게 몰아내는 약력으로 병소에 직접 도달하여 물을 내보낸다. 그래서 『藥性論』에서 "열 가지 水病을 없앤다."고 하였고, 『名醫別錄』에서 "胸中의 邪氣, 水腫, 痼痺, 배가 차오르는 증상을 치료하며, 오장을 소통하고, 水氣를 흩는다."고 하였다. 『本草綱目』에서 "상륙은 성질이 하행하여 전적으로 물을 내보낸다. 大戟, 甘遂와 성질은 다르지만 효능은 같다."고 하였다.

임상에서 고찰하면 『聖濟總錄』의 商陸豆方, 『楊氏家藏方』의 商陸散, 『濟生方』의 疏鑿飮子 들이 모두 상륙으로 水氣腫滿을 치료했다. 진실로 『傷寒藥性賦』에서 "견고함을 부수고 물을 내려 보낸다. 大戟과 甘遂를 병용하듯 상륙은 芫花와 같이 쓰면 좋다."고 하였다.

② 解毒散結

『日華子本草』에서 상륙을 "大小腸을 소통하고 蠱毒을 瀉下하며, 유산시키고, 腫毒을 없앤다. 惡瘡에는 붙이는 약으로 쓴다."고 하였다. 『醫林撮要』에서는 "갈아서 瘡癬에 바르며 살충작용이 있다."고 하였다.

후세에 상륙이 解毒散結한다고 하여 癰腫瘡毒을 치료하는 데 썼다. 예를 들어 『千金方』에서 절구로 찧어 국부에 붙여서 돌처럼 단단하기만 하고 化膿하지 않는 石癰과 瘡傷 水毒을 치료하였다. 『藥性論』에서는 "喉痺不通에 절편으로 얇게 썰어서 식초로 달여 목구멍의 종기에 바르면 낫는다."라고 하였다. 또 『雲南中草藥』에서 상륙으로 "임파결핵을 치료한다."고 하였다.

2) 용량 · 용법

중경은 상륙을 牡蠣澤瀉散 1방에만 썼다.

① 용량 : 중경은 용량을 말하지 않았다. 현재 내복량은 3~10g이며, 외용할 때는 적당량을 쓴다.

② 포제 : 牡蠣澤瀉散 주해에서 "熬"라고 밝혔다. 현재는 절편하고, 내복할 때는 식초로 법제한다.

③ 용법 : 물에 달여 복용한다. 환제나 산제로 쓰기도 한다. 외용할 때는 신선한 것이나 말린 것을 절구로 으깨고 분말하여 바른다.

3) 사용주의

脾虛로 생긴 수종이나 임신부는 금한다. 『本草匯言』에서 "氣가 응결하고 물이 막히거나 급성 창만으로 소통되지 않는 환자는 함부로 쓰지 않는다."고 하였다.

4) 현대연구

① 성분약리

상륙은 phytolaccine인 三苗皂甙, 加利果酸 그리고 대량으로 potassium acetate를 함유하고 있다. 현저한 거담 진해작용이 있고, 이뇨작용도 있다.[39]

② 임상응용

a. 만성기관지염 : 신선한 상륙 뿌리를 꿀에 재어 즙을 만들거나 환약을 만든다(1환에 순수한 약 분말 3.9g을 함유). 1회에 꿀에 재어 나온 액을 20ml 또는 환약 1알씩 매일 3회 복용한다. 10일을 한 치료 단위로 한다. 2~3개월을 연속 복용하여 682례

39 楊永良, 中藥學, 湖北科學技術出版社, 1989:98

를 치료하였다. 총 유효율이 89.73%, 현저한 효과율이 57.03%였다. 다수의 환자가 복약 후 식욕이 증가하고 추위를 견디는 힘이 증강되었다.[40]

b. 급만성 신염 : 상륙 3g, 五花肉 60g(商陸肉湯)에 물 400ml를 넣고 300ml가 되도록 달인다. 하루 3회에 나누어 복용한다(고기는 먹지 않는다). 매일 계속 복용한다. 급만성 신장염과 기타 원인으로 유발한 浮腫과 腹水에 유효하며 부작용은 없다.[41] 商陸, 澤瀉, 杜冲 각 90g을 따듯하게 끓인 물에 1~2시간 담갔다가 약한 불로 2회 달인 후 걸러서 300ml까지 농축한다. 여기에 설탕과 방부제를 섞는다. 1일 3회 복용한다. 성인은 식후 1회 10~15ml씩 복용한다. 만성 신장염 환자 9례를 치료하였는데, 8례에 효과가 있었다.[42]

c. 혈소판감소성자반병 : 상륙을 100% 달인 약재를 만들어서 먼저 300ml를 복용하고 이후 1회에 10ml씩 매일 3회 복용한다. 21례를 치료하여 효과가 없는 1례를 제외하고 나머지는 모두 2~4일 내에 자반이 소실하고 코피와 잇몸 출혈이 호전되었다.[43]

이 밖에 현재는 상륙 분말제로 소화관 출혈을 치료한다.[44] 상륙 알약으로 好酸性 늑막염,[45] 銀屑病[46] 등을 치료한다.

40 陝西省慢性氣管炎臨床硏究協作組, 陝西新醫藥, 1972;(5):20
41 薛子仁, 中醫雜誌, 1956;(11):586
42 吳益生, 中華醫學雜誌, 1955;(10):925
43 江蘇新醫學院, 中藥大辭典(下册), 上海人民出版社, 1977:2245
44 田華泳, 湖南中醫雜誌, 1985;(4):13
45 劉錫昌等, 中華皮膚科雜誌, 1985;(4):221
46 王琪, 中醫雜誌, 1984 ;(12):38

12 細辛 세신

마두령과(馬兜鈴科) 다년생 초본식물인 北細辛 또는 華細辛의 전초이다. 맛은 맵고 성질은 따듯하다. 肺經, 腎經으로 들어간다.

1) 효능 · 주치

① 祛風解表

麻黃附子細辛湯은 "少陰病 초기에 도리어 열이 오르고 맥이 沈한 환자"를 치료한다. 중경은 이 처방에서 맛이 맵고 성질이 따듯하여 기운이 웅장하고 매운 세신으로 祛風解表하는 麻黃을 보좌했다. 趙嗣眞은 이 처방을 언급할 때 "麻黃과 세신으로 表部의 熱을 발산한다."고 하였고, 錢天來도 "세신은 따듯한 기운과 매운 맛이 전적으로 少陰으로 들어가서 辛溫發散하는 麻黃을 돕는다."고 하였다.

『本草匯言』에서 "세신은 荊芥와 防風을 도와서 모든 經의 風을 흩는다."라고 하였고, 『本草百種錄』에서 "세신은 기세가 치성하고 맛이 맵고 풀어서 흩는 힘이 더욱 크다."고 하였다. 임상에서 고찰하면, 『藥性論』에서 세신으로 "惡風, 頭風"을 치료하였고, 『千金』의 三黃湯은 "中風으로 手足이 拘攣하고 전신 관절이 아픈 증상을 치료한다."고 하였다. 그래서 세신은 모든 약을 끌고 전신 관절에 도달하여 외부로 風邪를 몰아내는 데 치중한다. 『普濟本事方』의 細辛散은 세신을 위주로 川芎, 附子, 麻黃을 배합하여 風冷頭痛을 치료하였고, 『方脈正宗』에서도 세신을 위주로 紫蘇葉, 防風 등을 배합하여 傷風鼻塞을 치료하였다. 이처럼 세신에 祛風 解表, 止痛하는 효능이 있다.

② 肺를 데우고 飮을 없앤다[溫肺化飮]

"傷寒病에서 表症이 해소되지 않고 心下에 水氣가 있으며 헛구역질을 하고 열이 오르면서 기침한다. …… 이는 小青龍湯으로 치료한다." 또한 "치밀어 오르는 氣가 내려갔는데 도리어 다시 기침하고 가슴이 그득한 환자"는 苓甘五味薑辛湯으로 치료한다. 이외에 苓甘五味加薑辛半夏杏仁湯, 苓甘五味甘草去桂加薑半夏湯方,

苓甘五味加薑辛夏仁黃湯이 있다.

이처럼 痰飮咳嗽를 치료하는 처방들은 변증이 출현함에 따라 빈번하게 가감하지만 세신만은 변함없이 쓰고 있다. 중경은 세신으로 肺를 데우고 飮을 없애서 기침과 숨참을 그쳤다.

『藥性論』에서 "해역상기를 치료한다."라고 하였고, 『本經逢源』에서 "痰結濕化를 주치한다."고 하였다. 『本草通玄』에서는 "痰厥氣壅을 주치한다."고 하였다. 또 『別錄』에서는 "痰을 부수고, 물길을 순조롭게 한다."라고 하였다. 위대한 의가 陶弘景은 세신은 "痰을 가장 잘 없앤다."고 예찬하였다. 모두 세신이 肺를 데우고 飮을 없애며 기침과 숨참을 그치는 효능 있음을 설명하는 것이다.

③ 寒氣를 흩고 통증을 그친다[散寒止痛]

"侯氏黑散은 大風으로 사지가 열감이 나면서 무겁고 가슴 속에 寒氣가 들면서 부족을 느끼는 증상을 치료한다." 중경은 세신에 乾薑을 배합하여 寒痺를 데워서 통증을 그치려 하였다. 또 중경은 風濕 表虛證을 치료하는 防己黃芪湯에서 "하부에 묵은 寒氣가 있으면 細辛 3분을 가한다."고 하였다. 이처럼 세신은 溫經, 散寒, 止痛한다. 또 當歸四逆湯은 "手足厥寒, 脈細欲絶"을 치료하고, 當歸四逆加吳茱萸生薑湯은 "환자 내부에 오래 묵은 寒氣가 있는 환자"를 치료한다. 烏梅丸에서 세신은 회충을 안정하고 久痢를 치료한다. 大黃附子湯은 세신과 附子, 大黃을 배합하여 寒積便秘와 脇下偏痛을 치료했다. 또 "寒氣厥逆"을 치료하는 赤丸은 세신을 烏頭와 배합하여 데워서 寒氣를 흩고 복통을 가라앉혔다. 이처럼 세신을 裏寒證에 썼다.

『珍珠囊』에서 "少陰으로 인한 괴로운 두통을 치료한다."고 하였고, 또 "세신을 위주하고 獨活을 使藥으로 하여 少陰頭痛을 치료하면 귀신같이 낫는다."고 하였다. 『本經』에서는 "百節拘攣, 風濕痺痛"을 치료한다고 하였고, 『御藥院方』의 細辛散과 『吉林中草藥』에서 荊芥, 露蜂房 또는 黃柏을 배합하여 치통을 치료하였다. 이처럼 세신은 溫經, 散寒, 止痛하는 중요한 약이다.

④ 구멍을 순조롭게 뚫는다[通關利竅]

『本草綱目』에서 "세신은 매운맛으로 건조함을 윤택하게 한다. 그래서 少陰과 귓구멍을 소통한다."라고 하였다. 『別錄』에서 "세신은 상승하여 발산하고 매운맛으로 흩는다."라고 하였다. 그래서 "모든 구멍을 뚫고", "속을 데워서 기를 하강하고 痰을 부수고 胸中을 열고, 喉痺와 코막힘[齆鼻]을 없애고 젖몽우리를 내리고, 땀이 나오지 않거나 피가 돌지 않는 증상을 치료하고, 肝膽을 북돋고 정기를 소통한다."고 하였다.

『日華子本草』에서 "胸中의 結聚"를 치료한다고 하였고, 『本經逢源』에서 "코가 막혀서 불편한 증상"을 치료한다고 하였다. 『外臺秘要』에서는 桂心을 배합하여 "소아가 사기를 받아 말을 하지 못하는 증상"을 치료하였고, 『世醫得效方』에서 세신 가루를 코에 불어넣어 風을 맞아 쓰러져 인사불성인 환자를 치료하였다. 『龔氏經驗方』의 聰耳丸은 세신 분말을 黃蠟에 녹여서 만든 환약을 귀에 넣어 耳聾을 치료하였다.

『本草正義』에서 세신에 대해 전체적으로 "방향성이 가장 맹렬하여 응결한 氣를 잘 개통하고, 울체를 잘 퍼뜨리고, 배설하며 머리 꼭대기까지 도달하여 귀와 눈을 소통하여 좋게 하고, 전신의 뼈에 모조리 도달하여 안으로는 絡脈을 선통하고 전신 관절을 소통하며, 겉으로는 구멍으로 가서 肌膚를 직접 뚫는다."라고 하여 通關利竅하는 기전과 효능을 밝혔다.

2) 용량·용법

중경은 세신을 모두 16방에 썼다.

① 용량 : 중경이 세신을 쓴 용량을 전체적으로 고찰하면 두 가지로 개괄할 수 있다. 첫째, 내부에 寒飮이 있고 血이 허하며 寒氣가 응고한 "厥"證을 치료하면서 세신의 散寒化飮하는 효능을 발휘할 때는 용량이 3냥으로 많다. 小靑龍湯, 當歸四逆湯 그리고 비슷한 처방 등 8처방이다. 둘째, 虛實이 뒤섞여서 생긴 질환이지만 陽虛가 비교적 심하다. 그래서 세신을 2냥으로 줄여서 썼다. 즉 陽을 소통하지만 지나친 발산을 방지하는 것이다. 동시에 대부분 附子와 배오하여 溫經助陽하는 부자의 효능을 썼다. 麻黃細辛附子湯과 大黃附子湯 등 5처방이다.

烏梅丸에서 세신을 6냥, 赤丸에서 세신을 1냥을 썼고, 侯氏黑散에서 겨우 3푼을 썼다. 이러한 환약이나 산제에서 용량은 일정하지 않으며 1회 복용량도 아주 적다. 『本草別說』에서 "세신은 만약 단방으로 분말하여 쓸 때는 반 돈이 넘으면 안 된다. 많이 복용하면 기가 막히고 불통하면 죽는다."라고 하였다. 『本草綱目』에서도 "세신은 1돈을 넘으면 안 된다."라고 하였다. 현재 상용량은 1~3g이며, 외용할 때는 적당량을 쓴다.

② 포제 : 蜜炙한 세신은 매운맛으로 흩는 힘이 부드러워지고 따듯하고 건조한 성질도 약해져서 溫肺化飮하고 祛風散寒하면서도 陰을 손상하지 않는다. 노약자가 痰飮咳喘하는 경우에 적합하다.

③ 용법 : 내복할 때는 달여서 복용한다. 분말하여 환약을 만들거나 산제로 쓰기도 한다. 외용할 때는 분말하고 체에 쳐서 코에 불어넣거나 물에 끓여서 입에 머금는다.

3) 사용주의

『本草經集註』에서 세신은 "反藜蘆 한다."고 하였고, 『藥性論』에서 "생채를 꺼린다."고 하였다. 『本草經疏』에서 "內熱이 있거나 火氣가 타오르는 질환으로 上盛下虛하거나 氣가 허하여 땀을 흘리거나, 血虛頭痛, 陰虛咳嗽에는 모든 금한다."고 하였다. 또 『得配本草』에서 "風熱陰虛에는 금한다."라고 하였다. 따라서 氣虛하여 땀을 많이 흘리거나 血虛頭痛, 陰虛陽亢, 乾咳無痰, 임신부는 복용하지 않는다.

4) 현대연구

① 성분약리

세신은 주로 휘발유(essential oil; methyl eugenol이 된다)를 함유한다. 약리 작용으로는 해열, 진통, 항균, 혈압강하, 국부마취 작용이 있다(華細辛 추출물은 침윤마취와 혈압강하작용이 있다. 다만 달인 약재는 혈압을 상승하고 마취효과는 없다).[47]

② 임상응용

a. 류마티스양 관절염 : 세신 30~160g, 製附子 10~30g(먼저 달인다), 豨莶草 30~100g을 기본 처방으로 증상에 따라 가감한다. 물로 2회 달이는데, 1회에 40분 달

47 楊永良, 中藥學, 湖北科學技術出版社, 1989:34

여서 200ml로 만들고 4회에 나누어 복용한다(北細辛을 쓸 때는 용량이 너무 많으므로 신중해야 한다). 100례를 관찰하였다. 모두 호르몬제를 끊었다. 결과는 완치 76례, 현저한 효과 14례, 유효 10례였다. 평균 치유 기간은 30~60일이었다. 모든 환자는 심한 심혈관 질환이 없었기 때문에 반 년을 장복해도 부작용은 없었다.[48]

b. 관상동맥질환 협심증 : 복합 처방으로 만든 세신 분무제(세신휘발유 50ml에 氷片 16g을 가하고 95%의 알코올 600ml에 녹이고 freon을 가하여 분무제를 만든다)를 준비한다. 협심증 발작이 있을 때 구강에 2~5회 눌러서 뿌린다. 281례를 관찰한 결과 1분 내에 통증이 그친 경우가 56례(19.9%)였고, 1~2분에 통증이 그친 경우가 55례(19.6%)였으며, 2~5분 이내에 통증이 그친 경우가 71례(25.3%)로서 속효(5분 이내)로 진통된 환자가 182례였다(64.8%).[49]

48 憑恒善, 河北中醫, 1984;(1):16
49 中醫研究員西苑醫院內科, 新醫藥學雜誌, 1974;(1):13

13 乾薑 건강

강과(薑科) 식물인 薑의 건조한 根莖이다. 맛은 맵고 성질은 뜨겁다. 脾經, 胃經, 心經, 肺經으로 들어간다.

1) 효능 · 주치

① 中焦를 데우고 寒氣를 흩는다[溫中散寒]

건강은 "中土를 데우는 전문 약이다."(『本草思辨錄』)라고 하였다. 中焦의 寒證에 모두 응용한다. 太陰 虛寒證을 치료하는 理中丸(湯)에서 건강은 "전적으로 속의 차가움을 흩는다. …… 甘草와 배합하면 매운맛과 단맛이 합하여 陽을 化生한다. …… 君藥은 人蔘과 白朮로 中氣를 데우며, 다시 근본으로 돌아가는 효능이 있다"(『藥品化義』)라고 하였다. 또 大健中湯은 "심장과 가슴 속의 심한 冷痛으로 음식을 먹지 못하고 뱃속이 차가운 증상"을 치료하고, 半夏乾薑散은 "헛구역질, 吐逆, 涎沫을 토하는 증상"을 치료하는데, 모두 건강으로 中焦를 데우고 寒邪를 몰아내어 脾陽을 회복한다.

② 陽氣를 회복하고 四肢逆冷을 회복한다[回陽救逆]

건강으로 陽氣를 회복할 때 보통 附子와 같이 쓴다. 四逆湯, 通脈四逆湯, 四逆加人蔘湯, 乾薑附子湯, 茯苓四逆湯, 白通湯, 白通加猪膽汁湯, 通脈四逆加猪膽汁湯 등이다.

『本草求眞』에서 "건강은 몹시 뜨겁고 독이 없다. 성질이 안정적으로 지키면서 흩지는 않는다[守而不走]. 胃 속이 허하고 식어서 元陽이 끊어지려 할 때 附子와 같이 투여하면 바로 陽氣를 회복한다. 그래서 책에 '附子가 있어도 乾薑이 없으면 열이 나지 않는다.'는 구절이 있다. 중경의 四逆, 百通, 薑附湯에서 모두 이러한 이치를 활용한다."고 하였다. 이처럼 건강은 확실히 回陽救逆한다.

③ 肺를 데우고 飮을 없앤다[溫肺化飮]

小靑龍湯, 小靑龍加石膏湯, 苓甘五味薑辛湯 등은 모두 건강으로 溫肺化飮하여 風寒과 水飮이 肺를 손상하여 나타나는 寒性 喘息과 寒性 咳嗽를 치료했다.

『本經疏證』에서 "小靑龍湯, 小靑龍加石膏湯, 眞武湯에서 모두 心下에 水氣가 있다고 하였고, 苓甘五味湯 등에서 건강을 가하는 것은 모두 痰飮과 관계가 있을 때다. 그래서 건강의 주치증이 中焦의 水飮이지 上焦의 痰飮이 아님을 알 수 있다." 라고 하였다. 중경은 寒飮喘咳를 치료할 때 항상 乾薑, 細辛, 五味子를 같이 썼다.

④ 經을 데우고 지혈한다[溫經散寒]

柏葉湯은 "吐血不止"를, 桃花湯은 "少陰病으로 설사하며 피고름이 나오는 증상"을, 膠艾湯은 "여성의 經이 함몰하여 생기는 자궁출혈"을 치료한다. 이 처방에서 모두 건강으로 溫經止血하여 虛寒性 출혈을 치료했다.

『本草正』에서 "건강을 태워서 숯처럼 만들면 건강 본래의 성질을 잃는다. 이것을 지혈 목적으로 활용하는 것은 검게 만들어 수렴 성질만 활용하는 것이다. 만약 陰이 치성하여 陽을 거부하고[陰盛格陽] 火氣가 근원으로 돌아가지 않거나 陽이 허하여 피를 거두지 못하여 생기는 吐血, 衄血, 下血에는 불에 볶지만 약성은 남아야 가장 좋은 지혈약이 된다."고 하였다. 『本草從新』에서는 건강을 "싸서 불에 구워[炮黑] 吐血이나 衄血 등의 출혈을 그친다."고 하였다. 지혈할 때는 炮薑이 적합하다.

2) 용량 · 용법

중경은 건강을 39방에 썼다. 용량을 명시한 것이 32방, 炮製를 명시한 것은 단지 1처방이다.

① 용량 : 최대량은 4냥, 최소량은 1냥이다. 보통 3냥을 썼다. 현재 상용량은 3~10g이다.

② 포제 : 중경은 건강을 쓸 때 보통 炮製는 하지 않았다. 단지 甘草乾薑湯에서 건강을 "炮"하라고 하였다. 『本草經讀』에서 "『金匱』에서 肺胃를 치료하는 甘草乾薑湯의 自注에서 炮하라고 하였다. 그 이유는 肺가 허하면 매운맛을 한꺼번에 받아들이지 못하기 때문에 炮하여 매운맛을 약간 줄여서 임기응변하려는 것이다. 후세

에 炮黑, 炮灰는 건강의 약성을 모조리 잃어버리기 때문에 안 된다."라고 풀이하였다. 현재는 임상에서 乾薑과 炮薑을 구분해서 쓴다. 溫中回陽하고 溫肺化飮할 때는 乾薑을 溫經止血할 때는 炮薑을 쓴다.

③ 용법 : 대부분 탕제로 쓴다. 환제나 산제로 쓰기도 한다.

3) 사용주의

『本草經疏』에서 "많이 복용하면 陰을 손상하고 눈을 상한다. 陰虛內熱, 陰虛咳嗽吐血, 表虛有熱汗出, 自汗盜汗, 臟毒下血, 열로 생기는 嘔惡, 火熱腹痛에는 모두 금한다."라고 하였다. 그래서 건강은 陰虛하여 열이 있거나, 血熱로 망행하는 경우는 복용하지 않는다. 또 건강은 맵고 뜨거운 약품이므로 임신부도 신중히 써야 한다.

4) 현대연구

① 성분약리

건강은 주로 휘발유(essential oil)를 함유한다. 휘발유의 주성분은 zingiberol, zingiberene, phellandrene, camphene, giugerol 등이다.[50]

50% 달인 약물은 위산과 위액 분비에 상대적인 영향을 미친다. 처음 몇 시간은 억제하고 이후 장시간 흥분한다.[51] 건강의 에테르추출물과 물추출물은 확실한 소염과 진통작용이 있다.[52]

50 王弘志, 中藥學, 中國醫藥科技出版社, 1986:80
51 王弘志, 中藥學, 中國醫藥科技出版社, 1986:80
52 張明發, 中醫藥硏究, 1992;(1):41

14 乾漆 건칠

칠수과(漆樹科) 식물인 漆樹의 樹脂를 가공한 건조품이다. 맛은 맵고 성질은 따듯하며 독이 있다. 肝經, 脾經으로 들어간다.

1) 효능 · 주치

① 어혈을 부수고 덩어리를 없앤다[破瘀消積]

大黃蟅蟲丸은 "체내에 마른 피가 있으며 피부에 각질이 생기고 양 눈이 시커먼 증상"을 치료한다. 여기서 건칠은 "성질이 陰으로 잘 내려가서 血을 부순다."는 역할을 하여 "여러 해 깊숙이 단단하게 응결된 적체를 깎고, 오래 응결한 어혈을 부순다."(『本經逢源』)는 능력이 있는데, 大黃과 蟅蟲을 병용하여 瘀血을 몰아내는 효능을 강화한다.

『拔萃子』의 萬病丸은 건칠에 牛膝을 배합하여 여성의 經閉, 無月經, 근종[癥結]을 치료했고, 『千金方』에서 건칠을 地黃과 배합하여 여성의 血瘕, 無月經, 임신한 듯한 배꼽 아래의 견고한 덩어리, 발열, 신체마름을 치료했다. 모두 건칠의 강력한 破瘀消癥 효능을 설명하고 있다.

② 殺蟲

건칠은 "三蟲을 죽인다."(『藥性論』), "회충을 없앤다."(『名醫別錄』)고 하였다. 『聖惠方』에서 小兒蛔蟲病을 치료했고, 『直指方』에서 蟲積蠱毒을 치료했다. 현재 임상에서 건칠에 雷丸, 穿山甲, 雄精(腰黃)을 배합하여 腦囊蟲病을 치료하여 유효했다.

『本草綱目』에서 "건칠은 독이 있고 살충한다. 하강하여 혈액을 순환한다. 치료 증상이 비록 번잡하지만 효능은 단지 이 두 가지다."라고 건칠의 특징을 요약하였다.

2) 용량 · 용법

중경은 건칠을 단지 大黃蟅蟲丸 1처방에만 썼다.

① 용량 : 大黃蟅蟲丸 중의 용량은 1냥이다. 현재 상용량은 2.5~4.5g이다.

② 포제 : 『太平惠民和劑局方』에서 "반드시 절구로 찧어 부수고 불에 볶아서 익혀 약으로 쓴다. 그렇지 않으면 인체의 胃腸을 손상한다."고 하였다. 『炮炙大法』에서는 "약성이 남을 정도로 불에 쬐어 검게 연기가 오르면 갈아서 재먼지처럼 만든다."고 하였다. 현재는 炒하거나 불에 굽는다[煅].

③ 용법 : 대부분 환제나 산제로 쓴다.

3) 사용주의

① 신체가 허약하면서 瘀血이 없거나 임신부는 신중을 기한다. 『本經逢源』에서 "積血이 없으면 모두 쓰지 않는다. …… 胃가 허약한 환자가 복용하면 흔히 구역질을 한다."고 하였다. 임신부는 유산하기 쉽다.

② 과민 체질은 신중히 써야 한다. 陶弘景은 "生漆은 독이 강렬하다. …… 漆을 꺼리는 사람은 사망한다. 스치기만 해도 肌肉에 瘡腫을 유발할 수 있다."고 하였다. 이것은 일부 특이 체질은 生漆을 접촉하면 심한 과민성 피부염을 유발할 수 있음을 설명하는 것이다.

4) 현대연구

건칠은 漆酚(urushiol)을 함유한다. 동물실험에 의하면 건칠 알코올 추출물에는 경련해소작용이 있고, 乾漆炭은 出血과 血液凝固 시간을 단축한다. 심혈관에 대하여 소량은 흥분하고, 대량은 억제하는 작용이 있다.[53]

53 郭曉莊, 有毒中草藥大辭典, 天津科技飜譯出版公司, 1992:23

15 乾地黄, 生地黄 건지황, 생지황

현삼과(玄參科) 식물인 懷慶地黃 또는 地黃의 뿌리이다. 맛은 달고 쓰며 성질은 차갑다. 心經, 肝經, 腎經으로 들어간다.

1) 효능 · 주치

① 陰을 자양하여 熱을 식힌다[滋陰淸熱]

百合地黃湯은 "百合病"을 치료하며, 여기서 지황은 陰을 자양하여 熱을 식힌다. 炙甘草湯은 "脈結代, 心動悸"를 치료하며, 陰을 자양하여 脈을 회복한다. 腎氣丸에서 君藥으로 응용하는데, 陰을 자양하여 腎을 補한다. 『本草經疏』에서 지황은 "腎을 보하는 중요한 약이며, 陰血을 보익하는 상품이다."라고 하였다. 『本經逢源』에서는 "안으로는 전적으로 피를 식히고 陰을 자양하며, 겉으로는 피부를 윤택하게 한다. 虛하면서 熱이 있는 환자는 가감하여 쓴다."라고 하였다. 모두 滋陰淸熱하는 효능을 설명한다.

② 피를 식히고 지혈한다[凉血止血]

『本草求眞』에서 생지황은 "약력이 오로지 熱을 식히고 火氣를 끄며 피를 식히고 瘀血을 없앤다. 그래서 모든 吐血, 咯血, 衄血, 蓄血, 溺血, 崩中帶下에 熱로 유발한 증상을 모두 이것으로 조절하여 치료할 수 있다."고 하였다. 이것은 지황이 凉血止血하며 血熱로 出血하는 경우에 적합함을 말하는 것이다.

중경은 이 효능을 활용하여 항상 灶心土, 艾葉 등 溫經止血하는 약재를 합해서 처방했다. 예를 들어 黃土湯은 "遠血"을 치료하고, 膠艾湯은 "子宮下血하는 여성, 유산 후 下血이 그치지 않는 환자, 임신 중 下血" 등 虛寒性 出血에 효과적이다. 중경은 정교하게 약을 활용했다.

중경은 지황을 生用과 乾用으로 구분했다. 『本草綱目』에서 "『本經』에서 말하는 건지황으로서 陰乾品, 陽乾品, 火乾品이 있다. 또 생것이 좋다고 하였다. 『別錄』에서는 생지황이라고 하였는데, 이것은 막 캐낸 신선한 약품이다."라고 하였다. 이를 근거하면 중경이 말하는 건지황은 현재 생지황이고, 생지황은 현재의 건지황이다. 임상에서 두 가지는 효능이 비슷한데, 滋陰은 건지황이 낫고, 淸熱凉血은 생지황이 낫다.

2) 용량 · 용법

중경은 지황을 8방에 사용했다. 이 중 생지황은 3처방, 건지황은 5처방이다.

① 용량 : 건지황은 최대량이 10냥이고 최소량이 3냥이다. 생지황은 최대량이 2근이고, 최소량은 1근이다. 현재 생지황의 상용량은 15~30g이고, 신선품은 두 배를 쓴다.

② 포제 : 생지황은 필요할 때 채취하여 깨끗이 씻어서 직접 약에 넣는다. 건지황은 생강즙에 담그거나 술로 법제한다. 『本草綱目』에서 "건지황은 생강즙에 담그면 胸膈에 정체함이 없고, 술에 법제하면 위장 장애가 없다."고 하였다.

③ 용법 : 신선한 지황은 대부분 즙을 쓴다. 예를 들어 百合地黃湯, 防己地黃湯 등이다. 건지황은 탕이나 산제로 쓴다. 黃土湯, 腎氣丸 등이다.

3) 사용주의

① 외부 사기가 해소되지 않으면 금한다. 『神農本草經百種錄』에서 "중경 傷寒의 113처방에서 오로지 復脈에 지황을 썼다. 대개 傷寒病은 사기가 외부에서 들어오므로 자양 성분이 많아서 정체하기 쉬운 약물은 되도록 쓰지 않는다. 가령 보할 때도 반드시 소통하는 약재를 같이 써야 한다. 그렇지 않으면 사기가 속으로 들어가서 반드시 피해를 남긴다."라고 하였다.

② 脾虛로 설사하면 꺼린다. 『醫學入門』에서 "中焦가 차가워 거북하고 쉽게 설사하는 환자는 금한다."고 하였다.

4) 현대연구

① 성분약리

지황은 β–sitosterol과 mannitol, rehmannin, alkaroid, fatty acid, 비타민 A류

물질을 함유하고 있다.[54] 항방사선, 補肝, 혈당강하, 지혈, 이뇨, 소염, 항진균 등 약리작용이 있다.[55]

② 현대응용

a. 류머티스관절염, 퇴행성관절염 : 건지황 90g을 잘게 썰고 물 600~800ml에 넣고 1시간 동안 끓여서 300ml 정도를 추출한다. 이것이 1일 분량이며 1~2회에 다 복용한다. 류머티스관절염 12례를 치료하여 9례를 치료하고 3례가 현저하게 호전되었다. 퇴행성관절염 11례를 치료하여 현저한 호전 9례, 호전 1례, 별로 호전하지 못한 경우가 1례였다.[56]

b. 피부병 : 생지황 90g을 물 1000ml에 넣고 달여서 300ml로 만들어 1~2회에 다 복용한다. 습진, 두드러기, 신경성피부염 등 피부병 37례를 치료하였다. 완치 28례, 현저한 호전 3례, 호전 5례, 무효 1례였다. 이 중 습진 치료 효과가 비교적 현저하였다.[57]

이 밖에 전염성간염,[58] 상부 소화관출혈,[59] 고혈압[60]에 응용할 수 있다.

54 江蘇新醫學院, 中藥大辭典(上册), 上海人民出版社, 1977:74
55 王輝武 等, 中藥新用, 科技文獻出版社重慶分社, 1986:117
56 江蘇新醫學院, 中藥大辭典(上册), 上海人民出版社, 1977:74
57 江蘇新醫學院, 中藥大辭典(上册), 上海人民出版社, 1977:74
58 王輝武等, 中藥新用, 科技文獻出版社重慶分社, 1986:117
59 顧文卿 等, 中醫雜誌, 1983;(12):59
60 張聽新 等, 中醫雜誌, 1980;(5):31

第十一章

十二劃

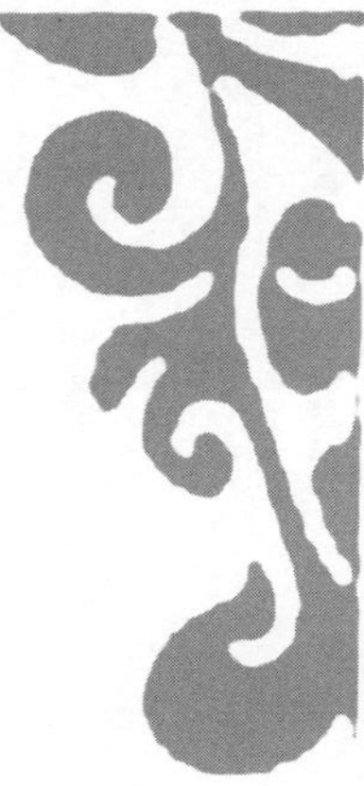

황기는 맛이 달아서 보한다. 그래서 補氣升陽하는 중요한 약이다. 黃芪健中湯은 "체력이 약하고 과로로 속이 긴장되는[裏急] 제반 부족증"을 치료한다. 『金匱要略心典』에서 "裏急이란 속이 허하여 맥이 긴장하고 뱃속이 당기면서 아픈 것이다. 제반 不足이란 陰陽의 모든 맥이 부족한 것이다. …… 긴장한 경우는 완화할 때 반드시 단맛을 써야 하며, 부족을 보할 때는 반드시 약성이 따듯한 약을 써야 한다. 게다가 허해서 비어 있는 상태를 채우고 메울 때는 황기가 가장 적합한 약물이다."라고 풀이하였다. 『醫學衷中參西錄』에서 "황기는 氣를 보하면서 아울러 氣를 상승하여 가슴 속 大氣(바로 宗氣다)가 하함한 증상을 제대로 따듯하게 데운다."라고 하였다.

1 黃芪 황기

두과(豆科) 다년생 초본식물인 黃芪의 뿌리이다. 맛은 달고 성질은 약간 따듯하다. 脾經, 肺經으로 들어간다.

1) 효능 · 주치

① 기를 보하고 양기를 올린다[補氣升陽]

황기는 맛이 달아서 보한다. 그래서 補氣升陽하는 중요한 약이다. 黃芪健中湯은 "체력이 약하고 과로로 속이 긴장되는[裏急] 제반 부족증"을 치료한다. 『金匱要略心典』에서 "裏急이란 속이 허하여 맥이 긴장하고 뱃속이 당기면서 아픈 것이다. 제반 不足이란 陰陽의 모든 맥이 부족한 것이다. …… 긴장한 경우는 완화할 때 반드시 단맛을 써야 하며, 부족을 보할 때는 반드시 약성이 따듯한 약을 써야 한다. 게다가 허해서 비어 있는 상태를 채우고 메울 때는 황기가 가장 적합한 약물이다."라고 풀이하였다.

『醫學衷中參西錄』에서 "황기는 氣를 보하면서 아울러 氣를 상승하여 가슴 속 大氣(바로 宗氣다)가 하함한 증상을 제대로 따듯하게 데운다."라고 하였다. 『本草正義』에서는 더 상세하게 "황기는 中土를 補益하고 脾胃를 데워서 튼튼히 한다. 中焦의 기가 부족하고 脾土가 허약하여 맑은 기가 아래로 처진 환자에게 가장 적합하다. …… 굶주림이나 과식 그리고 과로로 脾藏의 陽氣가 아래로 쳐져서 氣가 위축되고 정신이 피로한 환자, 그리고 오랜 학질로 脾藏이 허하고 맑은 양기가 상승하지 못하며 寒熱이 그치지 않는 환자에게 李東垣의 補中益氣湯을 투여하여 속효를 보지 않는 경우가 없다. 이것은 바로 황기를 人蔘과 白朮로 보좌하고 또 상승하는 升麻와 柴胡를 같이 써서 脾陽을 회복하면 中土의 큰 기운이 제대로 돌기 때문이다."라고 하였다.

이처럼 황기는 확실히 부족한 모든 虛證을 치료하는 좋은 약이다.

② 體表를 강화하여 땀을 그친다[固表止汗]

『金匱』의 防己黃芪湯, 黃芪芍藥桂枝苦酒湯, 桂枝加黃芪湯은 모두 營衛의 균형이 무너지고 衛表가 튼튼하지 못하여 땀을 흘리는 증상을 치료하는 처방이다. 여기서 황기는 氣를 보하고 陽氣를 일으켜서 體表를 강화하여 땀을 그친다.

『本經逢源』에서 "황기는 오장의 제반 虛證을 보하여 弦脈이 있으면서 땀을 흘리는 증상을 치료한다. 陰火를 끄고 肺熱을 없애며, 땀이 안 나면 내고 땀을 흘리면 그친다. 肺로 들어가서 體表가 허해서 흘리는 땀을 그친다."라고 하였다. 『本經疏證』에서도 "황기는 땀을 그치지도 내지도 않는다. '止汗'이란 營衛의 균형이 맞게 되어 땀이 저절로 멎는 것이다."라고 하였다. 李杲는 "脾胃가 일단 허하면 肺氣가 먼저 끊어진다. 이때 반드시 황기를 써야 살결이 따뜻해지고 피모가 강화되어 땀이 나오지 않는다. 왜냐하면 황기는 원기를 북돋아 三焦를 보하기 때문이다."라고 하였다.

이처럼 황기의 지한작용은 실제 土氣를 배양하고 金氣를 화생하여 氣를 보익하여 땀을 그친다. 아울러 황기는 體表로 다른 약물들을 끌고 가서 땀을 그치는 것이지 황기 자체가 땀을 그치는 것은 아니다.

③ 氣를 보익하여 순환부전을 개선한다[益氣行痺]

黃芪桂枝五物湯은 "風痺처럼 신체를 제대로 움직이지 못하는 증상"을 치료하고, 烏頭湯은 "관절병으로 굴신하기 어렵고 아픈 증상"을 치료한다. 여기서 황기는 『本經逢源』에서 "혈맥을 소통하고 조절하고 경락을 잘 흐르게 한다."고 하였다.

『本草匯言』에서 "賊風이 한쪽 혈맥으로 들어와서 수족이 마비된 경우 황기는 근골을 자양한다."고 하였다. 『日華子本草』에서는 "氣를 돕고 뼈를 강화하며 근육을 키우고 피를 보한다."고 하였다. 그래서 후세에 『千金方』에서 黃耆防風湯을 침대 아래에 놓고 열기로 훈증하여 中風으로 생긴 실어증을 치료하였고, 葉天士는 黃芪桂枝五物湯으로 痺證을 치료하였고, 王淸任은 補陽還五湯으로 血虛로 생긴 偏側萎縮을 치료하였는데, 이는 모두 중경의 經方에 기원하여 益氣行痺하는 황기의 효능을 활용한 것이다.

④ 수분을 잘 내보내서 부종을 없앤다[利水消腫]

"皮水로 병이 생기면 사지가 붓고 피부 속에 물기가 있어서 사지가 씰룩거린다.

防己茯苓湯으로 치료한다.", "風水는 맥이 부하고 몸이 무거우며 땀을 흘리면서 바람 쏘이는 것이 싫다. 防己黃芪湯으로 치료한다."

이 두 조문은 중경이 "風水", "皮水"를 논한 주 증상과 주 처방이다. 여기서 황기는 體表로 가서 濕을 없애고 衛陽을 고무하여 肌表의 물을 외부로 해소하는 것이다. 바로 『本草正義』에서 황기가 "인체의 살과 피부로 곧바로 도달하여 衛陽을 튼튼히 보호하고 體表를 충실하게 한다. 이것이 황기의 장점이다. 그래서 體表가 허한 제반 질환에 가장 신묘하다."라고 한 말과 같다. 『實用藥性字典』에서는 황기의 껍질이 더욱 "體表로 달려서 물기를 몰아내어 허증 浮腫과 종아리 浮腫을 치료한다."고 하였다. 이처럼 황기가 물을 잘 없애는 것은 體表로 가서 衛氣를 충실하게 하여 補氣하고 利水하여 나타나는 작용이다.

⑤ 毒을 뽑아내고 살결을 재생한다[托毒生肌]

『本經』의 첫머리에 "癰疽, 오래 묵은 敗瘡을 치료하며, 고름을 몰아내고 통증을 그친다."라고 하였다. 『本草匯言』에서 더 자세하게 "황기는 肺를 보하고 脾를 강화하는데, 실제는 땀을 수렴하고 風邪를 몰아내며 독을 푸는 약이다. 癰瘍으로 생긴 고름이 안으로 터지고 양기가 허해서 낫지 않는 환자는 황기로 살결을 재생할 수 있다. 또 陰瘡이 요지부동으로 자리 잡고 있으면서 양기가 허하여 터지지도 않는 환자는 황기로 膿毒을 몰아낼 수 있다."고 설명하였다.

임상에서 황기는 독을 몰아내고 살결을 재생하는 좋은 효능이 있다. 氣血이 부족하여 癰疽가 터지지 않거나 오랫동안 터진 상태로 아물지 않은 경우에 모두 활용할 수 있다.

황기의 효능이 비록 많은 듯하지만 실제는 氣를 보해서 나타나는 작용들이다. 황기로 치료하는 증상들이 氣虛와 무관한 것은 없다. 그래서 『本草求眞』에서 "補氣하는 약물들 중 으뜸이다."라고 하였다. 이것이 황기의 중요한 의의다.

2) 용량 · 용법

중경은 황기를 7처방에 썼다.

① 용량 : 최대량은 5냥, 최소량은 1냥 1푼이다. 상용량은 1~3냥이었다. 현재 상용량은 9~30g이다.

② 포제 : 중경은 防己黃芪湯 조문에 황기에서 노두[蘆]를 없애고 쓰라고 하였다. 나머지 조문에서는 언급하지 않았다. 『本草備要』에서 "생용하면 體表를 강화하고 땀이 나오지 않을 때 나오게 하고 땀이 흐르면 그치며, 살결을 따듯하게 하고, 주리를 실하게 하고, 陰火를 끄고, 살결의 열을 내린다. 炙用하면 中焦를 보하고 원기를 북돋고 三焦를 따듯하게 하고, 脾胃를 강화한다."고 하였다. 현재는 땀을 그치고 물을 내보내며 독을 뽑고 살결을 재생할 때는 생용하고, 中焦를 보하고 氣를 보익할 때는 蜜炙한다.

3) 사용주의

① 땀을 많이 흘려서 亡陽한 환자는 적합하지 못하다. 『傷寒論』의 四逆湯 종류는 汗出亡陽證을 치료하는데, 전혀 황기를 쓰지 않았다. 『本草經疏』에서 "四逆湯에 만약 황기를 쓴다면 문을 닫고 도적을 쫓는 격이 된다."고 하였다. 亡陽汗多는 陰氣가 양을 핍박하여 외부로 새어나오는 상태다. 附子로 양을 회복하여 陰氣를 흩어야지 황기로 固表止汗하면 안 된다.

② 瘡瘍 초기 體表에 사기가 치성하거나 陰虛로 陽氣가 항진된 경우는 적합하지 않다. 『本草經疏』에서 "胸膈에 氣가 막혀 있거나 胃腸에 적체가 있으면 쓰지 말라. 陽盛陰虛證도 꺼린다. 상초의 열이 치성하고 하초가 虛寒한 증후도 꺼린다. 환자가 분노가 많아서 肝氣가 조화되지 못한 환자는 복용하지 않는다. 痘瘡病에서 血分에 열이 심해도 꺼린다."고 하였다. 朱丹溪도 "황기는 元氣를 보하므로 살찌고 피부가 하얗고 땀이 많은 체질에 적합하다. 만약 얼굴이 까맣고 신체가 단단하면서 마른 체질이 복용하면 가슴이 그득하게 답답하다."라고 하였다.

4) 현대연구

① 성분약리

황기는 carbohydrate, 많은 종류의 아미노산, prontein, choline, 비타민 P, amylase를 함유하고 있다.[1]

1 吳葆杰, 中草藥藥理學, 人民衛生出版社, 1983:49

강심작용과 혈압강하 작용이 있다. 황기를 구강 복용하거나 주사하면 현저한 이뇨작용이 있다. 흰쥐에게 대량으로 황기분을 복용시키면 혈청성 신장염 발병을 억제하고, 단백뇨와 콜레스테롤혈증 발생을 지연시킨다. 간장을 보호하여 간당원 감소를 방지한다. 중추신경계통을 흥분시켜 망상내피계통의 탐식력을 증강하여 항병 능력을 높인다. Shigella shigae, 용혈성연쇄구균, 폐염쌍구균, 황색포도상구균 등에 항균작용이 있다.[2]

② 임상응용

a. 감기 : 황기 100g에 물을 3000ml 붓고 1000ml까지 되도록 달인다. 여과한 후 방부제 苯甲酸鈉 10g을 가하여 24시간 동안 놓아둔다. 윗부분의 맑은 액만 선택하여 소독한 유리 안약병에 넣어 준비해 둔다. 매일 아침, 점심, 저녁에 코에 1회씩 떨어뜨린다. 양쪽 콧구멍에 각각 3~4방울씩 떨어뜨린 후 가볍게 몇 차례 코를 쥔다. 이 방법으로 123인의 감기를 예방하였다. 감기 발생 연인원은 8명이었고, 2개월에 발병률이 6.5%였다. 8명 발병인의 평균 이환 기간은 3~4일이었고, 열이 오르지 않고 증상이 경미하였다. 대조군(이 방법을 쓰지 않은 그룹) 124인은 2개월간 감기 발생 연인원이 43명으로 발병율이 34.6%며, 평균 이환 기간은 5~6일이었고, 4명은 미열이 있었다.[3]

b. B형간염 : 단미 황기 주사액으로 B형간염 표면항원 양성 환자 317례를 치료하였다. 치료 기간은 20일에서 1개월이었다. 매일 4ml씩 근육주사했다. 317례 중 HBsAg가 음성으로 전환된 환자가 93례, HBeAg가 음성으로 전환된 환자가 17례였다. 다른 보고에 의하면 황기복합유도제로 만성바이러스성 간염을 치료하였는데, 단순히 痲疹疫苗誘導干擾素로 치료한 것보다 더욱 좋은 치료 효과를 보였다. 40례 만성바이러스성 간염을 치료한 후 간 기능 회복율이 80.7%, 효소저하율이 91.6%, 간종대 회복수축이 69.5%, 비종대 회복수축이 46.1%, HBsAg 음성 전환율이 81.9%였다. 이것은 신체의 면역기능이 개선되었음을 의미한다. 현재 의학계에서 황기로 誘導增强劑를 만든 것은 중국의 독특한 수단임을 인정하고 있다.[4]

2 王筆默, 中藥藥理學, 上海科學技術出版社, 1985:110
3 王復用, 江蘇中醫雜誌, 1983;(11):44

c. 기관지천식 : 황기 주사액 2ml를 근육 주사한다. 足三里穴에 나누어 매주 2회, 3개월을 치료 단위로 한다. 다른 치법으로 무효했던 기관지천식 환자 41례를 치료하였는데, 총 유효율이 85.4%였으며 현저한 호전 이상이 23례로서 56.1%에 달했다.[5]

이 밖에 폐결핵 도한,[6] 뭏搏,[7] 유행성출혈열에 활용하고, 또 망막박리술 후 시력을 회복하는 작용이 있다.[8]

4 王伯祥, 中醫肝膽學, 中國醫藥科技出版社, 1993:83
5 周鳴岐, 中醫雜誌, 1980;(8):29
6 王任健 等, 新醫藥學雜誌, 1979;(5):32
7 湖南醫學院二院眼科, 中草藥, 1981;(3):23
8 王輝武 等, 中藥新用, 科學技術出版社重慶分社, 1985:279

2 黃芩황금

순형과(脣形科) 식물인 黃芩의 뿌리이다. 맛은 쓰고 성질은 차갑다. 肺經, 胃經, 膽經, 大腸經, 小腸經으로 들어간다.

1) 효능 · 주치

① 實火와 濕熱을 없앤다[瀉實火, 除濕熱]

황금은 맛이 쓰고 성질이 차갑다. 그래서 實火와 濕熱을 없애서 實火濕熱로 발생한 모든 증상에 적합하다. 중경의 처방을 보면 모두 이 점에 초점이 맞추어져 있다. 『本經疏證』에서 논술이 상세한데, "중경은 세 가지 배합으로 황금을 응용하였다. 氣分에 熱이 응결하면 柴胡와 배합하였고(小柴胡湯, 大柴胡湯, 柴胡桂枝乾薑湯, 柴胡桂枝湯), 血分에 熱이 응결하면 芍藥과 배합하였고(桂枝柴胡湯, 黃芩湯, 大柴胡湯, 王不留行散, 當歸散), 濕熱이 中焦를 막으면 黃連과 배합하였다(半夏瀉心湯, 甘草瀉心湯, 生薑瀉心湯, 葛根黃芩黃連湯, 乾薑黃芩黃連人蔘湯). 왜냐하면 柴胡는 氣分의 응결을 해소하지만 氣分의 熱은 식히지 못하고, 芍藥은 血分의 응결을 해소하지만 血分을 압박하는 熱은 식히지 못하고, 黃連은 濕으로 발생한 熱은 식히지만 熱로 생긴 濕은 치료하지 못하기 때문이다. …… 따라서 황금은 柴胡와 협력하여 氣分의 熱을 식히고, 芍藥과 협력하여 血을 압박하는 熱을 배설하고, 黃連과 협력하여 熱에서 생긴 濕을 해소한다."라고 하였다.

『本草經疏』에서 더 상세하게 "황금은 식히고 하강하여 사기를 제거하며, 쓴맛으로 濕을 말리며, 陰的인 寒氣로 熱을 이긴다. 그래서 여러 熱證을 치료한다. 여러 熱證은 邪熱과 濕熱이다. …… 근본을 꺾으면 모든 병이 저절로 낫는다."라고 하였다. 임상에서 황금의 작용은 여기서 벗어나지 않는다.

② 열을 식혀서 태아를 안정시킨다[淸熱安胎]

"임신한 부인이 상복하는 것이 좋다."는 當歸散에 대해 『金匱要略心典』에서

"임신 후 濕熱이 胎氣를 손상하지 않도록 각별히 조심해야 한다. 그래서 當歸, 川芎, 白芍藥으로 血을 자양하면서 白朮로 濕을 없애고 황금으로 熱을 제거하는 것이 좋다. 丹溪는 황금과 白朮을 安胎하는 聖藥이라고 하였다. 황금과 白朮이 安胎하는 것은 濕熱이 없애면 胎가 저절로 안정하기 때문이다."라고 하였다.

『滇南本草』에서 황금으로 "胎에 熱이 있어서 불안한 증상"을 치료하는 것은 "胎熱을 식히는" 효능을 선택한 것이다. 따라서 황금으로 安胎하는 의미는 熱을 식히는 데 있다. 임신하여 열이 내부에 쌓여서 胎動不安한 증상에 적합하기 때문이다.

2) 용량 · 용법

중경은 황금을 25방에 처방하였다. 이 중 주해에서 용량을 정한 것은 20방이다.

① 용량 : 최대는 3냥이고 최소는 1냥이다. 상용량은 1~3냥으로서 현재 3~12g이다.

② 포제 : 중경은 이에 대해 밝히지 않았다. 『本草述鉤元』에서는 "보통 생용하거나 물을 뿌려 볶아서 차가운 성질을 없애도 된다. 상행하려는 경우 술에 담갔다가 썰어서 볶고, 하행할 때는 소변에 담갔다가 볶는다. 肝膽의 火를 없애려면 猪膽汁에 섞어서 볶는다. 또 吳茱萸로 법제한 황금은 肝으로 들어가서 정체한 火를 흩는다."라고 하였다. 현재는 生黃芩을 쓰며, 安胎에는 볶아서 쓰고, 上焦의 熱을 식힐 때는 酒黃芩을 쓰고, 止血에는 황금을 태워서 쓴다.

③ 용법 : 달여서 복용하거나 환제나 산제로 쓴다.

3) 사용주의

① 복통이 있으면 신중히 쓴다. 중경은 小柴胡湯方 뒤에서 "뱃속이 아프면 황금을 빼고 芍藥을 가한다."라고 지적하였다. 『傷寒論通俗講話』에서 "뱃속 통증은 肝과 脾가 불화한 상태로서 木氣가 울체하여 脾를 침범하고 혈맥이 순조롭지 못해서" 생긴 것으로 쓰고 차가운 황금은 적합하지 못하다. 그래서 뺀다. 『本草經疏』에서는 "寒氣를 받아서 생긴 복통은 肝腎이 허한 아랫배 통증, 血虛腹痛이며 …… 황금은 금한다."라고 하였다.

② 水飮이 내부에 정체하면 쓰지 않는다. 小柴胡湯方 뒤에서 "만약 가슴이 두근거리고[心下悸] 소변이 시원치 못하면 황금을 빼고 茯苓을 가한다."라고 하였다. 心下悸와 小便不利는 三焦의 決瀆作用이 안 되는 상태로서 水飮이 쌓여서 움직이지 않는 것이다. 水飮은 식으면 멈추고 담담한 약물로 내보내면 순조롭게 나온다. 그래서 차갑게 응결하는 황금을 빼고 담담하게 이수하는 茯苓을 가한 것이다.

③ 脾胃가 虛寒하면 쓰지 않는다. 『傷寒論 · 厥論篇』에서 "상한병에 걸렸을 때 맥박이 느리고 6~7일 되었을 때 도리어 黃芩湯으로 熱을 식히는 수가 있다. 맥박이 느리다면 寒證이다. 黃芩湯으로 다시 熱을 없애면 뱃속이 식는다. 밥을 잘 먹지 못하는 것이 당연한데 도리어 잘 먹는다면 '除中'이라고 부르며 반드시 사망한다."라고 하였다. 除中은 胃氣가 끊어지는 증후다. 이것은 寒證에 寒藥을 오용하여 생긴다. 황금은 쓰고 차갑다. 그래서 胃氣를 손상하고 脾陽을 망친다. 따라서 脾胃虛寒에는 당연히 금한다.

4) 현대연구

① 성분약리

황금은 baicalein, baicalin, scutellarin 등을 함유한다. 항균, 항바이러스, 해열, 진정, 혈압강하, 이담 등 많은 약리작용이 있다.[9]

② 임상응용

a. 고혈압 : 20%의 황금 정제(酊劑[10])를 1회 5~10ml씩 1일 3회 복용한다. 51례를 관찰한 결과 복용 1~12개월 후 혈압하강 3/1 kPa(20/10mmHg) 이상이 70%에 달했고 임상 증상도 소실하거나 경감하였다.[11]

b. 바이러스성 간염 : 黃芩配糖體 주사액 4ml(생약 200mg에 해당)을 15일 동안 매일 1회 근육 주사하거나 6ml를 10%의 포도당 250ml에 타서 정맥으로 주입하는 것

9 吳葆杰, 中草藥藥理學, 人民衛生出版社, 1983:49
10 酊劑;tincture劑.
11 何雲鶴, 上海中醫藥雜誌, 1955;(6):24

을 한 치료 단위로 하였다. 128례를 치료하여 급성 간염에 현저한 치료율이 100%였고, 만성활동성 간염은 52.7%, 만성지연성 간염은 80%, 아급성중증 간염은 87.5%였다.[12]

c. 유행성 뇌척수막염 : 20%의 황금 달인 약제를 후두부에 뿌린다. 매회 2ml(생약 0.4g 함유)씩 매일 1회 실시한다. 세균을 수반한 209례 유행성 뇌척수막염 환자를 예방하고 치료하였는데, 전부 유효하였다.[13]

d. 급성담낭염 : 5%의 황금배당체 80~120ml를 5~10%의 포도당액 200~500ml에 타서 빠르게 정맥으로 주입한다. 매일 1회, 4~7일이 치료 기간이다. 72례를 관찰한 결과 현저한 효과 45례, 유효 20례, 무효 7례였다. 총 유효율 90.2%였다.[14] 이 밖에 leptospirosis,[15] 기관지천식, 천식형기관지염,[16] 임신구토[17] 등을 치료한다.

12 王瑞雲 等, 中西醫結合雜誌, 1988;(3):166
13 嚴國華, 中醫雜誌, 1960;(6):20
14 廣東省汕頭地區人民醫院, 新中醫, 1976;(增刊1):24
15 四川崇慶縣元通醫院等, 中草藥研究資料, 1971;(6):25
16 陳玎 等, 中藥通報, 1982;(2):24
17 許夢森, 吉林中醫藥, 1988;(1):28

3 黃連황련

모낭과(毛茛科) 다년생 초본식물인 黃連의 根莖이다. 맛은 쓰고 성질은 차갑다. 心經, 胃經, 肝經, 大腸經으로 들어간다.

1) 효능 · 주치

① 瀉火解毒

중경이 황련을 쓴 의미는 『本草思辨錄』에서 "황련의 작용은 중경의 처방을 보면, 黃連阿膠湯은 心藏을 치료하고, 다섯 가지 瀉心湯, 黃連湯, 乾薑黃連黃芩人蔘湯은 胃를 치료하고, 黃連粉은 脾臟을 치료하고, 烏梅丸은 肝을 치료하고, 白頭翁湯, 葛根黃芩黃連湯은 腸을 치료한다."라는 말과 같다.

『本草正義』에서 "황련은 大苦大寒한데, 쓴맛은 濕을 말리고, 寒은 熱을 이긴다. 그래서 지나친 모든 濕火를 배설 하강한다. 그래서 心, 脾, 肝, 腎의 熱, 膽胃, 大小腸의 火를 모두 치료한다."라고 하였다. 따라서 황련은 瀉火解毒하는 힘이 강하고 응용 범위가 넓다. 임상에서 황련은 心胃의 火를 식히는 효능이 가장 두드러진다.

② 淸熱燥濕

황련의 淸熱燥濕하는 작용은 중경의 痢疾을 치료하는 여러 처방에 처음 나온다. 예를 들어 葛根黃芩黃連湯, 白頭翁湯 등이다. 그리고 心火와 脾濕으로 생기는 浸淫瘡에도 쓴다. 이는 모두 "황련은 中焦濕熱을 없애고 心火를 사한다."(朱震亨)에 기인한다.

劉完素는 "黃連, 黃柏은 성질이 차갑고 건조하여 火氣를 하강하고 濕을 없애서 泄痢를 그친다. 그래서 痢疾을 치료하는 군약이 된다."라고 하였다. 『本草經百種錄』에서 더 상세히, "대체로 濕을 없애는 약물은 반드시 熱을 조장하며, 熱을 없애는 약물은 반드시 濕을 없애지 못한다. 그러나 황련만은 쓴맛으로 濕을 말리고, 차가운 성질로 熱을 없앤다. 일거양득이 이보다 신묘한 것은 없다."라고 하였다. 이 말은 아주 정확하다. 고인들이 활용한 "香連丸", "駐車丸"은 모두 淸熱燥濕하는 효능을 취한 것이다.

2) 용량 · 용법

중경은 황련을 14방에 썼다.

① 용량 : 최대 4냥, 최소 1냥이다. 상용량은 1~3냥이다. 현재 전통적 용량은 2~10g이다.

② 포제 : 최근에는 볶아서 차가운 성질을 줄여서 쓴다. 薑汁炒는 淸熱止嘔하는 효능을 높인다. 酒炒는 上焦火를 식힌다. 吳茱萸水炒는 肝火를 식힌다. 『醫學入門』에서 "황련은 酒浸하여 炒하면 頭目口舌로 상행하고, 薑汁炒하면 매운맛으로 冲熱을 흩는 효능이 있다."라는 말과 같다.

③ 용법 : 중경은 大黃黃連瀉心湯 뒤에서 麻沸湯에 담가서 복용하라고 하였다. 즉 끓인 물에 잠시 담갔다가 짜서 마시는 것이다. 달이지 않는 의미는 氣만 취하고 맛은 덜 취하려는 것이다. 이는 가볍고 맑은 것을 취하려는 의도로서 이렇게 하여 心을 瀉하고 痞證을 해소한다.

3) 사용주의

① 虛寒性 痢疾에는 금한다. 朱震亨은 "腸胃에 寒氣가 있거나 傷寒病을 너무 빨리 사하하거나, 陰虛下血, 脾를 손상하여 근원으로 수렴되지 못하는 환자는 모두 금한다."라고 하였다. 중경은 痢疾을 치료하는 桃花湯, 四逆散에는 모두 황련을 쓰지 않았는데, 이를 밝힌 것이다.

② 中焦가 허하여 생긴 痞證이나 熱邪가 심하지 않을 때 황련을 쓰면 안 된다.

4) 현대연구

① 성분약리

황련의 주성분은 berberine(黃連素)으로서 5~8%를 차지한다. 또 methyl berberine인 coptisine, palmatine 등 많은 종류의 alkaloid를 함유한다.

황련에는 광범한 항균작용이 있고 아울러 leptospirosis(鉤端螺旋體) 아메바원충 그리고 각종 병원균을 억제한다.[18] 실험에 의하면 황련 또는 berberine을 단독 응용할 때 황색포도구균(Staphylococcus aureus) 이질간균이 쉽게 내성이 생기는데, 黃連解毒湯이나 瀉心湯 등 복합 처방에는 내성이 쉽게 생기지 않는다. 그리고 복합처방의 항균작용이 단미에 비하여 항균력이 10배 이상 강하다.[19]

② 임상응용

a. 부정맥 : 黃連素(berberine)를 1회 0.4g씩 매일 4회 복용한다. 현저한 효과가 있은 후 점차 유지량을 줄인다. 5~7일 복용해도 무효하거나 현저한 효과가 없으면 0.5~0.6g으로 용량을 높인다. 매일 4회 복용하고 2~4주를 한 치료 단위로 한다. 결과는 sinus arrhythmia(竇性心律失常)에 유효율이 70%였고, ventricular arrhythimas(室上性心律失常)에 유효율이 84%였다. 그리고 안전하며 부작용이 적었다.[20]

b. 위축성위염 : 황련 500g, 식초 500ml, 흰설탕 500g, 산사편(山査片) 1000g에 끓인 물 4000ml를 가하고 혼합하여 7일 동안 담가두면 바로 복용할 수 있다. 매일 3회, 1회에 50ml씩 식후 복용한다. 모두 24례를 치료한 결과 1례가 괴사성 췌장염으로 사망한 외에 나머지 환자는 모두 90~150일 계속 복용하였다. 위내시경 검사결과 21례에서 위점막 위축성병변이 소실하였고, 2례는 위축성위염이 표재성위염으로 호전되었다. 위액 분석결과 공복시 총산도 유리산도가 정상 범위에 도달하였다. 1~5년 추적한 결과 1례는 암으로 변하고 재발하였다.[21]

c. 궤양성결장염 : 生黃連을 분말하여 150ml 온수에 타서 腸 속에 관장한다. 격일로 1회 시행하고 9회를 한 치료 단위로 했다. 혹은 黃連粉末을 S자 결장에 내시경으로 관찰하면서 궤양이나 병소에 뿌렸는데, 1회에 약물 1.8~2g씩 격일로 1회씩 9회를 한 치료 단위로 하였다. 이상 두 요법에서 처음에는 통증이 있었지만 2~3회만 지나면 소실하였다. 모두 18례를 치료하였는데, 15례가 나았다.[22]

18 楊永良 等, 中藥學, 湖北科學技術出版社, 1988:63
19 王筠默, 中藥藥理學, 上海科學技術出版社, 1985:38
20 王輝武 等, 中藥新用(第二集), 科學技術文獻出版社重慶分社, 1990:190
21 張菌州 等, 中藥雜誌, 1986;(6):28
22 王輝武 等, 中藥新用(第二集), 科學技術文獻出版社重慶分社, 1990:190

4 黃柏 황백

운향과(芸香科) 교목식물인 황백의 樹皮이다. 맛은 쓰고 성질은 차갑다. 腎經, 膀胱經, 大腸經으로 들어간다.

1) 효능 · 주치

① 淸熱燥濕

황백은 맛이 쓰고 성질이 차가워서 淸熱燥濕에 장점이 있다. 白頭翁湯이 "熱利下重"을 치료하고, 梔子柏皮湯이 "傷寒身黃, 發熱"을 치료하고, 大黃消石湯이 "黃疸腹滿, 小便不利" 등을 치료하는 점과 같다. 이처럼 황백은 淸熱燥濕하여 이질을 그치고 황달을 몰아내는 효능이 있다.

『神農本草經』에서 황백이 "오장과 腸胃 속에 응결한 열, 黃疸, 腸痔를 치료하며, 泄痢를 그치고 여성에서 赤白이 흘러내리는 증상과 陰陽蝕瘡을 그친다."고 하였다. 『長沙藥解』에서 "황백은 쓴맛과 차가운 성질이 예리하고 빨라서 肝과 脾를 소통하고 濕熱을 배설하며 方廣을 식혀서 나쁜 물질을 몰아내는 데 특별히 신속하다."라고 하였다. 따라서 "열성 이질로 생기는 잔변감[下重]을 조절하고, 황달 복부창만 상한병을 치료한다."라고 하였다. 임상에서 모든 濕熱證에 황백을 응용할 수 있으며 특히 下焦濕熱에 장점이 있다.

② 瀉火解毒

『用藥心法』에서 황백으로 "瘡痛으로 참을 수 없는 환자"를 치료한다고 하였고, 『本草拾遺』에서 "熱瘡으로 혹 같은 것이 일어나는 증상, 䘌瘡, 痢疾, 下血을 치료하고, 蛀蟲[23]을 죽인다."라고 하였다. 황백으로 치료하는 熱毒證은 전신과 모든 구멍에 미친 것이다. 그래서 『本草綱目』에서 小兒痘瘡에 붙인다.

『千金方』에서는 끓는 물에 담갔다가 바르면 小兒重舌을 치료한다. 또 『外臺秘要』에서 蜜炙한 黃柏粉을 머금었다가 뱉어서 口瘡을 치료한다. 『三因方』에서는 銅綠을 배합하여 외부에 문질러 口疳臭爛을 치료한다.

『肘後方』에서는 식초에 개어서 발라 咽喉腫痛을 치료한다. 『補缺肘後方』에서는 계란 흰자에 개어서 奶發,[24] 癰疽發背, 妒乳를 치료한다. 『藥性論』에서 남자의 발기부전을 치료하고 음경에 생긴 창에 바른다. 『眼科龍木論』에서 황백을 단방으로 달여서 씻으면 유행성 결막염을[時行火眼] 치료한다고 하였다.

③ 瀉相火, 退虛熱

황백은 "膀胱의 相火를 사하고 腎水不足을 보하여 腎을 강화하고 골수를 튼튼히 한다(劉完素)."고 하였으며, 『本草經疏』에서 "少陰腎經의 중요한 약으로서 전적으로 陰虛로 발생하는 여러 內熱證을 치료하는데, 효능이 뛰어나서 다른 약물과 비견할 바가 아니다."라고 하였다. 후세에 知柏地黃湯, 大補陰煎, 封髓丹으로 骨蒸潮熱, 盜汗, 遺精, 虛火牙痛을 치료하였는데, 모두 황백으로 瀉火存陰하고 陰勝熱退하는 효능을 취한 것이다. 바로 『得配本草』에서 "황백으로 利水하여 하부에서 떠오르는 陰火를 식힌다. 火氣가 식으면 水氣가 견고하게 응결하여 보하지 않아도 보하는 것이다."라는 말과 같다.

2) 용량 · 용법

중경은 황백을 모두 5처방에 썼다.

① 용량 : 용량은 최대 4냥, 최소 2냥이다. 상용량은 2~3냥이다. 현재 임상에서는 보통 5~10g을 쓴다.

② 포제 : 『本經逢源』에서 "황백은 生用하면 實火를 하강하고, 酒製하면 陰火上炎을 치료하고, 鹽製하면 下焦의 火를 치료하고, 薑製하면 中焦의 痰火를 치료하고, 姜汁으로 炒黑하면 濕熱을 치료하고, 鹽酒로 炒黑하면 虛火를 치료하고, 陰虛火盛하여 얼굴이 붉고 양기가 떠 있으면 附子汁으로 법제한다."라고 하였다.

③ 용법 : 물에 달여 복용하며, 외용할 때는 갈아서 개어 붙인다.

23 蛀; 나무좀 주.
24 奶發; 젖 내.

3) 사용주의

濕熱實火가 아닌 경우는 쓰지 않는다. 中焦가 허하여 변이 묽으면 조심해서 쓴다. 『本草經疏』에서 “陰陽이 모두 허한 환자가 脾胃가 약하고 식사량이 적고 제대로 소화하지 못하거나 설사를 겸하는 …… 등의 증세에는 쓰지 않는다.”라고 하였다.

4) 현대연구

① 성분약리

황백의 주성분은 berberine이며, 소량의 palmatine, phellodendrine, 棕櫚鹼 등 다종 생물 알카로이드가 소량 있으며, obakunone, obakulactone 등이 있다.[25]

약리연구에 의하면 황백의 抗菌譜와 항균력은 황련과 비슷하며, 혈소판을 보호하여 파괴되지 않게 한다. 외용하면 피하에 삼출된 혈액흡수를 촉진한다. 그리고 이뇨, 이담, 혈압강하, 해열작용이 있다.[26]

② 임상응용

a. 유행성 뇌척수막염 : 황백 유침고(流浸膏; 1ml는 생약황백 1g에 해당)로 “유행성 뇌척수막염” 20례를 치료하였는데, 전부 완치하였다. 경증에는 1일만 복용해도 호전하였고, 일반적으로 8일 치료 후 증상과 신체 이상이 소실하였다. 약 10일 후 뇌척수액이 정상으로 호전하였다. 3세 이하 소아의 용량은 6시간마다 3ml이고, 3세 이상은 4~6ml, 성인은 6~10ml를 복용하였다.[27]

b. 만성인후염 : 30%의 황백 달인 물 5ml를 분무기에 넣고 한쪽에 산소를 뿜는 병을 붙여서 분무하여 흡입하게 하였다. 매일 1~2회, 4~5일을 한 치료 단위로 하였다. 55례를 치료한 결과 완치가 3례, 유효가 50례, 무효가 2례였다.[28]

25 王浴生, 中藥藥理與應用, 人民衛生出版社, 1983:991
26 楊永良 等, 中藥學, 湖北科學技術出版社, 1988:64
27 毛應驥, 中華內科雜誌, 1960;(1):37
28 王積恩 等, 中級醫刊, 1982;(1):37

c. 膿疱瘡(농포창) : 황백 30g, 黃連 30g, 靑黛 20g, 氷片 5g, 枯礬 10g, 녹두가루 12g을 습성이면 소독면으로 고름액을 닦아낸 후 마른 약 가루를 환부에 뿌리고, 건성이면 식용유에 개어서 환부에 바른다. 1일 2회, 나을 때까지 시행하였다. 소아는 면 두 겹으로 싸 놓는다. 300례 환자에서 완치가 288례로서 96%에 달했으며, 평균 55일 치료했다.[29]

이 밖에 황백 3~5g, 元明粉 3g을 물에 달여서 식힌 후 국부에 바른다. 1일 4~6회 실시하여 안검부위 paederus dermatitis(隱翅蟲皮膚炎) 12례를 3일 내에 회복하였다.[30]

29 宋厚明 等, 陝西中醫, 1986;(4):174
30 劉益群, 中西醫結合雜誌, 1986;(4):248

5 雄黃 웅황

비소[砷]를 함유한 결정광석 雄黃이다. 腰黃[31]으로도 불린다. 맛은 맵고 쓰며 성질은 따듯하며 유독하다. 心經, 肝經, 胃經으로 들어간다.

1) 효능 · 주치

① 독을 풀고 벌레를 죽이며, 습을 말리고 풍을 없앤다[解毒殺蟲 燥濕祛風]

"狐惑으로 병이 들면 …… 항문이 부식하면 웅황으로 薰蒸한다.", "陽毒으로 병이 들면 얼굴이 비단무늬처럼 붉은 반점이 생기며, 咽喉가 아프고, 膿血을 뱉는다. …… 升麻鱉甲湯으로 주치한다.", "소아의 𤺋蟲蝕齒에 웅황과 葶藶子로 약을 찍어서 인두질한다." 이처럼 중경은 웅황을 이용하여 독으로 독을 공격하고 濕을 말리고 벌레를 죽였다.

『神農本草經』에서 웅황을 "寒熱, 鼠瘻, 惡瘡, 疽痔, 邪氣를 주치하고, 많은 蟲毒을 죽인다."라고 하였다. 『懸解』에서는 "항문에 질병이 있으면 雄黃散으로 훈증한다. 대개 土濕에 木氣가 빠지면 울체하여 열이 발생하고, 蟲類가 생겨서 前後로 침입해 부식한다. 이때는 苦參과 웅황은 熱을 식히고 濕을 없애서 瘡을 치료하고 殺蟲한다."고 하였다. 또 『二注』에서 "웅황은 본래 痘瘡을 주치하고 殺蟲하며 또 風을 치료하는 의의가 있다. 그래서 훈증하는 것이다."라고 하였다. 李時珍도 웅황이 "治瘡殺蟲하는 요약이다."라고 하였다.

후세에 『本經』의 주치증과 중경의 의의를 계승하여 웅황으로 癰疽疔瘡, 疥癬, 惡種, 벌레와 뱀에 물린 상처 등을 자주 치료하였다. 癰疽가 헐고 문드러진 증상과 제반 瘡으로 독이 생긴 증상을 치료하는 "生肉神異膏", 對口疼痛(contra-aperture)을 치료하는 "雄吳散", 大麻瘋을 치료하는 "雄漆丸", 急喉風, 양측 편도선염을 치료하는 "雄黃解毒丸" 등이 모두 이러한 의의를 취한 것이다.

31 腰黃; 雄黃 광석 중 질이 굳으면서 잘 부스러지며 선홍색의 반투명한 것. 硫化수은을 함유한다.

2) 용량 · 용법

중경은 웅황을 3처방에 활용했다.

① 용량 : 중경은 웅황을 쓰면서 단지 升麻鱉甲湯 1처방에서만 웅황의 용량을 1냥으로 정했다. 현재 상용하는 내복량은 0.15~0.3g이다. 외용할 때는 적당량을 쓴다.

② 포제 : 중경은 "간다[研]."라고 하였다. 현재는 대개 水飛해서 쓴다.

③ 용법 : 升麻鱉甲湯은 물에 달여서 복용한다. 외용하여 항문이 부식하고 문드러진 때 치료한다. 중경은 "웅황을 단방으로 분말하여 질그릇 두 개를 합한 속에 넣고 불에 태워서 항문을 훈증한다."고 하였다. 小兒疳蟲蝕齒를 치료한 처방에서 웅황, 葶藶 두 약물을 분말하고 납일(臘日)[32]의 돼지기름에 녹여서 괴화나무 가지를 솜으로 싼 뒤 4~5매 만들어 약을 찍어서 인두질한다고 하였다. 현재 내복할 때는 환제나 산제로 하고, 외용할 때는 분말하여 개어서 붙이거나 불에 태워 훈증한다.

3) 사용주의

① 유독한 약품이므로 당연히 신중하게 써야 한다. 『本草經疏』에서 "웅황은 성질이 뜨겁고 유독하다. 외용할 때는 장점이 있으며 내복하면 피해가 있게 마련이다. 복용할 때는 병이 나으면 바로 중단하고 전부 복용하지 않는다."라고 하였다.

② 절대 불에 굽지 않는다. 왜냐하면 연소된 후 oxidation이 분해되어 arsenic trioxide가 되며 맹독이 있다.

③ 외부에 붙일 때 장기간 넓은 면적으로 바르지 않는다. 쉽게 피부로 흡수되어 중독되기 때문이다.

④ 임신부는 쓰지 않는다.

4) 현대연구

① 성분약리

웅황은 주로 potassium disulfide를 함유한다. 그리고 불순물이 섞인 砒霜(arsenic

32 동지 뒤 셋째 戌日, 여러 신에게 제사를 지냈다.

trioxide)과 기타 중금속을 함유한다.

웅황은 rodent malaria에 malarial parasite를 억제하는 작용이 있다. 일본혈흡충에 저항하며, mouse의 肉瘤(sarcoma)-180을 억제한다. 체외실험에서 화농성구균, 장관에 질병을 유발하는 균, 人型結核杆菌, 피부진균을 억제하는 작용이 있다.[33]

② 임상응용

a. 간암으로 발생한 동통 : 웅황 30g, 癩蛤蟆(라합마; 乾蟾) 1마리를 준비한다. 癩蛤蟆에서 내장을 제거하고 웅황을 뱃속에 넣고 따듯한 물을 조금 넣어 풀처럼 만든다. 이것을 간구역의 통증이 가장 뚜렷한 곳에 붙인다. 보통 15~20분이면 진통되며, 붙인 지 20분 후 癩蛤蟆가 녹색으로 변한다. 모두 3례를 치료하여 어느 정도 효과가 있었다.[34]

b. 帶狀疣疹 : 웅황 50g(갈아서 미세하게 분말한다), 2%의 프로카인 20ml, 75%의 알코올 100ml를 준비한다. 웅황을 프로카인과 알코올을 섞은 액체에 넣고 고루 휘저어 섞는다. 외용하여 이 질환 284례를 치료하였다. 1주일 내에 치료가 196례(69%에 달함), 1~2주 내에 치료가 71례(25%에 달함)이었다. 치료 중 부작용은 없었고 후유증도 남지 않았다.[35]

c. 潰瘍性黑色素瘤 : 茯苓, 雄黃, 砒石을 등분으로 같이 미세하게 분말하여 7호체로 친다. 환부를 전통적인 방법으로 소독하고 이 가루를 붙이면 된다. 매일 1~2회 약을 갈아 붙이고, 金銀花와 連翹를 각 50g씩 하루 1첩씩 진하게 달여서 차처럼 마신다. 치료 기간에 제한을 두지 않고 5례를 치료하고, 5개월~1년 후 수술로 절제하였다. 전이는 발견하지 못했으며 2년 후 추적하였는데 재발은 없었다. 이 밖에 5례를 줄곧 치료하여 5년 생존자가 2례, 3, 2, 1년 생존자가 각각 1례였다.[36]

33 郭曉莊, 有毒中草藥大辭典, 天津科技飜譯出版社, 1992:552
34 付丹, 新中醫, 1980;(3):36
35 劉廷俊, 中國農村醫學, 1982;(6):12
36 張永祥 等, 中西醫結合雜誌, 1986;(11):697

6 款冬花 관동화

국화과(菊花科) 다년생 식물인 款冬花의 花蕾이다. 冬花로 부르기도 한다. 맛은 맵고 성질은 따듯하다. 肺經으로 들어간다.

1) 효능 · 주치

① 肺를 윤택하게 하고 氣를 하강한다[潤肺下氣]

동화는 매운맛으로 발산하면서 질이 윤택하며 성질이 따듯하면서 건조하지 않아 肺를 윤택하게 하고 가래를 삭이며 기침을 그친다. 중경의 射干麻黃湯에서 관동화를 활용하여 "기침하면서 기가 치밀고 목구멍 속에서 물닭[水鷄] 소리가 들리는 증상"을 치료했다. 관동화가 비록 주 약물은 아니지만 咳逆上氣와 久嗽虛喘을 치료할 때 빠질 수 없는 약물이다.

『本經疏證』에서 "紫菀, 관동화는 중경 책에서 다른 곳에는 쓰지 않고 유독 肺痿上氣咳嗽篇에만 나온다. 射干麻黃湯을 응용했다. …… 紫菀과 관동화는 이 처방의 주 약물은 아니다. 그러나 실제는 紫菀과 관동화가 변화시키는 것이다. 그래서 『千金』과 『外臺』에서 咳逆久嗽를 치료할 때 紫菀과 관동화를 같이 응용한 것이 열 중 아홉이다. 이 처방에서도 중요한 약이다."라고 하였다.

후세에는 더욱 확대 응용하였다. 『聖濟總錄』의 款冬花湯에서 관동화로 급성 해수를 치료하였고, 『瘡瘍經驗全書』의 款冬花湯은 肺癰을 치료하였고, 『濟生方』의 百花膏는 그치지 않는 천식과 기침을 치료하였다.

『藥品化義』에서 총괄하여 "동화는 맛이 써서 하강하고, 향기가 있어서 발산한다. 한 약물에 두 작용을 겸한다. 그래서 肺로 들어가서 肺 속의 氣를 순조롭게 하면서 또 肺 속의 血을 식힌다. 전문적으로 咳逆上氣, 煩熱喘促, 끈적거리는 가래[痰涎稠粘], 비린내 나는 콧물과 침[涕唾腥臭]을 치료하는 중요한 약재다. 오랜 기침으로 肺가 허한 때 빠질 수 없는 약물이다."라고 하였다.

2) 용량 · 용법

중경은 동화를 단지 射干麻黃湯 1방에만 썼다.

① 용량 : 射干麻黃湯에서 용량은 3냥이다. 현재 상용량은 5~10g이다.

② 포제 : 중경은 이에 대해 말하지 않았다. 현재 외감해수를 치료할 때는 생용하고, 내상해수를 치료할 때는 蜜炙한다.

③ 용법 : 물에 달여 복용한다.

4) 현대연구

① 성분약리

관동화는 faradiol, 植物甾醇, taraxathin, tannin, 27烷 등을 함유한다. 진해작용이 있다. 다만 거담작용은 현저하지 못하다. 추출물은 혈압을 상승하고 중추를 흥분시키는 작용이 있다.[37]

② 임상응용

a. 천식 : 관동화 알코올 추출물을 만든다. 1회 5ml(생약 6g에 해당한다)씩 하루 3회 복용한다. 36례를 관찰한 결과 호전 19례, 무효 9례였다. 오심, 심번, 불면증 등 부작용이 있었다.[38]

b. 만성기관지염 : 동화와 地龍을 가공하여 복합관동화 주사액을 만든다. 1회에 2ml씩 근육 주사하여 10일간 계속한다. 68례를 치료하여 완치 8례, 현저한 호전 32례, 호전 24례, 무효 4례였다.[39]

37 楊永良, 中藥學, 湖北科技出版社, 1989:167
38 威海市區公社衛生院, 砲台醫藥, 1971;(3):12
39 江蘇新醫學院, 中藥大辭典(下册), 上海人民出版社, 1977:1579

7 蔥白 총백

백합과(百合科) 초본식물인 파의 뿌리와 가까운 鱗莖이다. 맛은 맵고 성질은 따듯하다. 肺經, 胃經으로 들어간다.

1) 효능 · 주치

① 寒氣를 흩어서 양기를 소통한다[散寒通陽]

傷寒에서 "안색이 붉으면 파 9줄기를 가한다."고 하는 通脈四逆湯, 白通湯, 白通加猪膽汁湯은 모두 蔥白으로 내부에 陰寒이 치성하여 陽을 외부나 상부로 거부하여 생기는 下利淸穀, 裏寒外熱, 面赤, 厥逆脈微 등을 치료했다.

陳亮斯는 "白通湯은 총백이 양기를 소통하기 때문에 '白通'이라고 명명한 것이다. …… 책임이 막중한 총백이 담당하는 少陰이 陰이고, 天의 寒氣도 陰이다. 두 陰이 서로 합하여 하부로 몰려서 설사하면 陽氣가 막히고 끊어져 통하지 않게 된다. 乾薑과 附子가 비록 陽을 북돋아도 眞陽의 氣를 陰 속으로 들여보내지 못한다. 총백은 매운맛으로 양기를 소통하여 陰이 陽을 얻게 하여 설사가 낫는다. 대개 몹시 맵고 뜨거운 약물은 원래 우리 몸의 眞陽이 아니다. 일시적으로 힘을 빌려 陽氣를 북돋을 뿐이지 소통하는 것은 아니다. 眞陽과 조화하여 만나려면 씨앗과 같은 역할을 하는 총백으로 구제해야 한다."라고 하였다. 『本經疏證』에서는 "총백은 내부에서 피폐해진 陽氣를 소통한다."고 하였다.

중경은 모두 이러한 의도로 총백을 썼다. 『金匱』의 旋覆花湯도 똑같이 총백은 陽을 소통하고 응결을 흩으며 陽이 뚫리면서 瘀血이 없어지는 의의가 있다.

『本草經疏』에서 총괄적으로 "총백은 맛이 매워서 발산하고 살결을 풀며[解肌], 상하의 陽氣를 소통한다. 그래서 외부에서 사기가 들어와 막히고 울체한 증상을 모두 치료한다. …… 肝의 邪氣를 없애고, 邪氣가 없어지면 正氣가 통하고, 血이 저절로 조화함으로써 태아가 안정되고 中焦가 안정하며 오장이 순조롭게 되는 것이다."라고 하였다.

② 땀을 내서 체표를 푼다[發汗解表]

『藥品化義』에서 "매운맛과 따듯한 성질로 구멍을 뚫고 전적으로 발산한다. 體表의 邪氣로 생기는 모든 증상에 땀을 내서 사기를 몰아내는 큰 효능이 있다."라고 하였다. 『神農本草經』에서는 "傷寒으로 발생하는 寒熱, 出汗中風, 面目腫을 치료한다."고 하였다.

임상에서 고찰하면, 『補缺肘後方』에서 총백을 淡豆豉와 배합하여 상한 초기병을 치료하였고, 『濟生秘覽』에서 총백을 쌀죽과 같이 써서 유행성질환으로 발생하는 두통 발열을 치료하였고, 『傷寒類要』에서 총백을 뜨겁게 복용하여 임신 7개월의 傷寒高熱을 치료하였다. 총백의 작용은 여기서 벗어나지 않는다.

2) 용량 · 용법

중경은 총백을 모두 3처방에 활용했고, 이 밖에 가감법에 1처방이 있다.

① 용량 : 14경을 쓴 것이 1처방, 9경을 쓴 것이 1처방, 4경을 쓴 것이 1처방이다. 현재 상용량은 3~10g이다.

② 용법 : 물에 달여서 복용한다. 『醫林纂要』에서 "전체를 쓰면 전신을 순행하여 소통하고, 뿌리와 흰부분은 살결과 피부로 순행하고, 푸른 부분과 끝은 기표만으로 도달하고 머리와 눈으로 간다. 또 생용하면 외부로 가고, 끓는 물에 넣었다가 쓰면 체표를 발산하고, 익히면 中焦에서 지킨다."라고 하였다.

3) 사용주의

① 중경은 처방 아래에서 "뱃속이 아프면 蔥을 빼고 芍藥을 2냥 가한다."고 하였다.

② 辛溫發散하는 약품이므로 表虛하여 땀이 많은 환자는 복용하지 않는다.

③ 꿀, 대추, 常山, 地黃과 같이 쓰지 않는다.

4) 현대연구

① 성분약리

총백은 휘발유(essential oil)를 함유하며 주성분은 蒜素(allicin)다. 또 diene propyl sulfur ether와 oxalic acid, 비타민 B, C 그리고 ferric salt를 함유한다. 汗腺을 자극하여 땀을 내며, 소화액분비를 촉진하고, 胃를 강화한다. 총백은 거담하면서 이뇨한다. 휘발유는 백후간균, 결핵간균을 억제하는 작용이 있다.[40]

② 임상응용

a. 두드러기 : 총백 5뿌리를 썰어서 물에 달여 따듯하게 복용한다. 이 밖에 총백 20뿌리를 썰어서 물에 달여 환부에 습부한다. 風寒型은 荊芥 10g과 甘草 3g을 가하고, 風熱型은 大青葉과 連翹를 각 15g씩 가한다. 두드러기 환자 100례를 치료하여 전부 치료되었다.[41]

b. 복수 : 신선한 총백 10뿌리에 芒硝 10g을 가하고 절구로 찧어 질퍽하게 만든다. 복부의 神厥穴에 붙이고 윗부분을 베로 덮어서 고정한다. 매일 1회씩 시행하여 복수 환자 42례를 치료하였다. 14례에서 소변이 증가하여 腹脹이 소실하였고, 26례는 호전하였으며, 2례는 무효하였다. 일반적으로 붙인 후 30분이면 효과가 나타났다.[42]

이 밖에 乳癰,[43] 복통,[44] 소화불량[45] 등에 응용할 수 있다.

40 楊永良, 中藥學, 湖北科學技術出版社, 1989:37
41 蔡學熙, 浙江中醫雜誌, 1987;(1):16
42 勞如玉, 浙江中醫雜誌, 1987;(11):297
43 鐘啓良 等, 福建中醫藥, 1985;(5):39
44 趙景明, 北京中醫, 1988:(3):25
45 曾立昆, 四川中醫, 1988;(7):19

8 葛根 갈근

두과(豆科) 다년생 藤本 식물인 野葛 또는 甘葛藤의 뿌리이다. 맛은 달고 매우며 성질은 서늘하다. 脾經, 胃經으로 들어간다.

1) 효능 · 주치

① 解肌退熱

『傷寒論』에서 太陽病이나 太陽陽明合病을 치료하는 葛根湯, 桂枝加葛根湯, 葛根加半夏湯, 葛根黃芩黃連湯, 『金匱』의 賁豚湯, 竹葉湯 등은 모두 갈근으로 解肌, 發表, 退熱하였다.

『別錄』에서 갈근은 "傷寒, 中風, 頭痛을 치료하고 解肌, 發表, 出汗, 開腠理한다."고 하였다. 『本經疏證』에서는 "太陽中風은 원래 項强이 있는데 几几然이란 項强이 더 심한 상태다. …… 正陽을 북돋아 邪風을 몰아내며 또 陰精을 이끌어 燥火를 적시는 약물에 갈근이 제일이다."라고 하였다.

『本草正義』에서 "갈근은 기와 맛이 모두 엷어서 脾胃의 淸陽한 기를 가장 잘 올린다. 『傷寒論』에서 갈근을 陽明의 주약로 삼았다. 이것은 表寒이 외부에서 심하게 울체하고 胃의 陽氣가 펴지지 못하기 때문에 생기는 증상이다. 가볍게 올려서 날리는 갈근으로 淸陽을 신속하게 움직여서 外寒을 막으면 表邪가 풀리고 胃陽이 펴진다. 그래서 葛根湯에 여전히 麻黃이 있다. 갈근은 陽明表寒의 주 약물이지 陽明裏熱을 담당하는 것은 아니다. 만약 이미 내부로 전이하여 陽明熱證이 되면 중경은 白虎湯을 썼으며 葛根湯은 적합하지 않다."고 하였다.

이처럼 解肌退熱은 실제 陽明의 열을 풀어서 흩는 작용이다. 갈근은 太陽이 陽明으로 들어오는 길을 막지 太陽을 치료하는 약은 아니다. 따라서 중경은 太陽陽明合病을 치료할 때 桂枝湯에 麻黃과 갈근을 가한 것이다. 또 葛根黃芩黃連解肌湯이 있다. 따라서 갈근은 太陽藥이 아니라 陽明藥이다(張元素).

② 生津止渴

葛根湯證은 "項背强几几"가 주 증상으로서 증상을 통해 병리를 추측할 수 있다. "强几几"는 風寒이 외부를 속박하여 經氣와 津液이 퍼지지 못하고 筋脈이 자양되지 못해서 생긴다. 갈근은 "기가 가볍고 떠올라 胃氣를 고무하여 상행하고 진액을 발생한다(李杲)."고 하였고, 『本經逢源』에서 "갈근은 가볍게 떠오르며, 생용하면 陽氣를 상승하고 津을 생기게 한다."라고 하였다.

임상에서 보면, 갈근은 生津止渴하는데, 실제는 脾胃의 淸陽을 올리는 것이다. 項背强几几를 치료하는 것은 經兪의 사기를 몰아내고 진액을 퍼뜨려 筋脈을 자양하여 부드럽게 하는 것이다.

"口渴"은 胃氣를 고무하여 陽氣를 상승하고 津을 발생하여 그치는 것이다. 후세에 『開寶本草』에서 갈근을 분말로 복용하여 갈증을 그치고, 錢乙白朮散에서 口渴이 있으면 갈근을 두 배로 썼다. 모두 이 뜻을 취한 것이다.

③ 升陽止瀉

葛根湯은 "自下利"를 치료하고, 葛根黃芩黃連湯은 "利遂不止"를 치료한다. 『本經疏證』에서 "갈근의 오묘한 점은 瓜蔞처럼 陰津만 자양하거나 升麻처럼 양기만 상승하는 것이 아니라 두 장점을 같이 발휘하는 데 있다. 그래서 太陽陽明合病으로 自下利하는 경우(葛根湯證), 太陽病을 瀉下하여 설사가 그치지 않고 맥이 촉급하며 숨차고 땀을 흘리는 경우에(葛根黃芩黃連湯證) 모두 응용한다. 두 경우 설사는 陽이 외부로 치성하고 陰과 교류하지 못하여 陰이 굳지 못하고 흘러내리는 상태다. 陰氣를 일으켜서 陽과 조화하여 상행하면 설사만 그치는 것이 아니라 외부에 막힌 양도 고무된 胃陽을 따라서 흩어진다."라고 하였다. 따라서 갈근의 止瀉 작용은 실제 胃氣를 고무하고 淸陽을 升發하여 맑은 것은 올리고 탁한 것은 내려서[升淸降濁] 저절로 그치는 것이다.

2) 용량 · 용법

중경은 갈근을 모두 6방에서 응용하였다.

① 용량 : 중경의 6방 중 5방은 주해에서 용량을 명시하였다. 최대는 5냥이고 최소량은 3냥이다. 현재 상용량은 9~15g이다.

② 포제 : 중경은 賁豚湯에서 "生用"하라고 하였다. 현재 解肌退熱할 때는 생용하고, 升陽止瀉할 때는 익혀서 쓴다[煨用].

③ 용법 : 물에 달여서 복용한다.

3) 사용주의

『本草從新』에서 "여름철에 體表가 허하여 땀을 흘리는 환자는 금한다."라고 하였다.

4) 현대연구

① 성분약리

갈근은 isoflavone 성분인 puerarin, puerarine-7-xyloside, daidzin, arachidic acid 등을 함유하고 있다.

약리연구에 의하면, 浸劑는 현저한 해열작용이 있으며 함유된 flavonoid는 뇌와 관상동맥혈관의 혈류량을 증가하고, 뇌하수체후엽 호르몬으로 유발된 심장허혈반응에 보호작용이 있다.[46]

② 임상응용

a. 腦血栓 : 갈근 30~50g, 紅花 15~25g(나중에 넣는다), 地龍 25~40g을 물에 달여서 아침, 저녁으로 2회, 공복에 온복한다. 매일 또는 격일로 한 첩씩 10첩을 1치료 과정으로 한다. 86례 뇌혈전 환자를 치료한 결과 현저한 효과 26례, 호전 10례, 무효 6례였으며, 총 유효율이 93.1%에 달했다.[47]

b. 편두통 : 葛根片(1편에 puerarine 10mg 함유)을 1회 5편씩 1일 3회 복용한다. 2~22개월 동안 계속 복용했다. 편두통 환자 53례에서 총 유효율이 83%에 달했다.[48]

46 楊永良, 中藥學, 湖北科學技術出版社, 1989:45
47 姚會華, 雲南中醫雜誌, 1982, (5):27
48 高秀賢 等, 中華內科雜誌, 1977;(6):326

c. 당뇨병 : 갈근, 澤瀉 가시오가피를 같은 분량으로 알약을 만든다. 알약은 0.307g이며, 생약을 11g 함유한다. 1회에 5~7알씩 매일 3회, 식전 1시간에 복용한다. 30일을 1치료 단위로 하여 24례 당뇨병 환자를 치료한 결과 현저한 효과가 9례, 유효가 9례, 무효가 6례였다.[49]

이 밖에 갈근을 위주로 痲疹肺炎[50], 경추골증식[51], 고지혈증[52] 등을 치료하였다.

49 趙冠英, 中醫雜誌, 1983;(9):25
50 禹純瓔, 湖南醫藥雜誌, 1981;(2):22
51 李時樸, 福建中醫藥, 1983;(2):55
52 傅宗翰 等, 新醫藥學雜誌, 1978;(4):17

9 葦莖 위경

화본과(禾本科) 식물인 蘆葦의 여린 줄기이다. 맛은 달고 성질은 차갑다. 心經, 肺經으로 들어간다.

1) 효능 · 주치

① 肺를 식히고 고름을 배출한다[淸肺排膿]

"기침하면서 微熱이 있고, 가슴이 그득하고 갑갑하면서 甲錯이 있으면 肺癰이다." 이를 치료하는 葦莖湯에서 위경은 肺熱을 식히고 排膿한다.

그래서 『本草綱目』에서 "肺癰煩熱, 癰疽"를 치료한다고 하였다. 『本經逢源』에서는 더 상세하게 "위경은 중간이 비어서 전적으로 인체의 구멍을 순조롭게 하며 肺癰과 吐膿血 臭痰을 잘 치료한다."고 하였다. 후세에 위경을 쓸 때 대부분 이 효능을 따른다.

2) 용량 · 용법

중경은 위경을 葦莖湯 1방에만 썼다.

① 용량 : 원방의 용량은 2승이다. 현재 상용량은 15~30g이다.

② 용법 : 탕제에 넣어서 사용한다. 葦莖湯 처방 뒷부분 주해에서 "물 1두에 위경을 먼저 넣고 달여서 5승이 되면 건더기를 건져낸다."라고 하였다. 이것으로 이 약물을 먼저 달인다는 사실을 알 수 있다.

3) 사용주의

위경은 맛이 달고 약성이 차갑다. 그래서 脾胃가 虛寒할 때 단독으로 사용하는 것은 좋지 않다.

※ 주해

『金匱要略講義』校勘에서 "『外臺』의 肺癰門에서 『古今錄驗』의 肺癰을 치료하는 葦莖湯을 인용하여 葦를 1승 썰어서 쓴다."라고 하였으며, 주해에서 "중경의 『傷寒論』에 이르기를 葦莘二升이며 『千金』의 范汪도 같다. 따라서 이것도 중경의 原方임을 알 수 있다."라고 하였다. 따라서 위경은 중경이 약으로 쓸 때 여기서 논한다.[53]

53 번역은 하였지만, 의미는 不明하다—역자.

10 葶藶子 정력자

십자화과(十字花科) 초본식물인 播娘蒿[파랑호(南葶藶子)]와 獨行菜(北葶藶子)의 성숙한 종자다. 맛은 쓰고 매우며 성질은 아주 차갑다[大寒]. 肺經, 膀胱經으로 들어간다.

1) 효능 · 주치

① 肺를 사하고 숨참을 그친다[瀉肺平喘]

葶藶大棗瀉肺湯은 "肺癰, 숨이 차서 바로 눕지 못하는 증상" 혹은 "支飮으로 인한 호흡곤란"을 치료하고, 大陷胸丸은 "結胸"을 치료한다.

처방에서 정력자는 『神農本草經』에서 말하는 "癥瘕, 積聚, 結氣 飮食, 寒熱을 치료하고, 단단한 것을 부수고 사기를 몰아내며, 물길을 소통한다."라는 효능과 『開寶本草』에서 "肺癰으로 기가 치밀고 기침하는 증상을 치료하고, 喘息을 안정하고, 가슴 속 痰飮을 없앤다."라는 효능을 활용한 것이다. 『藥性論』에서 정력자는 "소변을 잘 내보내고 肺氣가 치밀어 생긴 심한 천식을 뿜고 기침을 그친다."라고 하였다.

임상에 근거하면, 정력자는 瀉肺하고 痰을 없애며 천식을 진정하는 좋은 약이다. 심한 痰涎에 막혀서 생기는 實證 해수와 천식에 정력자로 肺氣를 열어서 배설하고 痰飮을 몰아낸다.

『本草經疏』에서 총괄하여 "葶藶은 바로 手太陰經의 약물이다. 그래서 중경은 瀉肺湯에 썼다. 이것은 手陽明 足太陽經으로 들어간다. 肺는 金에 속하며 皮毛를 담당하고, 膀胱은 水에 속하며 津液을 저장한다. 肺氣가 막히면 膀胱도 덩달아 문제가 생기는데, 윗구멍이 막히면 아래 구멍도 막히는 것과 같은 이치다. 아래 구멍이 막히면 水濕이 범람하여 숨차고[喘滿], 붓고[腫脹], 덩어리가 생긴다[積聚]. 매운맛은 발산하고, 쓴맛은 배설하며, 大寒한 성질은 陰으로 하행하여 물을 몰아낸다. 그래서 『本經』에서 말하는 여러 증상을 치료할 수 있다."라고 하였다.

② **利水消腫**

葶藶大棗瀉肺湯, 己椒藶黃丸, 牡蠣澤瀉散은 모두 정력자로 이뇨하고 飮을 몰아내어[利水逐飮] "전신과 얼굴 눈의 부종", "창자 사이의 水氣", "허리 밑의 水氣"로 생기는 水腫脹滿과 胸腹에 水氣가 쌓이는 實證을 치료하였다.

『本草經百種錄』에서 "정력은 매끄럽고 윤택하고 향기가 있어서 전적으로 肺氣를 瀉한다. 肺는 물기의 근원이다[水源]. 따라서 瀉肺란 바로 물을 빼는 것이다. 모든 積聚와 水氣에서 비롯하는 熱은 이 약으로 주치한다."라고 하였으며, "大黃은 中焦에서 빼는 작용이 시작하고, 정력은 上焦에서 빼는 작용이 시작한다."고 하였다. 『別錄』에서는 "방광의 물과 잠복한 熱氣를 내려 보내고, 피부 사이의 水氣가 올라와서 생기는 얼굴 부종을 치료한다."라고 하였다.

후세에 『外科精義』에서 大棗와 병용하여 頭面과 手足의 부종을 치료하였고, 『三因方』에서 薺菜根과 병용하여 腫滿腹大를 치료하였고, 『外臺秘要』에서 漢防己로 暴中을 치료하였으며, 『補缺肘後方』에서 杏仁을 배합하여 大腸의 水氣를 치료하였다. 정력자의 작용은 여기서 벗어나지 않는다.

2) 용량 · 용법

중경은 정력을 모두 6방에 썼다.

① 용량 : 정력을 쓴 6방 중 5방에만 주해에서 용량을 정했다. 이 중 반 승, 1냥, 1분이 각각 1방이다. 달걀만큼 쓴 것은 2방이다. 현재 상용량은 3~10g이다.

② 포제 : 6방 중 4방의 주해에서 "熬[54]"라고 하였는데, 이는 불에 볶는 것이다. 한 처방의 주해에서 "볶아서 황색으로 만든다."라고 하였다. 현재는 대부분 볶아서 익혀 쓰며 꿀에 버무려 굽기도[蜜炙] 한다.

③ 용법 : 중경은 5처방이 내복이고, 한 처방에는 외용했다. 현재는 대부분 물에 달여서 복용하는데, 미세한 종자이므로 싸서 달여야 한다.

54 熬; 볶을 오.

3) 사용주의

① 肺虛로 생기는 천식, 脾虛로 생기는 腫滿에는 쓰지 않는다. 『本草經疏』에서 "脾胃虛弱하거나 眞陰이 부족한 환자는 이롭지 못하다. 대개 脾虛하여 水氣를 억제하지 못하여 水氣가 넘쳐서 생기는 폐부종[肺滿]이나 허하고 氣化作用이 안 되어 생기는 소변불통에는 모두 쓰지 않는다."라고 하였다.

② 정력에는 쓴맛과 단맛이 있는 두 종류가 있다. 『湯液本草』에서 "정력은 쓴맛과 단맛 두 가지가 있다. 주치는 같다. 중경은 쓴맛을 썼고, 나머지 처방에 단맛을 쓰기도 하였다. 맛이 달거나 쓰다고 하지 않은 경우가 있다. 대개 쓴맛은 하강하여 배설하고, 단맛은 작용이 약간 완만하다. 허실에 따라 응용하는데, 잘 살펴야 한다."고 하였다.

4) 현대연구

① 성분약리

정력자는 sinigrin, 脂肪油(fatty oil)를 함유하고 있다. 약리연구에 의하면, 거담평천 작용이 있다. 아울러 심근수축력을 강화하여 순환을 개선하고 신장의 혈류량을 증가한다. 따라서 강심이뇨작용이 있다.[55]

② 임상응용

a. 심장쇠약 : 정력자를 볶아서 분말하여 10g씩 아침과 저녁에 쌀죽이나 대추 달인 물에 복용한다. 심장쇠약 환자 20례를 치료하였는데 대부분 2~3일 후 소변량이 증가하여 5일째 최고에 달했다. 소변량이 늘어남에 따라 부종이 소실하고 가슴 갑갑증과 해수, 숨차서 눕지 못하는 증상이 소실하여 호전되었다.[56]

b. 自發性氣胸 : 정력자 15~30g에 大黃, 桑白皮, 厚朴, 枳實을 배합하여 自發性氣胸 11례를 치료하였다. 엑스레이 검사 결과 3일 내에 증상이 완전 소실한 것이 8

55 楊永良, 中藥學, 湖北科技出版社, 1989:(6)
56 董聖群, 中藥報, 1988;5:17

례고, 1주일 내 완치 2례이며, 반 달에 완치 1례였다.[57]

이 밖에 정력자를 위주로 소아의 기관지염, 모세기관지 폐렴으로 가래가 많고 기침이 심한 증상,[58] 신염부종[59] 등에 모두 비교적 좋은 효과가 있었다.

57 劉燦明, 湖北中醫雜誌, 1985;(4):20
58 李大卓, 中醫雜誌, (10):43
59 任壽山, 中醫雜誌, 1983;(2):40

11 蒴藋細葉 삭조세엽

인동과(忍冬科) 식물인 蒴藋의 전초 또는 뿌리이다. 接骨草라고 하기도 한다. 맛은 시고 성질은 따듯하며 有毒하다.

1) 효능 · 주치

① 혈액을 활성하여 어혈을 흩는다[活血散瘀]

『金匱』에서 "외상[病金瘡]에 王不留行散으로 치료한다."고 하였다. 여기서 삭조세엽은 王不留行과 桑白皮를 같은 분량으로 해서 쇠붙이나 도끼, 칼 등에 경맥과 살결 피부가 끊어져서 經脈으로 營衛氣血이 순행하지 못하는 증상을 치료했다. 삭조세엽은 『長沙藥解』에서 "피를 흐르게 하고 經을 소통하며 어혈을 없애고 응결을 해소하며, 水腫을 치료하고, 습기로 인한 순환부전[濕痺]을 몰아내고, 종양[癥塊]을 내리고, 瘀血을 해소한다."라고 하였다. 중경은 삭조세엽을 活血散瘀하고 혈맥을 소통하려고 썼다.

2) 용량 · 용법

중경은 삭조세엽을 1처방에만 썼다.

① 용량 : 王不留行散에서 용량은 10분이다. 현재 상용량은 6~12g이다.

② 포제 : 중경은 "藥性이 남게 태워야지 너무 태워 재가 되면 곤란하다."라고 하였다.

③ 용법 : 王不留行散은 "작은 瘡은 바르고, 큰 瘡은 복용한다."고 하였다.

3) 사용주의

『江西中草藥學』에서 "임신부는 금한다."라고 하였다.

12 椒目 초목

궁향과(芎香科) 灌木 또는 小喬木 식물인 花椒의 종자이다. 맛은 쓰고 매우며 성질은 차갑고 有毒하다. 脾經, 膀胱經으로 들어간다.

1) 효능 · 주치

① 이뇨하여 부종을 없앤다[利水消腫]

"腹滿, 口舌乾燥"를 치료하는 己椒藶黃丸에서 초목은 매운맛으로 퍼뜨리고 쓴맛으로 배설하는데, 이뇨하여 脹滿을 없애려고 쓴 것이다. 아울러 肺氣를 瀉하고 이뇨 작용이 강한 葶藶子와 함께 쓴맛과 차가운 약성으로 攻下하고, 묵은 것을 몰아내는 大黃과 배합하여 단단한 것을 쳐서 막힌 상태를 뚫어 水氣를 大便으로 없앴다. 이렇게 소변과 대변으로 시원하게 내보내면 복부 脹滿이 저절로 없어지고 脾氣가 돌아서 진액이 생긴다. 그래서 처방 뒤에 "입 속에 津液이 생긴다."고 하였다. 이것은 복용 후 병리적 불순물인 飮이 없어지고 병이 낫는 징조다.

『長沙藥解』에서 "물을 배설하여 脹滿을 없앤다."라고 하였고, 『金匱』에서 己椒藶黃丸은 腸間의 水氣로 생긴 복부 脹滿을 치료하였는데, 이것은 水氣를 배설하여 脹滿을 해소하는 것이다.

『金匱要略心典』해서 "초목은 腹滿을 치료하고 十二種 水氣를 제거한다."고 하였다. 『唐本草』에서는 초목이 "물을 담당하며 복부가 창만할 때 이뇨한다."고 하였다. 임상에서 實證 水腫에 다용하며 利水消腫하는 좋은 효과가 있다.

② 물을 내보내 숨참을 그친다[行水平喘]

중경은 초목이 喘息을 진정하는 효능이 있다고 말하지 않았다. 『本草蒙筌』에서 "痰喘을 진정한다."라고 하였다. 『本草述』에서는 "水氣로 생기는 喘息에 더욱 적합한 듯하다."라고 하였다. 또 『赤水玄珠』의 椒目散은 단독으로 분말하여 생강탕에 타서 복용하여 "水氣가 肺로 넘쳐서 …… 喘息으로 눕지 못한다."는 증상을 치료했다. 이것은 물기를 내보내 喘息을 그치는 것이다. 임상에서 痰飮으로 생기는 喘息

을 치료할 때 鎭咳平喘하는 약을 배합한다.

총괄하면, 초목은 利尿와 平喘 작용이 있다. 특히 腸間의 水氣를 소통하여 脹滿을 없앤다. 그래서 朱震亨은 "초목은 하행하여 오줌길은 소통하지만 음식물이 가는 길은 가지 않는다."라고 하였다. 이처럼 초목은 비교적 좋은 이뇨제로서 脹滿을 해소하는 효능이 있다.

2) 용량 · 용법

중경은 초목을 1처방에만 썼다.

① 용량 : 처방에서 용량은 1냥이다. 현재 상용량 2~5g이다.

② 포제 : 중경은 이에 대해 말하지 않았다. 현재는 대부분 비벼서 雜質을 제거하고 볶아서 기름을 없애고 쓴다.

③ 용법 : 환제나 산제로 쓴다. 현재는 달여서 내복하거나 환제나 산제에 넣는다.

3) 사용주의

성질이 몹시 쓰고 건조하다. 따라서 陰虛火旺한 환자는 적합하지 않다.

13 訶梨勒 가리륵

사군자과(使君子科) 식물인 訶子 또는 絨毛訶子의 건조한 성숙한 과실이다. 현재는 訶子라고 부른다. 맛은 시고 떫으며 성질은 평이하다. 肺經, 大腸經으로 들어간다.

1) 효능 · 주치

① 腸을 수렴하여 설사를 그친다[澁腸止瀉]

訶梨勒散은 "氣利"를 치료한다. 여기서 가리륵은 虛寒하여 腸이 너무 미끄러워 생기는 氣利를 치료한다. 澀腸止利하는 효능이 있다.

『日華子本草』에서 이 효능을 "瀉痢와 霍亂을 그친다."고 하였고, 『本草經疏』에서 "甄權은 이것으로 물길을 멈추고, 蕭炳은 腸澼久泄을 그치고, 蘇頌은 腸風瀉血과 帶下를 그치고, 朱震亨은 大腸을 실하게 하였다. 모두 쓴맛과 떫은맛으로 수렴하여 증상만 치료하는 효과다."라고 하였다. 『藥品化義』에서 "떫은맛을 활용하여 滑脫을 없앤다. 오랜 설사와 이질은 實邪가 없어지고 元氣가 없어진 것이다. 이 약물을 健脾藥과 배합하여 大腸을 固澁하면 설사와 이질이 저절로 그친다."고 하였다. 이렇게 하면 증상과 원인을 같이 치료할 수 있다.

후세의 의가들이 이를 본받았다. 『聖惠方』에서 白礬을 배합하여 散劑로 노인의 만성설사를 치료했고, 『本草匯言』에서 白芷, 防風, 秦艽 등을 배합한 환을 만들어 腸風瀉血을 치료했다. 이처럼 가리륵의 澀腸하는 효과는 분명하다.

② 肺를 수렴하여 목소리를 잘 나오게 한다[斂肺開音]

『藥品化義』에서 "가자는 하강하며 수렴하는 장점을 겸하고 있다. 쇠붙이는 속이 비어야 소리가 잘 나온다. 肺氣가 火邪에 막혀 천식과 해수가 생기거나 목소리가 안 나올 때 이 약물로 火氣를 내리고 肺를 수렴하면, 막힌 肺 구멍이 뚫려서 목소리가 청량하게 잘 나온다."라고 하였다. 『本草圖經』에서는 "가래, 기침으로 인후가 좋지 못할 때 3개 정도를 입에 머금고 있다."고 하였다. 그리고 『本草通玄』에서

"生用하면 金氣를 식히고 氣를 순행한다."고 하였다.

그래서 의사들이 斂肺開音하는 가자의 효능을 잘 활용했다. 『濟生方』에서 杏仁, 通草, 生薑을 배합하여 오랜 기침으로 목소리가 안 나오는 증상을 치료했고, 『宣明方論』에서 桔梗과 甘草를 배합하여 失音을 치료했으며, 『本草綱目』에서 "인삼과 같이 쓰면 肺를 補하여 기침을 치료한다. 東垣이 말하기를, 기침약으로 써야 한다. 다만 오래되지 않은 기침에 우선 쓰지는 않는다."라고 하였다.

2) 용량 · 용법

중경은 가자를 訶梨勒散 1처방에 활용했다.

① 용량 : 원방에 10개를 썼다. 현재 상용량은 5~10g이다.

② 포제 : 중경은 "煨(불에 굽다)" 하는 방법을 썼다. 澁腸止瀉하려는 의미다. 현재는 生用하기도 하는데, 오랜 기침으로 목소리가 나오지 않을 때 적합하다.

③ 용법 : 중경은 처방 아래에서 "분말하여 죽이나 음료에 섞어서 한 번에 복용한다."고 하였다. 『本草思辨錄』에서 이를 "가리륵산은 죽과 같이 복용하면 中氣를 안정한다. 그래서 설사에 유효한 것이다."라고 풀이하였다. 현재는 탕제에 넣거나 환제로 사용한다.

3) 사용주의

이 약품은 수렴하여 뻑뻑하게 한다. 그래서 사기가 實하고 완전히 없어지지 않을 때는 쓰지 않는다. 『本草經疏』에서 "肺의 實熱로 咳嗽하거나, 濕熱로 유발된 설사, 火熱이 올라와서 생긴 氣喘, 虛熱로 유발하고 虛寒이 아닌 帶下, 腸澼 초기, 濕熱이 한창 왕성한 때, 腎의 虛火로 생긴 小便不禁 등에는 모두 쓰지 않는다."고 하였다. 『醫學入門』에서 "氣虛와 급성 해수, 설사 초기에는 함부로 쓰지 않는다."고 하였다.

4) 현대연구

① 성분약리

가자는 tannin을 23.6~37.36% 함유하고 있다. 또 shikinic acid, quinic acid, 당류, senna type A, 訶子素, tannase, polyphenoloxidase 등을 함유한다. 가자에는 지사, 항균, 경련해소 작용이 있다.[60]

② 임상응용

a. 대엽성 폐염 : 訶子肉, 瓜蔞 각 15g, 百部 9g을 물에 달여 복용한다. 하루 1첩을 2회에 나누어 복용한다. 20례 임상 관찰결과 대다수 1~3일 내에 열이 떨어지고, 3~6일 내에 백혈구가 정상으로 하강되었다.[61]

b. 세균성이질 : 20%의 訶子液으로 관장한다. 매일 2회, 1회에 10~40ml씩 주입한다. 동시에 腸에서 녹는 가자 캡슐을 매일 3~4회, 1회에 1알씩 식전 2시간에 복용한다. 증상 호전 후 용량을 반으로 줄이고 다시 3~4회 복용한다. 25례를 치료하여 23례가 완치되었다. 체온이 정상으로 회복되는 데 평균 2~4일 소요되었고, 설사와 대변 양상이 호전되는 데 평균 2~8일이 걸렸다. 대변이 정상으로 회복되고 복통과 裏急後重이 소실되는 데 평균 2~9일이 걸렸다.[62]

60 江蘇新醫學院, 中藥大辭典(上册), 上海人民出版社, 1977:1175
61 무한신의약학, 1971;(1):25
62 楊康等, 중화내과, 1960;(4):361

14 紫菀 자원

국화과(菊花科) 식물인 紫菀의 뿌리와 根莖이다. 맛은 쓰고 달며 성질은 약간 따듯하다. 肺經으로 들어간다.

1) 효능 · 주치

① 가래를 삭이고 기침을 그친다[化痰止咳]

射干麻黃湯은 "기침하면서 氣가 오르고 목구멍에서 水鷄聲이 들리는 증상"을 치료한다. 이 처방에서 자원은 化痰止咳한다. 『本經』에서 "欬逆上氣, 胸中寒熱結氣를 치료한다."고 하였고, 『別錄』에서 "기침하면서 피고름이 나오는 증상을 치료하고, 숨참과 두근거림을 그친다."고 하였다. 『本草正義』에서는 "전적으로 肺의 鬱滯를 열어서 배설하고, 기침을 안정하고 역행을 하강하며, 막히고 정체함을 퍼뜨려 뚫는다. 아울러 肺의 氣血을 소통한다. 외부에 風寒이 속박하여 肺氣가 옹색하고 기침이 나와서 시원치 못하며, 숨차고 호흡이 거칠며, 氣火가 타올라 울체하여 肺癰이 되고, 기침하며 膿血을 토하고, 가래에서 비리고 상한 냄새가 나는 증상을 모두 치료한다. 寒飮이 견고하게 자리 잡고 탁한 침 같은 것이 끈끈하게 달라붙어 목구멍에서 水鷄 소리가 나는 경우에 더 적합하다. 자원은 성질이 따뜻하지만 뜨겁지 않고, 윤택하지만 건조하지 않다. 그래서 寒熱에 모두 적합하며 꺼리는 경우가 없다."라고 하였다. 이는 자원의 효능을 아주 잘 풀이한 말이다.

임상에서는 모든 咳嗽, 가래에 寒熱을 막론하고 적합하다. 예를 들어 『傷寒保命集』의 임신 중 咳嗽不止를 치료하는 紫菀湯, 『鷄峰普濟方』의 喀血, 嗽血을 치료하는 紫菀丸, 『聖惠方』의 肺痼勞嗽, 唾膿血腥臭를 치료하는 紫菀散에 모두 자원이 君藥이다.

2) 용량 · 용법

중경은 자원을 射干麻黃湯 1처방에만 썼다.

① 용량 : 射干麻黃湯에서 용량은 3냥이다. 현재 상용량은 5~10g이다.

② 포제 : 중경은 이에 대해 말하지 않았다. 현재는 대부분 蜜炙하여 潤肺止咳하는 효능을 높인다.

③ 용법 : 탕제, 환제, 산제로 쓴다.

3) 현대연구

① 성분약리

자원은 epi-friedelin, shionome, astersaponin 등을 함유하고 있다. 약리연구에 의하면 거담, 진해, 항균, 항암작용 등이 있다.[63]

② 임상응용

a. 변비 : 虛證 便秘에 유효하다. 대개 肺와 大腸은 표리 관계다. 자원은 腑病에 臟을 치료하며, 하부에 상부를 치료하는 의의가 있다. 또 施氏는 의원의 한 노의사를 소개하였다. 그는 소화성 궤양에 便秘를 수반한 환자를 치료할 때 항상 四逆散에 자원 15g을 가하여 속효를 보았다. 다만 胃腸의 實熱에 해당하는 承氣湯證에는 자원을 쓰지 않았다. 자원 단방으로도 통변 작용을 유발한다. 다만 용량은 15~30g까지 썼다.[64]

63 江蘇新送學院, 中藥大辭典(下册)
64 施奠邦(시전방), 浙江中醫雜誌, 1981;(3):135

15 紫參 자삼

자삼의 기원에 대해 제가들의 의견이 분분하다. 개괄적으로 말하면 근대 藥學家는 대부분 자삼을 石見穿으로 간주한다. 그리고 역대 본초 저작에 기재된 자삼은 대부분 조과(蓼科) 식물인 拳參으로 인정한다. 楊氏[65]는 본초학을 고증하고 효능을 귀납 분석하여 자삼을 小丹參, 石打穿, 石見穿이라고 하였고, 실제 脣形科 식물이라고 하였다. 필자는 이 설이 타당하다고 간주한다. 맛은 쓰고 매우며 성질은 차갑다. 肺經, 大腸經으로 들어간다.

1) 효능 · 주치

① 熱을 식히고 濕을 없애며 瘀血을 부수어 통증을 그친다[淸熱除濕, 破瘀止痛]

紫參湯은 "下利肺痛"을 치료한다. 肺와 大腸은 표리관계다. 그래서 이 처방에서 腸胃의 積熱을 없애는 자삼을 君藥으로 하여 濕熱을 없애고 瘀血을 부수고 腸을 순조롭게 하고 통증을 그쳤다. 또 熱을 식히고 中焦를 조화하며 경직을 완화하여 진통하는 甘草를 배합하여 氣機를 통하게 하고 鬱滯를 없앴다. 이렇게 되면 下利와 肺痛이 저절로 낫는다.

陸淵雷는 "생리를 소통하는 약물로서[通經藥] 破血止血한다."고 하였다. 『本經』에서는 "心腹積聚, 寒熱邪氣를 치료하고, 九竅를 뚫는다."고 하였다. 또 『現代實用中藥』에서는 내복하여 赤痢를 치료하였고, 『廣西中藥志』에서 이것으로 腸胃濕熱瀉痢 등을 치료하였다.

② 대소변을 잘 나오게 한다[通利二便]

澤漆湯은 "咳而脈沈"을 치료한다. 이 증상은 내부에 脾虛하여 내부에 정체한 水飮을 運化하지 못하여 발생한다. 이 처방에서 자삼은 대소변을 순조롭게 내보내고 飮邪를 없앤다. 아울러 消痰行水하는 澤漆, 扶正培土하는 人蔘과 甘草, 降逆化

65 楊百第, 金匱集釋(下册), 湖北科學技術出版社, 1984:711

飮하며 止咳하는 半夏와 白前을 배합하여 함께 水飮을 없애고 脾臟을 강화하여 喘咳를 그친다. 『蘇州本産藥材』에서 자삼으로 噎膈 痰飮氣喘을 치료하였는데, 이것도 대소변을 잘 나오게 하는 효능을 쓴 것이다.

2) 용량 · 용법

중경은 자삼을 2처방에 응용하였다.

① 용량 : 紫參湯에서 반 근, 澤漆湯에서 5냥을 썼다. 현재 상용량은 10~30g이다.

② 용법 : 紫參湯의 주해에서 "먼저 달인다."라고 하여 자삼을 탕제에 넣을 때 먼저 달일 것을 제시했다. 현재는 다른 약과 같이 달이거나 절구질하여 나온 즙을 타서 복용한다.

3) 사용주의

약성이 寒凉하므로 虛寒性 질병에는 적합하지 못하다.

4) 현대연구

① 성분약리

자삼은 sterol, triterpene 성분, 아미노산, stachyose 등을 함유하고 있다.[66]

② 임상응용

a. 급만성간염 : 자삼 60g, 또는 糯米稻草 30g을 가하여 물에 달여서 2회에 복용한다. 달인 액에 紅糖 반 냥을 가하여 2회에 나누어 복용한다(아동은 반으로 줄인다). 급만성간염 205례를 치료하였는데, 치료 150례, 호전 33례, 무효 22례였다. 이 중

66 江蘇新醫學院, 中藥大辭典(上册), 上海科學技術出版社, 1977:597

급성 160례에서 치료 126례였으며, 평균 치료 일수는 36일이었다. 만성 36례에서 치료는 24례였다.[67]

b. 赤白帶下 : 石打穿 60g을 물에 달여서 매일 1첩씩 5~7일 동안 계속 복용한다. 赤白帶下 800례를 치료하여 유효율이 80%에 달했다.[68]

67 湖南醫藥工業研究所, 中草藥資料組合, 1970;(1):53
68 江蘇省中草藥新醫療法展覽資料選編, 1970:113

16 紫葳자위

자위과(紫葳科) 식물인 紫葳의 꽃이다. 현재는 凌霄花라고 부른다. 맛은 맵고 성질은 약간 차갑다. 肝經으로 들어간다.

1) 효능 · 주치

① 血을 활성하여 어혈을 없앤다[活血祛瘀]

鼈甲煎丸은 癥瘕인 "瘧母"를 치료한다. 이 처방에서 자위는 매운맛으로 발산하고 혈액을 순환하여 어혈을 부순다. 『本草經疏』에서 "肝으로 들어가서 혈액을 순행하는 준열한 약이다."라고 하였다. 『本經逢源』에서 명확하게 "癥瘕血閉, 血氣刺痛, 癘風惡瘡에 많이 응용한다. 모두 惡血을 흩는 효능이다."라고 하였다. 『本草衍義補遺』에서 "능소화는 피 속이 아픈 증상을 치료하는 중요한 약이다."라고 하였다.

또 자위는 "지키면서 홀로 움직인다."는 특성이 있다. 그래서 血이 정체한 부인과의 제반 질환에 더욱 많이 쓴다. 그래서 『雞峰普濟方』의 紫葳散은 當歸, 白朮과 배합하여 부인과 처녀의 생리 불통과 제반 복통, 모든 血證을 치료했고, 『徐氏胎産方』에서는 분말한 자위를 따듯한 술에 복용하여 여성의 생리불행을 치료했고, 『廣利方』에서 자위로 崩中과 漏下血 등을 치료했는데, 모두 血을 다스려 瘀血을 순행하는 효능을 활용한 것이다.

② 피를 식히고 風邪를 없앤다[凉血祛風]

중경은 이 효능을 말하지 않았다. 『本草綱目』에서 능소화의 뿌리가 "피 속에 잠복한 火를 없앤다."고 하고 그래서 "血熱로 생긴 風證"을 치료한다고 하였다. 따라서 血熱生風으로 전신이 가려운 증상에 다 쓸 수 있다. 예를 들어 『醫學正傳』에서 능소화를 분말하여 술에 타서 복용하여 전신 소양을 치료하였고, 『上海常用中草藥』에서 羊蹄根과 枯礬을 같이 분말하여 환부에 바르는 방법으로 皮膚濕疹 등을 치료하였다.

2) 용량 · 용법

중경은 자위를 단지 鱉甲煎丸 1처방에만 썼다.

① 용량 : 鱉甲煎丸에서 겨우 3푼을 썼다. 현재 상용량은 3~10g이다. 외용할 때는 적당량을 쓴다.

② 용법 : 탕제나 환제, 산제 또는 술에 담갔다가 쓴다.

3) 사용주의

『本草經疏』에서 자위가 "破血消瘀에 우수하다. 血氣가 허한 여성 환자한테 쓰지 않는다. 출산 전에는 절대 쓰지 않는다."고 하였다. 氣血이 허약하거나 임신부는 쓰지 못한다.

17 紫石英 자석영

노화물(鹵化物) 광물인 螢石의 광석이다. 맛은 달고 성질은 따듯하다. 心經, 肝經으로 들어간다.

1) 효능 · 주치

① 심장을 진정하고 정신을 안정한다[鎭心安神]

"熱癱癎을 없앤다."는 風引湯에서 자석영은 『本草綱目』에서 "상부로 심장을 진정하고 무겁게 눌러서 겁을 없앤다[重以祛怯]."라는 작용을 쓰는 것이다. 『別錄』에서는 "驚悸를 진정하여 魂魄을 편안하게 한다."고 하였다.

『本草綱目』에서 "자석영은 따듯한 성질로 寒氣를 없애고, 단맛으로 中焦를 보한다. 中焦의 기가 충족되고 심장을 보하면 제반 증상이 다 낫는다. 驚悸는 心虛에 속한다. 눌러 떨어뜨리는 힘을 얻으면 心氣가 진정되어 수렴된다. 이는 '무겁게 눌러서 겁을 없앤다[重以祛怯].' 라는 의미다."라고 하였다.

張文仲은 "몸이 쇠약하고 과로하여 가슴이 두근거리는 증상[虛勞驚悸]"을 치료하면서 자석영만 5냥 달여서 복용하게 하였고, 『鄭子來家秘』에서 자석영에 當歸, 遠志 등을 배합하여 "怔忡驚悸, 魂魄不安, 精神煩亂"을 치료했다. 자석영은 무거운 성질로 떨어뜨려 心神을 진정하고 魂魄을 안정한다.

② 역행을 하강하고 기를 내린다[降逆下氣]

중경은 이 효능을 말하지 않았다. 자석영은 약성이 따듯하며 무거운 성질로 역행을 가라앉힌다. 그래서 肺寒咳喘에 고루 응용한다. 『本經』에서 "心腹咳逆邪氣를 주치한다."고 하였다. 『本草便讀』에서는 "冲氣 상승을 진정한다."고 하였다.

『青囊秘方』에서 자석영을 불에 달군 후 醋를 뿌리고 水飛한 분말을 내복하여 "肺寒欬逆上氣"를 치료하였는데, 모두 자석영의 降逆下氣하는 효능을 방증하는 것이다.

③ 자궁을 데워서 임신을 돕는다[暖宮助孕]

『本草經疏』에서 "여성의 자궁에 風寒이 들어와 유발된 불임을 치료한다. 대개 여성은 子宮이 腎과 心包絡에 연계되어 있다. 이들은 모두 陰臟이다. 신체가 허하면 風寒이 침입하여 불임이 된다. 따듯한 기운이 아니면 風寒을 없애서 잉태하지 못한다. 자석영은 下焦를 채우고 心과 心包絡으로 순행하며 맵고 따듯한 성질로 風寒을 발산한다. 그래서 여성의 자궁을 데우는 중요한 약이다."라고 하였다.

『藥性論』에서는 "여성이 복용하면 임신할 수 있다."고 하였고, 『本草綱目』에서 "하부로는 肝을 보한다. …… 肝血이 부족하거나 여성의 血海가 虛寒하여 생긴 불임에 적합하다."고 하였다. 또 『青囊秘方』에서는 여성의 자궁이 허하고 차가와 생긴 불임증에 흔히 熟地黃, 當歸 등을 배합하여 치료했는데, 모두 肝血을 보하고 자궁을 데워서 임신을 돕는 효능이다.

2) 용량 · 용법

중경은 자석영을 風引湯 1처방에만 썼다.

① 용량 : 원방에서 용량은 6냥이다. 현재 상용량은 6～12g이다.

② 포제 : 『本草綱目』에서 자석영을 "환제나 산제로 응용한다. 불에 달구어 식초를 7회 뿌리고 갈아서 분말한 후 水飛하고 햇볕에 말려서 약으로 쓴다."고 하였다. 『本經逢源』에서는 "火氣를 쏘이면 독이 생긴다. 그래서 그대로 아주 미세하게 분말하고 3차 水飛하여 쓴다."라고 하였다. 또 『藥典』의 규정에 의하면 자석영은 대부분 불에 태운 후 식초를 뿌리는 방법을 쓴다.

③ 용법 : 탕제에 넣어 달여 복용하거나 환제, 산제로 쓴다.

3) 사용주의

① 자석영은 성질이 溫熱하다. 그래서 血熱이 있거나 陰虛火旺에는 적합하지 못하다. 『得配本草』에서 "血熱者는 금한다."고 하였고, 『本草經疏』에서 "陰虛火旺하여 精氣를 수렴하지 못해서 생긴 불임증에 쓰지 않는다."라고 하였다.

② 자석영은 質이 무거워 하강한다. 그래서 설사나 脫肛 환자는 신중히 써야 한다.

4) 현대연구

① 성분약리

자석영은 불소칼슘(calcium fluoride, CaF_2), 산화철(ferric oxide, Fe_2O_3), rare earth element 등을 함유하고 있다.

18 寒水石 한수석

유산염류(硫酸鹽類) 광물인 芒硝의 천연결정체이다. 응수석이라고 부르기도 한다. 최근에 寒水石 약재를 상품화하여 紅石膏와 方解石 두 종류가 있다. 전자는 북방에서 습관적으로 쓰고, 후자는 남방에서 습관적으로 쓰고 있다. 맛은 맵고 짜며 성질은 아주 차갑다. 心經, 胃經, 腎經으로 들어간다.

1) 효능 · 주치

① 열을 식히고 火氣를 없앤다[淸熱瀉火]

"熱癱癎을 치료하는 風引湯에 맵고 짜며 성질이 아주 차가운 한수석이 있다. 이것은 熱을 식히고 風에서 파생한 火를 끈이다. 『本草綱目』에서 한수석은 "氣가 아주 차가우며 맛은 맵고 짜다. 腎으로 들어가고 血로 주행하여 熱을 없애는 효능이 소금과 같다."라고 하였다.

『本經逢源』에서 "心腎에 쌓인 열을 치료하는 좋은 약이다. 『本經』에서 발열로 피부 속이 불로 지지는 듯한 증상을 치료하며 짠맛이 火氣를 하강한다고 하였고, 『金匱』의 風引湯, 『局方』의 紫雪은 모두 한수석으로 지나친 邪熱을 치료한다. 진품이 없으면 戎鹽, 玄精石으로 대용한다. 모두 짜고 차가운 성질로 하강하여 배설하는 작용을 쓰는 것일 뿐이다."라고 하였다. 『本草經疏』에서는 "身熱邪氣, …… 時氣熱盛, 五臟伏熱, 胃中熱을 치료한다."고 하였다. 또 『方脈正宗』에서 五藏六府의 積熱과 유행성 질환의 전염성 熱을 치료하였고, 『溫病條辨』에서 溫病에 걸려 邪氣가 氣分에 있어서 煩渴하고 맥이 洪大한 증상을 치료하였다. 또 『姚增担集驗方』의 龍腦甘露丸은 입이 마르고, 미친 소리를 하며 전신에 고열이 오르는 증상을 치료하였다. 모두 한수석과 石膏를 배합하여 淸熱瀉火하고 退壯熱하고 除煩渴하는 효능을 발휘하게 하였다.

② 부종을 없애고 통증을 그친다[消腫止痛]

중경은 이 효능을 말하지 않았다. 한수석은 약성이 寒凉하여 淸熱降火하여 발갛게 달아오르면서 아픈 증상을 완화한다. 임상에서 분말을 외용하여 咽喉腫痛, 風熱火眼, 口舌生瘡, 火傷을 치료한다. 『本草匯言』에서 小兒丹毒과 皮膚熱赤을 치료하였고, 『衛生簡易方』에서 한수석을 불에 달구었다가 갈아서 붙이는 방법으로 火傷을 치료하였다.

2) 용량 · 용법

중경은 한수석을 風引湯 1처방에만 썼다.

① 용량 : 風引湯에서 용량은 6냥이다. 현재 내복할 때 상용량은 10~15g이다. 외용할 때는 적당량 쓴다.

② 포제 : 중경은 이에 대해 말하지 않았다. 宋代 『博濟方』에 "불을 쬐어 빨갛게 달구고 좋은 술을 5~7회 뿌리고 꺼낸다."는 제법이 실려 있다. 『太平惠民和劑局方』에서 "불로 달구고 식초를 7회 뿌리고 갈아서 수비하여 아주 미세한 것만 약으로 쓴다."고 하였다. 불에 달구는 방법[煆法]은 최근까지 썼다. 현재는 生用하거나 불에 달구었다가 미세하게 분말하여 약에 넣는다.

③ 용법 : 한수석은 원방에서 탕제에 넣어 복용했다. 현재는 대부분 전탕하거나 환 또는 산제로 쓴다. 외용할 때는 갈아서 분말하여 개어 붙인다.

3) 사용주의

한수석은 성질이 寒涼하여 脾胃를 잘 손상한다. 따라서 脾胃가 虛寒하거나 陰虛內熱한 환자는 쓰지 않는다. 『本草經疏』에서 "陰虛火旺하여 咳嗽吐血하고 가래가 많고 骨蒸潮熱이 있으며 아울러 脾胃에서 설사하는 환자는 적합하지 않다."라고 하였다. 『本草求眞』에서 "虛火로 熱이 떠오를 때는 절대 쓰지 않는다."라고 하였다.

4) 현대연구

① 성분약리

한수석은 탄산칼슘(calcium carbonate)과 소량의 철, 마그네슘, 망간 등의 성분을 함유하고 있다.[69]

② 임상응용

a. 피부과민증(피부알러지) : 한수석 30g, 黃連 15g, 眞朱末 5g을 100ml의 물에 끓여서 뜨거울 때 환부를 씻는다. 하루 2회, 20분씩 실시한다. 피부과민증에 아주 좋은 효과가 있었다.[70]

69 江蘇新醫學院, 中藥大辭典(下册), 上海人民出版社, 1977:2419
70 袁培根, 遙寧中醫雜誌, 1994;(3):138

19 雲母 운모

규산염(硅酸鹽) 광물인 白雲母이다. 맛은 달고 성질은 따듯하다. 肺經, 脾經, 膀胱經으로 들어간다.

1) 효능 · 주치

① 습을 배설하고 痰을 움직인다[泄濕行痰]

蜀漆散은 牝瘧으로 寒氣가 많은 증상을 치료한다. 이 처방에서 운모는 『長沙藥解』에서 "운모는 물을 잘 내보내서 濕을 없애고, 瘀血을 없애서 학질을 제거한다. 『金匱』의 蜀漆散에서 蜀漆로 寒氣가 많은 牝瘧을 치료하는 것은 濕을 배설하고 痰을 없애서 나타나는 효과다. 瘧疾은 寒濕이 少陽經에 응결하여 생긴다. 임질이나 설사와 마찬가지로 모두 土濕 때문에 陽氣가 함몰하여 유발된다. 운모는 濕을 배설하고 痰을 움직인다. 그래서 牝瘧을 치료하고 임질과 설사를 치료한다."는 작용을 한다.

『張氏醫通』에서 "대개 운모는 …… 성질이 따듯하고 상승한다. 濕을 몰아내고 痰을 움직이는 데 가장 능하다. 蜀漆을 조금만 가하면 太陰의 濕瘧을 치료할 수 있다."라고 하였다. 모두 운모의 泄濕行痰하는 효능이다.

② 이질을 그친다[止痢]

『藥性論』에서 "下痢腸澼을 주치하고, 腎冷을 보한다."고 하였다. 『名醫別錄』에서는 "止痢"한다고 하였다. 또 『本草經疏』에서는 이를 "'止痢'라는 말은 오랫동안 이질을 앓으면 腸胃가 모두 허하게 된다. 단맛과 따듯한 약성은 虛證을 회복하고, 하부로 추락하는 성질은 積을 없앤다. 그래서 이것을 주치한다는 말이다."라고 하였다. 『食醫心經』에서는 운모로 "小兒赤白痢와 水痢"를 치료하였다. 운모는 갈아서 죽으로 끓여 먹어도 유효하다.

2) 용량 · 용법

중경은 운모를 단지 蜀漆散 1처방에만 썼다.

① 용량 : 중경은 이에 대해 말하지 않았다. 현재 상용량은 10~15g이다.

② 포제 : 처방에서 "燒二日夜"라고 하였다. 『類證本草』에서 "밀폐하여 불에 붉어질 때까지 달구고 水飛한다."라고 하였다. 후세에 이 방법을 줄곧 답습하였다. 현재도 煅法을 쓴다. 즉 깨끗한 雲母石을 선택하여 불을 견디는 그릇에 놓고 속이 붉어질 때까지 달구었다가 꺼내어 식히고 분쇄한다.

③ 용법 : 탕제에 넣는다. 환제나 산제로 쓰기도 한다.

3) 사용주의

『本經逢源』에서 "陰虛火炎한 환자는 절대 쓰지 말라."고 하였다. 『藥性論』에서는 "양의 피를 꺼린다."고 하였다.

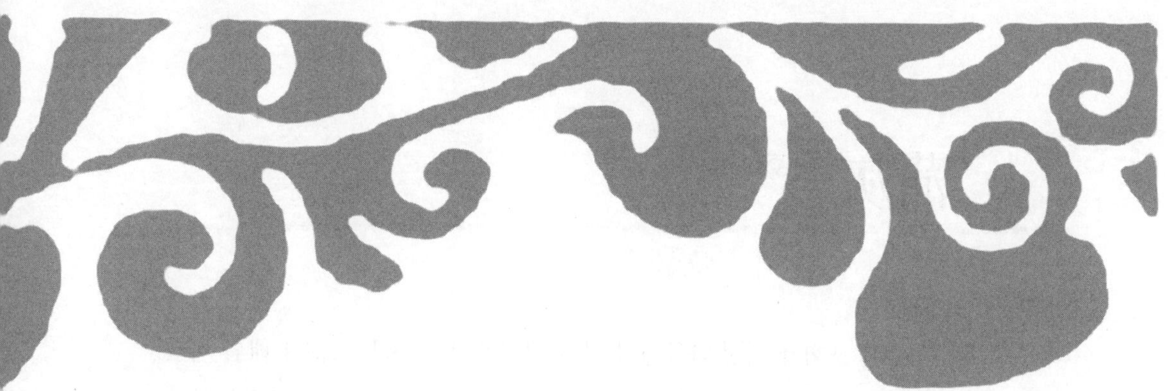

第十二章

十三劃

蒲灰散은 消渴篇에서 "小便不利"를 치료하고, 水氣篇에서 "厥而皮水"를 치료한다. 두 증상에 같은 처방을 응용하는데, 모두 滑利한 성질로 利尿하는 蒲黃의 효능을 활용한다. 淸熱滲濕 利水하는 滑石과 같이 쓰면 濕熱을 없애고 소변을 잘 내보내 厥冷을 치료한다. 『本草匯言』에서 포회는 "성질이 서늘하고 매끄러워 膀胱의 근원을 깨끗이 하고 小腸의 氣를 맑게 한다. 그래서 전인들은 소변불통에 반드시 활용했다."라고 하였다. 『本經』에서 "心腹과 膀胱의 寒熱을 치료하고, 소변을 잘 내보낸다."라고 하였다. 『聖濟總錄』에서 포회를 鬱金과 같이 분말해서 복용하여 膀胱熱과 溺血을 치료했다.

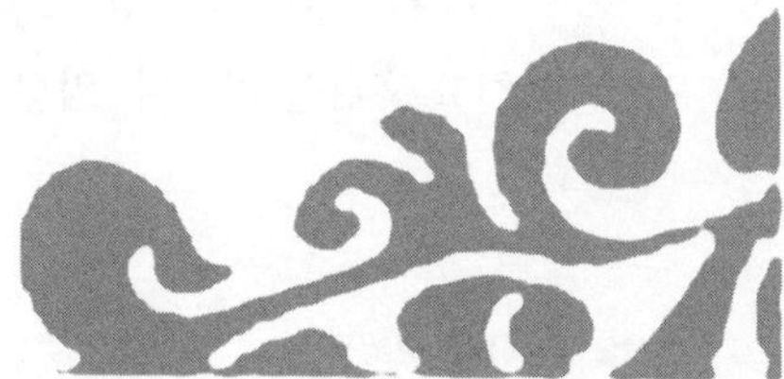

1 蒲灰 포회

중경이 사용한 포회가 어떤 약물인지 설이 일치하지 않는다. 香蒲를 태워 재로 만들었다는 사람이 있고, 돗자리 만드는 蒲席을 재로 만들었다는 사람이 있고, 蒲黃粉이라는 사람도 있다. 『千金要方』에서 蒲黃과 滑石 두 약물로 구성된 처방으로 "소변불리, 음경 속 통증, 아랫배의 급한 통증"을 치료한 사실로 볼 때 포회는 生蒲黃이 옳다. 『醫學綱目』에서 "포회는 바로 蒲黃粉이다."라고 하였으며 이 설을 따를 만하다. 藥用으로는 香蒲科 水生 초본식물인 狹葉香蒲 또는 香蒲屬의 기타 식물인 花粉이다. 맛은 달고 성질은 평하다. 肝經, 心包經으로 들어간다.

1) 효능 · 주치

① 이뇨하여 소변불리를 소통한다[利尿通淋]

蒲灰散은 消渴篇에서 "小便不利"를 치료하고, 水氣篇에서 "厥而皮水"를 치료한다. 두 증상에 같은 처방을 응용하는데, 모두 滑利한 성질로 利尿하는 蒲黃의 효능을 활용한다. 淸熱 滲濕 利水하는 滑石과 같이 쓰면 濕熱을 없애고 소변을 잘 내보내 厥冷을 치료한다.

『本草匯言』에서 포회는 "성질이 서늘하고 매끄러워 膀胱의 근원을 깨끗이 하고 小腸의 氣를 맑게 한다. 그래서 전인들은 소변불통에 반드시 활용했다."라고 하였다. 『本經』에서 "心腹과 膀胱의 寒熱을 치료하고, 소변을 잘 내보낸다."라고 하였다. 『聖濟總錄』에서 포회를 鬱金과 같이 분말해서 복용하여 膀胱熱과 溺血을 치료했다.

후세에 보통 冬葵子, 白茅根, 石葦 등 淸熱通淋藥과 같이 써서 血淋澁痛을 치료하였다. 모두 利水하여 通淋하는 효능이다.

② 어혈을 없애고 지혈한다[化瘀止血]

포회는 血分으로 잘 들어가고 맛이 달며 부드럽고 약성이 강하지 않으며 熱을 식히고 瘀血을 없앤다. 임상에서 吐血, 衄血, 咯血, 子宮出血, 外傷出血을 치료하는 상용 약물이다. 특히 出血에 瘀血 정체를 겸한 경우에 적합하다. 단방으로도 유효하며 어혈을 없애고 지혈하는 다른 약물과 같이 써도 된다.

『本草匯言』에서 "상부의 혈은 맑게 하고, 하부의 혈은 순조롭게 하며, 정체한 혈은 순행하고, 움직이는 혈은 멈춘다."라고 하였다. 또 炮製하면 성미와 효능이 달라진다고 하였다. 즉 "生用하면 성질이 서늘하여 血行을 촉진하면서 없애고, 볶으면 맛이 떫어져 혈을 조절하면서 그친다."라고 하였다. 『藥品化義』에서는 "오랫동안 피를 흘린 경우 볶아서 쓰면서 脾를 보하는 약을 첨가하면 혈을 거두어 근원으로 돌려보내 함부로 흐르지 못하게 한다. …… 위로 吐血, 衄血, 咯血을 치료하고, 아래로 腸出血과 子宮出血을 치료한다."라고 하였다.

일반적으로 蒲黃은 生用하면 성질이 매끄러워 利尿通淋이 우수하고, 볶아 태워서 쓰면 성질이 떫어져서 전적으로 지혈한다.

③ 혈을 활성화하여 진통한다[活血止痛]

포회에는 좋은 活血鎭痛 작용이 있어서 보통 瘀血로 인한 생리불통, 생리통, 산후 어혈복통, 타박손상을 치료하며, 心腹의 刺痛에 특히 유효하다. 『本草綱目』에서 "生用하면 순행하고, 익혀서 쓰면 멈춘다. 五靈脂와 같이 쓰면 제반 心腹의 통증을 치료한다."라고 하였다. 『本草經疏』에서는 "癥結, 五勞七傷, 어혈 정체와 덩어리, 흉부 앞의 통증으로 수반하는 吐血, 衄血을 치료한다."고 하였다.

총괄하면 포회는 맛이 달고 성질이 평이하며 작용이 부드럽고 완만하다. 肝經과 心包經으로 들어가며, 活血散瘀하여 止血하고 鎭痛하면서 또 膀胱의 근원을 맑혀서 利尿通淋한다.

2) 용량 · 용법

중경은 포회를 蒲灰散 1처방에만 응용했다.

① 용량 : 蒲灰散에서 용량은 7푼이다. 현재 상용량은 3~10g이다.

② 포제 : 중경은 이에 대해 밝히지 않았다. 『本草從新』에서 "검게 볶으면 성질이 떫어져서 모든 피를 멈춘다."라고 하였다. 『得配本草』에서는 "行血에 生用, 止血에 炒黑한다."고 하였다. 또 『本草正義』에서는 "잘 움직이게 하려면 生用하고, 견고하게 하려면 볶아서 익힌다."라고 하였다. 현재 임상에서는 앞에서 말한 포제법을

따른다. 活血, 鎭痛, 止血하고 利尿하려면 生用하고, 止血할 때는 검게 볶는다.

③ 용법 : 포에 싸서 달여 복용하거나 환제나 산제로 쓴다. 외용할 때는 갈아서 분말하여 뿌리거나 개어 붙인다.

3) 사용주의

임신부는 쓰지 않는다. 『日華子本草』에서 "임신부가 복용하면 하혈하고 유산된다."라고 하였고, 『本草品匯精要』에서는 "임신 중에는 生用하면 안 된다."라고 하였다.

4) 현대연구

① 성분약리

蒲黃은 isorhamnetin, alkane, 휘발유, 지방유, palmitic acid, sterol, flavone, alkaroid 등을 함유하고 있다. 약리 작용은 혈소판 수를 증가하고, 혈액응고 시간을 단축하며, 관상동맥 혈류량을 증가하며, 혈압을 강하하고, 蛋清性(albumen) 관절염에 소염작용이 있다.[1]

② 임상응용

a. 협심증 : 생포황을 추출 후 말려서 분말한다. 이것을 캡슐에 넣는다[이것을 '관심락(冠心樂)캡슐' 로 부른다]. 1알에 생약 0.3g을 함유하며 한 번에 6알씩(1.3g), 1일 3회 복용한다. 氣滯血瘀型 협심증 환자 168례를 치료하였다. 2개월 후 현저한 효과 49례, 호전 105례, 무효 14례로서 유효율이 91.67%였다.[2]

b. 고지혈증 : 蒲黃을 糖衣錠으로 만들어 고지혈증 106례를 치료하였다. 증상에 대한 총 유효율이 76.5%였고, 심전도상 유효율이 85.7%였고, 혈중 콜레스테롤과 트리글리세라이드 저하 유효율이 70% 정도였다.[3]

1 楊永良, 中藥學, 湖北科學技術出版社, 1989;200
2 王其飛, 中醫雜誌, 1994;(9):517

c. 궤양성 직장염, 결장염 : 蒲黃을 갈아서 80目 체에 쳐서 준비한다. 약물을 쓰기 전에 먼저 항문을 열어서 배변하고 장내시경으로 보면서 약 분말을 궤양 부분과 주위 약 3cm에 평면으로 뿌린다. 그리고 누워서 30분 휴식한다. 이 방법으로 궤양성 직장염 56례를 매일 저녁 1회씩 치료하였다. 15일 치료 후 궤양이 완치된 환자 29례(51.8%), 1/2 유합 환자 22례(39.2%), 무효 5례(8.9%)였다.[4] 長苞香蒲 가루를 추출하여 경구 복용액과 관장액을 만들어 경구 복용하고 관장하여 특발성 궤양성 결장염 환자 36례를 치료하였다. 완치 17례, 현저한 효과 9례, 호전 8례, 무효 2례였다.[5]

d. 전립선 비대로 인한 급성 요저류 : 蒲黃, 滑石 각 10g을 위주하고, 生大黃, 澤瀉, 萹蓄을 병용한다. 물을 적당히 가하여 2회 진하게 달여서 혼합하여 2회에 나누어 복용한다. 전립선 비대로 인한 급성 요저류 환자 17례를 치료하였다. 증세가 심하면 하루 2첩 복용하였다. 모두 만족할 치료 효과가 있었다. 일반적으로 2일 복용 후 스스로 소변을 보았다.[6]

e. 남성불임, 자궁경관비대 : 변증치료하면서 비교적 많은 蒲黃(20~30g)을 가하여 남성 불임환자 70례 이상을 치료하여 총 유효율이 87%이상에 달했다. 보통 복용 3~5일 후 다시 정액을 검사하면 적혈구와 백혈구가 없어지고, 계속 1~2개월 내에 각종 수치가 정상으로 호전되었다. 蒲黃과 黃連 粉을 6 : 1 비율로 빻아서 섞어 준비한다(경관미란을 합병한 환자는 枯礬 兒茶를 가하고 비율을 6 : 1 : 2 : 1로 한다). 먼저 마른 면봉으로 자궁 경관을 깨끗이 닦아낸다. 24시간 후 환자 스스로 끈을 당겨서 뽑아내게 한다. 격일로 1회, 5회를 1치료 기간으로 한다. 이상의 방법으로 자궁경관비대 환자 120례를 치료하였다. 치료율 52.2%, 총 유효율 93.3%였다.[7]

f. 습진 : 生蒲黃을 곱게 갈아 환부에 뿌린다. 습진 30례를 치료하여 6~15일 내에 전부 치유되었다.[8]

3 湖南中醫藥硏究所臨床硏究室, 湖南科技情報(醫藥衛生), 1979;(3):5
4 羅永寬, 中醫雜誌, 1994;(9):519
5 朱孝金 等, 湖南醫藥雜誌, 1984;(2):29
6 張菊蘭, 中醫雜誌, 1994;(9):518
7 張雲鳴 等, 中醫雜誌, 1994;(9):518

g. 유산 : 蒲黃 멸균 용액을 양막강 외에 주입하여 중기 임신 40례를 유산시켰다. 주입 1회에 유산한 경우가 27례며 평균 33.3시간 소요되었다. 나머지 13례는 2~3회 주입하고 催産 성분을 가하여 모두 유산시켰다.[9]

8 祝化民, 新醫藥學雜誌, 1979;(9):22
9 內蒙古箕學院婦産科 · 藥局, 蒲黃中期引産 62例報導(摘要), 內部資料, 1979

2 蜀椒 촉초

운향과(芸香科) 灌木 또는 小喬木 식물인 花椒, 靑椒의 건조한 성숙 果皮이다. 현재는 花椒, 川椒[10]로 부른다. 맛은 맵고 성질은 뜨거우며 약간 독이 있다. 脾經, 胃經, 腎經으로 들어간다.

1) 효능 · 주치

① 뱃속을 데워서 통증을 그친다[溫中止痛]

大建中湯은 "心胸 속이 몹시 차가워 아프고 구역질로 먹지 못하고, 뱃속이 차갑고 피부 위로 치밀어 올라 머리와 발이 있는 듯하고, 위 · 아래가 아파서 만지지 못하는 증상"을 치료하며, 烏頭赤石脂丸은 "심장의 통증이 등까지 뻗치고, 등의 통증이 심장까지 뻗치는 증상"을 치료한다.

두 처방 모두 맛이 맵고 성질이 뜨거운 촉초를 썼다. 大健中湯은 뱃속을 데워서 寒氣를 흩고 脾胃를 보하고 강화하는 약물을 같이 써서 中焦의 陽氣를 운행하여 陰的인 寒氣를 저절로 흩어지게 하였다. 烏頭赤石脂丸은 몹시 맵고 뜨거운 烏頭와 附子를 같이 써서 陰邪를 몰아내고 응결한 寒氣를 흩어 통증을 그친다.

『藥性論』에서 촉초가 "뱃속의 冷痛을 치료한다."고 하였고, 『別錄』에서 "六府의 寒冷을 없앤다."고 하였다. 『長沙藥解』에서는 더 자세하게 "촉초는 맛이 맵고 성질이 따듯하다. 足陽明胃, 足厥陰肝, 足少陰腎, 足太陰脾로 들어가며, 中焦와 命門을 데우고, 차가운 濕을 몰아내서 통증을 그친다. 구토를 그치는 데 가장 장점이 있고 설사를 잘 치료한다."고 풀이하였다.

임상에서 脾胃 虛寒으로 생기는 모든 脘腹의 冷痛이나 구토 설사에 고루 응용한다. 보통 촉초를 뜨겁게 볶아서 베에 싼 다음 아픈 곳에 찜질해도 좋은 진통 효과가 있다.

10 주로 四川에서 생산되기 때문에 붙여진 이름.

② 회충을 몰아내고 살충한다[驅蛔殺蟲]

烏梅丸은 "蛔厥"을 치료하여 후세에 회충을 몰아내는 원조 처방이 되었다. 烏梅丸에서 촉초의 작용을 『醫方考』에서 "회충은 椒와 細辛의 매운맛을 먹으면 죽는다."라고 하였다. 비교적 좋은 구충제다.

『本草綱目』에서 戴原禮의 말을 인용하여 "사람이 구토하며 약도 넘기지 못하는 증상은 반드시 膈 사이에 회충이 있다. 회충은 약 냄새를 맡으면 움직이고, 움직이면 약만 나오고 회충은 나오지 않는다. 구토약에 볶은 川椒 10알을 넣으면 된다. 왜냐하면 회충은 椒를 보면 머리를 숙이기 때문이다. 중경이 蛔厥症을 치료하는 烏梅丸에 촉초를 쓴 것은 바로 이러한 의의다."라고 하였다.

③ 風을 없애서 가려움을 그친다[祛風止癢]

중경은 이를 밝히지 못했다. 후세에 많이 응용한다. 『譚氏小兒方』에서 촉초만 담근 물로 漆瘡을 씻어서 치료했고, 『仁齋直指方』에서 촉초를 杏仁과 같이 갈아서 掌心에 붙여서 "腎風囊癢"을 치료했다. 『醫級』의 椒芽湯은 물에 달여 훈증하고 씻는 방법으로 "여성의 심한 음부소양증"을 치료하였다. 모두 이러한 효능을 응용한 것이다.

2) 용량 · 용법

중경은 촉초를 모두 6처방에 응용했다.

① 용량 : 烏梅丸에서 4냥, 升麻鱉甲湯, 烏頭赤石脂丸에서 1냥, 大健中湯에서 2합, 王不留行散, 白朮散에는 3분이다. 현재 상용량은 2~5g이다. 외용할 때는 적당량을 쓴다.

② 포제 : 烏頭赤石脂丸 외에 나머지 5처방에서 "去汗"이라고 하였다. 『證類本草』에서 "椒를 쓸 때 모두 火氣를 약간 가하여 땀을 낸다."라고 하였다(즉 약하게 볶아서 기름기가 나올 정도로 한다). 중경은 또 王不留行散 처방 아래에서 "눈과 입구가 닫힌 것을 없앤다(除目及閉口)."라고 하였다. 『雷公炮炙論』에서는 이를 "촉초에 눈과 입이 닫힌 것을 제거한다는 말은 씨[椒子]를 쓰지 않는다는 것이다."라고 하였다. 현재는 각지에서 촉초와 椒目을 분리해서 사용한다.

③ 용법 : 달여서 내복하거나 환제나 산제로 쓴다. 외용할 때는 대부분 갈아서

분말하여 개어 붙이거나 물에 끓여서 훈세한다.

3) 사용주의

① 촉초는 성질이 뜨겁고 유독하므로 지나치게 쓰면 안 된다. 『千金 · 食治』에서 "오랫동안 복용하면 기운이 빠지고 실명한다."고 하였다. 『別錄』에서는 "많이 먹으면 기운을 빼앗고, 입구가 닫힌 것은 사람을 죽인다."라고 하였다.

② 陰虛火旺 환자는 쓰지 않는다. 『本草經疏』에서 "모든 陰虛陽盛, 火熱이 상충하는 증상, 머리와 눈이 붓고 아픈 통증, 이가 들뜨는 경우 …… 咯血, 吐血 등 증상에는 모두 쓰지 않는다."라고 하였다.

③ 임신부는 신중히 써야 한다. 『隨息居飮食譜』에서 "많이 복용하면 火氣를 동하여 流産을 유발한다."라고 하였다.

4) 현대연구

① 성분약리

촉초는 휘발유(essential oil)를 함유한다. 휘발유에 牲牛兒醇, limonene, cumic alcohol 등을 함유하고 있다. 약리 작용으로는 소량은 가벼운 이뇨 작용이 있지만 대량은 요배설을 억제함이 증명되었다.[11]

② 임상응용

a. 회충성 장폐색 : 참기름 2~4냥을 솥에 넣고 끓인 후 花椒 9~12g을 넣어 약간 타면 건져낸다. 이렇게 만든 화초 기름이 미지근하게 식으면 1회에 다 복용한다. 아동 환자 8례를 치료하여 모두 복용 후 15~30분에 복통이 그치고 바로 배변하였다. 어떤 경우는 동시에 회충이 나오기도 하였다.[12]

11 江蘇新醫學院, 中藥大辭典(上册), 上海人民出版社, 1977:1057
12 李鳳文, 吉林中醫藥, 1984;(4):22

b. 혈흡충병 : 촉초를 볶아서 분말하여 캡슐에 넣는다. 성인은 매일 5g을 3회에 나누어 복용한다. 20~25일을 한 치료 기간으로 한다. 초기 · 중기 혈흡충병에 실험적으로 투여하여 증상을 개선하는 데 분명한 효과가 있었다. 복약 후 식욕이 증가하고 肝과 脾臟이 각각 줄어들었다.[13]

c. 어린병(魚鱗病) : 川椒와 黃連을 각 30g씩 같이 미세하게 분말한다. 바셀린 50g을 고르게 섞는다. 격일로 1회씩 환부에 바른다. 魚鱗病 환자 몇 예를 치료하여 만족할 효과가 있었다.[14]

13 江蘇新醫學院, 中藥大辭典(上册), 上海人民出版社, 1977:1057
14 李鳳文, 吉林中醫藥, 1984;(4):22

3 蜀漆 촉칠

호이초과(虎耳草科) 식물인 黃常山의 어린 가지와 잎사귀이다. 맛은 쓰고 매우며 성질은 따듯하고 有毒하다. 肺經, 心經, 肝經으로 들어간다.

1) 효능 · 주치

① 痰을 없애서 학질을 끊는다[劫痰截瘧]

蜀漆散은 "瘧疾로 寒氣가 많은 牡瘧"[15]을 치료한다. 蜀漆散에서 응용한 촉칠은 『得配本草』에서 "陰的으로 잠복한 기를 열어서 축적하고 응결한 痰을 없앤다."라고 하였다. 그래서 "痞證을 없애고 학질을 끊는다."에 쓸 수 있다. 『本草綱目』에서는 더 자세하게 "劫痰截瘧하는 효능이 있다. …… 즉효하며 신효하다."라고 하였다. 촉칠은 확실히 학질을 끊는 좋은 효능이 있는데, 실제 기전은 담을 없애는[劫痰] 효능에서 기인함을 알 수 있다.

② 痰을 씻어내어 火氣를 흩는다[滌痰散火]

桂枝去芍藥加蜀漆龍骨救逆湯은 火氣에 위협 당해 亡陽되어 "놀라고 미치며 누워도 일어나도 불안한 상태(驚狂, 臥起不安)"를 치료한다. 여기서 蜀椒는 『本經疏證』에서 "촉칠을 가하는 의미를 成聊攝은 거꾸로 역행하는 火邪를 흩는 것이라고 하였다."라는 작용을 활용한 것이다.

『傷寒溯源集』에서 "火劫亡陽의 증후는 下焦에서 虛한 陽이 제자리를 지키지 못하여 厥逆하면서 위로 치닫고 陽的인 神이 날아올라 痰氣가 퍼져서 놀라고 미치고 불안한 상태다. 그래서 촉칠로 막아서 痰飮을 부순다."라고 하였다. 『傷寒論講義』에서는 "촉칠을 가해서 痰을 씻어내며 또 火邪를 흩는 작용을 겸한다."고 하였다.

15 牡瘧; 환자의 체질이 약하고 寒邪가 심한 학질. 임상적인 특징은 寒戰이 비교적 심하다. 無熱 혹은 微熱이며, 안색이 담백하고, 매일 정시에 발작한다. 맥은 沈하고 느리다.

③ 수음을 몰아낸다[攻逐水飮]

牡蠣澤瀉散은 "중병이 나은 후 허리 밑에 물기가 있는 환자"를 치료한다. 『金匱要略』에서 제시한 "물기가 있을 때 허리 아래가 부으면 이뇨한다."라는 원칙을 근거로 이 처방의 작용을 알 수 있다. 이뇨로 사기를 몰아내는 것이다. 이처럼 촉칠의 작용은 水飮을 몰아내는 것이다.

2) 용량 · 용법

중경은 촉칠을 모두 3처방에 활용했다.

① 용량 : 桂枝去芍藥加蜀漆龍骨牡蠣救逆湯에서 분량은 3냥이다. 나머지 처방은 용량을 언급하지 않았다. 현재 상용량은 3~6g이다.

② 포제 : 3처방에서 모두 "비린내를 씻어낸다"고 하였다. 『本經疏證』에서 "생선류, 조개류, 鳥類, 짐승류 등이 아니면 비린내가 있다고 하지 않는다. 그런데 중경은 촉칠을 쓸 때 반드시 '비린내를 없애라[去腥].' 고 하였다. 그래서 촉칠이 다른 초목과 달리 나쁜 냄새가 있음을 알 수 있다."라고 풀이하였다. 비린내를 씻어내라는 의미는 맛을 교정하여 복용하기 편하게 하려는 의도다.

③ 용법 : 桂枝去芍藥加蜀漆龍骨牡蠣救逆湯 주해에서 "먼저 달인다."라고 하였다. 蜀漆散은 "발작하기 전에 복용하거나 발작 직전에 복용한다."라고 하여, 학질을 치료하려고 촉칠을 쓸 때는 발작 전에 복용함을 제시하였다. 현재도 대부분 이를 따른다.

3) 사용주의

① 촉칠은 성질이 맹렬하고 유독하여 많은 양을 오래 복용하면 안 된다. 『藥性論』에서는 "많이 처방하면 구역질을 유발한다."고 하였다.

② 정기가 부족하거나 만성병으로 체력이 허약한 환자는 신중히 응용한다. 『得配本草』에서 "胃가 허약하거나 허약한 노약자는 쓰지 않는다."라고 하였다.

4) 현대연구

① 성분약리

촉칠은 주로 dichronine A, B, C 그리고 umbelliferone 등을 함유하고 있다. 분명한 항학질, 최토, 아메바원충 억제 작용이 있다.

4 蜂窠 봉과

호로과(胡蜂科) 곤충인 大黃蜂의 벌집 또는 내부의 애벌레를 포함한 벌집이다. 蜂巢, 蜂窩라고 부르기도 한다. 현재는 약물명으로 露蜂房으로 부른다. 맛은 달고 성질은 평이하며 有毒하다. 胃經으로 들어간다.

1) 효능 · 주치

① 해독하고 종기를 없애며 살충한다[解毒消腫殺蟲]

鼈甲煎丸은 "癥瘕瘧母"를 치료한다. 이 처방은 寒證, 熱證에 같이 쓰는데 공격과 보함을 겸하여 瘧母를 치료하는 주 처방이다. 봉과는 주 약물은 아니지만 독으로 독을 공격하는 의의가 있으며, 독을 공격하고 붓기를 없애며 살충하고 응결을 흩는다. 임상에서 보통 癰疽, 瘰病를 치료하며 乳癰에 특히 적합하다. 내복 · 외용 모두 가능하다.

『本草匯言』에서 "風을 몰아내고 毒을 공격하며, 疔毒惡瘡을 흩는다."라고 하였고, 『別錄』에서 "惡疽 附骨癰을 치료한다."고 하였다. 『千金方』에서 벌을 치는 사람을 치료하고, 『食醫心經』에서 喉痺腫痛을 치료한다는 기록이 있다. 최근에는 山慈姑와 全蝎 등을 배합하여 여러 종류 癌腫을 치료하는 데 유효하였다.

② 風을 없애고 가려움을 그치고 진통한다[祛風止癢止痛]

중경은 이 효능은 밝히지 않았다. 『乾坤生意秘韞』에서 百草霜과 배합하여 風濕痺痛을 치료하였고, 『姚僧担集驗方』에서 蟬蛻를 배합하여 내복함으로써 風疹瘙痒을 치료하였고, 『子母秘錄』에서는 태워서 분말하여 외부에 붙이는 방법으로 小兒의 臍風을 치료하였다. 모두 祛風止癢止痛하는 효능이다.

2) 용량 · 용법

중경은 봉과를 鼈甲煎丸 1처방에만 활용했다.

① 용량 : 鼈甲煎丸에서 용량은 단지 4푼이다. 현재 상용량은 6~12g이다. 갈아서 분말로 쓸 때는 1.5~3g이다.

② 포제 : 중경은 처방 아래서 "炙"하라고 하였다. 『本經』에서 "불에 굽는 것이 좋다."고 하였고, 『類證活人書』에서는 "볶는다."고 하였다. 『本草匯言』에서 "끓여서 부수고 하룻밤 술에 담갔다가 불 위에서 굽는다."라고 하였다. 또 『奧旨』에서는 "벌레를 없애고 소금을 구멍 안에 채워서 기왓장에 넣어 불에 쬐어 말린다."고 하였다. 현재 임상에서는 대부분 밀폐하여 불에 달구는 방법을 활용한다.

③ 용법 : 현재는 대부분 외용한다. 분말하여 개어 붙이거나 달인 물로 씻는다. 전탕하여 내복하거나 분말을 복용하기도 한다.

3) 사용주의

氣血이 부족한 환자는 신중히 써야 한다. 『本草經疏』에서 "氣血이 허하고 外邪가 없는 환자, 癰疽가 터진 후 元氣가 고갈한 환자는 적합하지 않다."고 하였다.

4) 현대연구

① 성분약리

봉과는 beeswax, resin, wasp's nest를 함유하고 있다. 혈액응고를 촉진하고 심장박동을 강화하며 이뇨작용이 있다.[16]

② 임상응용

a. 급성유선염 : 봉과를 약한 불에 노랗게 볶아 분말한다. 1회에 3g씩 막걸리에 타서 복용한다. 4시간마다 1회씩 3일을 한 치료 단위로 한다. 급성유선염 환자 26례를 치료하여 완치 23례, 호전 1례, 무효 2례였다. 평균 치료 시간은 2.1일이었고, 앓은 지 10일 이하의 환자는 대부분 염증이 없어져서 완치되었다.[17]

16 劉壽山, 中藥研究文獻摘要, 上海科學技術出版社, 1963:796
17 楊中學等, 中醫雜誌, 1963;(11):407

b. 화농성감염증 : 봉과 30g을 물에 넣고 15분 동안 끓인 후 걸러낸다. 여기에 상처를 담그거나 바른다. 이것으로 하루 1~2회 상처의 고름이나 오물을 닦아내고 씻어낸 후 소독면으로 덮어둔다. 이 방법은 외상으로 생긴 감염증과 수술 후 감염, 화상, 봉와직염, 신생아의 皮下壞疽 등에 분명한 효과가 있다. 특히 壞疽性 상처와 化膿性 상처에 더 유효하다.[18]

18 山東省, 聊域醫藥技術資料, 1972;(3):6

5 粳米 경미

화본과(禾本科) 식물인 祀叉稻의 種仁이다. 맛은 달고 성질은 평이하다. 脾胃經으로 들어간다.

1) 효능 · 주치

① 脾胃를 보한다[補益脾胃]

竹葉石膏湯은 "傷寒病이 나은 후 신체가 허약하고 기운이 없으며 기운이 치밀어 토하려는 증상"을 치료하고, 桃花湯은 "설사하면서 피고름이 나오는 증상"을 치료한다.

경미의 작용을 『本草蒙筌』에서 "少陰證을 치료하는 桃花湯에 경미를 가하는 뜻은 단맛으로 精氣를 보하는 것이고, 竹葉石膏湯에 경미를 자주 쓰는 것은 단맛으로 부족함을 보충하는 것이다."라고 하였다. 『食鑒本草』에서 "경미는 현재의 白晩米다. 유난히 맛이 달고 향기롭다. 또 早熟米가 있고 각지에서 붉거나 희거나 크고 작은 4~5종이 생산되는데, 모두 같은 종류며 脾를 보하고 오장을 충실하게 하며 힘을 기르고 설사를 그친다. 다만 경미의 효능이 제일 낫다."라고 하였다.

또 『本草思辨錄』에서 "경미는 오장을 평이하게 조절하고 中氣를 보한다. 일시적으로 힘이 없을 때 밥을 한 그릇 먹으면 바로 편안해진다. 이 점은 인삼도 미치지 못한다. 그 효능을 짐작할 수 있다."라고 하였다. 이처럼 경미는 脾胃를 보한다.

② 위를 보호한다[顧護胃氣]

十棗湯은 水飮을 몰아내는 강력한 방제다. 만약 신중히 쓰지 않으면 脾胃를 손상하기 쉽다. 그래서 중경은 이 처방에서 "시원하게 설사한 후" 반드시 "죽을 먹어 조리한다."고 하여 胃를 보호해야 함을 말했다. 또 "寒實結胸"을 치료하는 三物小白散에서 중경은 "설사가 나오지 않으면 뜨거운 죽을 한 그릇 먹는다. 설사가 지나쳐서 그치지 않으면 차가운 죽을 한 그릇 먹는다."라고 하였다. 이것은 곡기로 胃를 보호하고 진액을 보전하는 것이 목적이다. 아울러 죽의 차가움과 뜨거움으로 巴豆

의 강한 사하작용을 조절하였다.

『隨息居飮食譜』에서 "경미는 달고 평이하다. 죽으로 만들어 먹는 것이 좋다." 고 하였고, 『本草綱目』에서 "粳米粥은 ……腸과 胃를 조리한다."고 하였다.

중경이 죽을 쓴 상황을 살펴보면 항상 攻伐 약제를 쓸 때 보조 요법으로 활용했다. 이는 약물의 맹렬한 성질을 완화하거나 胃를 상하는 폐단을 방지하려는 것이다. 용약하는 뜻을 후학들이 배울 점이 많다.

③ 땀을 낼 수 있는 자원을 마련한다[培補汗源]

桂枝湯은 중경의 모든 처방에서 으뜸이다. 이 처방에서 粥은 또 독특한 경지다. 桂枝湯을 복용한 후 "묽은 죽을 뜨겁게 마셔서 약력을 돕는다."고 하였다. 이는 胃의 氣津을 채워서 땀이 나오는 원천을 생성하는 것이다. 이처럼 하면 風寒을 겉으로 몰아내면서 땀을 흘려도 진을 손상하지 않는다. 양쪽을 모두 온전하게 하는 계획이다.

『傷寒來蘇集』에서는 이 점을 극찬하여 "묽은 죽을 뜨겁게 마시는 점에 정교한 의의가 있다. 내부에 곡기가 차면 외부의 사기는 다시 들어가지 못하고 남은 사기도 잔류하지 못한다. 처방의 오묘함이 이와 같다. 땀을 내도 亡陽에 이르지 않고, 땀을 그쳐도 사기가 남지 못한다."라고 하였다.

桂枝湯의 변방인 栝蔞桂枝湯, 桂枝加黃芪湯도 이 법을 따랐다. 이는 땀의 자원을 보충하여 사기를 겉으로 몰아내는 의도다.

2) 용량 · 용법

중경은 경미를 모두 7처방에서 활용했다. 이 밖에 쌀죽을 쓴 것이 거의 30처방 이상이다.

① 용량 : 최대량은 1승, 최소량은 2합이다. 현재 상용량으로는 18~90g에 해당한다.

② 용법 : 다른 약물과 같이 달인다. 白虎湯, 麥門冬湯, 附子粳米湯 등이다. 나중에 넣는다. 竹葉石膏湯이다. 현재는 대부분 탕에 넣어 달이거나 죽을 쑤어 먹는다.

4) 현대연구

① 성분약리

경미는 주로 澱粉(starch), 단백질, 지방, inorganic salt, 비타민 등을 함유한다. 약리연구에 의하면 항암작용이 있다.[19]

19 楊永良, 中醫食療學, 中國醫藥科技出版社, 1992:133

6 蜣螂 강랑

금귀자과(金龜子科) 곤충인 屎蜣螂의 건조한 全蟲이다. 맛은 짜고 성질은 차가우며 有毒하다. 大腸經, 胃經, 肝經으로 들어간다.

1) 효능 · 주치

① 어혈을 부수어 몰아낸다[破瘀逐瘀]

鱉甲煎丸은 "癥瘕"를 치료한다. 여기서 강랑의 작용을 『長沙藥解』에서 "강랑은 癥瘕를 잘 부수고 건조한 응결을 연다. 『金匱』의 鱉甲煎丸에 응용하여 오랜 학질로 생긴 癥瘕를 치료하는데, 癥瘕를 부수고 응결을 연다." 고 하였다. 破血, 逐瘀, 消癥하는 蜣螂의 효능을 설명한 것이다.

② 독을 공격하고 통변한다[攻毒通便]

중경은 이를 밝히지 않았다. 강랑은 독으로 독을 공격하여 惡瘡, 疔腫을 치료하고, 또 通便導滯하여 腹脹, 便秘, 血痢, 痔瘻를 치료한다.

『本草權度』에서 "大腸의 風熱을 제거한다." 고 하였고, 『本草經疏』에서 "三焦의 壅滯를 순행한다." 고 하였으며, 『本草求眞』에서 "小兒積滯를 치료한다." 고 하였다. 『普濟方』에서는 醋로 개어 붙이는 방법으로 모든 疔瘡을 치료하였고, 『本事方』에서는 다른 처방에 타서 복용하는 방법으로 대소변불통을 치료하였다. 모두 瘡毒을 해소하고 대변을 소통하는 효능이다.

③ 풍을 가라앉혀서 경련을 진정한다[熄風鎭痙]

강랑은 肝經으로 들어가서 肝風을 식히고 놀라서 생기는 경련을 안정한다. 그래서 驚癎과 癲狂에 활용한다. 『本草綱目』에서 강랑만 절구로 찧어서 끓는 물에 넣어 뜨겁게 마시는 방법으로 급만성 小兒驚風을 치료했다. 『本經』에서 "소아의 驚癎瘈疭[20], …… 성인의 瘈疭狂易를 치료한다." 고 하였다.

2) 용량 · 용법

중경은 강랑을 鼈甲煎丸 1방에만 응용했다.

① 용량 : 鼈甲煎丸에서 분량은 6분이다. 현재 상용량은 1~3g이다.

② 포제 : 중경은 "熬(볶는다)"하라고 하였다. 현재는 끓는 물에 넣어서 죽인 후 숯불에 말렸다가 약으로 쓴다.

③ 용법 : 전탕하여 내복하거나 환제, 산제로 쓴다. 외용할 때는 분말하여 개어 붙이거나 찧어 붙인다.

3) 사용주의

강랑은 독성이 맹렬하므로 임신부는 쓰지 않는다. 『日華子本草』에서 "유산을 유발한다." 고 하였고, 『本草品彙精要』에서 임신부는 쓰지 말라고 경고하였다.

4) 현대연구

① 성분약리

강랑은 유독 성분을 1% 함유하고 있다. 유효 물질은 물, ethyl alcohol, chloroform에는 녹지만, ethyl ether에는 녹지 않는다. 자궁과 심장을 모두 억제하는 작용이 있다.[21]

② 임상응용

a. 방광과 요로의 결석 : 머리를 제거한 강랑을 기왓장에 올려놓고 불을 쬐어 말린다. 분말하여 1회에 1.5~3g을 하루 2회 복용한다. 20례를 치료한 결과 일부 환자가 결석을 배출하였다.[22]

20 瘥; 무사마귀 후.
21 江蘇新醫學院, 中藥大辭典(下册), 上海人民出版社, 1977:2428
22 福建省中草藥新醫療法資料選編(內部資料), 1971:84

b. 마비성 장폐색(intestinal obstruction) : 강랑 7마리, 黑白丑, 石菖蒲 각 10g을 물에 달여서 1일 2회 아침, 저녁으로 나누어 복용한다. 대변을 시원하게 볼 때까지 복용한다. 마비성 장폐색 환자 3례를 치료하였는데, 모두 나았다.[23]

23 江蘇省中草藥新醫療法展覽資料選編(內部資料), 1970:87

7 當歸 당귀

산형과(傘形科) 식물인 당귀의 뿌리이다. 맛은 달고 매우며 성질은 따듯하다. 心經, 肝經, 脾經으로 들어간다.

1) 효능 · 주치

① 보혈하여 태아를 안정시킨다[涼血安胎]

중경의 當歸散, 當歸芍藥散, 膠艾湯, 當歸貝母苦參丸은 모두 임신과 관계한 여성 질환을 치료한다. 이들 처방에서 특히 당귀는 養血, 安胎하는 중요한 약이다. 『本經』에서 "여성의 자궁출혈로 유발되는 불임증"을 치료한다고 하였고, 『本草再新』에서 "태아를 안정한다."고 하였다. 그래서 후세에 胎動不安을 치료할 때 많이 썼다. 예를 들어 『聖濟總錄』의 安胎飮이다.

② 혈을 활성화하여 어혈을 없앤다[活血化瘀]

"여성이 나이 50 전후에 수십일 설사병을 앓으면서 그치지 않거나 …… 예전에 유산하여 아랫배에 어혈이 남아 있으면 溫經湯으로 치료한다."고 하였다. 溫經湯에서 당귀는 혈을 활성하고 經을 데운다[活血溫經]. 『本草正』에서 "당귀는 맛이 달고 진하다. 그래서 전적으로 補血한다. 기는 가볍고 맵다. 그래서 혈액 순환을 촉진한다. 보하면서 움직이고, 움직이면서 보한다. 그래서 진정으로 혈을 담당하면서 氣를 조절하는 약이고 아울러 혈을 조절하는 聖藥이다."라고 하였다. 그래서 『本草綱目』에서 "和血補血"이라고 하였다.

③ 經을 뚫고 寒을 흩는다[通經散寒]

當歸四逆湯은 "手足厥寒, 脈細欲絶"을 치료하고, 當歸四逆加吳茱萸生薑湯은 "內有久寒"을 치료하고, 當歸生薑羊肉湯은 "寒疝腹中痛"과 "産後腹痛"을 치료한다. 모두 養血活血, 通經散寒하는 당귀의 효능을 활용하였다. 『名醫別錄』에서 당귀가 "客血內寒을 없앤다."고 하였고, 『傷寒藥性賦』에서 "당귀는 足厥陰으로 들어

가서 內寒을 흩는다."라는 말과 같다.

④ 潤腸通便

『本草綱目』에서 당귀에 "腸胃筋骨皮膚를 윤택하게 한다."는 작용이 있음을 말했다. 『本草正』에서도 "당귀는 …… 통증을 없애고 통변한다. …… 성질이 매끄럽고 잘 순행하므로 대변이 굳지 않는 환자는 피한다."라고 하였다. 그래서 『脾胃論』에 실린 通幽湯, 潤腸丸에 당귀를 배합한 것은 모두 養血潤腸, 增液通便하는 작용을 활용한 것이다.

2) 용량 · 용법

중경은 당귀를 모두 15처방에 활용했다.

① 용량 : 대량은 3냥, 소량은 1냥이다. 이 중 養血散寒하는 처방에서 모두 3냥이고, 환제와 산제에서 모두 1냥이었다. 현재 상용량은 10~15g이다.

② 포제 : 중경은 이에 대해 설명하지 않았다. 『雷公炮炙論』에서 "당귀는 먼저 먼지와 머리끝의 딱딱한 곳 1분을 없애고, 술에 하룻밤 담근다."라고 하였다. 현재는 補血潤腸할 때는 生用하고, 活血祛瘀할 때는 술로 법제한다.

③ 용법 : 탕제에 넣거나 환제, 산제로 사용하기도 한다.

3) 사용주의

당귀는 성질이 따듯하고 윤기가 많은 약품이다. 그래서 『本草經疏』에서 "胃腸이 얇고 약하여 물 같은 설사를 하거나 제반 위장병으로 식욕부진하고 소화불량인 환자들은 쓰지 않는다. 産後에도 쓰지 않는다(胎前)."라고 하였다. 『本草匯言』에서는 "風寒이 다 없어지지 않아서 惡寒發熱하고 表症이 드러나는 환자는 쓰지 않는다."라고 하였다. 현재는 濕에 막히거나 설사 환자는 쓰지 않는다.

4) 현대연구

① 성분약리

당귀의 뿌리는 휘발유(essential oil), 지방유, palmitic acid, β−sitosterol, 비타민, ferulic acid 등을 함유하고 있다.[24] 약리연구에 의하면 당귀에는 자궁수축 완화, 관상동맥혈류량 증가, 심박이상 조절, 항산화와 유리기 제거, 항혈전, 혈중지질강하, 적혈구 생성촉진, 항종양, 소염진통, 항균작용 등이 있다.[25]

② 임상응용

a. 생리통 : 당귀 20g, 홍화 10g을 각각 50%의 알코올 50ml에 담갔다가 48시간 후 여과한 다음 섞고 다시 알코올을 100ml 가한다. 매일 3회, 식후 3ml씩 복용하고 생리 중에는 복용하지 않는다. 생리불순, 생리통, 자궁발육부전 등 환자 54례를 치료하였다. 복용량은 60~600ml까지 일정하지 않았지만 무효 환자 7례를 제외하고 나머지는 모두 유효하였다.[26]

b. 습관성변비 : 당귀, 蘿菔子 각 20g에 물을 6배 붓고 2시간 동안 달인 다음 다시 같이 2회 달여서 침전된 후 여과해서 찌꺼기를 버린다. 꿀 200g을 타서 섞으면서 끓여 만든다. 하루 2회 100ml씩, 대변이 시원하게 나오면 1일 1회씩 30~50ml를 복용한다. 10일을 한 치료 기간으로 한다. 117례 치료 결과 유효 110례(90.4%)였다.[27]

c. 대머리 : 당귀, 柏子仁 각 500g을 같이 미세 분말하고 끓인 꿀로 콩알만하게 환약을 만든다. 1일 3회, 9g씩 식후에 복용한다. 모두 40례를 치료하여 만족스런 효과가 있었다.[28]

24 王浴生 等, 中藥藥理與應用, 人民衛生出版社, 1983:424
25 陰健 等, 中藥現代研究與臨床應用, 學苑出版社, 1993:286
26 江蘇新醫學院, 中藥大辭典(上册), 上海人民出版社, 1977:879
27 羅崇解, 湖南中醫雜誌, 1987;(1):11
28 薛維振, 陝西中醫, 1987;(9):419

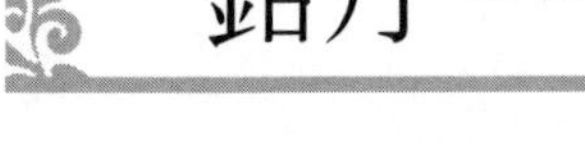

8 鉛丹 연단

납을 가공하여 만든 Lead tetraoxide이다. 黃丹, 廣丹[29], 東丹[30]으로 부르기도 한다. 맛은 맵고 짜며 성질은 차갑고 有毒하다. 心經, 脾經, 肝經으로 들어간다.

1) 효능 · 주치

① 痰을 떨어뜨리고 놀람을 진정한다[墜痰鎭驚]

柴胡加龍骨牡蠣湯은 "傷寒病을 앓은 지 8~9일에 瀉下하여 가슴이 그득하고 갑갑하고 놀라는[胸滿煩驚] 증상"을 치료한다. 여기서 연단은 겁먹은 상황을 무겁게 진정하여 정신을 안정한다.

『本經』에서 "驚癎癲疾을 치료한다."고 하였고, 『藥性論』에서 "驚悸狂走"를 치료한다고 하였다. 『日華子本草』에서는 "鎭痙安神하는 효능이 있다."라고 하였고, 『傷寒藥性賦』에서 "鎭痙安吐하는 좋은 처방이다."라고 하였다. 또 『本草綱目』에서는 더 자세하게 "연단은 성질이 무겁고 가라앉으며 맛은 소금과 白礬의 맛을 겸하고 있다. 血分으로 들어가서 痰을 떨어뜨리고 겁을 없앤다. 그래서 驚癎癲狂, 吐逆, 反胃를 치료한다."고 하였다. 그래서 『博濟方』의 驅風散은 白礬과 배합하고 가열한 뒤 분말하여 風痰를 치료하였다. 현재도 가끔 연단으로 驚癎癲狂과 吐逆反胃를 치료하기도 한다.

② 해독하고 살결을 재생한다[解毒生肌]

『別錄』에서 연단은 "獨熱臍攣을 없애고 외상으로 인한 과다출혈[金瘡溢血]을 치료한다."고 하였고, 『藥性論』에서 "통증을 그치고 살결을 재생한다."라고 하였다. 『日華子本草』에서는 "화상[湯火瘡]"을 치료한다고 하였다.

임상적으로 『聖惠方』의 黃丹膏는 연단에 白蘞, 乳香, 黃連 등을 배합하여 모든

29 廣丹; 상품명.
30 東丹; 鉛丹의 상품명, 주로 廣東에서 산출되어 붙여진 이름.

癰疽發背를 치료하였다. 『瘍科選粹』의 黃丹膏는 川芎, 輕粉, 樟腦 등을 배합하여 오랫동안 낫지 않는 臁瘡과 風癬, 疥癩, 血風 등의 瘡을 치료하였다. 『聖濟總錄』의 鉛丹膏는 잉어를 배합하여 갑자기 눈에 생기는 珠管을 치료하였다. 『補缺肘後方』에서 식초로 개어 전갈에 쏘인 상처를 치료하였다.

이는 모두 연단의 解毒生肌하는 효능을 활용한 것이다. 그래서 『本草綱目』에서 총괄하여 "연단은 덩어리를 없애고 살충하여 부스럼[癎疾], 설사, 덩어리가 있는 瘧疾을 치료한다. 또 열을 식히고 독을 뽑아서 살결을 재생하고 瘀血을 없앤다. 따라서 惡瘡腫毒을 치료하며, 膏藥을 만들 때 외과에서 반드시 쓰는 약물이다."라고 하였다.

2) 용량 · 용법

중경은 연단을 柴胡加龍骨牡蠣湯 1처방에만 썼다.

① 용량 : 위 처방에서 용량은 1냥 반이다. 현재 내복할 때는 1회에 0.3~0.6g을, 외용할 때는 적당량을 쓴다.

② 포제 : 중경은 이에 대해 밝히지 않았다. 『本草綱目』에서 "쓸 때 물에 흘려 소금기와 모래를 없애고 말린다. 약한 불에 자색으로 볶고 땅 위에서 火毒을 없애서 약으로 쓴다."라고 하였다.

③ 용법 : 내복할 때는 환제나 산제로 한다. 외용할 때는 분말하여 뿌리거나 개어 붙이거나 고아서 고약을 만들어 환부에 바른다.

3) 사용주의

『本草匯言』에서 "血虛로 유발된 驚癎에 함부로 투여하지 말라."고 하였다. 『本草經疏』에서는 "胃虛로 유발한 吐逆과 寒證에서 기인한 구토에는 모두 적합하지 않다."라고 하였다. 따라서 血虛驚癎, 胃虛吐逆 환자는 쓰지 않는다. 내복할 때는 누적되어 중독되지 않게 주의해야 한다.

4) 현대연구

① 성분약리

연단의 주 성분은 minium[red lead, lead tetraoxide(Pb_3O_4)]이다. 살균, 살충, 분비억제 작용이 있다.[31]

② 임상응용

a. 류머티스관절염 : 鉛丹, 皂礬, 火硝, 胡椒, 五倍子를 배합하여 분말하고 풀처럼 개어서 손바닥으로 쥐고 있다가 땀이 나오면 약을 버린다. 이 방법으로 류머티스관절염을 치료하였다.[32] 현재 연단은 주로 고약을 제조할 때 쓴다. 식물유와 함께 가열하여 油酸鉛을 만들어서 외용 고약의 기초제로 쓴다.

31 江蘇新醫學院, 中藥大辭典(下册), 上海人民出版社, 1977:1870
32 張述文 等, 中醫雜誌, 1981;(1):78

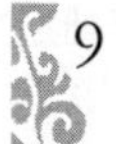 9 鼠婦 서부

서부과(鼠婦科) 동물인 平甲蟲의 건조한 全體다. 속칭 平甲蟲이라고 하는데, 『中藥志』에서 燥濕蟲이라고 하였다. 맛은 시고 성질은 서늘하다. 肝經으로 들어간다.

1) 효능 · 주치

① 破血通經

鼈甲煎丸은 "癥瘕, 瘧母"를 치료한다. 여기서 서부는 瘀血을 부수어 견고함을 없애고 응결을 흩어서 鬱滯를 없앤다[破瘀消堅, 散結化鬱]. 아울러 견고함을 부드럽게 하고 응결을 흩으며 寒熱을 없애는 鱉甲과 맹렬한 성질로 破血逐瘀하는 䗪蟲 蜂窠와 배합하여 化瘀消癥, 殺蟲止瘧한다.

黃元御는 서부를 "經脈을 잘 소통하고 癥病을 없앤다."고 하였고, 『本草求眞』에서 "寒熱瘀積을 없앤다."고 하였다. 『本草綱目』에서 "久瘧으로 생기는 寒熱을 치료한다."고 하였다.

임상에서는 瘀血을 부수고 經脈을 소통하는 鼠婦로 癥瘕聚, 經閉, 생리통 등 重症 瘀血을 치료하는데, 보통 桃仁, 紅花를 같이 쓴다.

② 이뇨하여 소변불리를 치료한다[利水通淋]

중경은 이를 밝히지 않았다. 『本草經疏』에서 "利水", 『日華子本草』에서 "通小便"이라고 하였다. 『本經』에서 "氣癃으로 소변이 안 나오는 증상을 치료한다."고 하였다. 『千金方』에서는 서부 단방으로 산후의 소변불리를 치료한 기록이 있다.

최근 서부를 불에 말려서 분말하였다가 타서 복용하여 溺血과 血淋을 치료한 보고가 있다. 이처럼 서부는 利尿通淋한다.

③ 解毒止痛

『本草綱目』에서 "風蟲牙齒疼痛을 치료한다."고 하였으며, 또 "화살에 맞은 독, 거미에 물린 독을 해소한다."라고 하였다. 『壽域神方』에서는 鵝口瘡을 치료하였고, 『聖惠方』에서 환부에 응용하여 충치로 인한 통증을 치료하였다. 현재 임상에서 응용은 적다.

2) 용량 · 용법

중경은 서부를 鼈甲煎丸 1처방에만 활용했다.

① 용량 : 위 처방에서 분량은 3분이다. 현재 상용량은 3~6g이다.

② 포제 : 중경은 처방에서 "熬(볶는다)"라고 주해하였다. 현재는 雜質을 깨끗이 씻어내고 약한 불에 노랗게 되도록 쬐어서 쓴다.

③ 용법 : 전탕하여 내복하거나 환제나 산제로 쓴다. 외용할 때는 분말하여 개어서 붙인다.

3) 사용주의

『日華子本草』에서 "유산을 유발한다."고 하였고, 『本草品匯精要』에서 "임신부는 복용하지 말라."고 하였다. 서부는 약력이 맹렬하므로 임신부는 사용하지 않는 것이 좋다.

4) 현대연구

① 성분약리

서부는 reducing sugar, mucopolysaccharide, hydrate, unsaturated fatty acid, cholesterol 등의 성분을 함유하고 있다.[33]

② 임상응용

a. 만성기관지염 : 서부를 분쇄하고 60%의 알코올로 처리한 후 0.3g, 0.5g 두 가지 알약을 만든다. 0.3g 알약은 1회에 3~8알을, 0.5g 알약은 1회에 2~5알을 하루

33 江蘇新醫學院, 中藥大辭典(下册), 上海人民出版社, 1977:2499

3회 복용한다. 15일을 한 치료 기간으로 한다. 만성기관지염 환자 247례를 치료하였다. 완치 24례, 현저한 효과 71례, 호전 107례, 무효 45례였다. 총 유효율은 81.8%였다. 이중 천식형 환자의 유효율이 83.4%였고, 단순형은 79.4%였다. 肺腎兩虛와 偏寒型 환자는 치료 효과가 비교적 좋았다.[34]

b. 구강염, 편도선염 : 서부 30~40개를 기왓장에 올려놓고 불에 쬐어 말려서 분말한다. 氷片을 약간 가하여 밀봉 보관한다. 분말을 환부에 뿜는다(모두 삼킬 필요는 없고 나오는 데로 뱉어낸다). 하루 2~3회 실시한다. 구강염과 편도선염, 鵝口瘡 치은염 환자 250례를 치료하였는데, 보통 평균 3~5일 내에 치유되었다.[35]

34 天津市紅橋區第一防治院, 防治院報, 1972;(1):35
35 湖南省衛生局, 中草藥新醫療法展覽資料選編, 1970:269

10 亂髮 난발

사람의 머리털이다. 맛은 쓰고 성질은 따듯하다. 心經, 肝經, 腎經으로 들어간다.

1) 효능 · 주치

① 이뇨하여 소변불리를 치료한다[利尿通淋]

滑石白魚散은 "소변불리"를 치료하고, 豬膏髮煎은 "諸黃"을 치료한다. 환자들이 복용한 후 "질병이 소변으로 나온다."라고 하였다. 이처럼 난발은 利尿通淋하는 효능이 있다. 그래서 『本經』에서 "五癃, 關格不通을 치료하며, 소변이 나오는 길을 순조롭게 한다."라고 하였다.

『本草思辨錄』은 더 상세하게 "중경의 豬膏髮煎은 黃疸과 陰吹正喧을 치료한다. 豬膏는 건조함을 자윤하고, 난발은 약물을 下焦 血分으로 끌고 가서 瘀血을 없애고 關格을 뚫고 이뇨한다. 滑石白魚散은 강한 이뇨제다. 질병에 氣分에만 있는 게 아니다. 滑石은 구멍을 잘 소통하여 濕熱을 몰아내지만 血 중의 氣藥인 白魚와 난발을 배합하지 않으면 방광의 水氣가 잘 나오지 못한다. 중경이 피의 잔재(亂髮)를 쓴 뜻은 『本經』의 의미와 부절처럼 맞는다."라고 하였다.

후세에 임상에서 대부분 이 효능을 이용하였다. 『聖惠方』에서 "여성의 급성 소변불통"을 치료하였고, 『肘後方』에서 "石淋"을 치료하였으며, 『補缺肘後方』에서 "황달"을 치료하였다.

2) 용량 · 용법

중경은 난발을 모두 2처방에 활용했다.

① 용량 : 대량으로 쓸 때는 계란 크기 3개, 소량으로 쓸 때는 1순가락 정도다. 현재 상용량은 5~10g이다.

② 포제 : 중경은 滑石白魚散에서 "태운다[燒]."라고 하였다. 현재는 대부분 밀

폐한 채 불에 쪼인 후 약으로 쓴다.

③ 용법 : 탕제에 넣는다. 또는 산제로 쓰기도 한다.

3) 사용주의

『實用藥性字典』에서 "재로 만들면 맛이 좋지 않다. 위가 약한 환자는 복용하지 말라."고 하였다.

4) 현대연구

① 성분약리

난발은 euglobulin, 지방, 수분, 회분(ash), 질소, 유황, 칼슘, 나트륨, 칼륨, 아연, 동, 철, 망간, 비소(arsenic) 등의 원소를 함유하고 있다.[36]

② 임상응용

a. 지혈 : 머리털 재[血餘炭] 75g, 말린 연뿌리 150g에 물을 적당히 붓고 2회 달인다. 1회에 한 시간씩 달인다. 2차 달인 액을 합하여 같이 여과하고 약한 불에 100ml까지 농축한다. 일반적인 용량은 1회에 10ml씩 하루 2회 복용한다. 중증은 1회에 15~20ml씩 하루 3~4회 복용한다. 필요에 따라 4시간에 한 번씩 출혈이 멈출 때까지 복용한다.[37]

b. 화상[燙傷] : 머리털 태운 것을 곱게 분말하고 바세린을 적당히 섞어서 상처에 바른다. 사용할 때는 먼저 상처를 씻고, 물집이 있으면 터트린 후 소독 면봉으로 닦아낸다. 약을 바른 후 소독포로 덮는다. 얼굴은 매일 1회 바르고, 기타 부위는 2~3일에 한 번씩 시행한다.[38]

36 江蘇新醫學院, 中藥大辭典(上册), 上海人民出版社, 1977:925
37 謝福安 等, 福建中醫藥, 1960;(3):16
38 張金鑣(장금표), 福建中醫藥, 1961;(2):64

11 新絳 신강

신강은 『本經』이나 『本草綱目』에 기록이 없다. 현재 『中藥大辭典』에도 수록되어 있지 않다. 신강이 어떤 물질인지 설이 일치하지 않는다. 어떤 醫家는 붉은 비단[緋帛]이라고 하였다(茜草로 처음 염색하거나 猩猩血 藏紅花汁, 蘇木으로 염색한 것). 陶弘景은 '絳'을 茜草라고 하고, 신강은 새로 베어낸 茜草라고 하였다. 鄭氏는[39] 약명 용법 주치를 같이 고찰하고 관련한 본초원문과 논거를 인용하여 이 약은 茜草로 처음 염색한 絲織物이며 茜草로 신강을 대용할 수 있다고 하였다. 이상을 종합하여 필자는 茜草로 염색한 붉은 비단이 옳다고 주장한다.

1) 효능 · 주치

① 혈액을 활성하여 어혈을 없앤다[活血化瘀]

旋覆花湯은 "肝著(간착)으로 환자가 항상 상반신을 춤추려 하는 증상"을 치료한다. 肝著은 간이 사기를 받아서 소설작용이 안 되어 해당 經脈의 氣血이 울체하고 붙어서[著] 순행하지 못하여 생긴다. 이 처방에서 신강은 『金匱要略淺注補正』에서 "신강은 茜草로 염색한 것이다. 이것은 破血한다. 그래서 肝經의 血著을 치료하는 중요 약이다. 그리고 下氣하는 旋覆花와 따듯하게 소통하는 葱白을 배합하여 응결이 흩어지고 양기가 소통되어 血氣가 조화하면 肝著이 저절로 낫는다."라고 하였다. 『本草綱目』에서는 "活血行血"이라고 하였고, 『本草匯言』에서 "血氣를 활성하고 경락을 소통하여 血鬱血痺의 제반 증상에 가장 절묘하다."라고 하였다.

임상에서는 化瘀活血하는 효능을 응용하여 보통 血滯經閉나 타박상에 쓴다. 血滯經閉에는 當歸와 香附子를 같이 쓰고, 타박상에는 紅花와 川芎을 같이 쓴다.

② 혈행을 촉진하고 지혈한다[行血止血]

"유산 후 자궁출혈(婦人半產漏下)"에는 旋覆花湯을 쓴다. 여기서 신강은 行血하

39 鄭金生, 遙寧中醫雜誌, 1982;(1):42

고 止血한다. 止血하면서 瘀血이 남지 않게 하고, 行血하면서 妄行하지 못하게 한다. 신강은 차가운 성질로 피를 식힌다. 그래서 임상에서 血熱로 妄行하는 각종 출혈에 응용한다. 특히 血熱에 瘀血을 수반한 경우 더 적합하다. 그래서 『本草匯言』에서 "治血, 能行能止"라고 하였다. 『本草經疏』에서는 "行血凉血하는 중요한 약이다."라고 하였다. 또 『本事方』에서는 수시로 흘리는 코피를 치료하였고, 『醫門補要』에서는 吐血을 치료하였다. 모두 活血, 凉血, 止血하는 효능이다.

2) 용량 · 용법

중경은 신강을 旋覆花湯 1처방에 썼다.

① 용량 : 旋覆花湯에서 용량은 소량이다. 현재 상용량은 10~15g이다.

② 포제 : 중경은 이를 밝히지 않았다. 『證類本草』에서 "약에 넣을 때 썰어서 볶아 쓴다."라고 하였다.

③ 용법 : 달여서 내복한다.

3) 현대연구

① 성분약리

신강은 紫茜素, 茜素(alizarin), 僞紫茜素, 茜草色素 등을 함유하고 있다. 혈액응고시간을 단축하고 heparin으로 유발한 혈액응고장애를 바로 잡는다. 뚜렷한 거담지해 작용이 있다.[40]

② 임상응용

a. 만성기관지염 : 신선한 茜草(건조품은 10g을 쓴다), 橙皮를 18g씩 준비하고 200ml 물에 넣고 100ml가 될 때까지 달인다. 하루 2회 50ml씩 10일을 1 치료 기간으로 한다. 만성기관지염 환자 123례를 치료하였다. 1치료 기간으로 뚜렷한 효과율이 40.7%였고, 두 치료 기간으로 뚜렷한 효과율이 69.1%였다. 천식형이 단순형보

40 楊永良, 中藥學, 湖北科學技術出版社, 1989:210

다 효과적이었고, 비흡연자가 치료율이 높았다.[41]

b. 연부조직손상 : 茜草根과 大黃을 같이 거칠게 분말하고 베로 싸서 20분 달인다. 이 약물로 환부를 씻고 바른다. 연부조직손상 환자 300례를 치료하였다. 완치 260례, 호전 16례, 무효 2례, 결과 불명이 22례였다. 치료율이 86.6%였다.[42]

41 江蘇新醫學院, 中藥大辭典(下册), 上海人民出版社, 1977:1567
42 李鶴軒, 陝西中醫, 1987;(1):35

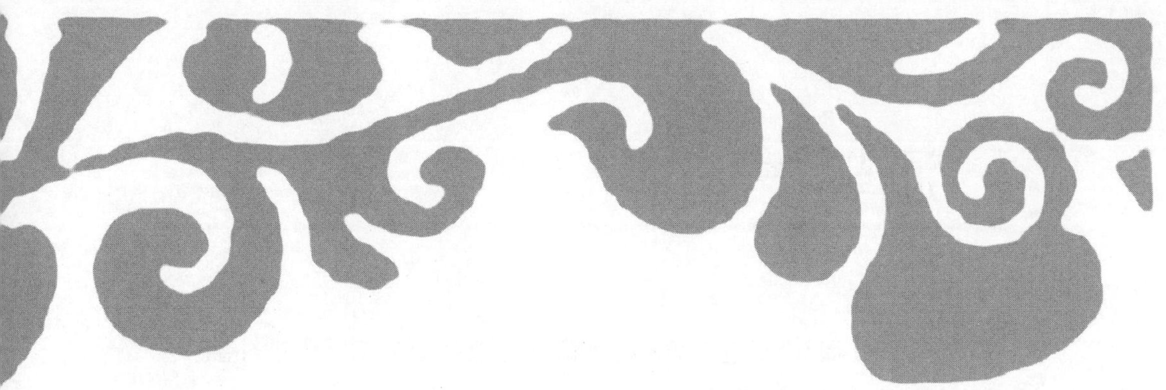

第十三章

十四劃 以上

當歸四逆湯과 當歸四逆加吳茱萸生薑湯은 모두 통초를 桂枝, 當歸, 吳茱萸와 배합하여 血虛寒厥 또는 裏寒으로 맥이 끊어질 듯이 약해지며 手足厥寒한 증상을 치료했다. 이것은 "통초는 담담한 맛으로 脈道와 궐증 부위를 소통하여 잘 순행한다."(許宏)는 효능을 쓴 것이다. 『本經』에서 이를 "通利九竅血脈關節"이라고 하였다. 이 효능을 "사기가 血分을 막고 있을 때 통초는 血分으로 들어가 막힘을 부수어 치료한다. 그래서 나머지 약물들도 통초의 힘에 의지하여 같이 소통한다. 처방 구성의 신묘함이 이와 같다."(陳定斯)라고 해석하였다. 『本草正義』에서 "이 약물은 향기도 없고 맛도 없으며 담담한 특징으로 작용을 발휘한다. 그래서 經絡을 통행하고 清熱利水하는 효능이 木通과 유사하다. 다만 통초는 木通처럼 쓴맛이 없기 때문에 하강하여 배설하는 힘이 완만하여 심한 폐단이 없다. 그래서 비록 通利하지만 陰을 손상하지 않는다. 濕熱이 심하지 않은 경우에 적합하다."라고 하였다.

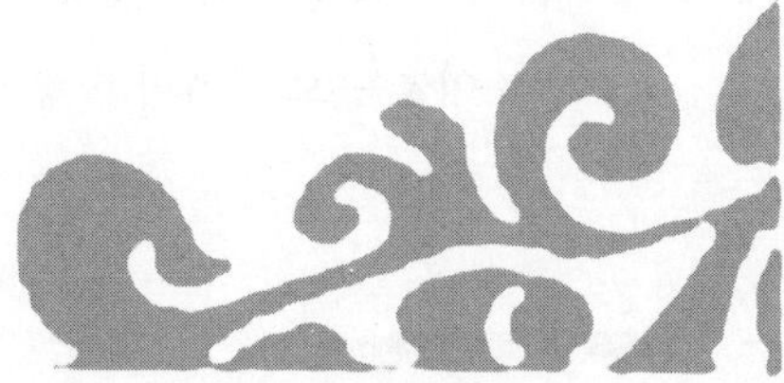

1 通草 통초

오가과(五加科) 灌木식물인 通脫木의 莖髓이다. 맛은 달고 담담하며 성질은 약간 차갑다. 肺經, 胃經으로 들어간다.

1) 효능 · 주치

① 혈액순환을 촉진한다[通利血脈]

當歸四逆湯과 當歸四逆加吳茱萸生薑湯은 모두 통초를 桂枝, 當歸, 吳茱萸와 배합하여 血虛寒厥 또는 裏寒으로 맥이 끊어질 듯이 약해지며 手足厥寒한 증상을 치료했다. 이것은 "통초는 담담한 맛으로 脈道와 궐증 부위를 소통하여 잘 순행한다."(許宏)는 효능을 쓴 것이다.

『本經』에서 이를 "通利九竅血脈關節"이라고 하였다. 이 효능을 "사기가 血分을 막고 있을 때 통초는 血分으로 들어가 막힘을 부수어 치료한다. 그래서 나머지 약물들도 통초의 힘에 의지하여 같이 소통한다. 처방 구성의 신묘함이 이와 같다."(陳定斯)라고 해석하였다. 『本草正義』에서 "이 약물은 향기도 없고 맛도 없으며 담담한 특징으로 작용을 발휘한다. 그래서 經絡을 통행하고 淸熱利水하는 효능이 木通과 유사하다. 다만 통초는 木通처럼 쓴맛이 없기 때문에 하강하여 배설하는 힘이 완만하여 심한 폐단이 없다. 그래서 비록 通利하지만 陰을 손상하지 않는다. 濕熱이 심하지 않은 경우에 적합하다."라고 하였다.

通利하는 성질을 활용하여 『日華子本草』에서 "催生, 下胞, 下乳"한다고 하였고, 『長沙藥解』에서 "月經不通을 뚫고 …… 鼻癰을 치료한다."라고 하였다. 임상에서 통초는 분명히 "내부로 九竅를 뚫고 외부로 營血을 소통한다."는 효능이 있다.

② 이뇨를 강화하여 부종을 치료한다[利水消腫]

『本草正義』에서 "통초는 東垣이 陰竅를 순조롭게 하여 五淋을 치료하고 부종을 없앤다. 경증에만 유효하다. 또 瀉肺하여 소변을 잘 내보내는 효능이 燈心草와 같다. 이들은 모두 색이 하얗고 기미가 가볍고 맑아서 상행하여 肺에 막힌 열을 배설하여 上竅를 宣通한다. 그래서 下竅가 저절로 순조롭게 된다고 하였는데, 믿을 만한 설이다." 라고 하였다.

『醫學啓源』에서 "水腫癃閉를 없애고 五淋을 치료한다." 라고 하였고, 『傷寒藥性賦』에서 "肺熱을 없애서 氣化의 근원을 연다." 고 하였다.

후세에는 通草飮子로 "화끈거리면서 소변이 잘 안 나오고, 소변이 붉은 증상(熱氣淋澁, 小便赤如紅花汁者)"을 치료하였고, 通草散으로 "전신이 누렇고 투명한 부종(一身黃腫透明)"을 치료하였는데, 모두 "열을 이끌고 내려서 소변을 잘 나오게 한다."는 통초의 효능을 활용한 것이다.

2) 용량 · 용법

중경은 통초를 2처방에 썼다.

① 용량 : 중경의 두 처방에서 모두 2냥이다. 현재는 보통 2~5g 쓴다.

② 용법 : 물에 달여서 복용한다.

3) 사용주의

『本草匯言』에서 "陰陽이 모두 허하면 금한다." 라고 하였고, 『本草從新』에서는 "中寒者는 쓰지 말라." 고 하였고, 『本草經疏』에서는 "허탈한 사람은 금한다. 임신부는 복용하지 말라." 고 하였다.

4) 현대연구

① 성분약리

aldonic acid, 지방, 단백질 그리고 많은 종류의 당을 함유한다. 약리연구에 의하면 이뇨와 유즙분비촉진 작용이 있다.[1]

1 楊永良, 中藥學, 胡北科學技術出版社, 1989:114

2 酸棗仁 산조인

서리과(鼠李科) 落葉灌木 또는 喬木인 酸棗의 성숙한 종자이다. 맛은 달고 시며 성질은 평이하다. 心經, 肝經으로 들어간다.

1) 효능 · 주치

① 肝을 보하고 심장과 정신을 안정한다[補肝, 寧心, 安神]

酸棗仁湯은 "虛勞虛煩不得眠"을 치료한다. 이 처방은 맛이 달고 윤기가 있으며 성질이 평이한 산조인을 많이 써서 肝血을 기르고 心陰을 보태고 心神과 魂魄을 안정한다. 보통 知母, 茯苓을 배합하여 養陰淸熱하고 心神을 안정한다.

『本草匯言』에서 "氣를 수렴하여 정신을 안정한다."고 하였고, 『別錄』에서 "정서불안으로 인한 불면증을 치료한다(主煩心不得眠)."고 하였고, 『本草綱目』에서 "膽虛로 인한 불면증을 치료한다."고 하였고, 『局方』의 寧志膏는 심장이 허하고 정신을 제대로 지키지 못하여 놀라고 두려워하며 健忘症과 睡眠不安한 증상을 치료했으며, 『聖惠方』에서 산조인으로 죽을 끓여서 복용하여 心煩不眠症을 치료하였다.

이러한 효능을 임상에서 心肝血虛로 발생한 虛勞, 驚悸, 不眠症을 치료하는데 활용했으며, 실제로 滋養性 安神藥이다.

② 陰을 자양하고 땀을 수렴하며 津을 발생한다[養陰, 斂汗, 生津]

산조인은 단맛으로 보하고 신맛으로 수렴하여 陰氣를 기르고 땀을 거두며 津을 생기게 하여 갈증을 그친다. 『本草再新』에서 "斂氣止汗"이라고 하였고, 『別錄』에서 "虛汗煩渴"을 치료한다고 하였다.

『本經逢源』에서는 "익히면 精을 수렴한다. …… 傷寒病으로 허약해져서 마음이 불안하고 땀을 많이 흘리거나 허약한 환자가 盜汗을 흘릴 때 모두 볶아서 익혀 쓴다. 모두 肝과 脾臟의 津液을 수렴하는 효능을 활용하는 것이다."라고 하였다. 임상에서는 自汗, 盜汗, 津을 손상하여 구갈이 있는 증상에 모두 적합하다.

총괄하면 산조인은 내부를 보하고 외부를 수렴하는 특징이 있다. 그래서 안으로 心肝을 보하여 정신을 안정하며, 또 외부는 營陰을 수렴하여 땀을 그친다. 그래서 정신을 안정하고 땀을 수렴하는 좋은 약으로 불린다. 보통 陰血不足하고 心과 肝이 약해진 증상에 활용한다.

2) 용량 · 용법

중경은 酸棗仁湯 1방에만 썼다.

① 용량 : 원방의 용량은 2승이다. 현재 상용량은 10~18g이다. 산제로 쓸 때는 1회에 1.5~3g을 복용한다.

② 포제 : 중경은 이에 대해 언급하지 않았다. 『婦人良方』에서 "炒香"이라고 하였고, 『本草正義』에서 "그냥 쓰면 잠을 안 오게 하고, 볶아서 쓰면 마음을 안정한다."고 하였다. 『局方』에서는 "먼저 약한 불로 충분히 익혀서 향이 나오게 하여 갈아서 부수어 쓴다."는 방법을 제시했다. 또 『本草蒙筌』에서는 "잠이 많고 膽實證으로 열이 있으면 분말하여 쓰고, 불면증이 있으며 담이 허하고 寒氣가 있으면 볶아서 산제로 쓴다."고 하였다. 현재는 각지에서 불면증을 치료할 때 볶아서 익혀 쓴다.

용법 : 중경은 처방 뒤에서 "산조인을 달인다." 후에 "나머지 약을 넣는다."고 하여 산조인을 탕제로 쓸 때는 먼저 달이라고 하였다. 현재는 달일 때는 먼저 달이지 않는다. 분말하여 수면 전에 그냥 복용하기도 한다.

3) 사용주의

實邪로 火氣가 울체하거나 대변이 묽은 환자는 신중히 써야 한다. 『得配本草』에서 "肝氣가 지나쳐서 煩躁하거나 불면하면 쓰지 말라."고 하였고, 『本草經疏』에서 "肝, 腎, 脾, 三經에 實邪로 열이 있으면 쓰지 말라. 산조인은 수렴하기 때문이다."라고 하였다. 『本草求眞』에서는 "성질이 윤기가 많기 때문에 물똥을 싸는 환자는 가장 금한다."라고 하였다.

4) 현대연구

① 성분약리

산조인은 다량의 지방유와 단백질을 함유하고 있다. 또 두 종류 甾醇, 두 종류 triterpenoid 화합물, jujuboside, 비타민 C 등의 성분도 함유한다. 약리작용 연구에 의하면 진정, 최면, 진통, 항경궐, 체온하강, 지속적인 혈압하강 그리고 자궁흥분작용이 있다.[2]

② 임상응용

a. 두통, 脇痛, 胃痛, 腰痛 : 용량은 15g 이상 써야 한다. 중증에는 50g까지 쓴다. 부수어서 삼킨다. 앞에 쓴 여러 가지 통증에 모두 유효하다. 다만 虛證으로 인한 통증에 더 효과적이며, 치료 기간 중 부작용은 없었다.[3]

b. 자정에 발작하는 여러 가지 질환 : 산조인 30g, 生甘草 10g을 물에 달여서 1잔으로 만들어 야간 10시에 자주 복용한다. 자정에 발작하는 여러 질환(허증에 속하는 질환) 105례를 치료하였다. 이중 복약 후 1~3에 나은 환자가 70례, 4~6일에 나은 환자가 25례, 7~12일에 나은 환자가 6례, 현저한 효과가 4례였다.[4] 산조인 40g에 白朮 20g, 乾薑 10g, 甘草 12g을 달여서 복용하여 한밤중에 일어나는 胃痛을 치료하여 유효하였다.[5]

c. 사정불능 : 산조인 30g, 細茶末 60g을 같이 미세 분말하여 인삼 수염뿌리 6g 달인 물로 6g씩 하루 2회 복용한다. 사정불능 4례를 치료하여 모두 완치되었다.[6]

d. 몽유병 : 산조인 15~30g, 浮小麥 30g, 生地 15g 등을 달여서 하루 1첩 복용한다. 보통 15~20일 복용한다. 몽유병 등 여러 케이스에 만족할 효과가 있었다.[7]

2 江蘇新醫學院, 中藥大辭典(下册), 上海人民出版社, 1977:2534
3 謝炳國, 中藥通報, 1986;(4):60
4 孫朝宗, 山東中醫雜誌, 1988;(1):17
5 原維民, 山東中醫學院學報, 1984;(2):76
6 張家駒, 浙江中醫雜誌, 1987;(5):204
7 郭仁旭, 新中醫, 1985;(2):13

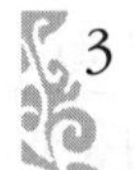

3 蜘蛛 지주

원망주과(圓網蛛科) 동물인 大腹圓網蛛 등의 全蟲이다. 맛은 쓰고 성질은 차가우며 독이 있다. 肝經으로 들어간다.

1) 효능 · 주치

① 응결을 부수고 氣를 순조롭게 한다[破結利氣]

蜘蛛散은 "陰狐疝氣로 한쪽으로 크기가 다르며 수시로 오르내리는 증상"을 치료한다. 이 병은 肝經에 寒氣가 응결해서 발생한다. 처방 중 지주는 君藥으로서 응결을 부수고 기를 순행하며, 맵고 성질이 따듯한 桂枝를 배합하여 厥陰肝經으로 인도하여 寒氣를 흩는다. 두 약물이 합해서 매운맛과 따듯한 성질로 소통하여 순행하는 약제가 된다.

『金匱玉函經二注』에서 "지주는 그물을 펴서 동물을 잡는다. 거미줄은 오른쪽으로 돌아서 외부에서 내부로 들어간다. 심한 바람도 잘 견딘다. 그래서 '건금선전(乾金旋轉)' 하는 의의가 있다. 따라서 風木의 妖狐를 치료하며, 桂枝와 배합하여 응결한 厥陰의 氣를 퍼뜨려 흩는다."라고 하였다.

지주는 맹독이 있다. 후세에는 항상 橘核, 川楝, 香附子, 小茴香 등 疏肝理氣하는 약물로 치료하였다. 효과가 비교적 좋으며 지주에 破結理氣하는 효능이 있다.

② 독을 없애고 부기를 해소한다[解毒消腫]

중경이 언급하지 않은 부분이다. 『唐本草』에서 "主蛇毒"이라 하였고, 『日華子本草』에서 "疔腫"을 치료한다고 하였다. 『本草經集註』에서는 "벌이나 지네에 물린 부위에 올려놓으면 독을 빨아낸다."고 하였다. 또 『吉林中草藥』에서 지주로 "瘰癧, 疔瘡, 벌이나 전갈에 물린 데"를 치료한다고 하였다.

『仁齋直指方』에서 햇볕에 말려서 분말하고 輕粉을 넣고 참기름에 개어 붙여서 "惡瘡"을 치료하였고, 『千金方』에서 첩부제로 "사타구니에 종창으로 고름이 흘러내리는 증상"을 치료하였다.

이처럼 지주는 모든 疔腫, 瘰癧, 瘡瘍과 지네, 벌, 전갈 등에 물린 상처를 모조리 치료하였는데, 이것은 독으로 독을 다스리는 효능이다. 임상에서는 대부분 외용하는 것이 좋다.

③ 風邪를 없애고 경련을 그친다[祛風止痙]

『小兒衛生總微論』의 立聖散은 말린 전갈과 같이 분말하여 젖에 개어서 아이 입에 떨어뜨리는 방법으로 "신생아가 입을 다문 채 벌리지 못하는 증상"을 치료하였고, 『千金方』에서 中風 口眼喎斜를 치료할 때 수축한 쪽의 頰車穴 위를 마찰하여 바로 돌아오면 그치는 방법을 썼다. 『泉州本草』에서는 朱砂, 白芥子와 같이 복용하여 "小兒慢脾風" 등을 치료하였다. 모두 지주의 祛風止痙하는 작용이다.

2) 용량 · 용법

중경은 지주를 蜘蛛散 1방에만 썼다.

① 용량 : 원방에 "十四枚"를 썼다. 현재는 적게 쓴다.

② 포제 : 중경은 "불에 볶는다(熬焦)."라고 하였다. 『長沙藥解』에서 "약성이 변하지 않을 정도로 바싹 마르게 불에 볶아서 쓴다."고 하였다. 『雷公炮炙論』에서는 "머리와 다리를 없애고 쓴다."고 하였는데, 이 설을 따를 만하다.

③ 용법 : 중경은 "두 약물을 분말한다.", "蜜丸해도 괜찮다."고 하였다. 이것은 지주를 내복할 때 환제나 산제가 적합하다는 말이다. 현재는 외용할 수도 있다.

3) 사용주의

① 유독하므로 신중히 써야 한다.

② 지주는 종류가 아주 많다. 모두 유독하다. 『雷公炮炙論』에서 "지주를 쓸 때 오색이 있는 것은 쓰지 말라."고 하였고, "그물이 있으며 몸체는 작고 엉덩이가 크며 뱃속에 푸르고 누런 고름이 있는 것이 진품이다."라고 하였다. 참고할 만하다.

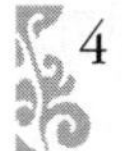

4 膠飴 교이

쌀이나 보리 싹 등 양식을 발효하고 糖化하여 만든 糖類 식품이다. 부드러운 종류와 딱딱한 종류가 있다. 부드러운 것을 膠飴라 하고, 딱딱한 것을 白貽糖이라고 한다. 약에 넣을 때는 부드러운 것이 좋다. 맛은 달고 성질은 따듯하다. 脾經, 胃經, 肺經으로 들어간다.

1) 효능 · 주치

① 脾를 보하고 氣를 북돋는다[補脾益氣]

黃芪建中湯은 "虛弱과 과로로 뱃속이 당기는 듯한 제반 不足症(虛勞裏急, 諸不足)"을 치료한다. 중경은 교이에 黃芪, 黨參, 炙甘草, 大棗를 배합하여 陰陽氣血이 모두 부족한 증상을 치료했다. 이것은 단맛과 따듯한 약성으로 中焦를 보하고 氣를 보하는 것이다. 『別錄』에서 "虛弱과 결핍한 증상을 주로 보한다."고 하였고, 『本草匯言』에서 "中焦 營氣의 급성 손상"을 치료한다고 하였다.

『千金』, 『日華子本草』, 『長沙藥解』에서 모두 飴糖에 "益氣力", "補脾精", "化胃氣"하는 효능이 있다고 말했다. 『本草經疏』에서 "貽糖의 단맛은 脾로 들어간다. 쌀과 보리 모두 脾胃를 자양하는 약물이다. 그래서 '補虛乏'하는 이치가 있다."라고 하였다.

② 경직을 완화하여 통증을 그친다[緩急止痛]

小建中湯은 "뱃속의 급한 통증[腹中急痛]"을, 大建中湯은 "상하부가 모두 아파서 만지지도 못하게 하는 증상"을, 黃芪健中湯은 "裏急"을 치료한다.

중경은 세 처방에 모두 飴糖을 활용했으며 경직을 완화하여 진통하려는 뜻이다. 『藥徵續編』에서 "교이는 甘草와 꿀을 합한 효능과 비슷하다. 모든 경직을 완화한다."고 하였고, 『長沙藥解』에서 "裏急을 완화하고 복통을 그친다."고 하였다.

임상적으로 『聖濟總錄』의 飴糖丸은 목구멍에 걸린 생선을 치료하고, 『古今錄驗方』에서 飴糖을 단방으로 다량 복용하여 은가락지나 비녀를 잘못 삼킨 증상을 치료하였다. 현재는 임상에서 過勞로 脾臟을 손상하고 裏急腹痛한 증상을 치료한다.

③ 肺를 자윤하여 기침을 그친다[潤肺止咳]

『本草求眞』에서 飴糖이 "肺가 심하게 건조한 증상을 조절한다."고 하였고, 『別錄』에서 "갈증을 그친다."고 하였다. 『千金 · 食治』, 『日華子本草』, 『本草蒙筌』에서 飴糖이 "咽痛을 그친다.", "痰을 없애서 기침을 그친다.", "潤肺止咳한다."고 하였다.

임상적으로 『肘後備急方』에서 생강과 동용하여 급성 해수를 치료하였고, 『本草匯言』에서 무즙 1사발과 같이 쪄서 뜨거울 때 마셔 대인과 소아가 급성으로 계속하는 기침을 치료하였고, 『本經逢源』에서 輕粉과 섞어서 불에 볶아 만든 환약을 입에 머금어 천식과 해수를 치료하였다. 현재는 대부분 杏仁, 百部, 沙參과 동용하여 潤肺止咳하는 효능을 증강한다.

2) 용량 · 용법

중경은 교이를 3처방에 활용하였다.

① 용량 : 3처방에서 모두 교이를 1승 썼다. 현재 상용량은 30~60g이다.

② 용법 : 중경은 항상 "찌꺼기를 없애고 飴糖을 넣는다."고 하였다. 小建中湯에서 "다시 약한 불로 가열하여 녹인다."고 하였다. 다른 약물을 건져낸 후 가열하여 녹이는 것은 교이가 끈적거려 잘 녹지 않기 때문이다. 현재는 주로 내복하는데, 녹여서 탕약에 넣거나 고아서 고약으로 만들거나 환제에 넣는다.

3) 사용주의

『本草品彙精要』에서 "배가 그득한 환자[中滿]는 적합하지 않다. 구토하는 환자는 쓰지 말라."고 하였고, 『本草綱目』에서 "대변이 굳거나 충치가 있거나 눈이 빨갛거나 疳病 환자는 쓰지 않는다."고 하였다. 飴糖은 달고 약성이 따듯하다. 그래서 체질적으로 열이 많은 환자는 적합하지 않다. 그리고 맛이 달아서 잘 체한다. 많이 복용하면 脹滿을 잘 유발한다. 따라서 濕熱이 있거나 배가 팽만하여 구토하거나 痰熱로 해수하는 환자는 쓰지 않는다.

4) 현대연구

① 성분약리

교이는 주로 maltose, 단백질, 지방, 비타민 B_2, C, tannic acid 등을 함유하고 있다.

5 薯蕷 서여

서여과(薯蕷科) 식물인 薯蕷의 塊莖이다. 현재는 山藥[8]으로 불린다. 맛이 달고 성질이 평이하다. 肺經, 脾經, 腎經으로 들어간다.

1) 효능 · 주치

① 補脾

薯蕷丸은 "신체가 허하고 과로하여 風과 관련한 여러 질환[風氣百疾]"을 치료한다. 이 처방에 유독 서여를 많이 쓰며, 주로 脾臟을 보하려는 의도다. 『本經疏證』에서 "서여는 中焦 손상을 치료하며 몸이 허약하고 마른 상태를 보한다. 즉 中焦를 보하고 기력을 회복한다. …… 몸이 허하게 되는 것은 한 부분에서 먼저 시작해서 다른 곳도 점차 영향을 받아서 생긴다. 邪氣는 氣가 허해서 몰려든다는 말이 있지만, 陰과 陽으로 구분할 수 있고 오장육부에도 차이가 있다. 서여가 치료하는 허증은 中焦 손상으로 氣가 상한 증상으로 한정해야 오용하지 않는다."고 하였다. 서여는 益氣補中한다.

② 補腎

補腎의 名方인 腎氣丸은 血痺虛勞篇에서 "虛勞腰痛, 少腹拘急, 小便不利"를, 消渴篇에서 "男子消渴, 小便反多"를, 婦人雜病篇에서 "轉胞, 不得尿"를 치료한다. 腎氣丸에서 산약은 桂枝, 附子를 도와 腎氣를 보하고, 또 地黃과 山茱萸를 도와서 腎陰을 자양한다. 그래서 陰虛, 陽虛를 막론하고 腎虛에 고루 응용한다.

李杲는 "仲景八味丸에서 乾山藥은 성질이 서늘하면서 보한다."고 하였고, 『本草綱目』에서 "益腎氣"라고 하였고, 『本草正』에서 "精을 자양하고 腎臟을 강화한다[滋精固腎]"고 하였다. 『醫學衷中參西錄』에서는 "陰虛로 소변이 불리한 환자가 산

8 山藥; 원래 약명은 薯蕷다. 唐 代宗의 이름이 '預'여서 薯藥으로 이름을 바꾸었고, 또 宋 英宗의 '署'를 피하기 위하여 '山藥'으로 개칭했다.

약을 복용하면 소변이 잘 나온다. 氣虛로 소변을 참지 못하는 환자가 산약을 복용하면 소변을 흘리지 않는다. 산약은 滋陰하며 腎臟을 강화한다. 그래서 소변을 볼 때 아프며 횟수가 잦은 淋病에 진실로 유일무이한 오묘한 약품이다."라고 하였다.

③ 補肺

중경은 이 효능을 말하지 못했다. 『藥品化義』에서 "산약은 따듯하게 보하지만 작용이 은근하고, 은은한 향기가 있지만 건조하지는 않다. 그래서 부드럽게 肺를 자윤하여 肺가 허하여 생기는 만성 해수에 적합하다."고 하였다. 肺가 허하여 오래 기침하거나 몸이 약해서 숨찬 증상에 보통 人蔘, 五味子를 같이 써서 효능을 증강한다. 산약은 성질이 화평하며 氣를 보하면서 陰도 보한다. 肺脾腎에 고루 작용한다. 그래서 "三焦를 평이하게 보한다."라고 하였다.

2) 용량 · 용법

중경은 산약을 모두 3처방에 응용했는데, 모두 환약으로 썼다.

① 용량 : 腎氣丸에서 4냥, 栝蔞瞿麥丸에서 3냥, 薯蕷丸에서 30분이다. 환약으로 쓰는 것은 완만하게 약효를 발휘하기 위해서다. 그래서 용량이 적었다. 현재 산약은 보통 15~30g, 대량은 60~250g을 쓰며 더 많이 쓰기도 한다. 『醫學衷中參西錄』에서는 400g까지 쓰기도 하였다.

② 포제 : 『本草害利』에서 "잘 씻어서 절편하여 햇볕에 말리고 노랗게 볶는다. 脾胃를 치료할 때는 흙으로 굽고, 腎을 치료할 때는 소금물에 볶는다."고 하였고, 『本草求眞』에서 "滋陰藥으로 쓸 때는 생용하고, 脾臟을 보할 때는 노랗게 볶아서 쓴다."고 하였다.

③ 용법 : 탕제, 환제, 산제로 쓴다.

3) 사용주의

산약은 陰을 자양하여 濕을 조장한다. 그래서 濕이 많아서 中焦가 차오르거나 적체가 있는 환자는 적합하지 않다.

4) 현대연구

① 성분약리

산약은 0.012%의 diosgenin을 함유한다.[9] 또 saponin, mucolipid, 전분, 비타민 C를 함유하고 있다. 약리연구에 의하면 산약을 달인 약물은 체외로 분리한 집토끼 창자의 규칙적 활동성에 분명한 작용이 있다.[10] 혈당강하작용이 있다.[11]

② 임상응용

a. 가을철 복통설사 : 산약을 분말하여 찬물에 넣고 끓여서 죽처럼 만들어 복용한다. 62례를 치료하여 모두 좋은 효과가 있었다. 설사가 그치는 시간은 양약을 쓴 대조군에 비하여 현저히 짧았다.[12]

b. 영유아 복통설사 : 生山藥 500g, 흰설탕 30g을 준비한다. 산약을 갈아서 가는 체에 걸러 분말 50g에 물을 붓고 끓여서 묽은 죽처럼 만들고 여기에 흰설탕을 약간 섞는다. 하루 4~5회, 1회에 4~6숟가락씩 먹는다. 영유아는 더 묽게 해서 자주 먹이기도 한다. 22례를 관찰한 결과 전부 치유되었다.[13]

c. 궤양성구강염 : 산약 20g, 冰糖 30g, 하루 1첩, 물에 달여서 아침, 저녁으로 나누어 복용한다. 50례 이상 치료하였는데, 보통 2첩이면 바로 나았다.[14]

이 밖에 소화불량증[15], 습진피부염[16], 폐결핵으로 발생한 고열[17]에도 응용한다.

9 徐禮(3火木)*等, 藥學學報, 1984:(2):141
10 龐國興等, 中成藥, 1989;(5):45
11 郝志奇(학지기) 等, 中國藥科大學學報, 1991;(3):156
12 謝執華, 湖南醫藥雜誌, 1982;(4) 17
13 陳富等, 浙江中醫雜誌, 1991;(2):66
14 周倉珠, 陝西中醫, 1985;(4):174
15 候國興, 中西醫結合雜誌, 1986;(11):694
16 鄭茂榮等, 上海中醫藥雜誌, 1984;(7):22
17 黃東平, 四川中醫, 1990;(6):26

6 薏苡仁 의이인

화본과(禾本科) 다년생[18] 초본식물인 薏苡仁의 성숙한 種仁이다. 현재는 간략하게 '苡仁', '苡米'로 부른다. 맛은 달고 담담하며 성질은 약간 차갑다. 脾經, 胃經, 肺經으로 들어간다.

1) 효능 · 주치

① 습을 없애고 근육을 이완하며 순환부전을 없앤다[祛濕舒筋除痺]

麻黃杏仁薏苡甘草湯은 "전신이 아프고 열이 오르며 해가 떨어지는 오후에 증상이 심해지는 환자"를 치료한다. 여기서 의이인은 담담한 맛과 서늘한 성질로 風濕을 없애서 저린 통증을 없애며 아울러 熱을 식힌다. 또 薏苡附子湯은 "胸痺攣急"을 치료하는데, 여기서 의이인은 濕을 없애고 순환부전으로 인한 저림증을 풀어서 筋脈을 부드럽게 한다.

『本經』에서 "근육에 쥐가 나서 당기고[筋急拘攣] 굴신하기 어려우며 風濕으로 인한 순환부전[風濕痺]"을 치료한다고 하였고, 『別錄』에서 "筋骨의 사기로 인한 마비감[不仁]"을 치료한다고 하였다. 『本草綱目』에서는 의이인만 분말하여 쌀죽과 같이 써서 風濕痺痛을 치료하였고, 『廣濟方』에서 桑寄生과 續斷을 배합하여 風濕痼痺와 腰脊의 酸疼을 치료하였다. 모두 이러한 효능을 활용한 것이다.

의이인은 성질이 화평하여 風濕痺痛에 寒證이나 熱證 모두 유효하다. 다만 濕痺나 만성 痺痛에 가장 적합하다. 실제로 風濕을 없애고 筋脈을 이완하며 경직으로[攣急] 생기는 통증을 완화하는 좋은 약물이다.

② 熱을 식히고 癰을 없애며 膿을 배출한다[淸熱消癰排膿]

薏苡附子敗醬散은 "腸內에 생긴 癰膿"을 치료한다. 여기서 의이인은 熱을 식히고 癰을 없애며 膿을 배출한다. 解毒, 活血, 排膿하는 敗醬草를 배합하면 효능이 더

18 여기서 반했다. "禾本科 식물의 왕자"

욱 커져서 고름과 어혈을 없애고 腸癰이 낫는다. 의이인은 성질이 寒凉하여 상부는 肺熱을 식혀서 肺癰을 치료하고 하부는 大腸의 熱을 식혀서 腸癰을 치료한다. 임상에서는 肺癰과 腸癰에 다 적합하다. 肺癰에는 葦莖과 魚腥草를 배합하고, 腸癰에는 紅藤과 敗醬草를 배합한다.

③ 이뇨하여 습을 없앤다[利水滲濕]

중경은 이 효능을 말하지 않았다. 『本草正』에서 "맛은 달고 담담하며 기는 약간 서늘하다. 성질은 약간 하강하면서 濕을 내보낸다. 그래서 濕을 없애고 이뇨한다."고 하였다. 『本草綱目』에서는 "달여서 마시면 利小便하여 熱淋을 치료한다."고 하였다. 또 『本草新編』에서는 "薏苡는 利尿에 가장 장점이 있다. 眞陰의 氣를 손상하지 않는다. 신체 하부에 濕이 심할 때 陰陽을 상하지 않으면서 濕病을 잘 제거한다. 그래서 水濕으로 생긴 질병에 의이인을 1~2냥 군약으로 하고 健脾祛濕하는 약물을 보좌하여 속효를 보지 않는 경우가 없다. 임상에서 대부분 茯苓과 배합하여 내부에 水濕이 정체하여 생기는 小便不利와 水腫, 脚氣를 치료한다.

④ 비장을 강화하여 설사를 그친다[健脾止瀉]

중경은 이 효능을 밝히지 않았다. 『本草綱目』에서 "의이인은 陽明藥이다. 脾臟을 강화하고 胃를 튼튼하게 한다."고 하였다. 『藥品化義』에서 "의이인은 맛이 달고 氣가 화평하며 맑은 중에서 탁한 약품이다. 脾陰을 튼튼하게 하며 腸胃를 잘 보한다. 그래서 脾虛로 인한 설사를 치료한다."고 하였다. 이처럼 의이인은 中焦를 보하고 脾를 강화하여 설사를 그치며, 그래서 脾虛로 濕氣가 심한 설사에 더 적합하다.

의이인은 성질이 순수하고 좋으며 약력이 부드럽다. 잘 순행하면서도 맹렬하지 않고, 보하면서 준열하지 않고, 정기를 도우면서 사기를 없앤다. 茯苓과 배합하면 약력이 상승하여 脾虛로 水濕이 정체한 환자에게 좋은 약이 된다.

『本草述』에서 의이인은 "濕을 없애지만 蒼朮, 白朮처럼 건조하지 않고, 열을 식히지만 黃芩과 黃連처럼 陰을 손상하지 않고, 氣를 북돋지만 인삼과 白朮처럼 熱을 조장하지 않는다. 진실로 中氣를 보하는 요약이다. 그런데 맛이 담담하고 약력이 완만하므로 다른 약물과 같이 투여하지 않으면 효과를 기대하기 어렵지 않겠는가?"라고 하였다. 의이인은 맛이 담담하고 약력이 약하여 다른 약물을 적절하게 배합해야 한다.

2) 용량 · 용법

중경은 의이인을 모두 3처방에 활용했다.

① 용량 : 의이인은 薏苡附子散에서 15냥, 薏苡附子敗醬散에서 10분, 麻黃薏苡甘草湯에서 반 냥이다. 현재 상용량은 10~30g이다.

② 포제 : 중경은 이에 대해 말하지 않았다. 『雷公炮炙論』에서 "의이인 1냥을 찹쌀 2냥과 같이 볶는다. 찹쌀이 익으면 찹쌀만 없애고 쓴다. 만약 다시 소금물로 끓이면 별도로 다시 일반적인 수치법이 된다."고 하였다. 『太平聖惠方』에서는 "약간 볶는다."고 하였다. 또 『本經逢源』에서는 "脾와 肺를 치료하는 약에 넣을 때 생강즙을 섞어서 볶는다. 수분을 없애는 약으로 쓸 때는 생용한다."고 하였다. 현재 炒用하거나 생용하며 麩炒하거나 土炒하기도 한다. 일반적으로 健脾할 때는 炒用하고, 나머지는 생용한다.

③ 용법 : 탕제에 넣어 내복하거나 환제나 산제로 쓴다. 국으로 끓이거나 쌀과 함께 끓여서 죽으로 복용하면 좋은 식이요법이 된다.

3) 현대연구

① 성분약리

의이인은 주로 薏苡仁油, coixenolide, 甾醇, 아미노산, 당류, 비타민 B_1 등을 함유하고 있다. 약리연구에 의하면 자궁수축, 근육경련완화, 해열, 진정, 진통작용이 있음이 증명되었다. 달인 약물은 암세포를 억제하는 작용이 있다.[19]

② 임상응용

a. 扁平疣 : 薏苡仁, 冬瓜仁, 桃仁, 杏仁을 달여서 복용한다. 약물 찌꺼기는 물을 더 넣고 달여서 환부를 씻는다. 扁平疣 환자 41례를 치료하여 치유 27례, 현저한 효과 11례, 무효 3례였다.[20]

19 楊永良, 中藥學, 湖北科學技術出版社, 1989:108
20 張笑平, 湖北中醫雜誌, 1985;(4):5

b. 요통 : 生薏苡仁, 법제한 首烏를 소주에 담갔다가 복용한다. 風濕腰痛 환자 40례를 치료하여 34례에 분명한 효과가 있었다.[21]

c. 消化器癌 : 薏苡仁, 藤瘤, 訶子, 菱角을 달여서 복용하여 消化器의 腫瘤를 치료하였다. 이미 수술한 환자와 만기로 수술이 불가능한 환자를 포함한 168례를 치료하였다. 하루 1첩씩 3회에 나누어 복용했다. 3개월 이상 복용한 36례에서 분명한 효과가 있었다. 치료 과정 중 분명한 부작용은 없었다.[22]

d. 영아 睾丸鞘膜의 積液 : 의이인 30~45g에 물을 넣고 진하게 졸인다. 약물을 걸러내어 흰설탕을 적당히 가한다. 격일로 1첩을 3~5회에 나누어 먹인다. 영아 고환초막의 積液 환자 3례에 모두 치료 효과가 있었다.[23]

21 高振達, 浙江中醫雜誌, 1982;(5):238
22 葉桔泉, 江蘇中醫, 1962;(1):29
23 李彦明, 山東中醫雜誌, 1985;(3):39

7 蟅蟲 자충

별렴과(鱉蠊科) 곤충인 地鱉 또는 冀地鱉의 암컷 蟲體다. 현재는 습관적으로 地鱉蟲, 土鱉蟲으로 부른다. 맛은 짜고 성질은 차가우며 약간 독이 있다. 肝經으로 들어간다.

1) 효능 · 주치

① 어혈을 부수어 몰아낸다[破瘀逐瘀]

鱉甲煎丸은 "癥瘕"와 "瘧母"를, 大黃䗪蟲丸은 "內有乾血, 肌膚甲錯, 兩目暗黑"을, 下瘀血湯은 "산후복통"을, 土瓜根散은 "經水不利, 小腹滿痛"을 치료한다. 이 4 처방 모두 성질이 맹렬하고 유독하며 꿈틀거리고 피를 빠는 자충을 쓴다. 이 효능을 『長沙藥解』에서 "腫瘍을 없애고 어혈을 부순다[消癥而破瘀也]." , 『本草通玄』에서 "모든 피 덩어리를 부순다." , 『藥性論』에서 "잔류한 혈액 덩어리를 부순다." , 『本草綱目』에서 "산후에 피 덩어리, 부러지고 손상하여 생긴 어혈을 움직인다."고 하였다. 『本草經疏』에서 더 상세하게 "짠맛과 차가운 성질은 血分으로 들어가서 딱딱한 것을 부드럽게 한다. 그래서 心腹의 血積, 癥瘕, 血閉의 제반 증상을 치료한다. …… 또 瘧母를 치료할 때 반드시 쓰는 약물이다."라고 하였다.

종합하면 자충이 瘀血을 움직여서 막힌 상황을 해소함을 알 수 있다. 임상에서 특히 經閉通經, 癥瘕積聚에 상용한다. 강한 破血通經 작용으로 瘀血을 치고 腫瘍을 없애는 좋은 약이다.

② 근육을 잇고 뼈를 붙인다[續筋接骨]

이것은 자충이 活血하여 나타나는 효능이다. 『長沙藥解』에서 "자충은 어혈을 해소하여 손상된 부상에 가장 좋다."고 하였다. 『本草經疏』에서 "자충은 넘어지고 맞아서 부상했을 때 근육과 뼈를 붙이는 데 탁월하다."고 하였다.

임상적으로 자충은 活血하여 손상을 치료하는 작용이 있으므로 傷科에 상용하는 약물이다. 『醫方摘要』에서 성질이 남도록 불에 굽고 분말하여 탁주에 타서 복용하는 방법으로 "부러진 손상을 입었을 때 뼈를 붙인다."고 하여 좋은 효과를 증명하였다.

총괄하면, 자충은 맹렬하며 血分으로 잘 들어가서 瘀血을 몰아내고, 종양[癥瘕]을 없애고, 생리 중단을 뚫고, 筋骨을 잇는다. 그래서 여성의 생리불통을 나오게 하고, 內科에서는 腫瘍을 없애고, 傷科에서는 뼈를 붙이는 데 상용한다.

2) 용량 · 용법

중경은 자충을 모두 4처방에 응용했다.

① 용량 : 자충은 탕제에서 20매, 산제에서 3냥, 환제에서 반승 혹은 5분이다. 현재 상용량은 3~10g이다. 환제나 산제에서는 1회 1~1.5g이다.

② 포제 : 중경은 2처방에서 "불에 굽는다[熬]"고 하였고, 1처방에서 "다리를 떼어낸다."고 하였다. 『得配本草』에서 "발을 떼어내고 볶거나 술에 넣어 죽여서 쓴다."고 하였다. 현재는 여름철에 잡아서 끓는 물에 넣어 죽이거나 소금물에 약간 삶은 후 햇볕이나 불에 말려서 쓴다. 생용하기도 한다.

③ 용법 : 전탕하여 내복하거나 환제나 산제로 쓴다.

3) 사용주의

자충은 독성이 강하여 破血逐瘀에 장점이 있다. 그래서 임신부는 쓰지 못한다. 『本草經疏』에서 "瘀血 정체가 없는 환자는 적합하지 않다."고 하였다.

4) 현대연구

① 성분약리

성분은 미상이다. 시험관 내에서 methylene blue resin method(美藍法)으로 地鱉蟲 침출고(물에 달인 후 알코올을 가하여 침전한다)가 백혈병 환자의 백혈구 작용을 억제함을 측정할 수 있었다. 다만 瓦伯氏呼吸器法으로는 결과가 음성이었다.

8 瞿麥 구맥

석죽과(石竹科) 다년생 초본식물인 瞿麥의 꽃을 포함한 全草이다. 맛은 쓰고 성질은 차갑다. 心經, 小腸經, 膀胱經으로 들어간다.

1) 효능 · 주치

① 이뇨하여 소변불리를 치료한다[利尿通淋]

栝蔞瞿麥丸은 "小便不利"를 치료한다. 여기서 구맥은 이뇨 작용으로 방광에 머문 물을 내보낸다. 『本草正義』에서 "陰的이고 차가운 성질로 배설 하강하여 이뇨한다."고 하였고, 『本草正』에서 "성질이 매끄러워 소변을 잘 통하고 陰火를 내리며 五淋을 없앤다."고 하였다. 『本草經疏』에서는 "음성적인 차가움으로 하강하여 하부 구멍을 소통하여 소변을 내보낸다. 小腸의 熱이 심해서 유발된 關格과 제반 소변불통을 치료한다."고 하였다.

이처럼 구맥은 열을 끌고 내려가서 소변을 잘 내보낸다. 임상적으로 소변양이 적고 붉으며 시원치 못하고 빽빽하게 아픈 증상에 모두 응용한다. 淋症에 상용 약물이다.

② 어혈을 부수어 생리불통을 나오게 한다[破血通經]

鼈甲煎丸은 "癥瘕"와 "瘧母"를 치료한다. 여기서 구맥은 이뇨하면서 한편으로 血分으로 들어가 혈맥을 순행하여 鬱滯를 흩는다. 『本草正』에서 "血脈을 순환한다[利血脈]."고 하였고, 『本草經疏』에서 "血을 부수고 태아를 유산시키며 막힌 생리를 뚫는다."고 하였다. 『日華子本草』에서는 "월경불통을 치료한다."고 하였다.

구맥은 임상에서 다용한다. 상부의 心經을 뚫고 血分으로 들어가 破血通脈하여 瘀血 정체로 인한 생리불통과 생리통을 치료하고, 하부의 小腸으로 들어가서 熱을 끌고 구멍을 뚫어서 이뇨하여 淋症과 澁痛을 치료한다. 利水通淋하며, 破血散結하는 좋은 약이다.

2) 용량 · 용법

중경은 구맥을 단지 2처방에만 썼다.

① 용량 : 栝蔞瞿麥丸에서 1냥, 鼈甲煎丸에서 2분이다. 현재 상용량은 10~15g이다.

② 용법 : 전탕하여 내복하거나 환제, 산제로 쓴다.

3) 사용주의

① 구맥은 破血通經하므로 임신부는 쓰지 않는다. 『本草品匯精要』에서 "임신했을 때는 복용하면 안 된다."고 하였다.

② 구맥은 성질이 寒凉하므로 脾胃가 허약하면 적합하지 못하다. 『本草經疏』에서 "水腫蠱脹이 있어도 脾虛하면 쓰지 말라."고 하였다.

4) 현대연구

① 성분약리

구맥은 사포닌, 비타민 A와 같은 물질, 당류 등의 성분을 함유하고 있다. 약리연구에 의하면 구맥에 뚜렷한 이뇨작용이 있다. 구맥은 이삭이 줄기에 비하여 약력이 강하다. 아울러 腸管을 흥분하고 심장을 억제하여 혈압을 내린다. 황색포도상구균, 대장간균, 상한간균(Corybacterium typhi) 등을 억제한다.[24]

② 임상응용

a. 식도암, 직장암 : 신선한 구맥 30~60g(건조품은 24~30g)에 人蔘, 茯苓, 白朮, 甘草를 배합하여 물에 달여 복용한다. 식도암과 직장암에 일정한 효과가 있었다.[25]

24 楊永良, 中藥學, 湖北科學技術出版社, 1989:116
25 安徽合肥中藥加工廠, 全國中草藥選編, 1972:419

9 蘇葉 소엽

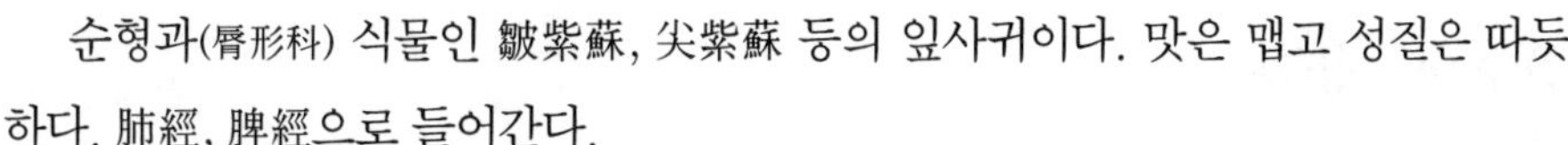

순형과(脣形科) 식물인 皺紫蘇, 尖紫蘇 등의 잎사귀이다. 맛은 맵고 성질은 따듯하다. 肺經, 脾經으로 들어간다.

1) 효능 · 주치

① 기를 순행하여 응결을 흩는다[行氣散結]

半夏厚朴湯은 "여성의 목구멍에 고기 조각이 걸린 듯한 증상"을 치료한다. 여기서 소엽은 氣를 순행하여 응결을 흩는다. 『名醫別錄』에서 "주로 氣를 하강한다."고 하였고, 『本草匯言』에서 "응결한 氣를 하강하고, 痰氣를 없애서 氣를 치료하는 神藥이다."라고 하였다. 『本草正義』에서는 "鬱結을 해소하고 氣滯를 순행한다."라고 하였다. 이처럼 중경이 소엽을 쓴 의미가 분명하다.

② 풍한을 발산한다[發散風寒]

『藥品化義』에서 "紫蘇葉은 發生하는 약물이다. 매운맛과 따듯한 성질로 흩고, 기가 맑아서 소통하고, 맛이 담담하여 發泄한다. 그래서 전적으로 解肌發表하여 傷風傷寒과 瘧疾 초기를 치료한다. …… 表證에 속한 모든 질환에 邪氣를 出路로 내보내는 요약이다."라고 하였다.

『本草正義』에서 "자소는 방향성이 있고 맛이 매워 외부의 皮毛를 열어서 肺氣를 배설하고 腠理를 뚫으며, 상부의 코막힘을 뚫고 머리와 눈을 맑게 하는 外感風寒의 영약이다."라고 하였다. 그래서 『不知醫必要』에서 防風, 川芎, 陳皮, 甘草 등을 배합하여 傷風發熱을 치료하였고, 『本草綱目』에서 "香附子, 麻黃을 같이 쓰면 發汗解肌한다."고 하였다.

③ 기를 순행하여 태아를 안정한다[行氣安胎]

『本草綱目』에서 "安胎"한다고 하였고, 『本草匯言』에서 "中氣를 편안하게 하고 胎氣를 안정한다."고 하였다. 『本草綱目』에서는 "陳皮, 砂仁과 같이 쓰면 行氣安胎

한다."고 하였고, 『濟生方』에서 大腹皮, 川芎, 白芍藥, 陳皮, 當歸, 人蔘, 甘草를 배합하여 胎氣가 不和하여 心腹으로 역상하고 脹滿하며 통증이 있는 환자를 치료하였다. 후세에 이 효능을 많이 쓴다.

2) 용량 · 용법

중경은 소엽을 半夏厚朴湯 1방에만 썼다.

① 용량 : 원방에서 용량은 2냥이다. 현재 상용량은 6~10g이다.

② 용법 : 대부분 탕제로 쓴다.

3) 사용주의

소엽은 맵고 따듯한 성질로 발산한다. 그래서 『本草經疏』에서 "陰虛에 속하는 질환으로 寒熱, 오한, 두통이 있으면 투여하지 않는다. …… 火氣가 상승하여 구역질하는 환자도 적합하지 못하다."고 하였다. 『本草通玄』에서는 "오래 복용하면 인체의 眞氣를 배설한다."고 하였다.

4) 현대연구

① 성분약리

소엽은 휘발유(essential oil), arginine, 矢車菊素-3(6-對香豆酎-B-D-葡萄糖式)5-B-D-葡萄糖式, tannin을 함유한다. 약리학 연구에 의하면, 소엽에는 항균, 索土興奮抑制, 지혈, 평천, 진해, 거담 작용이 있음이 증명되었다.[26]

② 임상응용

a. 만성기관지염 : 乾蘇葉과 乾薑으로(10 : 1) 25%의 蘇葉藥液을 만든다. 매일 아침저녁으로 100ml씩 복용한다. 10일을 한 치료 기간으로 한다. 중간에 3일은 약을

26 陰健 等, 中藥現代研究與臨床應用, 學苑出版社, 1994:632

복용하지 않는다. 552례를 관찰한 결과 4치료 기간 후 빠른 기간에 조절된 환자가 62례, 현저한 효과 150례, 호전 213례, 무효 127례였다. 단순형과 천식형이 치료 효과가 비슷했다. 기침, 숨참, 가래에 모두 분명한 효과가 있었다.[27]

b. 자궁출혈 : 소엽으로 생약 2g/ml 물 추출액을 만든다. 사용할 때 무균 면봉이나 베로 藥液을 적셔서 출혈 부위에 붙인다. 15분 이내에 지혈된 환자 55례, 30분 이내에 지혈된 환자 22례, 45분이 6례, 무효 22례였다. 총 유효율은 79.6%였다.[28]

c. 尋常疣(verruca vulgaris) : 신선한 소엽으로 환부를 문지른다. 하루 1회, 매회 10~15분 동안 시행한다. 일반적으로 3~6회면 낫는다. 20례를 관찰하였는데, 효과가 양호했다.[29]

27 吉林省懷德縣衛生局, 防治氣管炎, 1972;(1):10
28 曹毅, 中醫雜誌, 1988;(8):49
29 李慶祥, 中華皮膚科雜誌, 1965;(6):391

10 蠐螬 제조

금구자과(金龜子科) 곤충인 朝鮮黑金龜子 또는 기타 가까운 곤충의 건조한 幼蟲이다. 地蠶, 土蠶이라고 부르기도 한다. 맛은 짜고 성질은 약간 따듯하며 有毒하다.

1) 효능 · 주치

① 어혈을 부수어 몰아낸다[破血逐瘀]

大黃芪蟲丸은 "내부에 마른 피가 있어서 피부에 각질이 일어나고[肌膚甲錯] 두 눈 주변이 검은 증상"을 치료한다. 여기서 제조의 짠맛은 血로 가며, 약성은 강하다. 꿈틀거리며 피를 먹는 작용을 응용한다. 瘀血을 움직여서 막힘을 해소한다.

『本草綱目』에서 "血分으로 순행하여 結滯를 흩는다."고 하였고, 『長沙藥解』에서 "瘀血을 변화하여 癥塊를 가장 잘 없앤다."고 하였다. 『本經』에서는 "惡血, 血瘀痺氣를 치료한다. 옆구리 밑에 단단하고 그득하게 통증을 유발하는 어혈을 부수며, 생리불통을 치료한다."고 하였다. 또 『本經疏證』에서는 "중경이 응용한 瘀血을 뚫는 약은 10~20가지가 넘지만, 유독 兩目이 암흑한 乾血證만은 제조를 썼다."고 지적하여 破血逐瘀하는 효능을 방증하였다.

② 독을 공격하고 응결을 흩는다[攻毒散結]

제조는 성질이 맹렬하여 뚫고 나가며 독으로 독을 친다. 그래서 解毒散結하여 鉛毒, 癰疽, 喉痺를 치료한다. 『續傳信方』에서 목구멍에 蠐螬汁을 발라서 喉痺를 치료하였고, 『子母秘錄』에서 분말하여 붙이는 방법으로 癰疽, 痔漏, 惡瘡과 小兒丹毒을 치료하였다. 모두 瘡毒을 해소하고 鬱結을 흩는 효능이다.

2) 용량 · 용법

중경은 제조를 大黃蟅蟲丸 1처방에만 썼다.

① 용량 : 원방에서 용량은 1승이다. 현재 상용량은 2~5g이다.

② 포제 : 중경은 이에 대해 밝히지 않았다. 『雷公炮炙論』에서 "그늘에서 말린 후 찹쌀과 같이 볶는다. 쌀이 검게 탈 정도까지 한다. 입 주위와 털을 없애고 3~4 조각으로 자른 후 갈아서 분말로 쓴다."고 하였다. 현재 이 방법을 따른다.

③ 용법 : 현재는 대부분 환제나 산제로 내복한다. 외용할 때는 분말하여 개어 붙이거나 찧어서 붙인다.

3) 사용주의

제조는 破血하는 힘이 맹렬하므로 임신부는 쓰지 않는다. 『本草思辨錄』에서 "신체가 허약하고 과로하며 瘀血이 없는 환자는 적합하지 않다."고 하였다.

4) 현대연구

① 성분약리

성분은 미상이다. 약리연구에 의하면, 제조는 내장의 혈관을 수축하고 아울러 이뇨하는 작용이 있다.[30]

② 임상응용

a. **파상풍** : 제조를 뒤집어 놓으면 자연히 노란 물을 토한다. 이것을 상처에 문지른다. 중증에는 노란 물을 술에 넣고 뜨겁게 가열하여 내복한다. 입을 다물고 벌리지 못하는 환자는 제조 물을 잇몸에 바른다. 또 제조를 진흙처럼 찧어서 상처에 붙이기도 한다. 또 제조 10개를 불에 쬐어 말린 후 분말하여 2회에 나누어 막걸리에 타서 복용한다(소아는 적당히 양을 줄인다). 이 방법으로 파상풍 환자 14례를 치료하였는데, 완치 11례, 사망 3례였다.[31]

b. **鵝口瘡** : 제조 4마리를 깨끗이 씻어 달인 물을 자주 마시고, 별도로 2마리의 즙을 환부에 문지른다. 鵝口瘡 환자를 치료하였는데, 효과가 만족할 수준이었다.[32]

30 江蘇新醫學院, 中藥大辭典(下册), 上海人民出版社, 1977:2379
31 山東醫藥, 1972;(4):29
32 左蔭黃, 江蘇中醫, 1965;(2):40

11 鷄子黃 계자황

계과(鷄科) 동물인 家鷄의 노른자다. 맛은 달고 성질은 평이하다. 心經, 腎經으로 들어간다.

1) 효능 · 주치

① 滋陰하고 보혈하고, 胃를 보하며 불안증을 없앤다[滋陰養血, 益胃除煩]

黃連阿膠湯은 "少陰病으로 가슴 속이 갑갑하고 잠이 오지 않는 증상"을 치료한다. 百合鷄子湯은 "百合病으로 토한 후 증상"을 치료한다. 중경은 이 처방들에 계자황을 썼다.

『本草思辨錄』에서 "계란의 흰자는 陽이고, 노른자는 陰이다. 흰자는 가볍고 노른자는 무겁다. 그래서 흰자는 떠오르는 陽을 풀어서 흩는다. 그래서 눈에 열이 나면서 붉고 아픈 증상과 인후의 瘡을 치료한다. 노른자는 眞陰을 자양하여 가슴 속이 갑갑하여 생기는 불면증과 百合病에서 토한 후 증상을 치료한다."라고 풀이하였다.

『本草綱目』에서 "계자황은 맛과 기가 모두 진하다. 그래서 신체[形]를 보한다. 고인들은 계자황의 효능이 阿膠와 같다고 하였는데(滋陰凉血), 바로 이러한 의미다."라고 하였다. 『本草再新』에서는 "中焦를 보하여 기를 북돋고 腎을 길러서 陰을 보한다."라고 하였고, 『長沙藥解』에서 "脾精을 보하고 胃液을 북돋는다."라고 하였다.

2) 용량 · 용법

① 용량 : 대량은 2매, 소량은 1매를 썼다. 현재 상용량도 1~2매다. 외용할 때는 적당량을 쓴다.

② 용법 : 탕제에 넣는데, 대부분 나중에 넣는다. 산제에 넣기도 한다.

3) 사용주의

계자황은 식품이며 약품이다. 그러나 『本草求眞』에서 "많이 먹으면 체한다." 고 하였다. 주의해야 한다.

4) 현대연구

① 성분약리

계자황은 대량으로 지류(lipid) 물질을 함유한다. 예를 들어 lecithin, cholesterol, yolk 등이다.

12 鷄屎白 계시백

치과(雉科) 동물인 家鷄의 똥 중 위에 있는 흰 부분이다. 맛은 쓰고 짜며 성질은 서늘하다. 膀胱經으로 들어간다.

1) 효능 · 주치

① 濕을 없애서 근육을 이완한다[祛濕舒筋]

鷄屎白散은 "轉筋은 팔과 종아리가 뻣뻣하고 상하의 맥이 약간 弦하다. 轉筋이 배로 들어간 환자"를 치료한다. 중경은 계시백을 단방으로 활용했다. 『長沙藥解』에서 "계시백은 성질이 약간 차갑다. 물을 잘 내보내고 열을 배설하며 木氣를 퍼뜨려 근육을 이완한다.

『金匱』의 鷄屎白散은 轉筋病으로 팔과 종아리가 뻣뻣하고 상하의 맥이 약간 弦한데, 轉筋이 배로 들어간 증상을 치료한다. 筋肉은 肝이 담당하는데, 차가운 水氣나 濕한 土氣 때문에 肝木이 퍼지지 못하면 오그라들고 긴장하여 轉筋이 된다. 鷄屎白이 물을 잘 내보내서 차가운 濕을 배설하면 木이 잘 퍼져서 근육이 이완된다." 라고 하였다.

그래서 옛 본초서에서 계시백이 祛濕舒筋하는 효능이 있다고 논했다. 예를 들어 『名醫別錄』에서 "結石으로 인한 소변불리에 結石을 부수고 轉筋을 치료하며 이뇨한다."고 하였고, 『本草經疏』에서 "王太僕이 주해하기를, 鷄屎는 결코 蠱脹을 치료하는 게 아니라 단지 利尿만 한다. …… 소통하여 하부로 배설하면 濕熱이 소변으로 나가서 蠱脹이 저절로 낫는다.

따라서 濕病을 치료할 때 利尿하지 않으면 바른 치법이 아니다. 『本經』에서는 石淋을 치료하고 利小便하며 遺尿를 그친다는 것은 바로 이러한 의미일 뿐이다." 라고 하였다.

2) 용량 · 용법

중경은 계시백을 鷄屎白散 1처방에만 썼다.

① 용량 : 원방에서 한 번 복용량은 1숟가락(方寸匕)이다. 현재 상용량은 3~6g 이다.

② 용법 : 산제로 만들어 타서 복용한다. 현재는 별로 쓰지 않는다.

13 鱉甲 별갑

별과(鱉科) 동물인 자라의 등딱지[背甲]이다. 맛은 짜고 성질은 차갑다. 肝經으로 들어간다.

1) 효능 · 주치

① 견고함을 부드럽게 하며 응결을 흩는다[軟堅散結]

鼈甲煎丸은 "瘧母"를 치료한다. 이 처방은 맛이 짜고 성질이 차가운 별갑이 주약이다. 견고함을 부드럽게 하여 응결을 흩고 癥塊를 없앤다. 破血化瘀하는 蟅蟲과 大黃類를 배합하여 消癥散結하는 효과를 돕는다.

『本經』에서 "心腹의 癥瘕堅積과 寒熱을 치료한다."고 하였고, 『本草綱目』에서 "老瘧瘧母를 없앤다."고 하였다. 『本草新編』에서는 "견고함을 잘 공격하며 기를 손상하지 않는다. 陰陽 上下에 痞滯가 없어지지 않는 증상에 다 적합하다."고 하였다. 또 『本草經疏』에서 더 진보적으로 "별갑이 소멸하고 흩는 것은 담담한 맛을 겸하기 때문이다. 담담함도 매운맛이다. 짠맛은 단단함을 무르게 하고, 매운맛은 흩는다. …… 陰을 보하고 熱을 없애서 소멸하여 흩는다. 그래서 瘧疾을 치료하는 중요한 약물이다."라고 하였다.

임상에서 오래된 학질, 瘧母, 經閉, 癥瘕에 전부 응용할 수 있으며, 실제로 단단함을 무르게 하고 응결을 흩는 좋은 약이다.

② 자음하여 열을 식힌다[滋陰淸熱]

升麻鱉甲湯은 "陽毒으로 발생한 질병으로 얼굴이 비단무늬처럼 붉고 인후가 아픈 증상"과 "陰毒으로 얼굴과 눈이 푸르고 매 맞은 듯이 몸이 아프며 인후가 아픈 증상"을 치료한다. 여기서 별갑은 滋陰하여 熱을 식힌다. 더욱이 陽明의 熱毒을 잘 식히는 升麻와 배합하여 養陰, 淸熱, 解毒한다.

별갑은 성질이 寒凉하여 滋陰에 능하고 虛熱을 물리친다. 『本草從新』에서 "滋陰淸熱하여 勞瘦骨蒸을 치료한다."고 하였고, 『本草經疏』에서 "과로로 뼈에서 발생하는 熱과 陰虛로 寒熱이 왕래함을 물리치는 좋은 약이다."라고 하였다. 『藥性論』에서는 "骨蒸과 과로로 유발된 관절의 熱을 없앤다."고 하였다. 또 『證治準繩』의 淸骨散은 銀柴胡와 秦艽를 배합하여 骨蒸勞熱을 치료하고, 『溫病條辨』의 靑蒿鱉甲湯은 靑蒿와 生地黃을 배합하여 熱病 중 陰을 손상하여 밤에 열이 오르고 낮에 식는 증상을 치료했다. 『衛生寶鑑』의 秦艽鱉甲湯은 地骨皮, 秦艽 따위를 배합하여 風勞病으로 생기는 오후 潮熱과 盜汗을 치료하였다.

임상을 종합 고찰하면 모든 陰虛發熱, 勞熱骨蒸, 盜汗潮熱에 상용하며, 滋陰退熱하는 효능을 활용한 것이다.

③ 肝을 진정하여 陽을 가라앉힌다[平肝潛陽]

중경은 이 효능을 밝히지 않았다. 『溫病條辨』의 三甲復脈湯과 大定風珠에서 溫病에 邪熱이 오래 머무르고 津을 태워서 손상하고 내부에 虛風이 동하여 손발을 떨고 피로하며 근육이 경직되었다 늘어지는 증상을 치료하였다. 이 처방에 성질이 차갑고 질이 무거운 별갑을 썼는데, 陰을 자양하여 陽을 가라앉혀서 진정하는 것이 목적이다. 아울러 養陰滋液하는 약물을 많이 배합하여 끊어지려는 眞陰을 채워서 보하고 떠올라 넘치는 陽을 가라앉히고 내부에서 일어나는 虛風을 가라앉혔다. 그래서 『溫病條辨 · 卷三』에서 "진하고 탁한 것을 많이 써서 陰을 채우고 틈을 메우며, 껍질류는 陽을 가라앉혀 진정시킨다."라고 하였다. 이처럼 별갑은 平肝潛陽하는 좋은 효능이 있다.

2) 용량 · 용법

중경은 별갑을 2처방에만 썼다.

① 용량 : 별갑의 용량은 升麻鱉甲湯에서 손가락만한 한 조각이고, 鱉甲煎丸에서는 12분이다. 질이 비교적 무거워 대량으로 쓰는 것이 좋다. 현재 상용량은 10~30g이다.

② 포제 : 중경은 모두 "炙"라고 하였다. 『本草品匯精要』에서 "보통 연유로 노랗게 굽는다."고 하였다. 현재는 대부분 생용하거나 醋로 굽는다. 일반적으로 滋陰潛陽할 때는 생용하고, 軟堅散結할 때는 식초로 굽는다.

③ 용법 : 탕제에 넣거나 환제, 산제로 쓴다. 현재는 대부분 탕제로 넣는데, 다른

약보다 먼저 달여야 한다.

3) 사용주의

별갑은 성질이 차갑고 질이 무겁다. 따라서 脾胃가 虛寒하여 식사량이 적고 변이 묽거나 임신부는 쓰지 않는다. 『本草經疏』에서 "임신 중에는 금한다. 모든 陰虛胃弱, 陰虛泄瀉, 산후 설사, 산후 소화불량, 식욕부진, 오심구토에는 쓰지 않는다." 고 하였다.

4) 현대연구

① 성분약리

별갑은 animal gum, keratine, 요오드(I), 비타민 D 등 성분을 함유한다.

약리연구에 의하면 결체조직의 생장을 억제한다. 그래서 腫塊를 없앤다. 또 혈장 단백을 증가한다.[33] 항체 존재 시간을 연장한다.[34]

33 王弘志, 中藥學, 中國醫藥科技出版社, 1986:218
34 陳克正, 浙江中醫雜誌, 1982;(8):382

14 橘皮 귤피

운향과(芸香科) 常綠小喬木 식물인 橘과 同屬의 다종 식물의 성숙한 과실의 果皮다. 현재는 습관적으로 陳皮로 불린다. 맛은 맵고 쓰며 성질은 따듯하다. 脾經, 肺經으로 들어간다.

1) 효능 · 주치

① 氣를 다스리고 中焦를 조절한다[理氣調中]

茯苓杏仁甘草湯, 橘枳薑湯은 "관상동맥 질환으로[胸痺] 가슴 속의 氣가 막히고 숨찬 증상"을 치료한다. 『張氏醫通』에서 이를 "숨이 짧고 호흡 곤란은 實證이다. 그래서 두 처방 모두 기를 순행하는 약물로 肺氣를 풀어서 순행하면서 한편으로 胃氣를 풀어서 순행하였다."라고 풀이하였다.

『金匱玉函經二注』에서 더 자세하게 "하나는 手太陰肺에 속한다. 肺에 飮이 있으면 항상 氣가 막혀서 불리하다. 그래서 茯苓으로 물을 몰아내고, 杏仁으로 응결을 흩는다. 적당한 방법이다. …… 하나는 足陽明胃에 속한다. 胃 속이 실하기 때문에 귤피를 君藥으로 氣를 다스리고, 枳實로 그득함을 없앤다. 이렇게 積滯가 없어지고 구멍이 뚫리면 다시 매운 生薑으로 모조리 퍼뜨리면 막힘이 없어져서 邪氣가 사라지고 正氣가 저절로 좋아진다. 같은 實證이지만 이렇게 臟과 腑에 차이점이 있다."라고 하였다. 『本草匯言』에서는 "氣를 조절하여 脾를 강화할 때 귤피가 가장 좋다."고 하였다.

임상에서 脾胃의 氣가 정체했을 때 귤피를 쓰지 않는 때가 없다. 또 氣를 순행하므로 補益藥을 배합하여 같이 쓰면 補하면서 정체하지 않는다. 예를 들어 異功散에서 귤피의 작용이다.

② 상역을 내려서 구역질을 그친다[降逆止嘔]

"乾嘔와 噦"를 치료하는 橘皮湯, "噦逆"을 치료하는 橘皮竹茹湯에서 두 처방 모두 쓴맛으로 하강하고 성질이 따듯한 귤피를 썼는데, 理氣 和胃 降逆하는 의의가 있다. 橘皮湯은 胃를 데워서 구역질을 그치는 生薑과 같이 써서 胃寒으로 기가 역행하여 생기는 嘔噦證을 치료하였고, 橘皮竹茹湯은 胃를 식혀서 嘔吐를 그치는 竹茹를 같이 써서 胃虛하고 熱이 있는 구역을 치료하였다. 이렇게 배합만 적당하면 모두 효과가 있다.

중경은 橘皮湯 처방 아래에서 "약을 넘기면 바로 낫는다."라고 하였다. 嘔吐를 그치는 효과가 아주 빠름을 알 수 있다.

③ 濕을 말리고 痰을 삭인다[燥濕化痰]

중경은 이 효능을 밝히지 않았다. 귤피는 매운맛으로 순행하며 쓴맛과 따듯한 성질로 말린다. 정체한 氣가 순행하면 脾胃가 저절로 튼튼하게 되고, 寒濕이 없어지면 痰涎이 저절로 없어진다. 그래서 燥濕化痰한다.

임상에서 濕痰咳嗽와 胸悶氣逆을 치료할 때 흔히 半夏와 茯苓을 배합하는데, 濕痰의 주요 처방인 二陳湯이 좋은 본보기다. 二陳湯에서 半夏는 濕을 말리고 痰을 삭인다. 理氣燥濕하는 진피와 같이 쓰면 氣가 순행되고 痰이 없어진다. 또 달고 담담한 茯苓을 배합하여 滲濕健脾하는데, 濕이 없어지면 脾臟이 강화되어 痰이 생기지 않는다.

진피와 半夏는 "오래 묵은 것이 좋다."라는 설이 있다. 그래서 『醫方集解』에서 "濕痰에는 二陳을 통용한다."라는 말이 있다. 『本草正』에서는 "氣實하고 痰이 정체할 때 반드시 쓴다."라고 하여 임상에 참고하게 하였다. 이 밖에 증에 따라 처방과 가감이 다르지만 다른 痰證에도 널리 응용한다.

진피는 매운맛으로 발산하고 쓴맛으로 하강하며 향기와 따듯한 성질로 소통한다. 그래서 순행하면서 하강하는 특징이 있어서 脾肺 氣分의 주 약물이다. 『本草匯言』에서 "총괄하여 氣를 다스리는 보배에 속한다."라고 하였다. 『本草綱目』에서 더 자세하게 "百病을 치료하는데, 모두 理氣燥濕하는 효능을 응용하는 것이다. 補藥과 같이 쓰면 補하고, 瀉藥과 같이 쓰면 瀉한다. 상승하는 약과 같이 쓰면 상승하고, 하강하는 약과 같이 쓰면 하강한다."라고 하였다. 이처럼 귤피는 효능이 독특하여 배합에 따라 작용이 다르다.

2) 용량 · 용법

중경은 귤피를 단지 4처방에 썼다.

① 용량 : 橘皮枳薑湯에서 1근이고, 陳皮湯에서 4냥이고, 橘皮竹茹湯에서 2승(『醫統』에서는 2근으로 되어 있다), 當歸生薑羊肉湯加減方에서 2냥이다. 현재 상용량은 3~10g이다.

② 포제 : 중경은 이에 대해 말하지 않았다. 『本草綱目』에서 "다른 약물들은 새것이 귀하지만, 오직 이것(陳皮)만은 묵은 것이 좋다. 귤피는 오래 두었다가 약에 넣는 것이 좋다."라고 하였다.

③ 용법 : 전탕하여 내복한다. 또 환제나 산제로 쓰기도 한다.

3) 사용주의

귤피는 성질이 따듯하고 건조하여 氣를 소모하고 飮을 손상하기 쉽다. 그래서 氣虛하거나 陰虛하여 마른기침을 하거나 吐血하는 환자는 적합하지 않다. 『本草匯言』에서 "亡液하는 證, 自汗하는 證, 虛證이 없는 환자, 吐血하는 證에는 쓰지 못한다."라고 하였다.

4) 현대연구

① 성분약리

진피는 휘발유(essential oil), flavone glycoside, carotine, cryptoxanthin, 비타민 C 와 B_1 등을 함유한다. 胃液 분비를 촉진하여 소화를 돕고 위장에 축적한 개스를 배출한다. 호흡기 점막을 자극하여 분비를 늘려 가래를 희석하여 배출을 쉽게 한다. 약간 혈압을 상승하며 심장을 흥분하는 작용이 있다. 다만 대량으로 쓰면 심장을 억제하는 작용이 있다. 모세혈관의 취약성을 내려서 작은 혈관의 출혈을 방지하고 콜레스테롤을 내린다.[35]

35 楊永良, 中藥學, 湖北科學技術出版社, 1898:171

② 임상응용

a. 급성 유선염 : 진피 70g을 매일 1첩씩 달여서 내복한다. 15일을 한 치료 기간으로 한다. 급성 유선염 45례를 치료하였는데, 완치 38례, 현저한 호전 6례, 무효 1례로서 총 유효율이 98%였다.[36]

b. 궤양성결장염 : 진피 15g, 乾荷葉 10g, 砂仁 2g으로 산제를 만들어 끓인 물에 타서 복용한다. 아침, 저녁으로 1첩씩 복용한다. 궤양성결장염 환자 30례를 치료한 결과 치유 17례, 현저한 효과 6례, 호전 4례, 무효 2례로서 치유율이 56.7%며, 총 유효율이 90%였다.[37]

c. 화상 : 신선한 귤피를 씻어서 쪼갠 후 절구로 찧어서 병 속에 밀봉한다. 액이 물이나 풀처럼 될 때까지 기다렸다가 하루 몇 차례 환부에 바른다. 1~2도 화상 환자 40례를 치료하였는데, 통증이 가라앉고 염증이 가라앉으며 수렴하는 작용이 있었다.[38]

36 劉志誠 等, 唐山醫藥, 1989;(2):10
37 呂德, 浙江中醫雜誌, 1991;(4):156
38 張綬海, 赤脚醫生雜誌, 1975;(4):11

15 龍骨 용골

고대 포유동물, 예를 들어 三趾馬, 물소, 사슴, 소, 코끼리 등의 뼈 화석이다. 맛은 달고 떫으며 성질은 약간 차갑다. 心經, 肝經, 腎經으로 들어간다.

1) 효능 · 주치

① 마음을 진정한다[鎭定安神]

용골은 마음을 가라앉히는 상용약이다. 중경이 만든 桂枝去芍藥加蜀漆龍骨牡蠣救逆湯은 太陽經으로 火氣가 역행하여 놀라고 미쳐서 일어서도 누워도 불안한 상태를 진정하고, 柴胡加龍骨牡蠣湯은 少陽經을 잘못 攻下하여 생긴 胸滿煩驚을 치료하는데, 모두 용골로 마음을 진정하여 편안케 한다.

『神農本草經』에서 용골이 "소아의 發熱로 인한 경기"를 치료한다고 하였고, 『名醫別錄』에서 "精神을 기르고, 혼백을 안정하고, 오장을 편안하게 한다."고 하였고 "밤에 스스로 놀라고 분노하는 증상"을 치료한다고 하였다. 『藥性論』에서는 "心神을 안정하고 …… 夢洩과 夢交 …… 꿈자리가 뒤숭숭함을 그친다."고 하였고, 『注解傷寒論』에서 "용골은 …… 神氣를 수렴하여 놀람을 안정한다."고 하였다. 동시에 용골은 癲狂 등의 질환을 치료한다. 용골은 질이 "무거워서 怯을 진정한다."고 하여 "놀람을 안정한다."에 응용한다.

② 수렴하여 새지 못하게 한다[收斂固澁]

용골은 맛이 달고 떫어서 收斂固澁한다. 그래서 遺精, 滑精, 崩漏, 帶下, 自汗, 盜汗을 치료한다. 『傷寒論』에서 桂枝甘草龍骨牡蠣湯으로 "火逆을 攻下하거나 불침을 놓아 煩躁하는 환자"를 치료하였고, 『金匱』에서 桂枝甘草龍骨牡蠣湯으로 "남성이 精을 고갈하고 여성이 夢交하여 아랫배가 당기고 뻣뻣한 증상"을 치료하였다. 여기서 용골은 固澁하여 수렴하거나 腎을 강화하여 精을 수렴한다.

『傷寒藥性賦』에서 "精氣를 수렴하고 탈진한 陽을 튼튼히 하려면 용골을 가한다."고 하였고, 『方脈正宗』에서 불에 달군 용골로 "心虛盜汗"을, 『聖惠方』에서 "産

後 虛汗이 그치지 않는 증상"을, 『活人心疏』에서 "勞心夢洩"을, 『景岳全書』에서 "血崩不止"를, 『全幼心鑒』에서 "泄瀉不止"를, 『本草匯言』에서는 "양 귀가 진물이 나고 헐어서 오랫동안 아물지 않는 상태"를 치료했다. 모두 용골의 收斂固澁하는 효능을 응용한다.

③ 肝을 평정하여 陽을 가라앉힌다[平肝潛陽]

『金匱』의 風引湯 중 용골이 이러한 효능이다. 『醫學衷中參西錄』의 建瓴湯, 鎭肝熄風湯이 이 뜻을 중용하여 平肝, 潛陽, 熄風함으로써 陰虛陽亢으로 유발된 頭目眩暈, 조급해하고 쉽게 화내는 증상, 不眠과 多夢을 치료하였다.

2) 용량 · 용법

중경은 용골을 모두 7처방에 활용했다.

① 용량 : 중경이 쓴 최대량은 4냥으로서 桂枝去芍藥加蜀漆龍骨牡蠣救逆湯과 風引湯이다. 최소량은 1냥 반으로서 柴胡加龍骨牡蠣湯이다. 현재 상용량은 15~30g이다. 외용은 적당량을 쓴다.

② 포제 : 용골은 生用과 煅用 두 종류가 있다. 중경의 처방은 대부분 생용했다. 대체로 정신을 가라앉히고 平肝潛陽熄風할 때는 생용하고, 收斂固澁할 때는 煅用한다.

③ 용법 : 탕제에 넣을 때는 다른 약보다 먼저 달이고, 외용할 때는 갈아서 부수어 약으로 쓴다.

3) 사용주의

① 중경은 잘못 發汗하거나 잘못 攻下한 상황을 해소하기 위해 용골을 썼다. 그러므로 熱이 치성하여 생기는 遺精, 帶下, 崩漏, 瘡瘍에는 쓸 수 없다. 『本草經疏』에서 "血熱이 쌓여서 생긴 질환은 소통하고 배설해야지 멈추고 收斂하는 약재를 쓰면 안 된다. 瘀血이 積滯하여 도리어 내부에 피해를 남길 수 있다."라고 하였다.

② 濕이 많고 痰이 막거나 水腫에는 쓸 수 없다.

4) 현대연구

① 성분약리

용골의 주 성분은 탄산칼슘(calcium carbonate)과 인산칼슘(calcium phosphate)이다. 또 철, 칼륨, 알루미늄, 나트륨, 염소, 硫酸根(sulfate radical) 등을 함유하고 있다. 이 중 칼슘 이온은 혈액응고를 촉진하고 혈관벽의 삼투성을 줄인다. 아울러 골격근의 흥분성을 억제한다.[39]

② 임상응용

a. 임파결핵[乾酪化(凝固壞疽;Coagulation Necrosis) 혹은 결핵이 헐은(破潰) 환자] : 煅龍骨, 煅石膏, 滑石을 같은 분량으로 섞어 분말한다. 돼지기름을 끓여서 녹인 후 분말을 넣어 풀처럼 섞어서 준비한다. 먼저 病所를 깨끗이 씻고 말린 후 만든 고약을 베에 묻혀서 상처에 감싼다. 매일 한 번씩 갈아준다. 처음은 고름이 늘어나지만 보통 3~4일 후면 상처가 마르면서 깨끗해진다. 1~2주 연속 응용한다.[40]

b. 화상 : 용골, 生石膏, 大黃, 兒茶[41]를 등분으로 같이 미세 분말한다. 차가운 찻물로 풀처럼 개어서 환부에 붙인다. 그 위를 베로 싸두는 것이 좋다(얼굴은 덮지 않는다). 하루 걸러 한 번씩 갈아준다.[42]

c. 기타 : 보고 자료에 의하면 용골을 위주한 처방으로 索土官能症, 뇌외상증후군, 갱년기증후군, 메니에르증후군, 盜汗, 脫肛, 고혈압에 모두 분명한 효과가 있다.

39 廣東中醫學院, 中醫方劑學, 廣東人民出版社, 1973:692
40 江蘇新醫學院, 中藥大辭典(上册), 上海科學技術出版社, 1986:626
41 兒茶; ①식물; 아카시아. ②中藥; 阿仙藥.
42 江蘇新醫學院, 中藥大辭典(上册), 上海科學技術出版社, 1986:626

16 澤瀉 택사

택사과(澤瀉科) 다년생 물가식물인 澤瀉의 塊莖이다. 맛은 달고 담담하며 성질은 차갑다. 腎經, 膀胱經으로 들어간다.

1) 효능 · 주치

① 이뇨[利水滲濕]

太陽膀胱 蓄水證을 치료하는 五苓散, 猪苓湯은 모두 "小便不利"를 치료하고, 牡蠣澤瀉散은 "허리 아래의 물기"를 치료하고, 澤瀉湯은 "心下의 支飮으로 몹시 어지러운 증상"을 치료한다. 茯苓澤瀉湯은 脾虛로 인하여 내부에 水飮이 정체하여 나타나는 "反胃"를 치료한다. 중경이 택사를 쓴 의미는 모두 이뇨작용이다.

『本草衍義』에서 "택사는 물을 움직이는 데 특히 우수하다."라고 하였고, 또 "澤瀉散을 복용하고 소변이 많아지지 않은 사람이 없다."고 하였다. 『本草經集註』에서 "택사는 膀胱과 三焦에 머문 물을 몰아낸다."고 하였다. 『本草匯言』에서 "方龍潭이 말하기를, 택사는 물을 잘 내보내 內臟의 濕을 소통한다."고 하고 "利水하는 주 약물이다."라고 하였다. 『藥品化義』에서 "利水하는 가장 좋은 약물이다."라고 하였다. 『本草正義』에서 "택사는 물길을 가장 잘 배설하여 전적으로 소변을 소통한다."고 하였다. 『本草綱目』에서 利水滲濕하는 기전을 전체적으로 "택사는 기가 평이하고 맛이 달고 담담하다. 담담한 맛은 습을 배설한다. 氣味가 모두 가벼워 물길을 순조롭게 아래로 배설한다."라고 풀이하였다.

임상적으로 『素問病機保命集』의 白朮散은 白朮을 배합하고 茯笭湯에 타서 복용하여 蠱脹과 浮腫을 치료하였고, 『本草綱目』의 三白散은 白朮, 白茯苓, 燈心草를 같이 배합하여 여름철에 더위를 먹어 발생하는 霍亂과 小便不利를 치료하였다. 『婦人良方』의 澤瀉散은 桑白皮(炒), 檳榔, 赤茯苓을 배합하고 생강물을 가하여 임신 중 전신부종 小便赤澁을 치료하였다. 모두 택사가 利水滲濕하는 중요 약임을 보여주고 있다.

② 열을 배설한다[泄熱]

朱丹溪는 택사가 "膀胱의 기능과 包絡의 火氣를 정상화한다."고 하였다. 『別錄』에서 택사는 "遺精을 그친다. 이는 택사가 식혀서 精이 저절로 저장되는 것이다."고 하였다. 『藥性論』에서 택사는 "膀胱의 熱을 순조롭게 하여 물길을 소통한다."고 하였다. 『本草綱目』에서 "濕熱을 배설한다."고 하였다.

중경이 택사를 쓴 여러 처방은 대부분 熱證을 겸한다. 예를 들어 五苓散證에 "微熱"이 있고, 猪苓湯에 "發熱"이 있다. 茵蔯五苓散은 濕熱黃疸을 치료한다.

『千金方』에서 茵陳, 滑石을 배합하여 濕熱黃疸로 전신과 눈이 노란 증세를 치료하였고, 『外科正宗』에서 木瓜, 蒼朮, 木通을 배합하여 寒熱이 있는 脚氣를 치료하였다. 『宣明方論』의 澤瀉散은 蟬蛻, 黃明膠를 배합하여 소아의 코골이[齁船]와 흉격 상부가 막혀서 생기는 발열, 침이 너무 많은 증상을 치료하였다. 이처럼 택사에 熱을 배설하는 효능이 있다.

2) 용량 · 용법

중경은 택사를 모두 8처방에 응용했다. 용량을 정한 것은 4처방이다.

① 용량 : 최대는 반 근, 최소는 1냥이다. 보통 4~5냥을 썼다. 중경이 택사를 쓸 때 이뇨할 때는 양이 많고, 熱을 배설할 때는 용량이 비교적 적다. 현재 상용량은 6~12g이다.

② 포제 : 『實用中藥手册』에서 "술로 법제한 택사는 맵고 흩어지는 술의 성질을 빌려서 行水滲濕하는 효능이 증강한다. 소금으로 법제한 택사는 補腎滲濕에 능하다. 그래서 腰痛, 遺精, 종아리와 무릎의 약화에 응용한다. 볶은 택사는 脾臟을 조화하면서 滲濕하므로 痰飮, 泄瀉, 어지럼증에 응용한다."고 하였다.

③ 용법 : 전탕하거나 환제, 산제로 쓴다.

3) 사용주의

『醫學入門』에서 "소변불리, 갈증, 浮腫病에서 腎虛로 유발된 경우는 쓰지 못한다."고 하였다. 『本草經疏』에서 "濕과 飮이 없으면서 陰虛하거나 腎氣가 끊어지고 陽氣가 쇠약하여 精液이 저절로 나오거나, 腎氣가 약하여 정액이 너무 묽거나 눈이 아프거나, 虛寒하여 설사하는 증후에 모두 쓰지 않는다."라고 하였다. 따라서 肝과 腎이 허하며 濕熱이 없는 환자는 복용하지 않는다.

4) 현대연구

① 성분약리

택사는 alisol A, B, C, choline, lecithin를 함유한다. 약리 작용에는 이뇨, 혈압강하, 콜레스테롤저하, 항결핵간균 작용이 있다.[43]

② 임상응용

a. 고지혈증 : 택사 추출 정제를[44] 쓴다. 1정당 생약 3g에 해당한다. 1회 3정씩 하루 3회, 1개월 복용한다. 임상적으로 110례를 관찰하였다. 이중 고콜레스테롤 환자 44례(콜레스테롤이 평균 258.4mg%에서 235.2mg%였다)가 평균 9.0% 하강하였다. 이 중 10% 이상 하강한 환자가 절반에 달했다. 트리글리세라이드가 높은 환자 103례(337.1mg%에서 258mg%까지)가 평균 22.5mg% 하강하였으며, 이 중 10% 이상 하강한 환자가 65%, 30% 이상 하강한 환자가 40.8%에 달했다. 18.4%의 환자는 50% 이상 하강하였다.[45]

b. 당뇨병 : 澤瀉, 葛根, 가시오가피를 같은 분량으로 알약을 만든다. 1정당 무게는 0.307g이고, 생약 1.11g을 함유한다. 1일 3회, 1회 5~7정을 식전 1시간에 내복한다. 30일을 1치료 기간으로 하였다. 24례를 관찰한 결과 현저한 효과가 9례, 유효 9례, 무효 6례로서 총 유효율이 75%였다.[46] 이 밖에 택사를 위주로 고혈압,[47] 中耳積液,[48] 相火妄動으로 생긴 遺精[49]에 비교적 만족할 효과가 있었다.

43 孔增科, 實用中藥手册, 天津科學技術出版社, 1973:226
44 澤瀉浸出物: alismin
45 上海第一醫學院中山醫院等, 中華醫學雜誌, 1976;(11):693
46 趙冠英等, 中醫雜誌, 1983;(9):25
47 朱文玉, 中西醫結合雜誌, 1984;(9):527
48 孫佛全等, 上海中醫藥雜誌, 1981;(1):32
49 侯士林, 中醫雜誌, 1983;(7):53

③ 부작용

소수 환자는 택사를 복용 후 가벼운 식욕부진, 속쓰림, 腸鳴, 대변이 묽러지는 증상 등 위장관 반응이 있다. 이러한 부작용은 택사에 포함된 매운 자극성 물질과 유관하다. 그러나 보통 계속 복용할 수 있으며 약을 중단할 필요는 없다.

17 澤漆 택칠

대극과(大戟科) 2년생 식물인 澤漆의 全草이다. "猫兒眼睛草"라고 부르기도 한다. 맛은 맵고 쓰며 성질은 서늘하며 유독하다. 大腸經, 小腸經, 肺經으로 들어간다.

1) 효능 · 주치

① 痰을 삭여서 기침을 그치며, 응결을 흩는다[化痰止咳, 散結]

『金匱 · 肺痿肺癰咳嗽上氣篇』에서 기침하면서 "맥이 沈하면 澤漆湯으로 치료한다."라고 하였다. 중경은 택칠을 군약으로 하여, 飮을 몰아내고 가래를 삭여서 咳喘을 치료하였다. 『醫宗金鑑』에서 이 처방을 "택칠을 군약으로 한 것은 전적으로 消痰行水하기 때문이다."라고 풀이하였다.

『日華子本草』에서 "담을 삭인다[消痰]."라고 하였고, 『本草備要』에서 "止咳"라고 하였고, 『長沙藥解』에서 "痰飮으로 막힌 해수를 치료한다."고 하였다. 『聖濟總錄』의 澤漆湯은 택칠을 주약으로 桑根白皮, 杏仁, 陳皮 등을 배합하여 숨찬 기침과[氣急咳嗽] 소변이 피처럼 붉고 시원치 못한 증상을 치료했다.

『補缺肘後方』에서 大黃, 葶藶을 배합하여 心下에 잔을 엎어놓은 듯한 물질이 있어서 음식을 먹지 못하는 증상을 치료했다. 『便民圖纂』에서 택칠로 고약을 만들어 癥瘕를 치료했다. 이처럼 택칠은 逐飮化痰하여 천식과 기침을 치료하며 응결을 흩는 효능이 있다.

② 이뇨하여 부종을 없앤다[利水消腫]

『長沙藥解』에서 "택칠은 쓴맛과 차가운 성질로 물을 아주 잘 배설한다."고 하였다. 『本草綱目』에서는 "택칠의 이뇨 작용은 大戟과 유사하다."고 하였다. 『本草匯言』에서 더 자세하게 "택칠은 효능이 大戟과 같다. 大戟에 비교하여 택칠이 약간 부드러워 원기를 심하게 손상하지 않는다."고 하였다.

『本經』에서 택칠이 "大腹의 水氣와 四肢 面目의 부종을 치료한다."고 하였고, 『別錄』에서 "大小腸을 순조롭게 한다."고 하였다. 『藥性論』에서 택칠이 "利小便"

한다고 하였고, 『唐本草』에서 "逐水"라고 하였다. 『本經疏證』에서는 "피부가 뜨거운 부종병을 택칠이 전문으로 치료한다."고 하였다. 또 『聖惠方』에서는 택칠을 전탕하여 술과 복용하여 水氣를 치료하였고, 『千金方』의 澤漆湯은 잉어와 赤小豆를 배합하여 水氣로 전신이 심하게 붓고 사지가 무력한 증상을 치료하였다. 이처럼 택칠은 이뇨하여 부종을 없애는 좋은 약이다.

③ 殺蟲解毒

『日華子本草』에서 택칠은 "瘧疾을 그친다."고 하였다. 『本草備要』에서 "殺蟲"한다고 하였고, 『植物名實圖考』에서 "달여서 고아 고약으로 만들어 온갖 腫毒에 붙인다."고 하였다. 『四川中藥志』에서는 택칠이 "모든 惡毒과 梅毒을 치료한다."고 하였다. 또 『江西中藥手册』과 『高原中草藥治療手册』에서는 택칠이 "임파결핵을 치료한다."고 하였고, "골수염을 치료한다."고 하였다.

『履巉岩本草』에서 鷺鷥藤, 蜂窠를 같은 분량으로 배합하여 훈증하여 씻는 방법으로 脚氣浮腫을 치료하였고, 『衛生簡易方』에서 택칠을 분말하고 참기름에 개어서 발라서 벌레가 있는 癬瘡을 치료하였다. 이처럼 택칠은 殺蟲解毒하는 효능이 있다.

2) 용량 · 용법

중경은 택칠을 澤漆湯 1처방에만 썼다.

① 용량 : 澤漆湯에서 용량은 3근이다. 현재 상용량은 5~10g이다. 외용할 때는 적당량을 쓴다.

② 용법 : 중경은 "택칠 3근을 동쪽으로 흐르는 물 5말로 1말 5되가 될 때까지 달인다."고 하고 다시 澤漆汁에 나머지 약을 넣고 5승으로 달여서 따듯하게 복용한다고 하였다. 이처럼 택칠은 내복하려고 煎湯할 때는 먼저 달여서 독을 없앤다. 외용할 때는 물에 달여서 환부를 씻거나 고아서 고약으로 만들어 바르거나 분말하여 개어 붙인다.

3) 사용주의

『得配本草』에서 "氣血이 허하면 금한다."고 하였다. 『本草匯言』에서 택칠을

"성질이 잘 주행하고 배설한다. 위가 허약한 환자는 소량을 써야 한다." 고 하였다.

4) 현대연구

① 성분약리

택칠은 황동류(flavonoid) 화합물과 용혈성 saponine, 澤漆素, 大戟乳脂, maltose, 칼슘 등을 함유한다. 약리작용은 주로 결핵간균에 분명한 살균효과가 있으며, 또 해열작용도 있다.[50]

② 임상응용

a. 식도암 : 택칠 20%, 중성사포닌 주사액을 매일 1회 2ml씩 근육 주사한다. 15일을 한 치료 기간으로 한다. 64례를 관찰하였다. 이중 임상적으로 치유된 환자 10례, 현저한 호전 18례, 호전 30례, 무효 6례였다. 효과가 나타나는 시간은 보통 용약 후 3~5일이었다.[51]

b. 임파결핵 : 신선한 택칠 500g(건조한 것도 가능하다)을 깨끗하게 씻은 후 물 1000ml를 가해서 500ml가 될 때까지 달인다. 걸러내고 병에 넣어 준비한다. 이것으로 매일 1회 반복하여 나을 때까지 환부를 씻는다. 경부임파선결핵이 헐은 환자 18례를 관찰한 결과 모두 나았다.[52]

c. 이하선염 : 택칠 30g(건조품은 15g)에 물 300ml를 가하고 150ml가 되도록 진하게 달인다. 1일 3회 50ml씩 나을 때까지 복용한다. 140례를 관찰한 결과 모두 3~7일 내에 나았으며 1례도 합병증을 남기지 않았다.[53] 이 밖에 택칠을 농축한 고약이나 알약으로 세균성이질, 전염성간염,[54] 기관지염,[55] 銀屑病[56] 등을 치료한다.

50 龐俊忠 等, 臨床中藥學, 中國醫藥科技出版社, 1989:229
51 徐州醫學院, 新醫學資料, 1972;(2):18
52 譚學宜 等, 中級醫刊, 1983;(9):49
53 蘇道祥 等, 中級醫刊, 1985;(2):21
54 王輝武 等, 中藥新用(第二集), 科學技術文獻出版社重慶分社, 1990:150
55 黃吉賽(황길새) 等, 中西醫結合雜誌, 1985;(1):39
56 單一君 等, 上海中醫藥雜誌, 1986;(1):38

18 麴국

밀가루와 辣蓼(랄요; 매운 여뀌), 靑蒿, 蒼耳, 杏仁, 赤小豆 등의 약물을 발효하여 만든 덩어리 약품이다. 보통 神麴이나 六神麴으로 부른다. 맛은 달고 매우며 성질은 따듯하다. 脾經, 胃經으로 들어간다.

1) 효능 · 주치

① 음식을 소화하여 胃를 편안하게 한다[消食和胃]

薯蕷丸은 "虛勞로 인한 모든 부족과 風氣로 인한 제반 질환"을 치료한다. 여기서 신국은 보조약이다. 脾胃는 후천의 근본으로서 氣血이 생기는 근원이다. 陰陽氣血이 부족할 때 脾胃가 강화하여 음식을 잘 먹지 않으면 회복될 수 없다. 그래서 신국은 전적으로 脾胃를 조리하는 山藥과 補裨益氣하는 人蔘, 白朮과 같이 협력하여 소화하고 脾臟을 강화하고 胃를 조절하여 보하는 중에 소화를 도와 보하는 효능을 잘 움직인다.

『藥品化義』에서는 신국을 "맛은 달다. 볶으면 향이 생긴다. 향기는 脾臟을 일깨우며 단맛은 胃를 편안하게 한다. 이것으로 胃氣를 안정하고 中焦를 조절하여 脾虛하여 소화하지 못하는 증상을 치료한다. …… 생용하면 힘이 강하여 음식을 소화하여 식체를 치료한다."라고 하였다.

『本草正』에서는 신국이 "中焦의 土化 작용을 돕고 脾臟을 강화하고 胃를 데운다. 음식을 소화하고 기를 하강하여 식체를 치료하여 中焦를 조절한다."고 하였다. 또 『藥性論』에서는 "만성 소화불량[水穀宿食]과 癥結積滯를 치료한다."고 하였다.

『局方發揮』의 消食丸은 신국으로 脾胃가 모두 허한 소화불량증을 치료하였고, 『方脈正宗』에서 人蔘과 白朮을 배합하여 脾虛로 인하여 음식을 소화하지 못하는 증상을 치료하였다. 『摘元方』에서 신국만으로 食積腹痛을 치료했다. 『丹溪心法』의 保和丸에서 신국은 消食健脾 작용 외에 술과 음식이 만성으로 쌓인 적덩어리를 해소하였다.

이상을 종합하면, 신국은 맛은 맵지만 발산이 심하지 않고, 달지만 옹체하지 않고, 약성이 따듯하지만 건조하지 않으면서 中焦를 조절하고 脾臟을 강화하여 음식을 소화하고 胃를 각성하는 전문 작용이 있다.

신국은 또 金石藥品의 소화를 돕는다. 임상에서 磁石, 代赭石 등 광석 약물로 환약을 제조할 때 항상 신국으로 풀을 쑤어 환약을 빚었다. 이것은 소화 흡수를 돕고 또 소화 기능을 보호한다. 예를 들어 古方의 "磁珠丸"은 磁石과 朱砂를 미세 분말하고 신국풀로 환을 만든다.

2) 용량 · 용법

중경은 신국을 薯蕷丸 1처방에만 썼다.

① 용량 : 원방의 분량은 10분이다. 현재 상용량은 6~15g이다.

② 포제 : 중경은 이에 대해 말하지 않았다. 현재는 대부분 생용하거나 적당히 볶거나 약간 태워서 쓴다. 『本草原始』에서 "약에 넣을 때 볶아서 향이 나오고 노랗게 색이 변하게 해서 쓴다."라고 하였다. 『炮炙大法』에서는 "노랗게 볶으면 土氣를 돕는다."라고 하였다.

③ 용법 : 薯蕷丸에서 국은 다른 약물과 같이 "분말하고 끓인 꿀로 탄알 크기의 환약을 만든다. 공복에 술로 1환씩 복용한다."라고 하였다. 현재는 탕제에 넣거나 환제, 산제로 쓴다.

3) 사용주의

『本草經疏』에서 "脾陰이 허하고 胃火가 치성하면 적합하지 않다."라고 하였다. 『國藥的藥理學』에서 "신국은 발효작용을 응용하여 소화기능을 돕는다. 다만 위산이 많고 이상 발효하는 환자는 절대 사용하지 말라."고 하였다. 참고할 만하다.

4) 현대연구

① 성분약리

국은 주로 비타민 B 복합체, enzymes, ergosterol, 단백질, 지방을 함유하고 있다.

19 鐘乳石 종유석

탄산염류(炭酸鹽類) 광물인 鐘乳石의 礦石이다. 石鍾乳라고 부르기도 한다. 맛은 달고 성질은 따듯하다. 肺經, 腎經으로 들어간다.

1) 효능 · 주치

① 肺氣를 데우고 元陽을 강화한다[溫肺氣, 壯元陽]

紫石寒石散은 "傷寒을 치료하여 다시 발병하지 않게 한다."고 하였다. 이 처방에서 종유석은 五臟을 안정하고 氣를 보하여 肺가 손상하여 吐血하고 欬逆上氣하는 증상을 치료한다. 종유석의 작용을 『本經』에서 "咳逆上氣를 치료한다. 눈을 밝게 하고 精을 보한다. 五臟을 안정하고 전신 관절을 소통하고, 아홉 구멍을 순조롭게 하고, 乳汁을 나오게 한다."고 하였다.

치료하는 병리를 『本草綱目』에서 "석종유는 기가 날래고 빨라서 陽氣를 갑자기 채운다. 식욕이 배가하고 형체가 건장하고 풍성해진다."라고 하였다. 『本草經疏』에서 더 상세하게 "석종유가 咳逆上氣를 치료하는 것은 기가 허하여 근원으로 돌아가지 못하면 이 병이 생기기 때문이다. 乳는 성질이 따듯하고 가라앉혀서 떨어뜨린다. 기가 근원으로 돌아가면 질병이 저절로 낫는다. …… 전신 관절을 소통하고 九竅를 순조롭게 하고 乳汁이 나오는 기전은 맵고 따듯한 힘으로 하는 것이다. 약하고 아프며 시린 종아리를 치료하는 것은 陽氣가 하행하여 나타나는 효험이다."라고 하였다. 이처럼 종유석이 肺氣를 데우고 元陽을 강화한다.

2) 용량 · 용법

종유석은 紫石寒石散에만 나타난다.

① 용량 : 原方에서 용량은 10분이다. 현재 상용량은 10~15g이다.

② 포제 : 原方의 주해에서 "불에 달구어[礁煉]" 법제한 후 쓴다고 하였다. 『別錄』에서 "불에 달구지 않으면 小便不利를 유발한다."고 하였다.

③ 용법 : 전탕한다. 환제나 산제로 쓴다.

3) 사용주의

陰虛火旺, 肺熱咳嗽 환자는 쓰지 않는다.

4) 현대연구

① 성분약리

종유석은 주로 탄산칼슘(calcium carbonate)을 함유한다. 이 밖에 소량 알루미늄과 극소량으로 산에 녹지 않는 殘渣를 함유한다.[57]

57 江蘇新醫學院, 中藥大辭典(下册), 上海人民出版社, 1977:1665

20 礬石 반석

明礬石에서 추출한 약품이다. 明礬이라고 부르기도 한다. 맛은 시고 성질은 차갑다. 肺經, 肝經, 脾胃經, 大腸經으로 들어간다.

1) 효능 · 주치

① 熱을 식히고 濕을 없앤다[淸熱除濕]

礬石湯은 "脚氣冲心"을, 礬石丸은 "白帶下"를 치료한다. 여기서 반석의 작용을 『本草經疏』에서 "성질이 건조하고 급하며 수렴하여 빽빽하게 하고, 해독하고 열을 없애서 탁함을 떨어뜨린다."라고 하였다. 중경은 礬石湯을 煎湯하여 "종아리를 담근다[浸脚]."고 하였다. 濕을 끌고 하행하고 心氣를 수렴하려는 것이다. 礬石丸은 丸으로 만들어 "질 속에 넣는다." 熱을 식히고 濕을 없애서 帶下를 그치려는 것이다. 두 처방 모두 외용하여 환부에 직접 작용하여 더 좋은 치료 효과를 발휘한다. 외치법의 효시다.

또 女勞疸을 치료하는 消石礬石散에서 반석은 "濕을 말리고 이뇨한다."(『長沙藥解』)고 하였다. 이 책에서 더 자세하게 "반석은 足太陰脾經과 足太陽膀胱經으로 들어가서 지나친 濕氣를 수렴하며 더러운 것들을 대사하여 黑疸을 없애고 白帶를 제거한다. …… 반석은 臟腑의 물기를 거둔다. 土氣가 마르고 氣가 펴지면서 낫는다."라고 하였다. 이 설이 아주 분명하다. 반석이 여러 질환을 치료하는 것은 濕을 없애서 나타나는 효능이다.

② 痰을 없애고 風邪를 제거한다[消痰祛風]

侯氏黑散은 "大風四肢煩重"을 치료한다. 반석은 消痰祛風한다. 『日華子本草』에서 "除風", "消痰"이라 하였다. 『本草綱目』에서 "祛風除熱"이라고 하였다.

후세에 이를 모방하여 風痰으로 생긴 증상을 치료하였다. 『衛生雜興』의 化痰丸은 細茶와 끓인 꿀로 환약을 만들어 風痰癎病을 치료하였고, 『本事方』의 白金丸은 鬱金과 같이 분말하여 풀로 환약을 만들어 痰涎이 心竅를 막아서 생긴 癲狂을 치료하였다. 『本草綱目』에서 皂角과 같이 분말하여 복용함으로써 中風痰厥을 치료하였다.

③ 止瀉止血

중경은 말하지 않은 내용이다. 후세에 다용하였다. 『聖惠方』의 白礬丸, 訶黎散이다. 白礬丸은 오랫동안 낫지 않는 休息痢를 치료하며, 訶黎散은 노인의 만성 설사를 치료한다. 『聖濟總錄』에서 枯礬末을 불어넣어 코피를 치료하였고, 『千金方』에서는 枯礬을 물에 달여서 머금어 잇몸 사이에서 진액과 출혈이 그치지 않는 증상을 치료하였다. 모두 수렴하는 효능을 쓴 것이다.

2) 용량 · 용법

중경은 반석을 모두 4처방에 활용하였다. 이 중 내복이 2방, 외용이 2방이다.

① 용량 : 礬石湯에서 2냥(외용), 侯氏黑散과 礬石散에서 모두 3푼, 消石礬石散에서 "같은 분량"이라고 하였다. 현재 상용량은 1~3g이며, 외용은 적당량을 쓴다.

② 포제 : 중경은 消石礬石散과 礬石丸 주해에서 "태운다[燒]."라고 하였다. 즉 불에 쬐어 바짝 말려서 쓰는 것이다. 이것이 현재 枯礬이다. 불에 달구면 燥濕하고 수렴 효능이 증강된다. 현재는 生用과 煅用으로 나눈다. 『證類本草』에서 "불에 달군 것을 枯礬, 불에 달구지 않은 것을 生礬이라 한다."고 하였다. 『本草述鉤元』에서 "痰을 삭일 때만 生用한다."라고 하였다. 나머지는 전부 煅用한다.

③ 용법 : 탕제, 환제, 산제 등 다양한 제형으로 사용한다. 현재는 내복하기도 하고 외용하기도 하는데, 외용이 많다. 중경은 礬石丸을 "질 속에 넣는다."라고 하였고, 礬石湯은 "종아리를 담근다."라고 하였는데, 이것이 외치법의 본보기가 되었다. 현재 많이 모방한다.

3) 사용주의

① 陰虛內熱 환자는 신중히 쓴다. 『本草經疏』에서 "陰虛內熱하고 火氣가 치성하며 水氣가 고갈하여 목구멍이 아프면 반석이 적합하지 않다. 陰虛血熱로 눈이 아픈 증상도 쓰면 안 된다."라고 하였다.

② 내복할 때 과다 복용하면 안 된다. 『本草衍義』에서 "많이 먹으면 안 된다. 물을 물리치므로 心肺를 손상하기 때문이다."라고 하였다.

③ 胃氣 보호에 주의해야 한다. 중경은 消石礬石散 아래에서 "보리죽즙에 섞어서 복용한다."라고 하였다. 이것은 胃氣를 보호하여 胃 손상을 방지하는 것이다.

4) 현대연구

① 성분약리

반석은 주로 potassium aluminum sulfuric acid를 함유한다. 주요 약리 작용으로는 항균작용(황색포도상구균, 변형간균을 억제한다. 대장간균, 녹농간균, 이질간균에도 분명한 억제효과가 있다), 항질트리코모나스 작용, 수렴지한(특히 足汗), 지혈(코피) 등의 작용이 있다.[58]

② 현대응용

a. 치질 : 명반으로 15% 또는 18%의 주사액을 만들어 치핵에 주입한다. 점막이 빠져 나온 내치와 혼합치에 모두 좋은 효과가 있다. 치료 기간을 줄이면 부작용도 적다. 대부분 환자가 1~2주에 유합되었다.[59]

b. 항문과 자궁탈수 : 10%의 명반주사액을 항문 주위에 점점이 주사한다. 18례를 치료하고 3개월 지난 후 추적하였는데, 모두 나았다. 1례도 감염되거나 출혈이 없었다. 이 밖에 10%의 명반 glycerin 용액을 자궁 양쪽의 인대가 있는 곳에 5ml(0.25~1% 프로카인 1ml를 가할 수도 있다)를 주사한다. 2도, 3도 자궁탈수 환자 100여례를 치료하였다. 무효 5례, 호전 15례를 제외하고 모두 치유되었다. 또 명반분을 직접 탈출한 자궁체와 穹窿部에 뿌려서 치료하였다. 3~6회 후 나았다.[60]

c. 화상부위 녹농균 감염 억제 : 0.75%의 枯礬 현탁액으로 화상 부위를 치료하였다. 화상 환자 254례에 응용한 결과 녹농균 발생을 뚜렷이 억제하였다. 실험으로 이

58 江蘇新醫學院, 中藥大辭典(上册), 上海科技出版社, 1986:680
59 江蘇新醫學院, 中藥大辭典(上册), 上海科技出版社, 1986:680
60 江蘇新醫學院, 中藥大辭典(上册), 上海科技出版社, 1986:680

약물은 화상에서 흔히 나타나는 다른 균(용혈성황색포도구균, 대장간균 등)에도 뚜렷한 억제 작용이 있었다.[61]

d. 頭癬 : 명반 750g을 불에 쬐어 바짝 말리고 갈아서 분말한다. 嫩松香 150g, 豬板油 500g을 준비한다. 松香을 분말하고 싸서 板油에 넣고 소나무 땔감으로 불을 때서 녹인다. 용기에 넣고 식은 후 枯礬을 섞는다. 이것을 환부에 바른다. 3~4회(하루 1회) 연속하면 바로 낫는다.[62]

e. 습진 : 명반을 石膏, 黃丹, 輕粉과 배합하여 갈아서 분말하여 기름에 개어서 바른다. 습진과 치질을 치료할 수 있다.[63]

f. 자궁경관미란 : 兒茶, 五倍子, 白芨 분말을 같이 빻아서 환부에 뿌린다. 이 병에 비교적 좋은 효과가 있다.[64]

g. 瘡癧, 黃水瘡, 대상포진 : 명반에 輕粉, 雄黃, 氷片을 배합하고 찧어서 환부에 바른다. 瘡癧 등을 치료하는 데 뚜렷한 효과가 있다.[65]

h. 볼거리 : 명반에 藤黃, 硫黃, 雄黃을 배합하여 고약을 만들어 환부에 붙인다. 볼거리 치료에 효과적이다.[66]

i. 궤양병 : 枯礬粉 500g, 烏賊骨粉 375g, 玄胡索粉 125g, 벌꿀 200g을 고루 섞어서 200目 체에 거른다. 이것으로 胃藥 알약을 만든다. 1회에 5~7알씩 하루 4회 복용한다. 통증이 있을 때는 더 복용한다. 3개월을 한 치료 기간으로 한다. 모두 280례를 치료하였다. 결과는 총 유효율이 98.2%였다. 위통이 억제된 시간이 가장 빠른

61 江蘇新醫學院, 中藥大辭典(上册), 上海科技出版社, 1986:680
62 江蘇新醫學院, 中藥大辭典(上册), 上海科技出版社, 1986:680
63 黃永昌, 貴州中醫學院學報, 1985;(4):29
64 楊俊明, 陝西中醫學院學報, 1986;(2):19
65 黃安齡, 中醫雜誌, 1982;(4):26
66 賈天安, 河南中醫, 1984;(3):37

환자는 하루였으며, 가장 늦은 환자는 4개월이었다. 개별적으로 약한 오심이 있었을 뿐 다른 부작용은 없었다. 이 중 40례를 다시 조사하였는데, 단층 그림자를 소실한 환자가 32례, 축소된 환자가 4례였으며, 4례는 분명한 변화가 없었다.[67]

j. **폐결핵 객혈 :** 명반 24g, 兒茶 30g을 갈아서 혼합한다. 하루 3~4회, 0.1~0.2g씩(최대 0.5~1g까지 가능하다. 캡슐에 넣는다) 복용한다. 심한 객혈에는 3시간에 1회씩 복용한다. 70례를 관찰하였는데, 반수 이상이 복용 2일 전후에 객혈이 그쳤다.[68] 이밖에 명반은 만성 간염, 만성 세균성설사, 狂躁型 정신병,[69] 뇌출혈과 肺性腦病,[70] 완고한 구강궤양[71] 등에 유효하다.

67 江蘇新醫學院, 中藥大辭典(上册), 上海科技出版社, 1986:680
68 江蘇新醫學院, 中藥大辭典(上册), 上海人民衛生出版社, 1986:680
69 江蘇新醫學院, 中藥大辭典(上册), 上海人民衛生出版社, 1986:680
70 楊乾呂, 新中醫, 1985;(11):45
71 姚傳平, 雲南中醫雜誌, 1985;(3):封三

21 豬苓 저령

다공균과(多孔菌科) 眞菌인 豬苓의 菌核. 맛은 달고 담담하며 성질은 평이하다. 腎經, 膀胱經으로 들어간다.

1) 효능 · 주치

① 이뇨하여 濕을 내보낸다[利水滲濕]

豬苓湯, 豬苓散, 五苓散은 주 증상에 모두 "口渴", "思水", "嘔吐", "小便不利"가 있다. 五苓散은 太陽膀胱의 기화작용이 안 되어 내부에 水飮이 정체한 증상을 치료하고, 豬苓湯은 肺熱로 津을 상하여 水氣와 邪氣가 결합한 증상을 치료하고, 豬苓散은 胃 속에 飮이 정체하여 胸膈으로 상역하는 증상을 치료한다. 세 처방 모두 利水滲濕하는 저령의 작용을 이용한다.

『長沙藥解』에서 "저령은 수분을 잘 배설하며 茯苓보다 효과가 빠르다. 물은 土氣와 木氣가 풀어헤치지 않으면 혼자서 움직이지 않는다. 豬苓散으로 利水할 때 濕土를 말리는 白朮이 있고, 豬苓湯으로 利水할 때 風木을 식히는 阿膠가 있고, 五苓散으로 利水할 때 濕土를 말리는 白朮과 木氣를 퍼뜨리는 桂枝가 있다."고 하였다.

따라서 五苓散은 저령을 桂枝와 배합하여 化氣行水하는데, 기화작용으로 津液이 상승하면 口渴이 풀리고 소변이 잘 나온다. 豬苓湯은 저령을 阿膠, 滑石과 배합하여 滋陰, 淸熱, 利水하여 水氣를 없애고 붙지 못하게 하여 津液이 회복되면 口渴이 저절로 그친다. 豬苓散은 저령을 白朮과 배합하여 脾를 강화하여 利水하여 中焦의 陽氣를 회복하고 氣化 작용으로 물이 움직이면 停飮과 嘔吐가 모두 풀린다.

『本草匯言』에서 총괄하여 "이 세 치법은 모두 豬苓에 중책이 있다. 열어서 도달하여[72] 陰陽을 분리하는 오묘한 작용이다."라고 하였다.

72 원문의 '腓理'는 해석이 난해하여 생략하였다—역자.

2) 용량 · 용법

중경은 저령을 4처방에 응용했다.

① 용량 : 저령은 五苓散에서 용량에 두 종류가 있다. 『痰飮咳嗽篇』에서 3분이고, 『太陽篇』에서 18銖다. 猪苓湯에서 1냥이다. 현재 상용량은 5~10g이다.

② 포제 : 중경의 3처방에서 저령은 껍질을 벗겨서 썼다.

③ 용법 : 물에 달여 복용하거나 갈아서 분말하여 복용한다.

3) 사용주의

水濕이 없으면 복용하지 않는다. 『得配本草』에서 "눈이 어둡고, 濕氣는 없는데 갈증이 있는 두 경우에는 쓰지 않는다."고 하였다. 『本草衍義』에서 "저령은 물을 움직이는 효능이 많다. 오래 복용하면 반드시 腎氣를 손상하여 눈이 어두워진다." 고 하였다.

4) 현대연구

① 성분약리

저령은 ergosterol, 粗蛋白, 가용성 당분, polysaccharide 등을 함유한다. 저령은 뚜렷한 이뇨작용이 있다. 주로 腎小管에서 물과 전해질의 재흡수를 억제하는 작용이다.[73]

② 임상응용

a. 銀屑病(psoriasis) : 저령 주사액으로 銀屑病 환자 265례를 치료하여 짧은 기간에 치료 효과가 나타났다. 기본 치료(전신 피부손실이 소실하거나 흔적만 남은 경우)가 83례로 31.3%에 달했고, 현저한 효과와 호전이 79례였다.[74]

73 楊永良, 中藥學, 湖北科技出版社, 1989:109
74 高步雲等, 中西醫結合雜誌, 1982;(6):34

b. 폐암 : 저령 추출물 주사제(757) 40ml를 하루 1회씩 심부 근육에 주사한다. 14일을 연속으로 치료하고 다시 화학요법으로 전환하였다. 폐암 환자 50례를 치료하였는데, 증상 개선율 86.1%였고, 암 개체가 축소하여 안정하는 율이 70%였다. 아울러 화학요법으로 유발된 부작용이 줄거나 없어졌다.[75,76]

75 中醫研究院東直門醫院等, 中醫藥研究參考, 1978;(3):1
76 北京中醫學院東直門醫院等, 新醫藥學雜誌, 1979;(2):11

22 豬膏 저고

저과(豬科) 동물인 돼지의 지방유이다. 豬脂로 부르기도 한다. 맛은 달고 성질은 서늘하다. 膀胱經으로 들어간다.

1) 효능 · 주치

① 건조한 응결을 자윤하여 혈맥을 잘 순환한다[潤燥結, 利血脈]

저고는 맛이 달고 서늘하며 윤택하여 구멍을 매끄럽게 하고 瘀血을 움직인다. 『金匱』에서 저지와 亂髮을 같이 써서 腸胃가 메말라서 응결한 便秘를 치료하였는데, 이것은 건조함을 자윤하여 통변하는 것이다. 그리고 부인의 臟氣가 제대로 기능을 발휘하지 못하여 음부에서 바람 새는 소리가 나는 증상을[陰吹] 치료하였는데, 이것은 大腸 속을 윤택하게 끌어내어 氣를 소통하여 저절로 돌아가게 한 것이다.

『本草圖經』에서 저고가 "혈맥 순환을 촉진하여 風熱을 해소하고 肺를 자윤한다."라고 하였고, 『本經疏證』에서 "저고는 육질 중에서 가장 기름지고 윤택하다. 이것으로 穀氣를 조화하는데, 바로 대변을 윤택하게 하는 것이다."라고 하였다.

임상적으로 『千金方』에서 薑汁을 배합하여 肝勞로 虛寒해서 모발이 시들고 안색이 안 좋은 증상을 치료하였고, 『本草綱目』에서 白蜜을 배합하여 肺熱로 갑자기 목소리가 안 나오는 증상을 치료하였고, 『千金方』에서 外用하여 手足이 터서 갈라지고 피가 나오면서 아픈 증상을 치료하였다. 현재 저고의 작용은 이러한 데에서 벗어나지 않는다.

② 祛風殺蟲

小兒癟蟲蝕齒方은 저지와 다른 약물을 배합하여 살충하면서 아울러 기름에 녹여서 뜨겁게 환부를 지져서 이를 좀먹는 벌레를 죽인다. 『日華子本草』에서 저지가 "皮膚風을 치료하고, 殺蟲하며, 惡瘡에 붙인다."라고 하였고, 『千金方』에서 외부에 자주 발라서 옻나무 알러지와 가려움증을 치료하였는데, 역시 祛風殺蟲하는 효능을 활용한 것이다.

2) 용량 · 용법

중경은 저지를 모두 2처방에 썼다.

① 용량 : 猪膏髮煎에서 용량은 반 근, 小兒疳蟲蝕齒方에서 용량은 언급하지 않았다.

② 포제 : 『隨息居飮食譜』에서 "저지는 속칭 板油라고 한다. 희고 두터우며 비린내가 없는 것이 좋다. 음력 섣달에 고아서 瓷器에 넣어둔다. 기름 1근에 가는 설탕 1돈을 넣으면 오래 두어도 썩지 않는다. 여름철에는 生豬脂를 쓰는데, 설탕을 덮어두면 오래 저장할 수 있다.

③ 용법 : 중경의 용법에는 膏로 달여서 복용하거나 외부에 바르는 두 종류가 있다. 최근 응용도 같다.

3) 사용주의

『金匱要略』에서 "저지는 梅實과 같이 먹으면 안 된다."라고 하였다. 『隨息居飮食譜』에서 "감염성 제반 질환과 물똥을 싸는 환자는 쓰지 않는다."라고 하였다.

23 豬膚 저부

저과(豬科) 동물 豬의 皮膚이다. 맛은 달고 성질은 서늘하다. 腎經으로 들어간다.

1) 효능 · 주치

① 달고 차가운 성질로 음을 보한다[甘寒益陰]

"少陰病으로 설사하고 목이 아프며 가슴이 그득하고 불안하면[胸滿心煩] 豬膚湯으로 치료한다."고 하였다. 이는 중경이 설정한 少陰 陰虛證을 치료하는 조문이다. 豬膚湯에서 저부를 『長沙藥解』에서 "저부는 咽喉를 이롭게 하고 腫痛을 없앤다. 心肺를 식히고 煩滿을 그친다. 傷寒의 豬膚湯은 少陰病으로 下利하면서 또 목이 아프고 가슴이 그득하고 불안한 증상을 치료하는데, 저부와 白蜜은 肺를 식히면서 통증을 그치고 건조함을 자윤하여 불안을 없앤다. …… 肺는 원래 서늘해야 皮毛를 제대로 담당하는데, 저부는 肺를 잘 식힌다. 肺氣가 식어서 하강하여 떠오른 火氣가 뿌리로 돌아가면 咽痛과 煩滿이 저절로 낫는다."라고 설명하였다.

柯韻伯도 "豬는 오행상 水에 해당하는 가축이며 피부에 진액이 있다. 저부로 군약을 삼아 떠오른 虛火를 없애고, 白蜜과 白粉의 단맛으로 佐藥을 삼아 心肺를 자윤하고 脾를 조절한다."라고 하였다. 이처럼 豬膚湯은 저부가 군약이며 달고 서늘한 성질로 자윤하여 陰을 보하고 건조를 潤澤하게 한다.

2) 용량 · 용법

중경은 저부를 豬膚湯 1처방에만 썼다.

① 용량 : 豬膚湯에서 용량은 1근이다. 최근에는 음식으로 먹는다. 적당량은 나누어 먹는다.

② 용법 : 삶아서 복용한다.

3) 사용주의

『隨息居飮食譜』에서 "만약 가슴 불안이나 목구멍 통증이 없다면 寒性 설사이므로 이것이 적합하지 않다."고 하였다. 저부는 맛이 달고 성질이 차가우며 滋潤하므로 濕이 많고 舌苔가 잔뜩 있으면[苔膩] 신중히 사용한다.

4) 현대연구

① 임상응용

a. 화상에 피부 이식 : 10~30kg짜리 작은 돼지의 豬皮를 여러 가지 처리를 한 후 필요한 만큼 잘라서 환부에 이식한다. 3도 화상 환자 6례에 이식하여 5례는 양호하게 생장하였고, 1례는 한 달 정도 생장하였다. 화상 입은 피부를 보호하는 작용이 있고 부작용은 없었다.[77]

77 中國人民解放軍後字236部隊, 科技簡訊, 1971;(7):3

24 豬膽汁 저담즙

저과(豬科) 동물인 豬의 膽汁이다. 맛은 쓰고 성질은 차갑다. 肝經, 肺經, 大腸經으로 들어간다.

1) 효능 · 주치

① 陽을 끌고 陰으로 들어간다[引陽入陰]

저담즙은 맛이 쓰고 성질이 차가워서 자윤하며 하강하여 陰을 보하고 陽과 조화하게 한다. 중경은 白通加豬膽汁 通脈四逆加豬膽汁에서 저담즙과 人尿, 葱白, 附子, 乾薑 등으로 陰盛格陽과 陽亡陰竭을 치료했다.

程扶生은 "陰盛格陽에는 저담즙으로 陰을 소통한다. …… 헛구역질하고 정신이 불안한 것은 양성적인 약물이 胸膈에 있으면서 陰으로 들어가지 못하는 것이다. 이것은 약이 병을 이기지 못함이 아니라 이끌고 가는 힘이 없기 때문이다. 人尿와 저담즙 같은 음성적이고 성질이 차가운 약을 가하면 약성이 따듯한 乾薑과 附子를 끌어서 거부하는 寒氣로 들어가서 역행을 조절한다. 이것이 『內經』에서 말한 從治法이다."라고 하였다.

張令韶도 "구토가 그치고 하부가 끊어진 환자는 陰陽氣血이 모두 허하고 水穀津液이 다 고갈하여 토할 것이 없을 뿐이다. …… 다시 通脈四逆湯加豬膽汁으로 下焦에서 일어나는 陽을 열고 中焦의 津液을 도와야 한다."라고 하였다.

이 두 처방에서 저담즙은 하나는 차가운 성질로 자윤하여 陽을 끌고 陰으로 들어가는 것이며, 하나는 쓰고 윤택한 성질로 메마름을 자윤하고 液을 자양하여 陰을 보하여 陽과 조화하는 것이다.

② 열을 식히고 통변한다[淸熱通便]

중경의 蜜煎導法에 "큰 猪膽 1매에서 膽汁을 짜내어 식초를 약간 섞어서 항문으로 관장한다. 잠시 후 대변과 함께 묵은 찌꺼기와 악취 나는 물질이 나오며 아주 효과적이다."라고 기재되어 있다. 이것은 쓰고 차갑고 매끄러워서 열을 식히고 통변하는 저담즙으로 끌어내어 津이 메마르고 熱이 쌓여서 대변이 딱딱하게 굳은 증상을 치료하는 방법이다.

『隨息居飮食譜』에서 저담즙으로 膽을 보하고 熱을 식혀서 熱痢를 치료하고 熱秘를 소통한 기록이 있다. 후세에 『本草綱目』에서 黃連과 黃柏을 배합하여 赤白痢疾을 치료하였는데, 이것도 이 의의를 취한 것이다.

2) 용량 · 용법

중경은 저담즙을 모두 3처방에 썼다.

① 용량 : 중경의 3처방에서 각각 1합, 반합, 1매로 3가지 용량이 있다. 현재 용량은 1~3g이다.

② 포제 : 猪膽汁方에서 "汁을 짜내어 식초를 조금 친다."라고 하였다. 최근에는 알약, 캡슐, 고약으로 만들어 사용한다.

③ 용법 : 다른 약의 즙과 섞어서 복용하거나 외용한다. 『傷寒論』에서 "…… 膽汁과 人尿를 섞어서 나누어 따듯하게 두 번 복용한다.", "항문 속으로 관장한다."라고 하였다.

3) 현대연구

① 성분약리

저담즙의 주요 성분은 猪膽汁類酸, bile pigment, mucin, mineral이다. 이 밖에 bile acid, deoxycholic acid를 함유하고 있다.[78]

약리연구에 의하면 저담 현탁액과 膽酸에 뚜렷한 진해작용이 있다. 폐염쌍구균, 유행성감기간균에 억제작용이 있다. 과민성쇼크 발생률을 뚜렷이 저하한다. 장연동을 촉진하며 수술 후 복부의 가스로 인한 창만을 부드럽게 해소하고, 또 통변작용이 있다.[79]

78 江蘇新醫學院, 中藥大辭典(下册), 上海人民出版社, 1977:2194
79 王浴生, 中藥藥理與應用, 人民衛生出版社, 1983:1071

② 임상응용

a. **백일해** : 豬膽汁粉으로 만든 시럽과 액상 추출물로 백일해를 치료하였다. 1215례를 치료한 결과, 보통 복약 2~4일에 효과가 나타났다. 5~14일 치료하여 유효율이 62~97% 사이였다.[80,81,82]

b. **대변불통** : 저담즙을 고압으로 소독 후 관장한다. 통변 효과가 아주 좋았다. 복부수술 후와 산후 변비, 수술 후 가스로 복부가 창만하거나 마비성 장폐색 환자한테 응용했다. 모두 394례를 시행하였는데, 대부분 환자가 1시간 이내에 변이 나왔고, 소수는 2시간 후 효과가 있었다.[83]

80 中國醫藥科學院, 醫藥衛生快報, 1959;(10):148
81 中國醫學科學院陝西分院流行病學硏究所, 협서의학衛生雜誌, 1959;(4):285
82 大連醫學院兒科敎硏組, 大連醫學學報, 1960;(2):60
83 上海市第十人民醫院外科, 中醫雜誌, 1957;(8):431

25 獨活 독활

산형과(傘形科) 다년생 초본식물인 重齒毛當歸의 뿌리이다. 맛은 맵고 쓰며 성질은 따듯하다. 肝經, 腎經, 膀胱經으로 들어간다.

1) 효능 · 주치

① 風濕을 없앤다[祛風濕]

『金匱 · 中風歷節病脈證并治』篇에 "千金三黃湯은 中風으로 手足이 오그라들고 전신 관절이 모두 아픈 증상을 치료한다."고 하였다. 이 처방은 독활과 防風을 배합하여 활용하였는데, 이들은 다른 약물들을 전신 관절로 끌고 가서 외부로 風濕을 몰아내어 전신 관절의 통증을 치료한다.

『千金要方』에서 獨活寄生湯은 독활을 군약으로 관절 속 風寒濕을 매운맛으로 발산하고 쓴맛으로 말려서 痺痛을 그쳤다.

李杲는 독활이 "風寒濕으로 생기는 痺證으로 시리고 아프며 감각이 마비되고 목덜미를 펴기 힘든 증상을 치료한다."고 하였다. 『本草正義』에서는 "下焦의 風濕으로 두 다리가 저리고 아프며 濕으로 가렵고 쥐가 나는 증상을 치료한다."고 하였다. 그래서 『本草匯言』에서 독활은 "風을 없애고 濕을 움직이며 寒을 흩는 약이다."라고 하였다. 『湯液本草』에서는 "양쪽 발이 차갑고 붓고 제대로 움직이지 못할 때 이 약물이 아니면 치료하지 못한다."고 분명히 강조하였다.

『藥化正義』에서도 "두 발에 힘이 빠지고 저려서 움직이지 못할 때 독활이 없으면 효과가 없다."고 하였고, 또 "風을 치료하고 濕을 없애서 濕氣를 전문적으로 푸는 좋은 약제다."라고 예찬하였다. 그래서 『本草正義』에서 독활이 "저리고 무력하며 약한[風痺痿軟] 모든 심한 증상에 없으면 안 되는 약이다."라고 하였다.

② 解表

『本草正義』에서 "祛風通絡하는 주 약이다. 『本經』에서 風寒을 받았을 때 치료한다고 하였는데, 祛風하는 것이 正治다."라고 하였고, 『湯液本草』에서 "독활은 맛이 쓰고 달고 맵다. 성질이 따듯하다. 風寒을 물리친다. 邪氣가 흩어지면 肌表가 안정된다."라고 하였다.

그래서 『滇南本草』에서 "表汗, 양 옆구리, 얼굴이 시리고 아픈 증상을 치료한다."고 하였다. 『現代實用中藥』에서 독활이 "發汗하여 浮腫을 없앤다."라고 하였다. 『證治準繩』의 荊防敗毒散에서 知母, 防風과 같이 써서 초기 瘡腫을 치료하였고,『普濟方』의 倉廩散도 知母, 人蔘, 茯苓을 배합하여 噤口痢를 치료하였고, 『小兒藥證直訣』의 敗毒散도 知母, 柴胡, 生薑 등을 배합하여 風寒濕을 받은 外感病을 치료하였다. 이처럼 독활은 風寒濕을 발산하여 解表한다.

이 밖에 독활은 진통작용이 있다. 『藥性論』에서 "風毒齒痛을 치료한다."고 하였고, 『千金方』에서 독활과 生地黃을 술에 담갔다가 이것을 입에 머금어서 齒根이 흔들리고 아픈 증상을 치료하였다. 『湯液本草』에서 "독활은 少陰頭痛頭風을 치료한다."고 하였고, 『珍珠囊』에서도 "독활과 細辛을 같이 써서 少陰頭痛, 頭暈, 目眩을 치료하는데, 이 방법 외에는 효과가 없다."고 하였다. 이처럼 독활은 분명히 진통작용이 있다.

2) 용법 · 용량

중경은 독활을 千金三黃湯 1처방에만 썼다.

① 용량 : 상기 처방의 분량은 4푼이다. 현재 상용량은 3~15g이다.

② 용법 : 전탕하거나 산제로 내복한다. 외용할 때는 적당량을 물에 달여서 환부를 씻는다.

3) 사용주의

『本經逢源』에서 "氣血이 虛하여 전신이 아프거나 陰虛로 하체가 힘이 없고 약하면 금한다. 모든 虛風에는 독활이 부적합하다."고 하였다. 그래서 陰虛하고 피가 메마른 환자는 신중히 써야 한다고 말한다.

4) 현대연구

① 성분약리

독활은 angelol, angelicone, 佛手柑, lactone, umbelliferoned을 함유하고 있다. 약리 작용에는 소염, 진정, 진통, 혈관수축, 최면 등의 작용이 있다.[84]

② 현대응용

a. 간염 후 협통 : 간염을 앓은 후 肝鬱氣滯, 脾胃虛弱, 肝膽濕熱 또는 瘀血阻滯로 脇痛이 생기는데, 변증하여 약을 쓰면서 독활을 가한다(성인 6g). 보통 3~10일 복용하면 통증이 그친다. 43례를 관찰한 결과 완치 39례, 호전 4례였다.[85]

b. 만성기관지염 : 독활 9g, 紅糖 15g을 물에 달여서 3~4회 복용한다. 50례를 관찰한 결과 총 유효율이 73.7%였다.[86]

c. 불면증 : 독활 30g, 朱砂, 琥珀 각 6g을 같이 분말하고 혼합한 후 2호 캡슐에 넣고 매일 잠들기 전 2시간에 6알을 복용한다. 계속 10일 복용한다. 210례를 관찰한 결과 치료 175례, 유효 30례, 무효 5례로서 총 유효율이 97.6%였다.[87]

d. 白癜風 : 1%의 牛尾獨活總香豆素 추출물을 외용하고 日光이나 黑狂을 조사하였다. 307례를 관찰한 결과 총 유효율이 54.4%였다.[88]

e. 은설병(乾癬; 마른버짐) : 독활에 長波 자외선을 쪼여서 92례를 치료하였다. 단기간 총 유효율이 93.5%였고, 치유율은 66.3%였다. 약 25%에서 소화기반응이 있었는데, 식후 약물을 복용하면 경감한다. 1회에 자외선을 1.5~2시간 쪼인 후 獨活片을 복용하게 한다. 1알이 30mg(생약 3.75g에 해당)이며, 1회 복용량은 3~6mg/kg으

84 孔增科, 實用中藥手册, 天津科學技術出版社, 1990:242
85 杜曦, 浙江中醫學院學報, 1986;(6):24
86 武漢市第四醫院, 武漢新醫藥, 1971;(3):24
87 李德益, 湖北中醫雜誌, 1991;(2):6
88 協作組, 臨床皮膚科雜誌, 1982;(3):122

로 식후에 복용한다. 일부 환자는 피부에 조사하기 전에 1% 독활 연고 혹은 0.5% 독활 tincture를 발랐다. 자외선을 1주에 6회 쪼인다. 처음 3~5회는 1회에 15~20분을 실시하고 이후 30~40분 시행하며 26회를 1치료 단위로 했다.[89]

89 李鳳岐, 中華理療雜誌, 1983;(3):144